T0139535

Medizin, Gesellschaft und Geschichte

Jahrbuch des Instituts für Geschichte der Medizin der Robert Bosch Stiftung

Gegründet von: Prof. Dr. Dr. h. c. Robert Jütte
Herausgeberin: Dr. Marion Baschin
Redaktion: Dr. Pierre Pfütsch
Lektorat: Oliver Hebestreit, M.A.

Institut für Geschichte der Medizin
der Robert Bosch Stiftung
Straußweg 17
D–70184 Stuttgart
https://www.steiner-verlag.de/brand/Medizin-Gesellschaft-und-Geschichte

MEDIZIN, GESELLSCHAFT UND GESCHICHTE

Jahrbuch
des Instituts für Geschichte der Medizin
der Robert Bosch Stiftung

Band 39 (2021)

Franz Steiner Verlag

Bibliografische Information der Deutschen Nationalbibliothek:
Die Deutsche Nationalbibliothek verzeichnet diese Publikation in der Deutschen
Nationalbibliografie; detaillierte bibliografische Daten sind im Internet über
<http://dnb.d-nb.de> abrufbar.

Dieses Werk einschließlich aller seiner Teile ist urheberrechtlich geschützt.
Jede Verwertung außerhalb der engen Grenzen des Urheberrechtsgesetzes
ist unzulässig und strafbar.
© Franz Steiner Verlag, Stuttgart 2021
Layout und Herstellung durch den Verlag
Druck: Memminger MedienCentrum, Memmingen
Gedruckt auf säurefreiem, alterungsbeständigem Papier.
Printed in Germany.
ISSN 0939-351X
ISBN 978-3-515-13124-7 (Print)
ISBN 978-3-515-13133-9 (E-Book)

Inhalt

II.   Zur Geschichte der Homöopathie und alternativer Heilweisen

Editorial

Das Jahr 2020, in dem mit den Vorbereitungen zum vorliegenden Band von „Medizin, Gesellschaft und Geschichte" (MedGG) begonnen wurde, war für das Institut für Geschichte der Medizin mit Umbrüchen verbunden. Der langjährige Institutsleiter Prof. Dr. Dr. h. c. Robert Jütte wurde im Mai des Jahres in den Ruhestand verabschiedet. Er hatte den Aufbau und die Gestaltung der Zeitschrift maßgeblich bestimmt, wofür ihm herzlich gedankt sei. Die Redaktion von MedGG bleibt in den bewährten Händen von Dr. Pierre Pfütsch. Die Herausgeberschaft wurde von Dr. Marion Baschin als Archivleiterin übernommen. Da das IGM seit Juni 2020 als Gesamtarchiv der Robert Bosch Stiftung und ihrer Einrichtungen fungiert, hat es künftig die Aufgabe, das Erbe Robert Boschs in all seinen Facetten und Einrichtungen zu bewahren und zu pflegen. Es ist ein großes und sehr vielseitiges Erbe, denn Robert Bosch hat seine privaten finanziellen Mittel und Interessen in vielen, auch unterschiedlichen Themenbereichen gewinnbringend für die Gesellschaft eingesetzt. Gleichwohl galt Boschs Engagement ganz besonders der Medizin und Gesundheitsfragen, wobei er sich für eine Verbindung verschiedener therapeutischer Ansätze aussprach. Diesem Interesse ist das IGM besonders verpflichtet. Mit den Schlagworten „Medizin, Gesellschaft und Geschichte" kann das Erbe Boschs in historischer Perspektive abgebildet werden. Die vorgestellten Beiträge stehen daher für eine wissenschaftliche Auseinandersetzung mit den Themen Robert Boschs und zeigen deren Relevanz für aktuelle Fragen.

Der erste Teil des Bandes besteht aus Aufsätzen, die sich der Sozialgeschichte der Medizin zuordnen lassen. Vier davon stammen aus Forschungsprojekten, die das IGM bis 2020 fördern konnte, oder aus Drittmittelprojekten, die unter der Leitung des IGM durchgeführt wurden. Nina Grabe beleuchtet die Geschichte jüdischer Altersheime in Westdeutschland. Martin Dinges untersucht den Einfluss von Arbeit auf die Lebenserwartung von Männern. Indem sein Aufsatz den Beitrag der Arbeit zum Gender Gap teilweise relativiert, steuert er weitere wichtige Erkenntnisse für die Männergesundheitsforschung bei. Sebastian Wenger schlägt mit seinem Beitrag eine Brücke zwischen der Geschichte der Heimerziehung und der *Deaf History*. Er präsentiert erste Ergebnisse aus einem noch laufenden Forschungsprojekt, welches in Kooperation mit der Paulinenpflege Winnenden entstand. Die von der Landesregierung Niedersachsen geförderte Untersuchung zur Durchführung von Arzneimittelstudien in Einrichtungen der Kinder- und Jugendpsychiatrie (KJP) konnte mit einem Abschlussbericht sowie dem von Christine Hartig verfassten Aufsatz über die Medikamentenversuche in der KJP Wunstorf beendet werden. Timo Bonengel befasst sich in seinem Beitrag ebenfalls mit therapeutischen Angeboten zwischen Zwang und Freiheit, indem er die Geschichte der Suchttherapie in den Vereinigten Staaten unter die Lupe nimmt. Das Beispiel der EHEC-Epidemie knüpft hingegen an sehr aktuelle Fragestellungen an. Unter dem Eindruck des gegenwärtigen Pandemiegeschehens erinnert Karl-Heinz Reuband an die Epidemie von 2011 und deren Wahrnehmung durch die Bevölkerung.

Der zweite Teil umfasst Beiträge zur Geschichte komplementärer Heilweisen und des Pluralismus in der Medizin. Motzi Eklöf und Alice Kuzniar haben auf der vom IGM im Dezember 2019 organisierten Tagung des International Network for the History of Homoeopathy (INHH) ihre Forschungen präsentiert. Es freut uns, dass die Ergebnisse durch die Aufsätze nun allgemein zugänglich werden. Die Geschichte des von Per Olof Zetterling gestifteten Legats, um Vorlesungen über die Homöopathie an der Universität von Uppsala zu fördern, weist interessante Entwicklungen auf, die bis in die Gegenwart reichen, wie Motzi Eklöf aufzeigt. Alice Kuzniar verdeutlicht in ihrer interdisziplinären Herangehensweise die Verbindung zwischen Literatur und Homöopathie, indem sie den Einfluss von Bönninghausens Methodik auf die Gedichte Annette von Droste-Hülshoffs untersucht. Die bekannte deutsche Dichterin war die erste Patientin des von Samuel Hahnemann besonders geschätzten Laienhomöopathen Clemens von Bönninghausen. Der Beitrag von Andreas Weigl geht auf eines der letzten Hans-Walz-Stipendien zurück. Die Untersuchung, wie sich in der Meinungsforschung die Nutzung und Akzeptanz von komplementären Heilweisen widerspiegelt, trägt dazu bei, eine Forschungslücke zu schließen.

Stuttgart, im Mai 2021   Marion Baschin

I. Zur Sozialgeschichte der Medizin

Jüdische Altersheime in Westdeutschland

NINA GRABE

Medizin, Gesellschaft und Geschichte 39, 2021, 11–56

Jewish residential care homes in West Germany

Abstract: Only a small number of German Jews remained in Germany after the war. Since a comparatively high number of them were elderly, the newly founded Jewish communities sought to establish residential care provision early on. The homes this study focuses on were founded in Essen-Werde in 1948 and in Hanover in 1953. As well as concentration camp survivors and Jews living in interfaith marriages, both homes increasingly admitted elderly people returning from exile abroad. Most staff members were also remigrants.

The fact that many residents not only suffered from physical afflictions but, as a result of traumatic experiences, also from mental disorders, led to numerous conflicts with other residents and staff. At the same time, the sheltered environment of the homes protected these elderly people from the still wide-spread antisemitism among the German population.

Both the organizations running the homes under examination and their residents saw themselves as belonging to liberal Judaism and – at least initially – did not insist on Jewish dietary regulations. The Hanover home, however, converted to a strictly kosher diet in the mid-1960s.

Einleitung

Zur Situation der deutschen Juden nach dem Holocaust existieren bereits zahlreiche Untersuchungen.[1] Ebenfalls setzen sich viele Publikationen aus historischer und aktu-

---

1 Vgl. u. a. Büttner (1986); Brenner (1995); Gay (2001); Kauders (2008); Grossmann (2012). Zu Hannover u. a. Lavsky (1997); Lavsky (2002). Zu den aus dem ausländischen Exil zurückkehrenden Personen vgl. u. a. Krauss (2001); Borch-Nitzling (2006); Aschkenasi (2014). Zudem mehrere Beiträge in Lühe/Schildt/Schüler-Springorum (2008).

eller Perspektive mit dem Alter[2] und der stationären Altersversorgung auseinander[3]. Die Veröffentlichungen zur Geschichte der jüdischen Kranken- und Altenpflege beschränken sich hingegen vorwiegend auf die Vorkriegszeit.[4] Demzufolge fand auch die stationäre Versorgung der nach 1945 in Westdeutschland lebenden älteren Juden bislang mit Ausnahme regionaler Forschungsprojekte nur wenig Beachtung.[5]

Der folgende Beitrag bietet anhand der exemplarisch ausgewählten Häuser in Hannover und Essen-Werden einen ersten Überblick über die Lage der nach Kriegsende in Westdeutschland eingerichteten jüdischen Altersheime. Dabei wird u. a. der Frage nachgegangen, welche Gruppe der überlebenden Juden in diesen Heimen Aufnahme fand.[6] Aus welchem Grund verblieben diese Menschen freiwillig in Deutschland? Von Interesse sind zudem die gesundheitliche Situation der alten Menschen sowie das Heimmilieu. Inwieweit unterschied sich der Alltag in einer jüdischen bzw. von NS-Opfern bewohnten Einrichtung von demjenigen in anderen deutschen Altersheimen?

Die in dieser Untersuchung im Fokus stehenden 1948 bzw. 1953 eröffneten jüdischen Altersheime in Essen-Werden und Hannover eignen sich sowohl aufgrund ihrer Gemeinsamkeiten als auch ihrer unterschiedlichen Entwicklung als gute Beispiele für die Situation der im ersten Nachkriegsjahrzehnt in Westdeutschland errichteten Altersheime für jüdische Überlebende deutscher Herkunft. Unter anderem lässt sich anhand des Hannoverschen Heims zudem die – in vielen liberalen Häusern erfolgte – zunehmende Hinwendung zum orthodoxen Judentum beobachten, die in Essen-Werden hingegen unterblieb.

Nach Kriegsende lebten in den vier Besatzungszonen Deutschlands nur noch etwa 10.000 bis 20.000 deutsche Juden.[7] Zu diesen gehörten sowohl die Überlebenden der Konzentrationslager als auch Personen, die der Deportation in einem Versteck oder

---

2 Zur christlichen Kulturgeschichte des Alters u. a. Imhof (1981); Conrad/Kondratowitz (1993); Göckenjan (2007); Ehmer/Höffe (2009). Zum Alter im Judentum u. a. Ben-Chorin (2019); Heinzmann (2019); Radbil (2019). Vgl. auch Probst (2017). Zur jüdischen Wohlfahrtspflege verschiedene Aufsätze in Heuberger/Spiegel (1992). Vgl. auch Hammerschmidt (2005).
3 Vgl. u. a. Irmak (2002); Sostmann (2008); Grabe: Die stationäre Versorgung (2016); Grabe (2020).
4 Zur jüdischen Pflegegeschichte Steppe (1997); Ulmer (2009); Seemann (2012); Seemann: Judentum (2017).
5 Eine Ausnahme bilden verschiedene Aufsätze, die v. a. im Rahmen des Forschungsprojekts „Jüdische Pflegegeschichte" erstellt wurden. Das Projekt wird durchgeführt von der Frankfurt University of Applied Sciences: https://www.juedische-pflegegeschichte.de (letzter Zugriff: 20.4.2021). Zudem wird die Versorgung alter Menschen in jüdischen Institutionen in Arbeiten zur stationären Altersversorgung der Vor- und Nachkriegszeit thematisiert. Vgl. z. B. Sostmann (2008); Grabe: Die stationäre Versorgung (2016).
6 Im folgenden Aufsatz wird zwecks besseren Leseflusses die grammatikalisch männliche Form verwendet. Es sind aber, wenn nicht extra genannt, immer beide Geschlechter mitgedacht.
7 Lorenz (2002), S. 8; Brenner (2007). Auch nach Angaben des Vorsitzenden der Gemeindeabteilung des „Zentralkomitees der befreiten Juden in der britischen Zone", Norbert Wollheim, belief sich die Anzahl der in Deutschland lebenden Juden deutscher Herkunft im Jahr 1947 auf etwa 18.000 bis 20.000 Personen: Lorenz (2002), S. 9.

aufgrund ihrer nichtjüdischen Ehepartner entgangen waren.[8] Hinzu kamen etwa 9.000 Juden deutscher Herkunft, die das NS-Regime in einem Konzentrationslager außerhalb Deutschlands wie z. B. Theresienstadt überlebt hatten.[9] Zudem entschlossen sich schon in den ersten Nachkriegsjahren einzelne Juden, die dem NS-Regime durch eine rechtzeitige Flucht ins Ausland entkommen waren, zu einer Rückkehr nach Deutschland.[10] Die meisten jüdischen Überlebenden betrachteten ihren Aufenthalt im Land ihrer ehemaligen Verfolger jedoch nur als eine Übergangslösung vor der geplanten Auswanderung.[11] Aus diesem Grund verblieb letztlich nur eine kleine Gruppe von Menschen jüdischen Glaubens dauerhaft in Deutschland. Häufig handelte es sich um Personen, die nur aufgrund ihres nichtjüdischen Ehepartners oder einer frühzeitigen Flucht ins Ausland der Deportation und Ermordung entgangen waren. Darunter befanden sich ebenfalls alte Menschen, für die – anders als für die über 60-jährigen Häftlinge der Konzentrations- bzw. Vernichtungslager – selbst im hohen Alter vergleichsweise gute Überlebenschancen bestanden hatten.[12] Die überwiegende Mehrheit von ihnen entschied sich für ein Leben in den westlichen Besatzungszonen bzw. in der Bundesrepublik.

Da sich die in Deutschland bleibenden Juden in besonderer Weise um eine Wiederbelebung des nahezu komplett ausgelöschten deutschen Judentums bemühten, kam es in den westlichen Besatzungszonen bereits kurz nach Kriegsende zur Gründung der ersten jüdischen Gemeinden.[13] Aufgrund des auffallend hohen Durchschnittsalters der Gemeindemitglieder und deren oftmals schlechter körperlicher Verfassung[14] beschäftigten sich die Gemeinden schon in den ersten Monaten ihres Bestehens mit der Errichtung von Altersheimen. Unterstützung erhielten sie von den Besatzungsbe-

---

8 Brenner (2007).

9 Etwa 3.500 Überlebende kehrten 1945 aus dem tschechischen Konzentrationslager Theresienstadt zurück, das insgesamt die geringste Anzahl an Todesopfern verzeichnete. Im Vergleich dazu hatten nur etwa 1.500 Juden Lager wie Auschwitz oder Bergen-Belsen überlebt: Lorenz (2002), S. 9.

10 Ihre Anzahl fiel insgesamt betrachtet aber gering aus und lag bei höchstens vier Prozent: Büttner (2008), S. 66; Brenner (2007). Den größten Anteil der nach 1945 in Westdeutschland lebenden Juden stellten die osteuropäischen „Displaced Persons" (DPs): Lorenz (2002), S. 9. Vgl. zur Situation der DPs u. a. Jacobmeier (1983); Königseder/Wetzel (1994); Giere (1997); Schoeps (2001). Seit Mitte der 1940er Jahre suchten darüber hinaus immer mehr Juden aus Osteuropa aufgrund der dort, besonders in Polen, stattfindenden antisemitischen Verfolgungen Schutz in Westdeutschland. Bei diesen Flüchtlingen handelte es sich sowohl um ehemalige KZ-Häftlinge osteuropäischer Herkunft als auch um DPs, die nach Kriegsende in ihre Heimatländer zurückgekehrt waren, diese nun aber erneut verlassen mussten. Vgl. dazu Kugelmann (1992), S. 349 f.; Brenner (2007).

11 Z. B. Scheller (1992), S. 142. Selbst Personen, die sich nach ihrer Befreiung aktiv in den neu gegründeten jüdischen Gemeinden engagierten, entschieden sich letztendlich gegen einen dauerhaften Verbleib in Deutschland. Vgl. Dietrich (1998), S. 114.

12 Vgl. z. B. Kugelmann (1992), S. 349 f.; Scheller (1992), S. 144; Tent (2007), S. 236 f.; Brenner (2007).

13 Vgl. z. B. Maor (1961); Heinsohn (2008), S. 80.

14 Beispielsweise waren in den 1950er und 1960er Jahren ca. 40 Prozent der Mitglieder der jüdischen Gemeinde Hamburg im Alter von über 56 Jahren: Büttner (1997), S. 79.

hörden und den jüdischen Hilfsorganisationen.[15] Häufig erfolgte die Einrichtung der Altersheime in Gebäuden, die sich in der Vorkriegszeit bereits im Besitz der jüdischen Gemeinden befunden hatten – so auch beim im Jahr 1948 von der Düsseldorfer Synagogengemeinde eröffneten „Altersheim Rosenau" in Essen-Werden. Ab den 1950er Jahren kam es – bedingt durch die allgemeine Verbesserung der wirtschaftlichen Situation in der Bundesrepublik und Zunahme staatlicher Hilfen – vermehrt zum Bau neuer Heime, darunter z. B. das 1953 eröffnete Jüdische Altersheim Hannover.[16]

Unterstützung der deutschen Juden nach Kriegsende

Die Versorgung der nach dem Holocaust in Deutschland lebenden Juden wurde in den ersten Nachkriegsmonaten durch die Alliierten und durch internationale Hilfsorganisationen wie die „United Nations Relief and Rehabilitation Administration" (UNRRA)[17] bzw. die „International Refugee Organisation" (IRO) bewerkstelligt[18]. Eine tragende Rolle spielten außerdem die ausländischen jüdischen Organisationen[19] wie das „American Jewish Joint Distribution Committee" („Joint")[20] und die britische „Jewish Relief Unit"[21].

Während die Besatzungsmächte sich vorwiegend auf die Versorgung der „Displaced Persons" fokussierten, räumten sie – zumindest anfangs – den deutschen Juden keine gesonderte Stellung ein.[22] Diese sollten vielmehr in die deutsche Mehrheitsgesellschaft integriert werden. Indem jedoch die jüdischen Organisationen ihre Unterstützung schon kurz darauf ebenfalls auf die deutschen Juden ausweiteten, profitierten neben den jüdischen Gemeinden auch deren Altersheime von materiellen Hilfen.[23] Infolge des Rückzugs der Alliierten und der Konstituierung der Bundesrepublik ent-

---

15 In Hamburg konnte z. B. bereits im Juli 1945 ein provisorisches Altersheim für etwa 50 jüdische Überlebende eingerichtet werden: ZAH, B. 1/28, Nr. 126: Norbert Wollheim an John M., c/o World Jewish Congress, London, v. 6.7.1947, S. 227; Lorenz (2002), S. 55.

16 ZAH, B. 1/6, Nr. 7: Bericht über Gründung u. Status Jüd. Altersheim Hannover, o. D.

17 Scheller (1992), S. 142 f.; Eckert (1996), S. 169; Haushofer (2010), S. 993.

18 Vgl. u. a. Quast (2001), S. 22, 95; Haushofer (2010), S. 993.

19 In Hamburg leisteten u. a. das „Joint" und das britische „Jewish Committee for Relief Abroad" Unterstützung: https://juedische-geschichte-online.net/thema/soziale-fragen-und-wohlfahrtswesen#section-6 (letzter Zugriff: 20.4.2021).

20 Scheller (1992), S. 143. Das „Joint" wurde bereits im Ersten Weltkrieg gegründet: Giere (1997), S. 19.

21 Scheller (1992), S. 143; https://juedische-geschichte-online.net/ausstellung/juedisches-leben-seit-1945#beginning/5 (letzter Zugriff: 20.4.2021).

22 Lorenz (2002), S. 17.

23 Beispielsweise organisierte das „Joint" für das „Altersheim Rosenau" regelmäßige Lebensmittelzuteilungen: ZAH, B. 1/2, Nr. 251: American Jewish Joint Distribution Committee, Hohne-Belsen, an die Jüd. Gemeinde Bremen v. 31.8.1949; ZAH, B. 1/5, Bur. 253: Synagogengemeinde Düsseldorf an Jewish Trust Corporation for Germany, Hamburg, v. 23.1.1952. Vgl. zudem https://juedische-geschichte-online.net/ausstellung/juedisches-leben-seit-1945#beginning/5 (letzter Zugriff: 20.4.2021).

schied sich das „Joint" Ende der 1940er Jahre für eine schrittweise Reduzierung seiner Hilfsmaßnahmen für die in Deutschland lebenden Juden.[24] 1952 musste z. B. auch das „Altersheim Rosenau" auf die regelmäßigen Lebensmittelzuteilungen des „Joint" verzichten.[25] Bedingt durch die weiterhin angespannte finanzielle Lage der Heime stellten die international tätigen jüdischen Organisationen jedoch auch zukünftig erhebliche Unterstützungsgelder zur Verfügung. Zudem beteiligten sich sowohl jüdische als auch nichtjüdische regional agierende Organisationen und Initiativen an den Hilfsmaßnahmen.[26] Anders als die christlichen freien Wohlfahrtsverbände, die schon kurz nach Kriegsende ihre Arbeit aufnahmen[27], konnte sich die – von den Nationalsozialisten aufgelöste – „Zentralwohlfahrtsstelle der Juden in Deutschland" (ZWST) hingegen erst Anfang der 1950er Jahre neu organisieren[28]. Wichtige Unterstützung kam zudem von Einzelpersonen. Beispielsweise waren die Betroffenen bei Entschädigungsangelegenheiten auf die Hilfe von Juristen und Medizinern angewiesen.[29] Nach dem Rückzug der Alliierten sah sich ebenfalls der deutsche Staat im Rahmen der „Wiedergutmachung" zur finanziellen Unterstützung der NS-Opfer verpflichtet. Beispielsweise erhielt das Heim der Düsseldorfer Gemeinde erhebliche Zuschüsse von der nordrheinwestfälischen Landesregierung.[30]

---

24 Zugunsten der Hilfen für nach Israel ausgewanderte Juden kürzte das „Joint" seit 1948 die Unterstützung der Juden in Deutschland um bis zu 50 Prozent. Deutlich spürbar wurde dies z. B. auch in der jüdischen Gemeinde von Hamburg: Lorenz (2002), S. 36.

25 ZAH, B. 1/5, Bur. 253: Synagogengemeinde Düsseldorf an Jewish Trust Corporation for Germany, Hamburg, v. 23.1.1952.

26 In Frankfurt am Main gründete sich z. B. bereits 1945 eine jüdische Betreuungsstelle, als deren Kostenträger das Fürsorgeamt der Stadt fungierte: Tauber (1998), S. 101 f.

27 Vgl. u. a. Grabe: Die stationäre Versorgung (2016), S. 46–50.

28 Vgl. Scheller (1992), S. 142–145. Die übrigen, ebenfalls bereits in der Vorkriegszeit gegründeten Verbände der freien Wohlfahrtspflege – d. h. der katholische Caritasverband, die evangelische Innere Mission, die Arbeiterwohlfahrt und in eingeschränkter Form auch das Deutsche Rote Kreuz – hatten sich schon kurz nach Kriegsende neu konstituieren können. 1948 schlossen sich die „Spitzenverbände der Freien Wohlfahrtspflege", denen mittlerweile auch der Deutsche Paritätische Wohlfahrtsverband angehörte, zur überregional tätigen „Arbeitsgemeinschaft der Spitzenverbände der Freien Wohlfahrtspflege" zusammen: Hammerschmidt (2005), S. 76 f. Vgl. zudem auch Grabe: Die stationäre Versorgung (2016), S. 53 f.

29 Beispielsweise beauftragte die Synagogengemeinde Düsseldorf sowohl einen jüdischen Rechtsanwalt als auch einen – u. a. für medizinische Gutachten zuständigen – jüdischen Arzt, die auch für das „Altersheim Rosenau" und dessen Bewohner zuständig waren: ZAH, B. 1/5, Bur. 282: Georg S. K., Amsterdam, an Rechtsanwalt Richard G., Düsseldorf, Eingang am 29.5.1962; ZAH, B. 1/5, Bur. 316: Rechtsanwalt Richard G. an Oberstadtdirektor Essen v. 2.5.1967; ZAH, B. 1/5, Nr. 124: Synagogengemeinde Düsseldorf an Gerda H., z. Hd. Minna R., v. 20.6.1952; Synagogengemeinde Düsseldorf an Oberversicherungsamt Düsseldorf v. 9.2.1953.

30 Ein großer Teil der Finanzierung erfolgte zudem durch Eigenmittel der Düsseldorfer Synagogengemeinde. Anders als die meisten anderen jüdischen Heimträger vertrat der Düsseldorfer Gemeindevorstand anfangs die Ansicht, „keine" finanziellen Hilfen von jüdischen Hilfsorganisationen zu benötigen: ZAH, B. 1/5, Nr. 123: Synagogengemeinde Düsseldorf an Central Jewish Committee der befreiten Juden, Bremen, v. 26.9.1947.

Ausstattung und räumliche Bedingungen

Alle vormals jüdischen Altersheime waren entweder im Krieg zerstört oder durch die Nationalsozialisten sowie die Besatzungsmächte zweckentfremdet worden. Mit Hilfe der Alliierten konnte, wie z. B. im Fall der „Rosenau", teilweise schon kurz nach Kriegsende eine Rückerstattung der ehemaligen Heimgebäude an die neu gegründeten jüdischen Gemeinden erreicht werden.[31] Zumeist befanden sich die Räumlichkeiten aber in einem mittlerweile stark renovierungsbedürftigen Zustand und mussten daher völlig neu – zumeist mit gebrauchten Möbeln – ausgestattet werden.[32] Während viele nichtjüdische Altersheime der Nachkriegszeit bis weit in die 1960er Jahre hinein häufig noch große Mehrbettzimmer besaßen[33], boten die jüdischen Altersheime hingegen schon in den späten 1940er Jahren vorwiegend Einzel- und Doppelzimmer[34]. Die in den einzelnen Einrichtungen zur Verfügung stehende Anzahl an Plätzen fiel dabei jedoch sehr unterschiedlich aus. Das „Altersheim Rosenau" versorgte z. B. Ende der 1950er Jahre 31 Personen.[35]

Heimträger

Die meisten Altersheime befanden sich in Trägerschaft der jüdischen Gemeinden. Auch das 1948 eröffnete „Altersheim Rosenau" entstand vorrangig auf Initiative der Düsseldorfer Gemeinde. Deren Vorstand übernahm auch die Verwaltung des Hauses, zumal dieses bereits vor dem Krieg der Gemeinde als Altersheim gedient hatte.[36] Dabei ging die Heimgründung, d. h. dessen „Förderung und Entwicklung"[37], insbesondere auf die Initiative der „Wohlfahrtsdezernentin der Synagogengemeinde Düsseldorf und des

---

31 Auch in Frankfurt am Main überließ die Stadtverwaltung der sich neu bildenden jüdischen Gemeinde bereits im Mai 1945 die Gebäude des ehemaligen jüdischen Krankenhauses zur Einrichtung eines Altersheims: Tauber (1998), S. 102 f.
32 Teilweise erhielten die Heime auch Möbel- und Sachspenden von Firmen oder Privatpersonen. Z. B. ZAH, B. 1/5, Nr. 123: Synagogengemeinde Düsseldorf an Abraham G., Wuppertal-Elberfeld, v. 6.2.1948.
33 Vgl. Grabe: Die stationäre Versorgung (2016), S. 152 ff.
34 Beispielsweise bot das Altersheim in Essen-Werden Einzel- oder Doppelzimmer, während das etwa 450 Plätze aufweisende städtische Düsseldorfer Altersheim große Mehrbettzimmer bzw. Schlafsäle für sechs bis 25 Personen besaß. Die „Rosenau" verfügte 1951 z. B. über 15 Einzel- und acht Doppelzimmer: ZAH, B. 1/5, Nr. 125: Irma A. an Rosenau-Kommission v. 3.11.1951, S. 1 f. Doppelzimmer waren vorwiegend Ehepaaren und Geschwistern vorbehalten: ZAH, B. 1/5, Nr. 21: Synagogengemeinde Düsseldorf an Heide G., Hiltrup, v. 28.7.1950. Zum städtischen Heim: ZAH, B. 1/5, Nr. 21: Synagogengemeinde Düsseldorf an Heimleiterin Johanna R. v. 16.3.1951.
35 ZAH, B. 1/5, Bur. 262: Synagogengemeinde Düsseldorf an Margot B., München, v. 28.3.1958.
36 Die Synagogengemeinde war Mitglied im „Landesverband der jüdischen Kultusgemeinden von Nordrhein-Westfalen": ZAH, B. 1/5, Nr. 44: Erhebungsbogen für soziale Einrichtungen v. 30.9.1958.
37 ZAH, B. 1/5, Nr. 123: Celia F., London, an Meta D., Synagogengemeinde Düsseldorf, v. 23.2.1948.

Landesverbands der jüdischen Gemeinden von Nordrhein-Westfalen" zurück[38], der es nach eigener Aussage gelungen war, „das Heim wieder seinem ursprünglichen Zweck in neuer Schönheit zuzuführen"[39]. Darüber hinaus kümmerte sich die aus mehreren Gemeindemitgliedern bestehende „Rosenau-Kommission" um die Angelegenheiten des Altersheims.[40] Da alle als gemeinnützig anerkannten Vereine ebenfalls als Heimträger fungieren konnten, wurden einige Altersheime in Form eines rechtsfähigen Vereins geführt. Anfang der 1950er Jahre gründete z. B. die Jüdische Gemeinde Hannover – noch vor dem Bau des von ihr geplanten Altersheims – den Verein „Jüdisches Altersheim Hannover e. V.".[41] Das Hannoversche Heim gehörte zwar zu den Einrichtungen der jüdischen Wohlfahrt des Landes Niedersachsen, wurde jedoch als eine eigene juristische Institution und nicht als Unterorganisation der Hannoverschen jüdischen Gemeinde oder des „Landesverbands der jüdischen Gemeinden in Niedersachsen" geführt.[42] Indem aber vorwiegend der von diesen Institutionen vertretene Personenkreis im Heim Unterkunft fand, bestand allein schon „aus der Fürsorgepflicht der Gemeinde gegenüber den Heiminsassen" eine enge Verbindung zwischen beiden Einrichtungen.[43]

Wer zog in die jüdischen Altersheime?

Die jüdischen Altersheime versorgten in den ersten Nachkriegsjahren – wie schon erwähnt – v. a. Menschen, die den Krieg entweder durch ihre nichtjüdischen Ehepartner, in einem Versteck oder aber in einem Konzentrationslager überlebt hatten.[44] In den folgenden Jahrzehnten stießen die jüdischen Einrichtungen insbesondere bei den „Rückwanderern" auf großes Interesse. Bei dieser Personengruppe handelte es sich um Juden deutscher Herkunft, die während der NS-Diktatur ins Ausland geflohen waren, sich dort aber nicht wirklich einleben konnten und daher nach Kriegsende in ihre frühere Heimat zurückkehrten. Offiziell besaßen alle „Rückwanderer" die Berechtigung zu einer Einreise nach Deutschland und zum Erhalt der deutschen Staatsbürgerschaft.[45] So erhielt auch in Nordrhein-Westfalen, laut Anordnung der Landesregierung, „jeder,

---

38 ZAH, B. 1/5, Nr. 123: Synagogengemeinde Düsseldorf an Redaktion *Neue Welt*, München, v. 16.3.1948.
39 ZAH, B. 1/5, Nr. 123: Meta D. an Celia F., London, v. 7.4.1948.
40 Vgl. z. B. ZAH, B. 1/5, Nr. 44: Synagogengemeinde Düsseldorf an Jüd. Gemeinde Mülheim, o. D. (1961).
41 ZAH, B. 1/6, Nr. 551: Bericht über Gründung u. Status Jüd. Altersheim Hannover, o. D., S. 1.
42 ZAH, B. 1/6, Nr. 551: Bericht über Gründung u. Status Jüd. Altersheim Hannover, o. D., S. 2.
43 ZAH, B. 1/6, Nr. 551: Bericht über Gründung u. Status Jüd. Altersheim Hannover, o. D., S. 2.
44 Z. B. hatte auch die 74-jährige Jüdin Anna L. „von 1942 bis Kriegsende illegal in Ost-Berlin" gelebt: ZAH, B. 1/5, Nr. 124: Anna L. an Synagogengemeinde Düsseldorf v. 14.3.1953. Auch ihre Mitbewohnerin Ursel S. hatte sich nach ihrer Flucht nach Brüssel aufgrund der 1942 einsetzenden Deportationen bei „Freunden und Bekannten versteckt": ZAH, B. 1/5, Nr. 124: eidesstattliche Versicherung, betr. Haftentschädigung, v. März 1953.
45 Vgl. z. B. ZAH, B. 1/5, Nr. 46: Synagogengemeinde Düsseldorf an Georg F., Neuilly-sur-Seine, v. 4.7.1958; ZAH, B. 1/5, Nr. 34 b: Hanna R. an American Consulate General Bremen v. 19.6.1950.

der aus der Emigration" zurückkehrte, eine Zuzugsgenehmigung, die eine „Rückkehr nach Westdeutschland ohne weiteres möglich" machte.[46] Insgesamt fiel der Anteil der Zurückgekehrten unter der Gesamtzahl der ins Ausland geflohenen Juden allerdings sehr klein aus und lag bei lediglich etwa vier Prozent.[47]

In den hier untersuchten jüdischen Altersheimen bildeten sie aber den größten Anteil der Bewohner. Die „Rückwanderer" stießen jedoch keinesfalls nur bei der nichtjüdischen und oftmals weiterhin antisemitisch eingestellten deutschen Bevölkerung auf Ablehnung.[48]

Auch die internationalen jüdischen Organisationen sowie die im Ausland lebenden Juden betrachteten eine Reorganisation jüdischen Lebens in Deutschland mit Skepsis.[49] So wurde den Rückkehrern z. T. sogar Verrat an ihrer Religion sowie am „wahren Judentum" unterstellt.[50] Eine gezielte Anwerbung von Juden durch die deutschen jüdischen Gemeinden sollte demzufolge möglichst verhindert werden. 1948 hieß es daher z. B. von Seiten des „Zentralkomitees der befreiten Juden in der britischen Zone" in der Korrespondenz mit einem aus dem Ausland zurückgekehrten älteren Ehepaar: „Bemühungen von unserer Seite können selbstverständlich nur nichtoffiziell unternommen werden, da wir uns keinesfalls in den Verdacht bringen lassen wollen, eine Repatriierung nach Deutschland direkt oder indirekt gefördert zu haben."[51] Darüber hinaus sahen sich die deutschen jüdischen Gemeinden in den ersten Jahren nach Kriegsende einer noch völlig ungewissen Zukunft gegenüber. Daher verstanden sie sich nicht selten nur als provisorische Übergangsorganisationen, zumal viele ihrer jüngeren Mitglieder in naher Zukunft eine Auswanderung, v. a. nach Israel, anvisierten.[52] So erschien es vielen Juden, „nachdem [sic!], was geschehen ist", kaum noch möglich, die „deutsche Erde [...] als heimatliche Erde zu betrachten".[53] Auch die Synagogengemeinde Düsseldorf bedauerte, dass „nicht alle jüdischen Menschen ins Ausland gehen" könnten und viele „gezwungen" sein würden, „ihren Lebensabend hier zu verbringen".[54] Bis zur Gründung der Bundesrepublik bzw. einer demokratischen Regierung und der Verabschiedung des Grundgesetzes sprachen sich die neu gegründeten

---

46 ZAH, B. 1/5, Nr. 21: Synagogengemeinde Düsseldorf an Simon R. v. 20.12.1950.
47 Büttner (2008), S. 66. Im Jahr 1947 wurde die Anzahl der Rückkehrer auf höchstens 200 Personen geschätzt: Lorenz (2002), S. 9. Vgl. auch Aschkenasi (2014); ZAH, B. 1/6, Nr. 551: Jüd. Altersheim Hannover an Vorstand v. 17.9.1962; Minna K. an Jüd. Altersheim Hannover v. 11.8.1962.
48 Zumal v. a. viele Flüchtlinge und Evakuierte eine Bevorzugung der Juden befürchteten: Balser (1998), S. 171. Vgl. zudem Bergmann (2008), S. 20 ff., 30 ff.
49 Vgl. z. B. Kruse/Schmitt (2000), S. 212 ff.; Kauders (2008), S. 88; Bergmann (2008), S. 20 ff., 30 ff.
50 Koch (2018); Lorenz (2002), S. 18.
51 ZAH, B. 1/28, Nr. 117: Norbert Wollheim an Julius D., betr. Dr. Simon L., z. Zt. in Bombay, v. 12.9.1948, S. 42.
52 Vgl. dazu u. a. https://www.historisches-lexikon-bayerns.de/Lexikon/Judentum_(nach_1945) (letzter Zugriff: 20.4.2021).
53 ZAH, B. 1/5, Nr. 123: Synagogengemeinde Düsseldorf an Herbert G., Lisboa, v. 20.8.1948.
54 ZAH, B. 1/5, Nr. 123: Synagogengemeinde Düsseldorf an Herbert G., Lisboa, v. 20.8.1948.

deutschen jüdischen Gemeinden z. T. sogar ausdrücklich gegen eine Rückkehr nach Deutschland aus. Im Sommer 1948 riet z. B. die Düsseldorfer Gemeinde „grundsätzlich jedem jüdischen Menschen von einer Repatriierung aus wirtschaftlichen oder politischen Gründen nach Deutschland dringend ab".[55] Dieser Rat richtete sich ebenfalls an alte Menschen, die ihren Lebensabend in einem deutschen jüdischen Altersheim verbringen wollten. Nach Aussage der Synagogengemeinde wäre es bei den „gegebenen Verhältnissen" ohnehin absolut unklar, wie lange das von der Gemeinde getragene Altersheim „Rosenau" überhaupt noch aufrechterhalten werden könnte.[56] Tatsächlich hatte sich Ende der 1940er Jahre die Anzahl der Düsseldorfer Gemeindemitglieder „von Monat zu Monat durch Todesfälle und Abwanderung verringert", während „Zugänge" kaum zu verzeichnen waren.[57]

Letztlich entschieden sich jedoch v. a. immer mehr ältere Menschen für einen Lebensabend in ihrer Heimat, selbst wenn sie dort keine Angehörigen mehr vorfanden.[58] Da sie nicht von ihren Verwandten betreut werden konnten, bemühten sie sich häufig bereits mehrere Monate vor ihrer Einreise nach Deutschland um einen Platz im Altersheim.[59] Die „Rückwanderer" stellten in den in dieser Studie untersuchten jüdischen Heimen spätestens in den 1950er Jahren sogar den größten Anteil der Bewohner. Auch das Altersheim in Essen-Werden erhielt zahlreiche Bewerbungen aus dem Ausland, u. a. aus den Niederlanden, der Schweiz, aus England, Uruguay, Brasilien, Frankreich, Portugal und den USA.[60] 1950 verwies die jüdische Gemeinde in Hannover ebenfalls auf die hohe Anzahl der u. a. aus „Shanghai, Israel, Südamerika und Europa und aus der russischen Zone" zurückkehrenden Juden: „Bei diesen Rückwanderern handelt es sich meistens um alte, gebrechliche Menschen, die entweder arbeitsunfähig sind, und ausserdem durch die schlechte Wirtschaftslage gar keine Arbeit bekommen würden."[61] Für den Einzug in das Hannoversche Heim entschied sich Ende der 1950er Jahre z. B. eine 65-jährige Witwe, die nach dem Tod ihres Mannes aus dem südamerikanischen Exil zurückkehrte.[62] 1962 bat die ebenfalls aus Südamerika zurückgekehrte Minna K. im selben Heim um Aufnahme. Dass sie sich für das Heim in Hannover entschied, beruhte dabei aber weniger auf einer bewussten Entscheidung denn auf dem Wunsch, in der Nähe ihrer Schwester leben zu wollen, die sich bereits in der niedersächsischen

---

55 ZAH, B. 1/5, Nr. 123: Synagogengemeinde Düsseldorf an Herbert G., Lisboa, v. 20.8.1948.
56 ZAH, B. 1/5, Nr. 123: Synagogengemeinde Düsseldorf an Herbert G., Lisboa, v. 20.8.1948.
57 ZAH, B. 1/5, Nr. 123: Synagogengemeinde Düsseldorf an Herbert G., Lisboa, v. 20.8.1948.
58 Vgl. z. B. ZAH, B. 1/6, Nr. 551: Jüd. Altersheim Hannover v. 17.9.1962. Vgl. dazu auch Borch-Nitzling (2006), S. 99 f.
59 Z. B. ZAH, B. 1/6, Nr. 551: Jüd. Altersheim Hannover an Vorstand v. 17.9.1962; Minna K. an Jüd. Altersheim Hannover v. 11.8.1962.
60 Vgl. z. B. zu den Aufnahmen im Jahr 1958 u. a. ZAH, B. 1/5, Nr. 44: Leo S. an Synagogengemeinde Düsseldorf v. 10.3.1959; Hans M., Lissabon, an Synagogengemeinde Düsseldorf v. 27.11.1958.
61 ZAH, B. 1/28, Nr. 242: Jüd. Gemeinde Hannover an Central-Committee, Norbert Wollheim, Lübeck, v. 14.4.1950, S. 37.
62 ZAH, B. 1/6, Nr. 551: Jüd. Altersheim Hannover an Vorstand Jüd. Altersheim Hannover v. 17.9.1962.

Hauptstadt niedergelassen hatte.[63] Die Aussicht auf einen engeren Kontakt zu den wenigen noch verbliebenen Angehörigen war für viele Menschen ein entscheidender Grund für die Rückkehr nach Deutschland. Demzufolge bestimmte v. a. der Wohnort der Verwandten über die Auswahl des Altersheims – so auch 1948 im Fall des in einer „Mischehe" (damals noch in Indien) lebenden Ehepaars L. Da Frau L., eine Christin, bei einer Rückkehr auf die Unterstützung ihrer Angehörigen zurückgreifen konnte, wollte sie „unbedingt nach Deutschland zu ihrer Familie zurück, um dort zu sterben".[64] Einige „Rückwanderer" hatten sich bereits im ausländischen Exil dazu entschlossen, zusammen mit ihren deutschen Freunden und Bekannten in die Bundesrepublik umzusiedeln und dort in dasselbe Altersheim zu ziehen. Anfang der 1950er Jahre traf dies z. B. auf „mehrere Damen aus Brüssel" zu, die gut miteinander befreundet waren und nun gemeinsam im „Altersheim Rosenau" Unterkunft fanden.[65]

Für die Rückkehr nach Deutschland entschieden sich außerdem Personen jüdischen Glaubens, die nach ihrer Befreiung – oft zusammen mit ihren Kindern – ins Ausland ausgewandert waren, sich in ihrer neuen Umgebung aber nicht wirklich zurechtfanden. Selbst hochaltrige Menschen nahmen aufgrund der Sehnsucht nach ihrem Herkunftsland die Strapazen eines erneuten Umzugs auf sich, so die 88-jährige Maria H., die seit Kriegsende bei ihrer Tochter in England lebte, wo sie sich „aber nicht glücklich" fühlte.[66] Obwohl sie in Deutschland weitgehend auf sich allein gestellt sein würde, sehnte sie sich – zumal es ihr nicht mehr gelang, die englische Sprache zu erlernen – bereits „seit Jahren" nach ihrer Heimat.[67] Im Jahr 1950 bewarb sie sich schließlich noch vor ihrer Übersiedlung in die Bundesrepublik in der „Rosenau".[68] Auch die 71-jährige Witwe Henriette K. gab nach zwei Aufenthalten bei ihrem Sohn in Israel ihre Auswanderungspläne endgültig auf, da sie das dortige „Klima nicht vertragen" könnte.[69] Eine mangelnde Anpassungsfähigkeit an die im ausländischen Exil herrschenden klimatischen Bedingungen zählte bei alten Menschen zu den sehr häufig genannten Gründen für eine Rückkehr nach Deutschland.

Aufnahmegesuche erreichten die Altersheime für NS-Opfer ebenfalls aus West- oder Ost-Berlin[70], vereinzelt auch aus der DDR[71]. Durch einen Zeitungsbericht wurde

---

63 ZAH, B. 1/6, Nr. 551: Minna K., Caracas, an Jüd. Altersheim Hannover v. 11.8.1962.

64 ZAH, B. 1/28, Nr. 117: Norbert Wollheim an Julius D., Düsseldorf, betr. Dr. Simon L., z. Zt. in Bombay, v. 12.9.1948, S. 42.

65 ZAH, B. 1/5, Nr. 21: Hanne M., Düren, an Synagogengemeinde Düsseldorf v. 2.3.1951. Vgl. auch ZAH, B. 1/5, Nr. 21: Synagogengemeinde Düsseldorf an Marie G., Belgien, v. 27.12.1950.

66 ZAH, B. 1/5, Nr. 125: Gustav Heinrich R., London, an Rechtsanwalt Willy S., Düsseldorf, v. 25.12.1950.

67 Vgl. dazu auch Borch-Nitzling (2006), S. 113 f.

68 ZAH, B. 1/5, Nr. 125: Gustav Heinrich R., London, an Rechtsanwalt Willy S., Düsseldorf, v. 25.12.1950.

69 1964 bemühte sie sich um einen Platz im jüdischen Altersheim in Hannover: ZAH, B. 1/6, Nr. 551: Henriette K., Duisburg, an Jüd. Gemeinde Hannover v. 25.10.1964.

70 ZAH, B. 1/5, Nr. 21: Synagogengemeinde Düsseldorf an Ariane M., Berlin, v. 16.11.1950.

71 ZAH, B. 1/5, Nr. 124: Synagogengemeinde Düsseldorf an Innenministerium NRW v. 14.4.1953; ZAH, B. 1/6, Nr. 552: ZWST, Frankfurt/Main, an Jüd. Altersheim Hannover v. 24.5.1963.

1953 z. B. eine in Ost-Berlin lebende Jüdin auf das Altersheim in Essen-Werden aufmerksam.[72] Da sie als „Ostflüchtling [...] in Kürze nach Nordrhein-Westfalen ausgeflogen" werden sollte, bat sie um eine schnellstmögliche Aufnahme.[73] Im gleichen Heim bewarb sich im Jahr 1959 der im Jüdischen Altersheim Berlin lebende Leo S., der gleichfalls „weg" aus Berlin wollte.[74]

Bei den jüdischen „Rückwanderern" überwog, wie beschrieben, eindeutig die Sehnsucht nach ihrer früheren Heimat.[75] Dabei spielte es bei älteren Menschen sicherlich eine Rolle, dass sie im Gegensatz zu ihren jüngeren Schicksalsgenossen nicht mehr vor der Herausforderung standen, sich einen Platz in der nichtjüdischen Mehrheitsgesellschaft suchen bzw. sich eine Zukunft in Deutschland aufbauen zu müssen. Zugleich schienen die freiwillig zurückkehrenden Juden oft schon kurz nach Kriegsende ein erstaunlich großes Vertrauen in die sich neu konstituierende demokratische Ordnung der Bundesrepublik zu besitzen. Trotz aller Zuversicht bestanden aber bei vielen älteren Rückkehrern noch Jahre und Jahrzehnte nach Kriegsende Ängste vor einer Wiedererstarkung antisemitischer Strömungen in der deutschen Gesellschaft. Beispielsweise war sich der bereits im Jahr 1948 aus Indien nach Deutschland zurückgekehrte Mediziner Dr. L. bewusst, „dass es mit allen möglichen Widrigkeiten verbunden ist, für uns Juden im alten Lande zu existieren".[76] Dieses „Opfer" wollte er „aber gern bringen, um den Seelenfrieden meiner Frau, den sie [...] in 15 Jahren nicht gefunden hat, zu schaffen".[77] Rund zehn Jahre später berichtete auch eine in London lebende Jüdin, die ihre Rückwanderung trotz ihrer Einsamkeit immer wieder verschoben hatte, von ihrer Angst, nach Deutschland zurückzugehen, „da ich dort [...] meine ganze Familie verloren habe".[78]

Da zwischen der Befreiung oder der Rückkehr aus dem Ausland und der geplanten Auswanderung nicht selten mehrere Jahre vergingen, stellte der Aufenthalt in einem Altersheim für einige Juden lediglich eine Übergangslösung dar. Insbesondere für die Überlebenden der Konzentrationslager, die sich fast immer in einer schlechten kör-

---

72 Der Bericht über das Heim erschien in der *Berliner Allgemeinen Wochenzeitung*: ZAH, B. 1/5, Nr. 124: Anna L. an Synagogengemeinde Düsseldorf v. 14.3.1953.

73 ZAH, B. 1/5, Nr. 124: Anna L. an Synagogengemeinde Düsseldorf v. 14.3.1953.

74 ZAH, B. 1/5, Nr. 44: Leo S. an Synagogengemeinde Düsseldorf v. 10.3.1959. Dies betraf auch das Ehepaar H., das 1961 im Jüdischen Altersheim Hannover um Aufnahme bat: ZAH, B. 1/6, Nr. 551: Hilde u. Egon H., Berlin, an Jüd. Gemeinde Hannover v. 22.9.1961.

75 Vgl. zur Bedeutung der „Heimat" für die nach Deutschland zurückkehrenden Juden z. B. Borch-Nitzling (2006), S. 71 ff., 125 ff. Laut der Untersuchungen von Andreas Kruse und Erik Schmitt gehörte die Sehnsucht nach der „deutschen Heimat" hingegen bei den Rückkehrern jüngeren Alters nicht zu den ausschlaggebenden Gründen für die Remigration: Kruse/Schmitt (2000), S. 226 ff.

76 ZAH, B. 1/28, Nr. 117: Norbert Wollheim an Julius D., Düsseldorf, betr. Dr. Simon L., z. Zt. in Bombay, v. 12.9.1948, S. 42.

77 ZAH, B. 1/28, Nr. 117: Norbert Wollheim an Julius D., Düsseldorf, betr. Dr. Simon L., z. Zt. in Bombay, v. 12.9.1948, S. 42.

78 ZAH, B. 1/5, Nr. 46: Clara C., London, an Synagogengemeinde Düsseldorf v. 28.6.1959.

perlichen Verfassung befanden und häufig keine Angehörigen mehr besaßen, erwies sich eine vorübergehende stationäre Heimunterbringung oft als vorerst einfachste Lösung.[79] 1962 entschloss sich nach langer Überlegung eine Heimbewohnerin, „zu meiner Familie zurückzugehen und das Altersheim zu verlassen", obwohl sie sich dort „äußerst wohl" gefühlt hätte.[80] Einige Altersheimbewohner entschieden sich sogar noch Jahrzehnte nach Kriegsende für eine Auswanderung, u. a. nach Israel.[81] In einigen Fällen bewarben sich sogar Nichtjuden bewusst in einem jüdischen Heim. 1951 war z. B. eine Adventistin davon überzeugt, dass ihre Mutter gut in einem jüdischen Altersheim untergebracht sein würde, zumal sie ebenfalls den Sabbat heiligen und Schweinefleisch meiden würde.[82]

Bedingt durch den Zusammenhalt der jüdischen „Community" boten die meisten jüdischen Altersheime Gästezimmer an. Diese standen nicht nur Angehörigen zur Verfügung, die z. B. aus dem Ausland zu Besuch kamen[83] und einige Zeit mit ihren alten Verwandten verbringen wollten[84], sondern ebenfalls allen anderen Juden, die für eine kurze Zeit eine Unterkunft benötigten[85]. Das Hannoversche Heim beherbergte z. B. Anfang 1973 insgesamt 34 Besucher.[86] Auch in der „Rosenau" meldeten sich „ständig Interessenten, die als Gäste aufgenommen werden" wollten.[87] 1950 lebte z. B. für drei Wochen eine Familie im Haus, die sich auf der „Durchreise nach Israel" befand.[88] Da aber das Heim laut Aussage des Trägers „kein Erholungsheim für Gäste, die nur vorübergehend im Altersheim wohnen wollen", sein sollte, würde in Zukunft nur noch „Dauerpensionären" Aufnahme gewährt werden, wobei die Länge des Aufenthalts bei mindestens drei Monaten liegen sollte.[89] Nur für Angehörige galten weiterhin flexible Aufenthaltszeiten. Zudem erfolgte selbst bei einer Vollbelegung nur selten eine Ab-

---

79 Frau Badrian und ihr 84-jähriger Ehemann waren im Juni 1943 nach Theresienstadt deportiert worden, wo Herr Badrian bereits im Oktober gleichen Jahres starb. Vier Jahre später, d. h. 1947, zog die Witwe nach einer Zwischenstation in Hamburg schließlich im hohen Alter von 80 Jahren zu ihrer Schwester nach London, wo sie 1949 verstarb: https://www.stolpersteine-hamburg.de/index.php?MAIN_ID=7&BIO_ ID=1648 (letzter Zugriff: 20.4.2021).
80 ZAH, B. 1/5, Nr. 73: Toni M. an Synagogengemeinde Düsseldorf v. 15.2.1962.
81 Z. B. ZAH, B. 1/5, Nr. 73: Rosa B. an Synagogengemeinde Düsseldorf v. 6.8.1966.
82 ZAH, B. 1/5, Nr. 125: Katharina G. an Synagogengemeinde Düsseldorf v. 18.9.1951.
83 Z. B. ZAH, B. 1/6, Nr. 551: Jüd. Altersheim Hannover an Vorstand v. 18.8.1962. Auch in der Hausordnung der „Rosenau" hieß es, dass „gegen den Empfang von Besuchern [...] nichts einzuwenden" wäre. Besucher, die im Heim essen und übernachten wollten, mussten jedoch zuvor der Heimleitung angekündigt werden: ZAH, B. 1/5, Nr. 124: Hausordnung, o. D. (1948–1952).
84 1950 schrieb z. B. die Tochter eines Heimbewohners, nachdem sie ihren Urlaub in der „Rosenau" verbracht hatte und dort „mit meinem geliebten Vater zusammen sein" konnte, einen Dankesbrief an den Heimträger: ZAH, B. 1/5, Nr. 21: Greta B. an Synagogengemeinde Düsseldorf v. 11.11.1950.
85 Z. B. ZAH, B. 1/5, Nr. 21: Synagogengemeinde Düsseldorf an Rolf B. v. 11.4.1950; ZAH, B. 1/6, Nr. 1420: Jüd. Altersheim Hannover, Bewerbungen 1969–1986.
86 ZAH, B. 1/6, Nr. 1112: Jüd. Altersheim Hannover, Mitgliederversammlung v. 14.3.1973, S. 1.
87 ZAH, B. 1/5, Nr. 46: Synagogengemeinde Düsseldorf v. 19.4.1961, betr. Altersheim Rosenau.
88 ZAH, B. 1/5, Nr. 21: Bericht betr. Heiminsassen u. Gästeverkehr im Altersheim Rosenau v. 12.5.1950.
89 ZAH, B. 1/5, Nr. 21: Synagogengemeinde Düsseldorf an Jüd. Gemeinde Gelsenkirchen v. 31.8.1950.

lehnung auswärtiger Gäste.[90] Häufig nutzten zudem Interessenten für einen Heimplatz die Möglichkeit eines vorübergehenden Aufenthalts „auf Probe"[91], zumal diese Praxis von den Heimleitungen ausdrücklich begrüßt wurde[92]. 1959 bat z. B. die in London lebende Clara C. darum, „für einige Wochen besuchsweise" in der „Rosenau" wohnen zu dürfen, um dann endgültig entscheiden zu können, „ob sie bleiben will".[93] Den Status eines Gastes nahmen ebenfalls bereits im Heim aufgenommene „Rückwanderer" aus dem Ausland an, die ihre deutsche Staatsangehörigkeit noch nicht zurückerhalten hatten und somit noch keine offizielle Einzugsberechtigung besaßen.[94] Umgekehrt kam es immer wieder vor, dass Heimbewohner in Absprache mit der Leitung das Heim für mehrere Wochen oder sogar Monate verließen, z. B. für einen Kuraufenthalt[95], eine Urlaubsreise oder einen Besuch bei ihren im Ausland lebenden Angehörigen[96].

Alterszusammensetzung der Heimbewohner

Die in der Bundesrepublik verbleibenden Juden deutscher Herkunft wiesen – im Vergleich zur Gesamtbevölkerung[97] – ein vergleichsweise hohes Lebensalter auf, da sich v. a. jüngere Personen meist zur Auswanderung entschlossen[98]. Unter den insgesamt 810 erwachsenen Mitgliedern der jüdischen Gemeinden Niedersachsens befanden sich z. B. Mitte 1952 fast 200 über 60-Jährige.[99] Allein in Hannover betrug das Durchschnitts-

---

90 Eine Besucherin, die 1961 zum 85. Geburtstag ihrer Tante aus den Niederlanden angereist war, wurde sogar für zwei Nächte im Büro der Heimleiterin untergebracht: ZAH, B. 1/5, Nr. 73: Bella M. an Synagogengemeinde Düsseldorf v. 24.11.1961.

91 Vgl. u. a. ZAH, B. 1/5, Nr. 46: Clara C., London, an Synagogengemeinde Düsseldorf v. 28.6.1959.

92 So auch die Heimleiterin der „Rosenau": ZAH, B. 1/5, Nr. 46: Synagogengemeinde Düsseldorf an Alex R., Brüssel, v. 28.10.1960.

93 ZAH, B. 1/5, Nr. 44: Synagogengemeinde Düsseldorf an Meta D. v. 27.2.1959.

94 Dies betraf 1958 u. a. eine aus Frankreich zurückkehrende Bewerberin für das „Altersheim Rosenau": ZAH, B. 1/5, Nr. 46: Synagogengemeinde Düsseldorf an Georg F., Neuilly-sur-Seine, v. 4.7.1958.

95 1950 plante z. B. auch eine Bewohnerin der „Rosenau" einen vierwöchigen Aufenthalt in einem Kurhotel in Bad Nauheim. Wie alle rassisch Verfolgten erhielt sie von der Kurverwaltung 50 Prozent Ermäßigung auf die Kurkarte und alle Kurbäder: ZAH, B. 1/5, Nr. 21: Jüd. Kurhotel, Bad Nauheim, an Synagogengemeinde Düsseldorf v. 2.8.1950.

96 Im Oktober 1958 befanden sich nach Aussage der Heimleiterin der „Rosenau" z. B. „viele Damen im Urlaub": ZAH, B. 1/5, Nr. 44: Meta D. an Herta H. v. 15.10.1958. 1960 verbrachte eine Bewohnerin zwei Monate in Israel: ZAH, B. 1/5, Nr. 73: Vorlagen zur heutigen Sitzung der Rosenau-Kommission v. 25.10.1960, S. 1. Weitere Heimbewohner verließen das Heim für einen mehrwöchigen Kuraufenthalt: ZAH, B. 1/5, Nr. 46: Rosa B. an Synagogengemeinde Düsseldorf v. 26.9.1960.

97 1950 lag der Anteil „alter Menschen" bei etwa zehn Prozent: Depuhl (1956), S. 48. Zur Altersstruktur der Bundesrepublik: https://service.destatis.de/bevoelkerungspyramide/index.html#!y=1950&a=20,65&v=2&g (letzter Zugriff: 20.4.2021). Vgl. zur demographischen Entwicklung Imhof (1981).

98 Kugelmann (1992), S. 349 f.; Tauber (1998), S. 100.

99 ZAH, B. 1/6, Nr. 176: Statistische Liste der Landesverbände in Niedersachsen v. 10.7.1952.

alter der Gemeindemitglieder für 1950 55 Jahre.[100] Fast drei Jahre später lag der Anteil der über 60-jährigen Hannoverschen Juden sogar bei 40 Prozent, darunter 71 61- bis 70-Jährige, 18 71- bis 80-Jährige und sogar elf über 80-Jährige.[101] Im Vergleich dazu konnte im selben Jahr sowohl in Hannover als auch im gesamten Bundesgebiet mit etwas über zehn Prozent ein weitaus niedrigerer Anteil an über 65-Jährigen ermittelt werden.[102]

Wie bereits erläutert, setzte sich die Gruppe der deutschen Juden einerseits aus den Überlebenden der Konzentrationslager und andererseits aus Personen zusammen, die im Untergrund, in einer „Mischehe" oder im Ausland ihrer Ermordung entkommen waren. Unter den ehemaligen Häftlingen der Vernichtungslager befanden sich nur sehr wenige ältere Menschen; wesentlich höher fiel deren Anteil bei denjenigen Juden aus, die aus dem Konzentrationslager Theresienstadt zurückgekehrt waren.[103] Eine Bewohnerin feierte nach „jahrelangem" Aufenthalt in Theresienstadt 1948 ihren 80. Geburtstag.[104] Auch unter den „Rückwanderern" befanden sich zahlreiche hochaltrige Personen. In Essen-Werden lebten z. B. Mitte Oktober 1949 und Anfang Januar 1953 ausschließlich über 65-Jährige.[105] 1958 verzeichnete das Heim zwar zwei unter 65-jährige Bewohner, die übrigen 26 im Haus betreuten alten Menschen besaßen aber ein weitaus höheres Alter.[106] Mehrere Frauen feierten während ihres Heimaufenthalts sogar ihren 85. oder 90. Geburtstag.[107] Die älteste in den untersuchten Quellen genannte Bewohnerin beging im Herbst 1964 ihren 95. Geburtstag.[108] Hoch lag jedoch nicht nur das Alter der schon länger im Heim lebenden Personen, auch die Neuzugänge waren beim Einzug oft bereits über 70 oder 80 Jahre alt.[109] Sogar ein 91-Jähriger und seine

---

100 ZAH, B. 1/28, Nr. 242: Jüdische Gemeinde Hannover an Central-Committee, Norbert Wollheim, Lübeck, v. 14.4.1950.
101 ZAH, B. 1/6, Nr. 176: Statistik über altersmäßige Zusammensetzung Mitglieder Jüdische Gemeinde Hannover v. 10.1.1953; Quast (2001), S. 79 f., 91, 159; Quast (1997), S. 71.
102 Zwischen 1953 und 1963, d. h. innerhalb von zehn Jahren, stieg er aber um fast fünf Prozent und lag dann bei etwa 15 Prozent: ZAH, Akz. 24/2000, Nr. 39: Städt. Verwaltungsdirektor v. 18.3.1964, Planung v. Altenwohn- u. Altenheimen, S. 4. Zur Bundesrepublik: https://service.destatis.de/bevoelkerungspyramide/index.html#!y=1950&a=20,65&v=2&g (letzter Zugriff: 20.4.2021).
103 Vgl. z. B. ZAH, B. 1/5, Nr. 125: Friedrich S., Gelsenkirchen, an Synagogengemeinde Düsseldorf v. 12.6.1951; ZAH, B. 1/5, Nr. 34 b: Hanna R. an American Consulate General Bremen v. 19.6.1950; ZAH, B. 1/6, Nr. 551: Henriette K., Duisburg, an Jüdische Gemeinde Hannover v. 25.10.1964.
104 ZAH, B. 1/5, Nr. 123: Landesverband Jüd. Gemeinde NRW an Sozialminister Düsseldorf v. 14.9.1948. Eine weitere KZ-Überlebende feierte 1950 in der „Rosenau" ihren 77. Geburtstag: ZAH, B. 1/5, Nr. 34 c: Innenministerium NRW, Amt für Wiedergutmachung, an Hanna R., Altersheim Rosenau, v. 11.3.1950.
105 ZAH, B. 1/5, Nr. 123: Synagogengemeinde Düsseldorf an Innenministerium NRW v. 20.10.1949; ZAH, B. 1/5, Nr. 124: Synagogengemeinde Düsseldorf an Innenministerium NRW v. 5.1.1953.
106 ZAH, B. 1/5, Nr. 44: Erhebungsbogen für soziale Einrichtungen v. 30.9.1958.
107 Z. B. ZAH, B. 1/5, Nr. 73: Synagogengemeinde Düsseldorf an Ursel S., Altersheim Rosenau, v. 28.1.1963, Glückwunsch zum 90. Geburtstag.
108 ZAH, B. 1/5, Nr. 73: Rosa B. an Synagogengemeinde Düsseldorf v. 22.9.1964.
109 Z. B. zog 1964 eine 79-Jährige ins Heim: ZAH, B. 1/5, Nr. 73: Rosa B. an Synagogengemeinde Düsseldorf v. 11.5.1964. Eine Bewerberin aus dem Ausland besaß 1960 ein Alter von 80 Jahren: ZAH, B. 1/5, Nr. 73: Vorlagen zur heutigen Sitzung der Rosenau-Kommission v. 25.10.1960.

84-jährige Ehefrau, die 1958 trotz ihres hohen Alters nach jahrelangem Exil in Portugal nach Deutschland zurückkehren wollten, baten um Aufnahme.[110] Die Heimbewohner besaßen folglich ein dementsprechend hohes Durchschnittsalter. Im Sommer 1948, d. h. wenige Monate nach der Eröffnung der „Rosenau", betrug der Altersdurchschnitt der elf im Haus aufgenommenen Menschen 73 Jahre[111], zwei Jahre später etwa 70 Jahre[112] und 1962 sogar bereits über 80 Jahre[113]. Somit lag das durchschnittliche Lebensalter der in den hier untersuchten jüdischen Heimen lebenden Personen nicht niedriger als in anderen, nicht von NS-Opfern bewohnten Einrichtungen.[114]

Bei den meisten Überlebenden führten die katastrophalen Haft- und Lebensbedingungen sowie lang andauernder Stress zu gesundheitlichen Beschwerden, zu denen auch psychische Traumata gehörten.[115] Da diese den Alterungsprozess forcieren konnten und somit eine vorzeitige Heimpflegebedürftigkeit herbeiführten, begaben sich NS-Opfer oft bereits als unter 60-Jährige in stationäre Heimbetreuung.[116] Im „Altersheim Rosenau" bewarb sich 1953 z. B. die in Israel lebende 56-jährige Betty A., die als psychisch und physisch „zart" beschrieben wurde und sich daher dem „Einwandererschicksal" nicht mehr gewachsen fühlte.[117]

Geschlechterverhältnis der Heimbewohner

Während viele Altersheime in Deutschland ausschließlich Frauen oder Männer aufnahmen[118], standen die hier untersuchten jüdischen Altersheime allen Geschlechtern offen. Da Frauen im Durchschnitt eine höhere Lebenserwartung als Männer aufweisen, stellten sie auch damals den größeren Anteil der über 60-jährigen Gesamtbevölke-

---

110 ZAH, B. 1/5, Nr. 44: Hans M., Lissabon, an Synagogengemeinde Düsseldorf v. 27.11.1958.

111 Der jüngste Bewohner besaß ein Alter von 64 Jahren, der älteste war 83: ZAH, B. 1/5, Nr. 123: Synagogengemeinde Düsseldorf an Jüd. Gemeinde Essen v. 15.7.1948.

112 ZAH, B. 1/5, Nr. 21: Bericht über Besichtigung u. Besprechung im Altersheim Rosenau v. 27.7.1950.

113 ZAH, B. 1/5, Nr. 73: Synagogengemeinde Düsseldorf an Direktor Landschaftsverband Rheinland, Landesfürsorgestelle, v. 20.3.1962.

114 Grabe: Die stationäre Versorgung (2016), S. 207 ff. Lediglich in den Altersheimen für „heimatlose Ausländer" wiesen die Bewohner z. T. ein niedrigeres Durchschnittsalter auf: Grabe (2020), S. 92 f. Zur steigenden Lebenserwartung der deutschen Bevölkerung vgl. u. a. Irmak (2002), S. 42 ff.; Moses (2005), S. 56 f. Vgl. dazu auch Imhof (1981).

115 Aufgrund verfolgungsbedingter Gesundheitsschäden fiel z. B. auch der Anteil der Rentenempfänger in den jüdischen Gemeinden sehr hoch aus: ZAH, B. 1/6, Nr. 176: Statistische Liste der Landesverbände in Niedersachsen v. 10.7.1952.

116 Vgl. z. B. ZAH, B. 1/40, Nr. 42: Minna B., Jüd. Altersheim Frankfurt/Main, an Jüd. Gemeinde Rheinpfalz v. 4.11.1953.

117 ZAH, B. 1/5, Nr. 124: Evangelisches Kreisdekanat Nordbaden, Heidelberg, an Synagogengemeinde Düsseldorf v. 27.11.1953.

118 Z. B. nahmen zahlreiche Heime für Deutsche ausschließlich Frauen auf. Ebenfalls existierten sowohl Einrichtungen für die gebildeten, „bürgerlichen" Sozialschichten als auch Häuser für die „Unterschicht". Vgl. dazu Grabe: Die stationäre Versorgung (2016), S. 110 f., 213 ff.

rung sowie der in einem Altersheim lebenden Menschen. Auch die hier untersuchten Heime betreuten auffallend viele alleinstehende und verwitwete Frauen.[119] Das „Altersheim Rosenau" verzeichnete ebenfalls weitaus mehr Bewohnerinnen als Bewohner.[120] 1952 lebten z. B. 23 Frauen und nur acht Männer im Haus.[121] Sechs Jahre später hatte sich die Anzahl der Frauen nicht verändert, diejenige der Männer war hingegen auf fünf gesunken.[122] Anfang der 1960er Jahre standen den 17 Bewohnerinnen sogar nur noch zwei Bewohner entgegen.[123] Dieselbe Anzahl an Männern verzeichnete 1963 das Altersheim in Hannover, dessen übrige Betten mit 26 Frauen belegt waren.[124]

Gesundheitszustand der Heimbewohner

Wie erwähnt, litten die meisten Überlebenden der nationalsozialistischen Verfolgung unter körperlichen und psychischen Beschwerden.[125] Insbesondere der Gesundheitszustand der ehemaligen KZ-Häftlinge war extrem schlecht.[126] Neben akuten Infektionserkrankungen, Tuberkulose, Unter- und Mangelernährung gehörten Herzschwäche, Bluthochdruck oder Magengeschwüre zu den häufig diagnostizierten Beschwerden. Hinzu kamen psychische und kognitive Probleme wie ein gestörtes Erinnerungsvermögen, Ruhelosigkeit oder Depressionen.[127] Zahlreiche ehemalige KZ-Häftlinge bedurften daher in den ersten Monaten nach ihrer Befreiung einer langen Phase der Rekonvaleszenz.[128] Dies traf z. B. auf eine ältere Jüdin zu, die nach ihrer Befreiung aus dem KZ Bergen-Belsen und einem anschließenden längeren Aufenthalt im jüdischen Krankenhaus in Belsen im Jahr 1948 in das neu eröffnete „Altersheim Rosenau" einziehen konnte.[129] Nachdem er etwa ein Jahr aufgrund schwerer Depressionen in verschiedenen „Nervenkliniken" zugebracht hatte, plante 1950 auch der 62-jährige Igor K. einen Aufenthalt im Heim der Düsseldorfer Synagogengemeinde.[130] 1953 wurde ebenfalls der Gesundheitszustand der anderen „Insassen" des „Altersheims Rosenau" im

---

119 Z. B. Woltereck (1956), S. 75; Lohmann (1970), S. 306; Tews (1993), S. 24 ff.
120 ZAH, B. 1/5, Nr. 123: Liste Insassen Altersheim Rosenau v. 28.9.1949.
121 ZAH, B. 1/5, Nr. 124: Altersheim Rosenau, Aufstellung der Insassen v. Oktober 1952.
122 ZAH, B. 1/5, Nr. 44: Erhebungsbogen für soziale Einrichtungen v. 30.9.1958.
123 ZAH, B. 1/5, Nr. 46: ohne Namensangabe, o. D. (ca. 1961).
124 ZAH, B. 1/6, Nr. 552: Jüd. Altersheim Hannover, Liste der Pensionspreise der Heimbewohner v. 25.10.1963.
125 Vgl. dazu u. a. Eitinger/Krell/Rieck (1985); Lavsky (1997), S. 206.
126 Dietrich (1998), S. 61 f.
127 Dietrich (1998), S. 62; Kruse/Schmitt (2000), S. 185 f.
128 Unter anderem wurden auch in einem Privatsanatorium in Stuttgart-Degerloch auf Anordnung der Militärregierung seit Sommer 1945 jüdische KZ-Überlebende untergebracht: Dietrich (1998), S. 100.
129 Die Vermittlung in das Heim erfolgte durch die „Hospital Welfare Office Jew Relief Unit": ZAH, B. 1/5, Nr. 123: Jüd. Gemeinde Kreis Detmold an Synagogengemeinde Düsseldorf v. 21.9.1948.
130 ZAH, B. 1/5, Nr. 21: Jüd. Gemeinde Gelsenkirchen an Landesverband Jüd. Gemeinden von NRW, Düsseldorf, v. 16.8.1950.

Vergleich zu den Bewohnern anderer, d. h. nicht jüdischer Altersheime als „ausserordentlich schlecht" beschrieben.[131] Selbst zehn Jahre später litten viele Heimbewohner noch immer unter den Folgen ihrer Inhaftierung, die nicht selten zu degenerativen Erkrankungen, psychischen Veränderungen und vorzeitiger Alterung führten.[132] 1963 schrieb z. B. ein ehemaliger KZ-Häftling an die jüdische Gemeinde von Hannover: „Leider bin ich durch die langen Jahre im KZ und im Judenlager Lodz sehr leidend und daher sehr ruhebedürftig geworden."[133] Dabei zeigten sich insbesondere psychische Störungen häufig noch Jahre und Jahrzehnte nach der Verfolgung oder Konzentrationslagerhaft.[134] Gesundheitliche Schäden waren nicht nur bei „Langzeitinhaftierten" wahrnehmbar, sondern ebenfalls bei Personen, die – wie auch viele der hier genannten Heimbewohner – erst in den letzten Kriegsmonaten deportiert worden waren.[135] Bei einigen Altersheimbewohnern zeigten sich sogar so starke physische und psychische Erkrankungen und Veränderungen, dass sie ihre „Angelegenheiten nicht mehr selbst besorgen" konnten und schließlich – laut ärztlicher Bescheinigung – eine Pflegschaft beantragt werden musste[136]; so 1952 auch der 1874 geborene Alexander D., der aufgrund einer Arteriosklerose der Blutgefäße des Gehirns unter Lähmungen, Sprachstörungen und „Geistesschwäche" litt[137]. Besaßen die betroffenen alten Menschen in Deutschland keine Angehörigen mehr, wurde die Pflegschaft häufig einem Vorstandsmitglied der jüdischen Gemeinde oder der Heimleitung übertragen.[138]

Anders als im europäischen und angloamerikanischen Ausland[139] wurden die psychischen Folgen der nationalsozialistischen Verfolgung in der deutschen psychologischen und psychiatrischen Fachliteratur bis in die 1960er Jahre weitgehend ausgeblendet[140].

---

131 ZAH, B. 1/5, Nr. 124: Synagogengemeinde Düsseldorf an Innenministerium NRW v. 5.1.1953.

132 Paul: Internationale Erfahrungen (1963), S. 44. Dabei konnten sich z. B. „bei vielen Verfolgten, die lange mangelernährt waren [...] Symptome einer frühzeitigen Alterung" zeigen, die auch bei lang andauernden Angsterfahrungen auftreten konnten: Paul: Psychologische Untersuchungsergebnisse (1963), S. 237. Vgl. auch ZAH, B. 1/5, Nr. 44: ohne Namensangabe, Kings Cross, v. 14.3.1961, Medical Report on Robert Paul P.

133 ZAH, B. 1/6, Nr. 551: Samuel P. an Jüdische Gemeinde Hannover v. 4.10.1963.

134 Vgl. z. B. Weitzel-Polzer (2002), S. 192 f.; Kellermann (2006); Liebermann (2006); Teshuva (2010), S. 7.

135 Nicht wenige verstarben kurz nach ihrer Befreiung, da sie körperlich und psychisch zu geschwächt waren: Schäfer-Richter (2009), S. 236 f.

136 ZAH, B. 1/5, Nr. 125: Alexianer-Krankenhaus für Nerven- und Gemütsleiden, Neuss, v. 11.2.1952.

137 ZAH, B. 1/5, Nr. 125: Alexianer-Krankenhaus für Nerven- und Gemütsleiden, Neuss, v. 11.2.1952.

138 ZAH, B. 1/6, Nr. 551: Jüd. Altersheim Hannover an Amtsgericht Hannover v. 3.3.1965.

139 Z. B. Friedmann (1949); Niederland (1964); Krystal (1968). Einen Überblick über die wissenschaftlichen Veröffentlichungen in Europa bietet z. B. Baeyer/Häfner/Kisker (1964), S. 74–84. Vgl. auch Kellermann (2006), S. 141.

140 Vgl. u. a. Sedlaczek (1996), S. 38 ff. Auch die „Spätschäden", die sich erst Jahrzehnte nach der eigentlichen traumatischen Erfahrung und oft in Form psychischer Erkrankungen manifestierten, fanden keine Beachtung. Vgl. dazu Sedlaczek (1996), S. 37 f.; Schäfer-Richter (2009), S. 241. Anfang der 1960er Jahre mehrte sich schließlich die Anzahl deutschsprachiger Veröffentlichungen, z. B. Baeyer (1958); Paul: Internationale

Bewerbung und Aufnahme

Die Bewerbung für einen Heimplatz erfolgte vorwiegend auf schriftlichem Weg, wobei sich die Interessenten meist in einem persönlichen Anschreiben an den Heimträger oder die Heimleitung wandten. Viele Menschen wurden durch Zeitungsberichte, z. B. in der regionalen Presse, auf die neu eröffneten jüdischen Altersheime aufmerksam. Auch die Rekrutierung der Bewohner durch die Heimträger erfolgte häufig mit Hilfe von Inseraten, bevorzugt in den deutschsprachigen jüdischen Zeitungen.[141] Indem diese ebenfalls außerhalb Deutschlands bezogen werden konnten, erfuhren auch die im Ausland lebenden Juden von der Existenz der deutschen jüdischen Heime. Darüber hinaus spielte die persönliche Information durch Freunde und Bekannte eine wichtige Rolle. Hilfe bei der Vermittlung von Heimplätzen, bei der Bewerbung, der Einreise nach Deutschland sowie der Heimaufnahme leisteten die verschiedenen Hilfsorganisationen und Wohlfahrtsverbände sowie die jüdischen Gemeinden.[142] Darüber hinaus bestand in allen Einrichtungen die Möglichkeit einer vorherigen Besichtigung, z. T. in Form eines mehrwöchigen Probewohnens.[143]

Aufgrund der vergleichsweise geringen Anzahl an jüdischen Heimen bzw. Heimplätzen besaßen diese vielfach sehr lange Wartelisten. Dies betraf u. a. die „Rosenau", die z. B. Anfang 1953 „auf Monate voll belegt" war.[144] Einige Bewerber mussten sogar Jahre auf einen Heimplatz warten oder auch an andere Einrichtungen verwiesen werden.[145] Aus diesen Gründen bemühten sich viele Menschen schon früh um einen Platz im Altersheim. Bestand jedoch selbst auf absehbare Zeit keine Aussicht auf ein freies Zimmer, wurden Heimbewerber, deren Heimeintritt nicht länger herausgezögert werden sollte, notfalls an ein anderes jüdisches oder auch nichtjüdisches Heim verwiesen.[146]

Die Aufnahme war an bestimmte Bedingungen geknüpft, die sich – zumindest in Bezug auf die grundlegenden Aufnahmemodalitäten – in nahezu allen Einrichtungen

---

Erfahrungen (1963), S. 44. Vgl. dazu weitere Beiträge in Paul/Herberg (1963) und Baeyer/Häfner/Kisker (1964).

141 Im Sommer 1958 meldeten sich z. B. auf ein in der *Jüdischen Allgemeinen Wochenzeitung* geschaltetes Inserat der Synagogengemeinde Düsseldorf etwa zwölf Bewerber für einen Heimplatz in der „Rosenau": ZAH, B. 1/5, Nr. 44: Synagogengemeinde Düsseldorf an Henriette v. G., Holland, v. 17.7.1958.

142 Vgl. dazu auch Koch (2018).

143 So auch in der „Rosenau" und im Jüdischen Altersheim Hannover: ZAH, B. 1/5, Nr. 73: Vorlagen zur heutigen Sitzung der Rosenau-Kommission v. 25.10.1960, S. 3; ZAH, B. 1/6, Nr. 551: Norbert P. an Harald S., Berlin, v. 28.9.1961.

144 ZAH, B. 1/5, Nr. 124: Synagogengemeinde Düsseldorf an Innenministerium NRW v. 5.1.1953.

145 Z. B. ZAH, B. 1/5, Nr. 125: Krankenhausfürsorgerin, Sozialamt Hannover, an Altersheim Rosenau v. 19.8.1958; Synagogengemeinde Düsseldorf an Sozialamt Hannover v. 22.8.1958.

146 Viele Menschen bewarben sich daher vorsichtshalber in mehreren Altersheimen. Auf diese Weise konnten sie zwar nicht selbst über den Heimstandort und den Heimträger bestimmen, erhöhten aber durchaus ihre Chancen auf einen schnellstmöglichen Einzug. Vgl. z. B. ZAH, B. 1/40, Nr. 43: Jüd. Elternheim Neustadt an Sara B., Santiago de Chile, v. 30.9.1971.

in Deutschland sehr ähnlich gestalteten. So sollte bereits vor dem Einzug insbesondere die „Kostenübernahme [...] geklärt sein".[147] Zudem erforderte der Heimeinzug die Vorlage eines aktuellen ärztlichen Attestes, das nicht nur die Notwendigkeit eines Heimaufenthalts befürwortete, sondern ebenfalls den Grad der Pflegebedürftigkeit dokumentierte.[148] Lag eine hohe Pflegebedürftigkeit vor, konnte – wie in den hier untersuchten Heimen – eine Aufnahme abgelehnt werden.[149] Demzufolge mussten auch die Bewerber für das „Altersheim Rosenau" ihre „nicht vorhandene Pflegebedürftigkeit" durch ein ärztliches Attest bescheinigen lassen.[150] Aus dem Ausland zurückkehrende Heimanwärter ließen sich häufig noch vor ihrer Einreise in die Bundesrepublik von einem deutschen oder deutschsprachigen Arzt eine Bescheinigung über ihren Gesundheitszustand ausstellen.[151]

Darüber hinaus verfügten die Heime über zusätzliche, auf die Bewohnerklientel zugeschnittene Aufnahmebedingungen. Beispielsweise sah ein Teil der in den ersten Nachkriegsjahren eröffneten jüdischen Altersheime – zumindest anfangs – die ausschließliche Aufnahme jüdischer Bewohner vor. Das Altersheim der Düsseldorfer Gemeinde machte in den ersten Jahren selbst bei „Mischehepaaren" bzw. den nichtjüdischen Ehepartnern keine Ausnahme, obwohl diese zumeist in ähnlich starker Weise von Verfolgung und Diskriminierung betroffen waren.[152] Folglich wurde 1948 ein christlich-jüdisches Ehepaar abgelehnt und an das Altersheim der jüdischen Gemeinde in Aachen verwiesen, das sich zu diesem Zeitpunkt allerdings noch im Bau befand.[153] Da jedoch der in einigen Heimen praktizierte generelle Ausschluss von nichtjüdischen Ehepartnern nicht nur von den Betroffenen, sondern auch von Vertretern der jüdischen Gemeinde zunehmend in die Kritik geriet und als unmenschlich empfunden wurde, erklärte sich die „Rosenau" Anfang der 1950er Jahre zur Aufnah-

---

147 Vgl. dazu u. a. ZAH, B. 1/5, Nr. 44: Synagogengemeinde Düsseldorf an Hans M. v. 4.12.1958.

148 Z. B. ZAH, B. 1/5, Nr. 44: Dr. Bartolomeo R., Lisboa, ärztliches Zeugnis v. 3.1.1959. Von öffentlicher Unterstützung abhängigen Personen konnte ohne Attest sogar die Finanzierung des Heimplatzes verweigert werden: Grabe: Die stationäre Versorgung (2016), S. 121.

149 Z. B. ZAH, B. 1/5, Nr. 44: Synagogengemeinde Düsseldorf an Jüd. Gemeinde Mülheim/Ruhr, o. D. (1961); ZAH, B. 1/5, Nr. 125: Synagogengemeinde Düsseldorf an Sozialamt Hannover v. 22.8.1958.

150 Vgl. dazu Grabe: Die stationäre Versorgung (2016), S. 121–124; ZAH, B. 1/5, Nr. 21: Synagogengemeinde Düsseldorf an Jüd. Gemeinde Gelsenkirchen v. 31.8.1950; ZAH, B. 1/5, Nr. 44: Dr. Bartolomeo R., Lisboa, ärztliches Zeugnis v. 3.1.1959.

151 ZAH, B. 1/5, Nr. 46: Claude A., Vichy, an Synagogengemeinde Düsseldorf v. 6.12.1959.

152 So wurden im „Altersheim Rosenau" anfangs „ausschliesslich rassisch Verfolgte aufgenommen", nicht jedoch deren Ehepartner nichtjüdischer Herkunft: ZAH, B. 1/5, Nr. 123: Synagogengemeinde Düsseldorf an Innenministerium NRW v. 21.12.1949.

153 ZAH, B. 1/5, Nr. 123: Meta D., Synagogengemeinde Düsseldorf, an Celia F., London, v. 7.4.1948. Der Heimträger, d. h. die jüdische Gemeinde von Aachen, zeigte aber bereits vor der Heimeröffnung seine Bereitschaft zur Aufnahme von „Mischehepaaren". So äußerte sich der Gemeindevorstand auch gegenüber dem „Zentralkomitee in der britischen Zone" kritisch über die häufig praktizierte alleinige Aufnahme jüdischer Heimbewohner, zumal 70 Prozent aller nichtjüdischen „Mischehepartner" „das Schicksal mit ihren jüdischen Partnern geteilt" hätten: ZAH, B. 1/28, Nr. 245: Jüd. Gemeinde Aachen an Central Jewish Committee, Gemeindeabteilung Lübeck, v. 22. (ohne Monatsangabe) 1948, S. 4.

me von „Mischehepaaren" bereit.[154] Der Einzug von Nichtjuden bzw. Christen, deren jüdischer Ehepartner bereits verstorben war, erfolgte aber aufgrund der noch immer tiefsitzenden Skepsis gegenüber der nichtjüdischen Bevölkerung weiterhin nur in wenigen Ausnahmen und erst nach intensiven Gesprächen mit dem Gemeindevorstand und der „Rosenau-Kommission", die sich ebenfalls um die Belange des Heims kümmerte.[155] Unter anderem erhielt die christliche Witwe eines Juden Anfang 1951 eine Absage, da das Heim aus Sicht des Heimträgers „ein ausgesprochen jüdisches Haus" sein würde und daher „wohl Mischehepaare", nicht aber deren verbliebene christliche Ehepartner allein aufgenommen werden könnten.[156] Möglich war lediglich ein vorübergehender Aufenthalt als zahlender „Dauergast".[157] Bereits wenige Monate später erlaubte der Heimträger aber, v. a. auf Druck der übergeordneten jüdischen Organisationen sowie auch der betroffenen Personen, schließlich sowohl „Mischehepaaren" als auch den nichtjüdischen Ehepartnern verstorbener Juden dauerhaften Verbleib.[158] 1961 traf dies z. B. auf einen 75-jährigen nichtjüdischen Witwer zu, dessen jüdische Ehefrau 1945 „krank" aus Theresienstadt befreit worden, nun aber an einem Herzinfarkt verstorben war.[159] Da Frau M. vor dem Krieg zu den Mitgliedern der Essener Kultusgemeinde gehört hatte und Herr M. sich „selbstverständlich" den Gepflogenheiten des Altersheims anpassen wollte[160] und sich zudem nach Aussage seiner in den USA lebenden Nichte „während des Naziterrors vorbildlich gegenüber seiner Frau und ihrer Familie benommen" hätte, stand seinem Einzug nichts entgegen[161].

Die Aufnahme von Bewohnern nichtjüdischen Glaubens erfolgte zumeist aber nicht allein aus weltanschaulichen, sondern auch aus finanziellen Gründen. So konnten bestimmte staatliche Finanzierungshilfen nur in dem Fall gezahlt werden, wenn eine festgelegte Anzahl der Heimplätze an nichtjüdische Heimanwärter vergeben wurde. Beispielsweise erhielt das Jüdische Altersheim Hannover ein Baudarlehen des niedersächsischen Lastenausgleichsamtes, dessen Zuständigkeit sich jedoch vorrangig auf die nichtjüdischen deutschen Flüchtlinge und Vertriebenen beschränkte. Für das Heim bestand daher die Verpflichtung, im Falle einer Unterbelegung mit jüdischen Bewohnern dem Lastenausgleichsamt unverzüglich alle freien Plätze zu melden, damit eine Belegung der leeren Betten mit nichtjüdischen Flüchtlingen und anderen

---

154 ZAH, B. 1/5, Nr. 125: Synagogengemeinde Düsseldorf an Berthold C., Berlin-Grunewald, v. 7.2.1951.
155 ZAH, B. 1/5, Nr. 125: Synagogengemeinde Düsseldorf an Dora W., Rheidt, v. 19.1.1951.
156 ZAH, B. 1/5, Nr. 125: Synagogengemeinde Düsseldorf an Berthold C., Berlin-Grunewald, v. 7.2.1951.
157 ZAH, B. 1/5, Nr. 125: Synagogengemeinde Düsseldorf an Dora W., Rheidt, v. 19.1.1951.
158 ZAH, B. 1/5, Nr. 125: Synagogengemeinde Düsseldorf an Katharina G., Essen, v. 20.9.1951.
159 ZAH, B. 1/5, Nr. 73: Sigmund M. an Synagogengemeinde Düsseldorf, o. D. (1961).
160 ZAH, B. 1/5, Nr. 73: Sigmund M. an Synagogengemeinde Düsseldorf, o. D. (1961).
161 Darüber hinaus würde nach Aussage der Nichte der Einzug ihres Onkels in die „Rosenau" auch dem Wunsch ihrer Tante entsprechen: ZAH, B. 1/5, Nr. 73: Ruth Nancy T., New York, an Synagogengemeinde Düsseldorf v. 30.11.1961, S. 1.

Bedürftigen erfolgen konnte.[162] Mit der Erweiterung des ursprünglichen Aufnahme-
kreises verband sich für die Heimträger zudem die Hoffnung auf eine Verbesserung
ihrer wirtschaftlichen Situation. Das Altersheim in Hannover verzeichnete Anfang
der 1970er Jahre bereits einen Leerstand von zehn Zimmern bzw. 13 Betten und somit
einen monatlichen Einnahmeausfall von bis zu 8.000 DM.[163] Zur Verhinderung von
weiteren finanziellen Einbußen entschied sich der Heimvorstand schließlich für die
Aufnahme nichtjüdischer Heimbewohner, zumal dies – wie oben erwähnt – ohnehin
als Auflage des Lastenausgleichsamts in den Satzungen des Hauses festgeschrieben
worden war.[164] Der ab den späten 1960er Jahren erfolgte vermehrte Einzug von Personen ohne Verfolgtenstatus führte jedoch in vielen Heimen für NS-Opfer zu einer
Veränderung der Bewohnerstruktur. So verband sich mit der Aufnahme von Nicht-
verfolgten immer die Gefahr antisemitischer Anfeindungen gegenüber den im Haus
lebenden Juden. Als sich z. B. das Jüdische Altersheim Hannover Anfang der 1970er
Jahre zur Aufnahme nichtjüdischer Bewohner verpflichtet fühlte, hielt es der Heimvorstand daher für selbstverständlich, dass „die Qualität der Aufzunehmenden vorher
eingehend geprüft werden" müsste.[165]

Bedingt durch die geringe Anzahl jüdischer Altersheime, die zudem nicht in allen
Regionen bzw. Bundesländern in gleicher Anzahl zur Verfügung standen, erklärten
sich die jüdischen Heimträger prinzipiell zur Aufnahme von Anwärtern aus der ganzen Bundesrepublik bereit. Häufig wurden aber Bewerber bevorzugt, die entweder im
näheren Umkreis des Heims lebten oder aber dort vor ihrer Deportation oder Flucht
ihren Wohnsitz gehabt hatten. Auch das Jüdische Altersheim Hannover diente der
Aufnahme von „älteren Juden und deren Ehegatten", die vorzugsweise aus Niedersachsen stammen sollten.[166]

Da ein Teil der jüdischen Altersheime erst mehrere Jahre oder Jahrzehnte nach dem
Holocaust errichtet wurde und ihre Anzahl ohnehin gering war, fanden zahlreiche
Juden vorerst in christlichen oder konfessionell unabhängigen Einrichtungen Unter-
kunft. Einzelne christliche Heime erklärten sich sogar aus vorwiegend humanitären
Beweggründen explizit zur Aufnahme von Juden bereit.[167] Diese vermissten jedoch

---

162 ZAH, B. 1/6, Nr. 7: Bericht über Gründung u. Status Jüd. Altersheim Hannover, o. D.
163 ZAH, B. 1/6, Nr. 1418: Jüd. Altersheim Hannover, Protokoll Vorstands- u. Aufsichtsratssitzung v.
5.9.1973.
164 ZAH, B. 1/6, Nr. 1418: Jüd. Altersheim Hannover, Protokoll Vorstands- u. Aufsichtsratssitzung v.
5.9.1973.
165 ZAH, B. 1/6, Nr. 1418: Jüd. Altersheim Hannover, Protokoll Vorstands- u. Aufsichtsratssitzung v.
5.9.1973. Anders als die genannten Einrichtungen bot z. B. das 1967 eröffnete Altersheim der Frankfurter
„Henry und Emma Budge-Stiftung" laut seiner Satzung von 1920 ganz bewusst sowohl Juden als auch
Christen Unterkunft: Kingreen (2008), S. 142; Rauber (2006), S. 162 f.
166 ZAH, B. 1/6, Nr. 7: Bericht über Gründung u. Status Jüd. Altersheim Hannover, o. D.
167 LkAHN, B. 160, Nr. 48: Mitteilungsblatt der Notgemeinschaft der durch die Nürnberger Gesetze Betroffenen, Hamburg, Februar 1964. Anfang der 1960er Jahre wurde z. B. einem christlich-jüdischen Ehepaar
die Aufnahme in einem evangelischen Altersheim angeboten, „um an […] einem jüdischen Ehepaar ‚gut-

häufig das Zusammenleben mit anderen „Schicksals- und Glaubensgenossen" und bemühten sich daher so schnell als möglich um einen Wechsel in eine jüdische Einrichtung.[168]

Abnahme der Bewohnerzahlen

In einigen jüdischen Heimen kam es, wie schon erwähnt, in den 1960er Jahren zu einem stetigen Rückgang der Bewerber. Beispielsweise war Mitte dieses Jahrzehnts die Belegung des Hannoverschen Altersheims „dauernd schlecht und stark rückläufig".[169] Lebten 1962 noch 32 Personen im Haus, zeigte sich im Jahr 1965 eine Verringerung auf 23 Personen.[170]

Die sinkenden Bewohnerzahlen resultierten letztlich in einem Anstieg der zu zahlenden Pflegekosten.[171] Zur Aufrechterhaltung des Heimbetriebs entschieden sich viele Heime schließlich zur vermehrten Aufnahme von nichtjüdischen Bewerbern. Darunter befand sich Anfang der 1970er Jahre auch das Jüdische Altersheim Hannover, das z. B. 1973 acht Sterbefälle, aber keine jüdischen Bewerber mehr verzeichnete.[172] Das 1972 eröffnete neue Altersheim der Düsseldorfer Synagogengemeinde, das als Nachfolgerin für die baufällige „Rosenau" im Stadtgebiet von Düsseldorf erbaut wurde, stand ebenfalls allen nichtjüdischen Bewerbern offen.[173]

Pflegerische Betreuung der Heimbewohner

Die traditionelle jüdische Pflegeethik beruht auf religiösen Geboten. Dabei zeigen sich zahlreiche Parallelen zum Christentum. Beispielsweise stehen die Nächstenliebe sowie das Wohl des einzelnen Menschen sowohl im Christen- als auch im Judentum im Mittelpunkt des pflegerischen Handelns.[174] Ebenso teilen beide Religionen die Wertschätzung des Alters bzw. des alten Menschen.[175] Im Judentum zählt der eng mit dem Gebot der Nächstenliebe verbundene Krankenbesuch (*Bikkur Cholim*) zudem zu den

---

zumachen', was die Nazis mörderisch 6 Millionen Juden angetan haben": ZAH, B. 1/6, Nr. 552: Dr. Fritz S., Niederlande, v. 7.5.1964.

168 ZAH, B. 1/6, Nr. 552: Dr. Fritz S., Niederlande, v. 7.5.1964.

169 ZAH, B. 1/6, Nr. 551: Tätigkeitsbericht für 1965, Jüd. Altersheim Hannover.

170 ZAH, B. 1/6, Nr. 551: Tätigkeitsbericht für 1965, Jüd. Altersheim Hannover.

171 So stiegen die Selbstkosten im Zeitraum zwischen 1962 und 1965 von 13,31 DM auf 17,81 DM: ZAH, B. 1/6, Nr. 551: Tätigkeitsbericht für 1965, Jüd. Altersheim Hannover.

172 ZAH, B. 1/6, Nr. 1112: Protokoll über Mitgliederversammlung Jüd. Altersheim Hannover v. 27.3.1974.

173 ZAH, B. 1/5, Nr. 440: Synagogengemeinde Düsseldorf an Ausgleichsamt Essen v. 4.12.1972, S. 2.

174 Zur jüdischen Pflegeethik z. B. Hennings (2008), S. 4 f.; Probst (2017).

175 Ben-Chorin (2019), S. 43.

„heiligen Pflichten" (*Mizwot*) jedes gläubigen Juden.[176] Eine gleichermaßen tragende Rolle in der jüdischen Pflegetradition spielten die Gebote der sozialen Gerechtigkeit (*Zedakah*) und Wohltätigkeit (*Gemilut Chessed*)[177], die u. a. auch das Leitbild der Anfang des 20. Jahrhunderts gegründeten ZWST bestimmen[178]. Darüber hinaus sollte sich die Sorge um erkrankte und hilfsbedürftige Mitmenschen ebenfalls auf Nichtjuden beschränken und außerdem unabhängig vom gesellschaftlichen Stand oder Besitz der zu betreuenden Person erfolgen.[179] In den jüdischen Altersheimen unterlag der pflegerische Alltag – wie in den christlichen Häusern – einer mehr oder weniger starken religiösen Prägung, je nachdem, ob es sich um ein liberal oder ein streng rituell geführtes Haus handelte.[180]

Bis in die 1960er Jahre waren die meisten Altersheime in der Bundesrepublik, darunter auch diejenigen in Hannover und Essen-Werden, nicht auf die Versorgung von Langzeitpflegefällen eingestellt. So schrieb 1950 die Synagogengemeinde Düsseldorf, dass sie „nicht in der Lage" sein würde, in der „Rosenau" Personen aufzunehmen, „die ständige Pflege oder Wartung benötigen", wobei als Begründung der Mangel an Pflegepersonal angegeben wurde.[181] Bewohner, die lediglich – z. B. durch eine akute Erkrankung – „vorübergehend pflegebedürftig" geworden waren, konnten jedoch im Haus verbleiben und von der dort beschäftigten Krankenschwester betreut werden.[182] Da das Hannoversche Altersheim ebenfalls keine Pflegefälle aufnahm[183], erfolgte 1964 z. B. die Ablehnung einer 91-jährigen, stark gehbehinderten und inkontinenten Bewerberin, wobei die Heimleitung ihre Entscheidung ebenfalls mit der zu geringen Anzahl qualifizierter Pflegekräfte begründete[184]. Bewohner, die erst während ihres Heimaufenthalts pflegebedürftig wurden und keine Behandlung im Krankenhaus benötigten, sollten jedoch möglichst bis zu ihrem Tod weiterhin „mit der nötigen Sorgfalt" betreut werden.[185] In vielen Fällen erwies sich die Verlegung in ein Krankenhaus oder Pfle-

---

176 Vgl. dazu Alexander-Ihme: Die religiösen Grundlagen (1992), S. 220; Steppe (1997), S. 81 ff.; Probst (2017), S. 7 f.; vgl. auch Hennings (2008), S. 5.

177 Alexander-Ihme: Die religiösen Grundlagen (1992); Alexander-Ihme: Zur Praxis (1992), S. 242 ff.; Hennings (2008), S. 4; Lange (2008), S. 42 f.

178 https://www.zwst.org/de/zwst-ueber-uns/leitbild-zedaka/ (letzter Zugriff: 20.4.2021); Hennings (2008), S. 8.

179 Alexander-Ihme: Die religiösen Grundlagen (1992), S. 221; Steppe (1997), S. 82; Hennings (2008), S. 4 f.

180 Bei vielen deutschen Juden führten erst die Erfahrungen im Nationalsozialismus zu einer stärkeren Identifikation mit der Religion: Quast (1997), S. 65; Kruse/Schmitt (2000), S. 214 f.

181 ZAH, B. 1/5, Nr. 21: Synagogengemeinde Düsseldorf an Jüd. Gemeinde Gelsenkirchen v. 31.8.1950.

182 ZAH, B. 1/5, Nr. 21: Synagogengemeinde Düsseldorf an Amalie H., London, v. 8.1.1951.

183 Das Heim verfügte aber über eine Krankenschwester: ZAH, B. 1/6, Nr. 552: Norbert P. an Johann L., Haifa, v. 17.7.1963.

184 ZAH, B. 1/6, Nr. 552: Norbert P. an Dr. Fritz S., Niederlande, v. 12.5.1964; Dr. Fritz S., Niederlande, an Jüd. Altersheim Hannover v. 7.5.1964.

185 ZAH, B. 1/6, Nr. 551: Jüd. Altersheim Hannover an Synagogengemeinde Düsseldorf v. 21.4.1961. Vgl. auch ZAH, B. 1/6, Nr. 551: Tätigkeitsbericht für 1965.

geheim letztlich jedoch als unvermeidbar, zumal die Anzahl der in Altersheimen zur Verfügung stehenden Pflegeplätze innerhalb des gesamten Untersuchungszeitraums gering ausfiel.[186] Nicht wenige Juden mussten aus diesem Grund in christliche oder konfessionell unabhängige Pflegeheime verlegt werden, in denen sie aber als einzige Bewohner jüdischen Glaubens nicht selten Ausgrenzung und Ablehnung erfuhren. Mitte der 1960er Jahre betraf dies z. B. die schwer pflegebedürftige Amalie S., die nach einem Krankenhausaufenthalt nicht wieder in das jüdische Altersheim in Hannover zurückkehren konnte und daher in ein christliches Pflegeheim übersiedelte.[187] Dort fühlte sie sich jedoch „einsam, wie eine Ausgestoßene", und verlor schließlich sogar ihren „ganzen Lebenswillen".[188] Da ihr in ihrer neuen Umgebung v. a. die „jüdischen Menschen" fehlten, bemühte sie sich – wenn auch erfolglos – um eine Rückkehr in ihre frühere Unterkunft.[189] In den späten 1960er Jahren entschieden sich schließlich immer mehr Altersheime für eine eigene Pflegeabteilung.[190] Demzufolge konnte auch in den jüdischen Häusern eine Verlegung in ein nichtjüdisches Pflegeheim immer häufiger verhindert werden. Anfang 1973 richtete z. B. das Heim in Hannover im Zuge weiterer Umbauten ein kleines Krankenzimmer für zwei Patienten ein.[191] So würde es nach Aussage des Heimträgers nicht länger „zumutbar" sein, „unsere Dauerkranken an ein christliches Pflegeheim abzuschieben, wie es früher aus Personalmangel getan" worden wäre.[192] Durch die zusätzlich erfolgte Neueinstellung einer „qualifizierten Krankenschwester" konnte die Versorgung von Pflegefällen zukünftig sogar weitgehend durch das Heim erfolgen. Allein im Frühjahr 1973 versorgte das Haus bereits sechs Bewohner mit einer „hundertprozentigen Pflegebedürftigkeit".[193] Weitere sechs Personen waren immerhin zu 50 Prozent pflegebedürftig und zwei Pflegefälle wurden vorrangig von ihren Ehefrauen betreut.[194]

Ärztliche Betreuung

Obwohl die jüdischen Altersheime bevorzugt Mediziner jüdischer Religion als Heimärzte beschäftigten, gelang es jedoch nicht immer, diesem Wunsch zu entsprechen.

---

186 Das einzige nach 1945 weitergeführte jüdische Krankenhaus ist bis heute das Jüdische Krankenhaus in Berlin: Seemann: Der jüdische Krankenbesuch (2017).
187 ZAH, B. 1/6, Nr. 552: Jüd. Altersheim Hannover an Max S. v. 31.3.1964.
188 ZAH, B. 1/6, Nr. 552: Jüd. Altersheim Hannover an Max S. v. 31.3.1964.
189 ZAH, B. 1/6, Nr. 552: Max S. an Norbert P. v. 25.3.1964.
190 Vgl. dazu auch Grabe: Die stationäre Versorgung (2016), S. 90 ff.
191 ZAH, B. 1/6, Nr. 1112: Jüd. Altersheim Hannover, Mitgliederversammlung v. 14.3.1973.
192 ZAH, B. 1/6, Nr. 1112: Jüd. Altersheim Hannover, Mitgliederversammlung v. 14.3.1973.
193 ZAH, B. 1/6, Nr. 1112: Jüd. Altersheim Hannover, Mitgliederversammlung v. 14.3.1973.
194 ZAH, B. 1/6, Nr. 1112: Jüd. Altersheim Hannover, Mitgliederversammlung v. 14.3.1973. Auch ein 1974 eröffneter Neubau des jüdischen Altersheims in Frankfurt am Main besaß eine Pflegeabteilung mit etwa 30 Plätzen: Interview (1998), S. 152.

Unter anderem besaß die „Rosenau" bis Mitte der 1950er Jahre einen nichtjüdischen Heimarzt, der regelmäßig Sprechstunden im Heim abhielt.[195] Ein- bis zweimal pro Woche erhielt er Unterstützung von einem jüdischen Kollegen aus Düsseldorf, der vorwiegend für die seelische Betreuung der Heimbewohner vorgesehen war.[196] Obwohl sich beide Mediziner nicht in die Quere kamen, sondern sich vielmehr „bezüglich medizinischer Behandlungen" gegenseitig beraten sollten[197], entstand schnell ein Konkurrenzverhältnis[198]. Dabei fühlte sich der christliche Arzt von seinem Kollegen zunehmend in die Rolle eines Assistenten gedrängt, dem jegliche Kompetenz zur psychischen Betreuung der jüdischen Patienten abgesprochen wurde.[199] 1954 entschloss sich die Düsseldorfer Synagogengemeinde letztendlich zur Entlassung des christlichen Heimarztes und zur Einstellung einer „gerade aus dem Ausland" zurückgekehrten jüdischen Ärztin[200], die der Gemeindevorstand beim Wiederaufbau ihrer Existenz in Deutschland unterstützen wollte[201]. Da sie eine kleine Wohnung im Heim erhielt, war sie im Notfall schnell erreichbar.

Beerdigungsmodalitäten und Nachlass

Der Tod von Bewohnern gehörte in allen Altersheimen zum Alltag. Auch in den jüdischen Heimen bemühte sich das Personal um die Einhaltung der traditionellen Sterbe- und Bestattungsriten, darunter z. B. die Waschung und die Aufbahrung der Verstorbenen. Diese Aufgaben wurden häufig von der *Chewra Kadischa* übernommen, die als ehrenamtlich fungierende Beerdigungsgemeinschaft für die Ausführung der traditionellen Bestattungsriten zuständig war.[202] Die Beerdigung der Bewohner und Mitarbeiter der hier untersuchten Heime erfolgte überwiegend auf den jüdischen Friedhöfen

---

195 ZAH, B. 1/5, Bur. 253: Synagogengemeinde Düsseldorf an Jewish Trust Corporation for Germany, Hamburg, v. 23.1.1952.
196 ZAH, B. 1/5, Nr. 125: Dr. Gerd P. an Dr. Horst H., Düsseldorf, v. 10.7.1952; Synagogengemeinde Düsseldorf an Dr. Gerd P. v. 30.7.1951.
197 ZAH, B. 1/5, Nr. 125: Synagogengemeinde Düsseldorf an Dr. Horst H., Düsseldorf, v. 28.5.1951; Synagogengemeinde Düsseldorf an Dr. Gerd P. v. 30.7.1951.
198 ZAH, B. 1/5, Nr. 125: Dr. Gerd P. an Dr. Horst H., Düsseldorf, v. 10.7.1952.
199 ZAH, B. 1/5, Nr. 125: Dr. Gerd P. an Dr. Horst H., Düsseldorf, v. 10.7.1952.
200 ZAH, B. 1/5, Nr. 124: Synagogengemeinde Düsseldorf an Dr. Gerd P., Essen-Werden, v. 30.3.1954.
201 ZAH, B. 1/5, Nr. 124: Synagogengemeinde Düsseldorf an Dr. Gerd P., Essen-Werden, v. 30.3.1954.
202 Zur *Chewra Kadischa*: Alexander-Ihme: Zur Praxis (1992), S. 243; Wolgast (2017), S. 187 ff.; Hennings (2008), S. 10. Nach dem traditionellen jüdischen Ritus wird dem Verstorbenen nach Eintritt des Todes eine Daunenfeder auf Nase und Mund gelegt und ihm Augen und Mund verschlossen. Nach der Waschung wird der Tote mit einem weißen Hemd bekleidet, einem weißen Tuch bedeckt und mit den Beinen zur Tür gelagert. Am Kopfende werden zwei Kerzen entzündet. Zumeist übernimmt die *Chewra Kadischa* diese Aufgaben: Alexander-Ihme: Zur Praxis (1992), S. 243; Trabert (2005), S. 47 f., 58; Paillon (2010), S. 181; Urban (2010), S. 50–55. Vgl. zudem Jütte (2016), S. 369–421; Probst (2017).

von Hannover und Düsseldorf.[203] Während ein – zumeist vom Heimträger beauftragtes – Beerdigungsinstitut die Beisetzung organisierte, stellte die jüdische Gemeinde den Rabbiner und den Kantor.[204] Obwohl die jüdischen Religionsvorschriften eine Einäscherung Verstorbener untersagten, wünschte sich eine Bewohnerin des Hannoverschen Altersheims aus Solidarität mit ihrem von den Nationalsozialisten ermordeten Ehemann, der „im KZ im Krematorium verbrannt" worden war, ganz bewusst eine Feuerbestattung.[205] Diese durfte zwar auf einem jüdischen Friedhof stattfinden, von der jüdischen Gemeinde wurde jedoch kein offizieller Trauergottesdienst vorgenommen. Da somit auch kein Rabbiner anwesend war, übernahm der Sohn der Verstorbenen u. a. die Lesung des *Kaddish*, d. h. des jüdischen Totengebets.[206]

In den ersten Nachkriegsjahren besaßen die Bewohner der jüdischen Heime, insbesondere die KZ-Überlebenden, keine oder nur sehr geringe Geld- und Sachwerte. Ein Teil der aus dem Exil zurückgekehrten Personen befand sich hingegen in einer vergleichsweise guten finanziellen Lage. Aus diesem Grund hinterließen nicht wenige Heimbewohner neben Geldbeträgen ebenfalls Möbel und Wertgegenstände, z. B. Schmuck.[207] Eine 1958 verstorbene Heimbewohnerin der „Rosenau" bedachte das Heim bzw. die Synagogengemeinde Düsseldorf in ihrem Testament sogar mit einem Betrag von 3.000 DM.[208]

Verpflegung

Nach Kriegsende litten in Deutschland alle Altersheime unter der allgemeinen Nahrungsmittelknappheit. Da die deutschen Juden die gleichen Lebensmittelrationen wie die restliche deutsche Bevölkerung erhielten und alten Menschen ohnehin geringere Mengen an Nahrung zugestanden wurden als der jüngeren, arbeitsfähigen Bevölkerung, waren auch die Bewohner der jüdischen Altersheime auf behördlich verordnete Zusatzrationen und Spenden angewiesen.[209] Einrichtungen, die durch die regelmäßige Anwesenheit eines Heimarztes sowie pflegerisch ausgebildeter Mitarbeiter eine umfassende medizinische Versorgung gewährleisten konnten, profitierten jedoch von höheren Verpflegungssätzen.[210] Obwohl einige Heime über eigene Nutzgärten verfügten

---

203 ZAH, B. 1/5, Nr. 124: Synagogengemeinde Düsseldorf an AOK, Essen-Werden, v. 16.2.1955.
204 ZAH, B. 1/5, Nr. 124: Synagogengemeinde Düsseldorf an Sally M.-C., Brüssel, v. 16.12.1953.
205 ZAH, B. 1/6, Nr. 551: Jüd. Gemeinde Braunschweig an Siegmund F., o. D.
206 ZAH, B. 1/6, Nr. 551: Jüd. Gemeinde Braunschweig an Siegmund F., o. D.
207 1961 hinterließ eine Heimbewohnerin u. a. Möbel und Schmuck: ZAH, B. 1/5, Nr. 44: Emma K. an Synagogengemeinde Düsseldorf v. 6.3.1961, Anlage 1–3.
208 ZAH, B. 1/5, Nr. 44: Synagogengemeinde Düsseldorf an Fritz K., Düsseldorf, v. 1.8.1958.
209 Büttner (1986), S. 16; vgl. u. a. Grabe: Die stationäre Versorgung (2016), S. 233 ff.
210 StAH, Gesundheitsbehörde, 252–6, Nr. 1735: Gesundheitsverwaltung Hamburg, Senatsdirektor Groth, v. 15.1.1946.

und z. B. Gemüse und Obst anbauten[211], mussten alle jüdischen Einrichtungen bis in die 1950er Jahre hinein auf Lebensmittelspenden zurückgreifen. Für rituell geführte Einrichtungen konnten sogar koschere Care-Pakete[212] – u. a. über das Rote Kreuz – organisiert werden[213]. Im Februar 1948 bat z. B. das gerade erst eröffnete Altersheim in Essen-Werden um Nahrungsmittel sowie Kleidung für etwa 15 bis 20 Personen.[214] Das „Joint" lieferte sogar noch bis Anfang der 1950er Jahre kontinuierlich eine große Anzahl an Lebensmitteln an die „Rosenau" und trug somit erheblich zur Versorgung der alten Menschen bei.[215] Darüber hinaus erhielt das Heim kleinere Spenden von weiteren internationalen jüdischen Organisationen, im Februar 1948 z. B. 48 „Büchsen Milch" und zwei „Büchsen Trinkschokolade".[216] Trotz aller Spenden kam es Anfang des Jahres 1950 jedoch zu wiederholten Klagen über die nicht ausreichende Verpflegung im Haus.[217] Ab Mitte der 1950er Jahre trat schließlich in nahezu allen Heimen eine erhebliche Verbesserung der Nahrungsmittelversorgung ein.[218] Da die jüdischen Heime zudem auf preisgünstiges und zumeist fettreicheres Schweinefleisch verzichteten und stattdessen Kalb- und Geflügelfleisch bzw. „qualitativ hochwertigere Nahrungsmittel" verwendeten, erhöhte sich nicht nur die Qualität der Heimverpflegung, sondern ebenfalls die Attraktivität der Einrichtungen.[219] Im Falle des Hannoverschen Heims verleitete die im Haus gebotene Verpflegung sogar „die Bewohner anderer jüdischer Altersheime zum Wechsel nach Hannover".[220] Zugleich resultierte der Einkauf teurerer Lebensmittel aber auch in einer deutlichen Steigerung der Betriebskosten.[221]

Selbst wenn alle Heimbewohner gleichermaßen unter der anfangs schlechten Versorgungssituation litten, besaß die Verfügbarkeit einer ausreichenden Menge an Nah-

---

211 Zum „Altersheim Rosenau" gehörte z. B. ein etwa sieben Morgen großer parkähnlicher Garten, der auch für Gemüse- und Obstanbau genutzt wurde. Zudem existierte ein Gewächshaus: ZAH, B. 1/5, Nr. 21: Bericht über Besichtigung u. Besprechung im Altersheim Rosenau v. 27.7.1950, S. 3.
212 Die amerikanische Hilfsorganisation „Care" („Cooperative for American Remittances to Europe") wurde 1945 mit dem Ziel gegründet, international, d. h. auch „über ehemalige Feindeslinien hinweg", Hilfe zu leisten. Diese bestand v. a. in der Versendung von Nahrungsmitteln: https://www.care.de/ueber-uns/unsere-geschichte (letzter Zugriff: 20.4.2021).
213 ZAH, B. 1/2, Nr. 251: Jüd. Gemeinde Bremen e. V. an Central Committee, Gemeindeabteilung Lübeck, v. 16.5.1950, S. 25.
214 Die Lieferungen des „Joint" wurden über das Wirtschaftsamt verteilt: ZAH, B. 1/5, Nr. 123: Synagogengemeinde Düsseldorf an Wirtschaftsamt, c/o Jüd. Gemeinde Bremen, v. 16.2.1948.
215 ZAH, B. 1/5, Bur. 253: Synagogengemeinde Düsseldorf an Jewish Trust Corporation for Germany, Hamburg, v. 23.1.1952.
216 ZAH, B. 1/5, Nr. 123: Jewish Committee for Relief Abroad, Jewish Relief Unit, an Julius D., Synagogengemeinde Düsseldorf, v. 9.2.1948. Kleinspenden in Form von Lebensmitteln kamen auch von Privatpersonen: ZAH, B. 1/5, Nr. 21: Synagogengemeinde Düsseldorf an Willy L., USA, v. 3.11.1950.
217 Ein Zustand, der trotz finanzieller Schwierigkeiten möglichst schnell behoben werden sollte: ZAH, B. 1/5, Nr. 21: Jahresbericht über Altersheim Rosenau v. 21.1.1950.
218 Vgl. dazu Grabe: Die stationäre Versorgung (2016), S. 237 ff.
219 ZAH, B. 1/6, Nr. 552: Mitgliederversammlung Jüd. Altersheim Hannover v. 12.4.1956, S. 2.
220 ZAH, B. 1/6, Nr. 553: Mitgliederversammlung Jüd. Altersheim Hannover v. 19.11.1969, S. 2.
221 Vgl. z. B. ZAH, B. 1/6, Nr. 552: Mitgliederversammlung Jüd. Altersheim Hannover v. 12.4.1956, S. 3.

rung für die Überlebenden der Konzentrationslager eine besondere Bedeutung. Nach der jahrelangen extremen Mangelernährung und der ständigen Angst, zu verhungern oder auch von anderen Häftlingen bestohlen zu werden, gewöhnten sich viele Menschen erst langsam wieder an nahrhafte und regelmäßige Mahlzeiten. Somit war es z. B. selbst noch Jahrzehnte nach Kriegsende keine Seltenheit, dass einzelne Heimbewohner heimlich Essen aus dem Speisesaal mit in ihr Zimmer nahmen, um es dort vor ihren Mitbewohnern zu verstecken bzw. für eventuelle Notzeiten aufzubewahren.[222]

In der jüdischen Religion existieren für die Zubereitung und den Verzehr von Speisen bestimmte, auf der Thora basierende Speisegesetze, denen zufolge ausschließlich erlaubte, d. h. „koschere" Lebensmittel gegessen werden dürfen. Verboten sind neben Schweinefleisch auch Meeresfrüchte sowie alle bluthaltigen Nahrungsmittel.[223] Zudem dürfen Fleisch und Milchprodukte niemals zusammen verarbeitet und verzehrt werden.[224] Unter den deutschen Juden bestand bezüglich der Einhaltung religiöser Speisevorschriften keine einheitliche Meinung. Da ein großer Teil von ihnen bereits in der Vorkriegszeit nicht streng religiös gelebt hatte[225], legten sie auch weiterhin häufig wenig Wert auf die Einhaltung der *Kashrut*-Regeln[226]. In den jüdischen Altersheimen in Hannover und Essen-Werden wurde lediglich auf Schweinefleisch verzichtet.[227] Außerdem bevorzugten die Heimleitungen koscher geschlachtetes, d. h. geschächtetes Fleisch. Dass im Umkreis der „Rosenau" jedoch keine koschere Metzgerei existierte, erwies sich für die Heimküche als große Herausforderung. Letztlich ließ sich das Heim von auswärtigen Schlachtern, z. T. sogar aus München, beliefern.[228] Bedingt durch die langen und mit zusätzlichen Kosten verbundenen Lieferzeiten entsprach das Fleisch aber häufig nicht mehr den Ansprüchen der Heimleiterin.[229]

Obwohl die ZWST bereits in den späten 1950er Jahren den Wunsch geäußert hatte, dass alle jüdischen Heime eine rituelle Küche besitzen sollten, zeigten u. a. auch die jüdischen Gemeinden in Hannover und Düsseldorf bis in die 1960er Jahre bzw.

---

222 Vgl. z. B. ZAH, B. 1/6, Nr. 551: Jüd. Altersheim Hannover, Marie W., an Jüd. Altersheim Hannover v. 14.9.1962.
223 Erlaubt ist nur der Verzehr von Wiederkäuern, die gespaltene Hufe besitzen, sowie von Geflügel und Fisch, der allerdings Schuppen und Flossen aufweisen muss: Urban (2010), S. 49.
224 Urban (2010), S. 49.
225 Vgl. z. B. Dietrich (1998), S. 85.
226 Dies traf z. B. auf die Juden in Hannover zu. So hielten sich in der dortigen jüdischen Gemeinde Mitte der 1960er Jahre sogar nur sechs der insgesamt etwa 200 Haushalte an die jüdischen Speisevorschriften: ZAH, B. 1/6, Nr. 709: Jüd. Altersheim Hannover, Mitgliederversammlung v. 23.2.1966, S. 1 f.
227 ZAH, B. 1/6, Nr. 709: Jüd. Altersheim Hannover, Mitgliederversammlung v. 23.2.1966, S. 1 f.; ZAH, B. 1/6, Nr. 552: Mitgliederversammlung Jüd. Altersheim Hannover v. 12.4.1956, S. 3; ZAH, B. 1/5, Bur. 262: Synagogengemeinde Düsseldorf an Stella G., Asten, v. 28.3.1958.
228 ZAH, B. 1/5, Nr. 73: Rosa B. an Synagogengemeinde Düsseldorf v. 29.10.1961. Z. B. bot ein Münchner Metzger dem Heim die wöchentliche Lieferung von mehreren Kilo Fleisch und Wurstwaren an: ZAH, B. 1/5, Nr. 73: Simon M., München, an Synagogengemeinde Düsseldorf v. 14.8.1961.
229 ZAH, B. 1/5, Nr. 73: Rosa B. an Synagogengemeinde Düsseldorf v. 29.10.1961.

auch längerfristig kein Interesse an einer Versorgung mit koscheren Produkten.[230] Bei Außenstehenden stieß die fehlende Einhaltung der jüdischen Speisegesetze hingegen nicht selten auf Unverständnis. 1958 schrieb z. B. eine jüdische Krankenschwester, die sich in der „Rosenau" für den Posten der Heimleiterin bewarb, „dass ihr Altersheim nicht rituell geführt wird hat mich, aufrichtig gesagt sehr gewundert und aus diesem Grunde, wäre ich genötigt, im Falle meiner Anstellung mich selbst zu verköstigen".[231] In Hannover erwies sich Anfang der 1960er Jahre nicht nur die Beschäftigung jüdischer Mitarbeiter[232], sondern ebenfalls die Anwerbung neuer Heimbewohner aufgrund der nicht eingehaltenen Speisegesetze als zunehmend schwieriger[233]. Als Reaktion auf den gleichermaßen größer werdenden Druck von außen, v. a. von den „höheren jüdischen Instanzen", die dem Heimbetrieb aber „erhebliche" finanzielle Zuschüsse gewährten, beschloss der Heimvorstand im Februar 1966 schließlich eine Umstellung auf koschere Kost.[234] Die Neustrukturierung der Verpflegung erforderte jedoch zahlreiche Umbauten und Neuanschaffungen. Unter anderem erfolgten zur getrennten Zubereitung und Einnahme der milchigen und fleischigen Speisen die Einrichtung einer zweiten Küche sowie die Zweiteilung des Speisesaals.[235]

Das Heimmilieu

Eine tragende Rolle im Heimalltag spielte die Atmosphäre innerhalb der Hausgemeinschaft. Beeinflusst wurde sie v. a. durch die Persönlichkeit, das Verhalten, das Herkunftsmilieu sowie die Religiosität der Bewohner und Mitarbeiter.[236] In den jüdischen Altersheimen war das Heimmilieu von der jüdischen Religion und Kultur geprägt, die sich jedoch in Deutschland erst nach und nach rekonstituierte. Dabei kam der jüdischen Religion und dem Bekenntnis zum Judentum nach dem Holocaust eine wichtige identitätsstiftende Funktion zu, die weit über das Religiöse hinausging.[237] Aus

---

230 ZAH, B. 1/5, Bur. 262: Synagogengemeinde Düsseldorf an Emma W., Frankfurt/Main, v. 17. (ohne Monatsangabe) 1958.
231 ZAH, B. 1/5, Bur. 262: Stella G. an Synagogengemeinde Düsseldorf v. 8.4.1958.
232 ZAH, B. 1/6, Nr. 551: American Jewish Joint Distribution Committee an Jüd. Gemeinde Hannover v. 14.5.1963.
233 ZAH, B. 1/6, Nr. 709: Jüd. Altersheim Hannover, Mitgliederversammlung v. 23.2.1966, S. 1 f.
234 ZAH, B. 1/6, Nr. 2076: Jüd. Altersheim Hannover, Rundschreiben v. 25.2.1966. Vgl. dazu auch ZAH, B. 1/6, Nr. 709: Jüd. Altersheim Hannover, Mitgliederversammlung v. 23.2.1966, S. 1 f.
235 Zudem mussten alle für die Speisezubereitung und den Verzehr benötigten Geräte, Maschinen und Möbel ebenso komplett neu erworben werden wie das Essbesteck und Geschirr: ZAH, B. 1/6, Nr. 709: Jüd. Altersheim Hannover, Mitgliederversammlung v. 23.2.1966, S. 1–3; ZAH, B. 1/6, Nr. 552: ohne Namensangabe, Bad Nauheim, an Jüd. Gemeinde Hannover v. 5.10.1965.
236 Vgl. Grabe: Die stationäre Versorgung (2016), S. 227 f.
237 Vor dem Krieg hatten viele deutsche Juden nicht religiös gelebt, darunter v. a. die soziale Mittelschicht, die sich seit dem 19. Jahrhundert vermehrt um eine „Anpassung" an die nichtjüdische Mehrheitsgesellschaft bemüht hatte. Vgl. zum Prozess der Assimilation der deutschen Juden u. a. Steppe (1997), S. 67–70.

diesem Grund beriefen sich auch die Träger der in dieser Untersuchung genannten nicht rituell geführten Einrichtungen dezidiert auf ihr „Jüdischsein".[238] Beispielsweise betonte die Synagogengemeinde Düsseldorf wiederholt, dass es sich bei der „Rosenau" um ein „ausgesprochen jüdisches Heim" handele.[239] Da sich viele Juden nach einem Zusammensein mit Menschen sehnten, mit denen sie nicht nur ein vergleichbares Schicksal, sondern ebenfalls eine ähnliche Sozialisation, Tradition und Religion verband, besaß der Heimeinzug eine große Attraktivität. Dies offenbart sich auch in den Bewerbungsschreiben. 1962 bemerkte z. B. eine Heimanwärterin, dass sie sich „unbeschreiblich" danach sehnen würde, „so rasch als möglich in jüdische Gemeinschaft" zu kommen.[240] Dabei bot das vergleichsweise abgeschlossene Heimmilieu den alten Menschen zugleich einen nicht unerheblichen Schutz vor der – oft noch immer antisemitisch eingestellten – Außenwelt.[241] Als Unterstützung empfanden die Bewohner zudem den engen Kontakt zu den Mitgliedern der jüdischen Gemeinden von Hannover und Düsseldorf. Darüber hinaus gewährten – mit Rücksicht auf die besondere Situation der überlebenden Juden – auch die Heimordnungen vergleichsweise viele Freiheiten. In vielen anderen, nicht von ehemals Verfolgten bewohnten deutschen Altersheimen hingegen existierten bis in die 1960er Jahre strenge Vorschriften und Reglementierungen, die allein schon durch die feste Struktur des Tagesablaufs zu einer Einschränkung der individuellen Freiheit führten.[242]

Religiöse Feste

Sowohl in den rituell als auch den liberal geführten Heimen wurden die wichtigsten religiösen Feiertage wie Chanukka, das Purim- und das Neujahrsfest sowie der Sederabend zumeist mit der ganzen Hausgemeinschaft begangen.[243] Neben dem Servieren besonderer Speisen und dem Gottesdienstbesuch gehörte z. B. an Chanukka das Beschenken der Heimbewohner durch die Heimleitung zu den grundlegenden Traditionen in der stationären Altersversorgung.[244] Häufig erfreuten ebenfalls die Wohl-

---

238 Vgl. dazu u. a. Kruse/Schmitt (2000), S. 214 f.
239 ZAH, B. 1/5, Nr. 125: Synagogengemeinde Düsseldorf an Berthold C., Berlin-Grunewald, v. 7.2.1951.
240 ZAH, B. 1/6, Nr. 551: Eva L. an Schwester Anita v. 9.9.1962. Eine weitere Bewerberin wollte ebenfalls ihren Lebensabend in einem „jüdischen Milieu" verbringen: ZAH, B. 1/6, Nr. 551: ZWST an Landesverband der Jüd. Gemeinden in Niedersachsen v. 12.6.1961. Vgl. auch ZAH, B. 1/5, Nr. 21: Jüd. Gemeinde Gelsenkirchen an Landesverband der Jüd. Gemeinden in NRW, Düsseldorf, v. 23.8.1950.
241 Zum Antisemitismus im Nachkriegsdeutschland vgl. u. a. Herzig (1997), S. 263 f.; Bergmann (2008), S. 24. Vgl. auch Grossmann (2012).
242 Vgl. dazu Grabe: Die stationäre Versorgung (2016), S. 222 f.
243 Dabei bereitete die festliche Gestaltung der jüdischen Feiertage z. B. auch der Heimleiterin der „Rosenau" stets große Freude: ZAH, B. 1/5, Nr. 92: Zeugnis v. 23.9.1970. Vgl. auch ZAH, B. 1/6, Nr. 551: Tätigkeitsbericht für 1965, Jüd. Altersheim Hannover.
244 ZAH, B. 1/6, Nr. 552: Norbert P. an Theodor H. v. 13.12.1962.

fahrtsverbände und -vereine die alten Menschen mit kleinen, zumeist selbstgestalteten Überraschungen.[245] Darüber hinaus erhielten die Heime Sachspenden, v. a. Einrichtungsgegenstände und Nahrungsmittel, von örtlichen Firmen und Vereinen.[246] Fast immer nahmen auch auswärtige Gäste, u. a. der Vorstand der jüdischen Gemeinde, an den Feierlichkeiten teil.[247] Da die in den jüdischen Altersheimen lebenden alten Menschen großteils keine Angehörigen mehr in Deutschland besaßen, erfreuten sich diese Besuche großer Beliebtheit, insbesondere wenn Kinder teilnahmen.[248] Dass auch zwischen den Heimbewohnern und der Jüdischen Gemeinde Hannover ein enger und regelmäßiger Kontakt bestand und die religiösen Feste zusammen gefeiert wurden[249], erwies sich als großer Vorteil[250]. Der Großteil der Bewohner der „Rosenau" und des Hannoverschen Heims fühlten sich dem liberalen Judentum zugehörig; nicht wenige lebten sogar weitgehend säkular und feierten lediglich die wichtigsten jüdischen Festtage. Besaßen sie zudem christliche Freunde oder Angehörige, waren sie oft zusätzlich von deren religiösen Traditionen geprägt worden und berücksichtigten ebenfalls die christlichen Feiertage.[251] 1958 berichtete z. B. die im „Altersheim Rosenau" lebende Ida W., die vorübergehend in einem christlichen Krankenhaus versorgt wurde, voller Freude von der dortigen Weihnachtsfeier.[252] Deutlich zeigte sich die liberale Einstellung der nicht rituell geführten jüdischen Heime auch im folgenden Beispiel aus der „Rosenau". Dort organisierte 1962 ein nichtjüdisches örtliches Unternehmen für die Heimbewohner am „zweiten Weihnachtstag" eine kleine Feier, die trotz ihrer eindeu-

---

245 Z. B. überraschte das DRK die Bewohner der „Rosenau" „wie jedes Jahr" mit einem Päckchen zu Chanukka: ZAH, B. 1/5, Nr. 73: Rosa B. an Synagogengemeinde Düsseldorf v. 8.1.1963.
246 Das jüdische „Altersheim Rosenau" erhielt 1962 zu Chanukka u. a. „drei nette kleine Cocktail Sessel" und eine „schöne Tischdecke für den Aufenthaltsraum": ZAH, B. 1/5, Nr. 73: Rosa B. an Synagogengemeinde Düsseldorf v. 8.1.1963.
247 Da aber z. B. in der „Rosenau" der zweite Sederabend im Heim, d. h. in Essen-Werden, stattfand, waren meist nur wenige Vertreter der in Düsseldorf ansässigen jüdischen Gemeinde anwesend. So nahmen beispielsweise 1959 neben den Heimbewohnern noch etwa zehn bis zwölf Gemeindemitglieder an der Sederfeier in der „Rosenau" teil: ZAH, B. 1/5, Nr. 44: Synagogengemeinde Düsseldorf an Meta D. v. 9.4.1959.
248 So auch die 1960 im „Altersheim Rosenau" stattfindende Kinder-Chanukka-Feier mit Schulkindern aus Essen-Werden: ZAH, B. 1/5, Nr. 73: Rosa B. an Synagogengemeinde Düsseldorf v. 19.12.1960. Neben den wichtigen religiösen Festen wurden in den Altersheimen zusätzliche kleinere Veranstaltungen mit einem religiösen Bezug organisiert, z. B. in Hannover in Form einer gemeinsamen „Kaffeetafel" mit dem für das Heim zuständigen Rabbiner: ZAH, B. 1/6, Nr. 551: Mitgliederversammlung Jüd. Altersheim Hannover v. 23.7.1968.
249 ZAH, B. 1/6, Nr. 552: Tätigkeitsbericht zur Mitgliederversammlung Jüd. Altersheim Hannover v. 8.4.1964, S. 1.
250 So nutzte die Gemeinde bis etwa Mitte der 1960er Jahre die Räumlichkeiten des Altersheims für Versammlungen und religiöse Feierlichkeiten: ZAH, B. 1/6, Nr. 551: Mitgliederversammlung Jüd. Altersheim Hannover v. 23.7.1968; ZAH, B. 1/6, Nr. 552: Norbert P. an Theodor H. v. 13.12.1962.
251 Beispielsweise erhielt eine jüdische Heimbewohnerin von ihrer Nichte u. a. eine Postkarte mit Ostergrüßen: ZAH, B. 1/5, Nr. 34 c: Postkarte an Hanna R. v. 1950.
252 ZAH, B. 1/5, Nr. 44: Ida W., Missions-Krankenhaus Hiltrup/Münster, an Meta D. v. 2. Weihnachtstag 1958.

tig christlichen Ausrichtung sowohl bei den alten Menschen als auch dem Personal auf positive Resonanz stieß.[253]

Konflikte im Heimalltag

Zwischen den Bewohnern sowie mit dem Personal kam es in allen Heimen immer wieder zu zahlreichen Konflikten. Im Falle der jüdischen Heimbewohner standen insbesondere Beschwerden über das Essen, die Heimleitung und die Mitbewohner häufig in einem unmittelbaren Zusammenhang mit ihrer früheren Verfolgung. So äußerten sich traumatische Erfahrungen u. a. auch in einem extrem unangepassten und misstrauischen Verhalten.[254] Folglich bekamen es die Heime immer wieder mit Bewohnern zu tun, die nicht nur auffallend viel, sondern z. T. auch unangebrachte Kritik äußerten. Dass sich die Zeit der Verfolgung selbst noch Jahre oder Jahrzehnte nach Kriegsende auf die Verhaltensweise und die Beziehungen der Betroffenen auswirken konnte, zeigt sich am Beispiel der Jüdin Aline H., die Mitte der 1950er Jahre im Jüdischen Altersheim Hannover aufgenommen worden war.[255] Dass die nationalsozialistische Verfolgung bei ihr v. a. seelische Spuren hinterlassen hatte, versuchte sie durch ein defensives Verhalten zu überspielen und zeigte sich demzufolge äußerst feindselig, missgünstig und intolerant gegenüber ihren Mitmenschen.[256] So unterstellte sie v. a. den Mitarbeitern sowie der jüdischen Gemeinde in zahlreichen Beschwerdebriefen eine schlechte Behandlung der im Haus lebenden alten Menschen.[257] Zugleich berief sie sich immer wieder auf ihren Opferstatus und nahm dabei z. B. auch Bezug auf den Holocaust.[258]

Obwohl es sich beim Großteil des Leitungs- und Pflegepersonals ebenfalls um ehemalige Verfolgte handelte, verhielten diese sich nicht selten – wenn auch sicherlich unbeabsichtigt – gleichermaßen unsensibel. Aufgrund fehlender Konzepte und Schulungen in Bezug auf die Betreuung der NS-Opfer hing es v. a. vom Charakter und der

---

253 Indem die Heimleiterin während der Veranstaltung immer wieder Bezüge zum jüdischen Chanukkafest herstellen konnte, offenbaren sich nicht nur die Gemeinsamkeiten zwischen den jüdischen und den christlichen Grundwerten, sondern auch die Offenheit der deutschen Juden gegenüber dem Christentum: ZAH, B. 1/5, Nr. 73: Rosa B. an Synagogengemeinde Düsseldorf v. 8.1.1963.

254 Zum Misstrauen gegenüber der deutschen Tätergesellschaft vgl. u. a. Borch-Nitzling (2006), S. 128 ff.

255 U. a. ZAH, B. 1/6, Nr. 552: Aline H. an Vorstand Jüd. Altersheim Hannover v. 4.3.1962; Theodor H. u. Norbert P. an Rechtsanwalt Dr. Richard E. v. 16.4.1964.

256 Zu ihrer KZ-Haft: ZAH, B. 1/6, Nr. 552: Aline H. an Jüd. Gemeinde Hannover v. 6.7.1960. Das auffällige Verhalten von Frau H. wurde vom Heimvorstand durch einen „krankhaften Zustand", Verfolgungswahn und eine dem Alter entsprechende Unzurechnungsfähigkeit erklärt: ZAH, B. 1/6, Nr. 552: Jüdische Gemeinde Hannover an Rechtsanwalt Richard E. v. 16.4.1964.

257 Z. B. ZAH, B. 1/6, Nr. 552: verschiedene Briefe von Aline H. an Jüd. Altersheim Hannover, z. B. Richard E. an Jüd. Altersheim Hannover v. 26.6.1964; Aline H. an Jüd. Gemeinde Hannover v. 6.7.1960; Aline H. an Jüd. Altersheim Hannover v. 8.9.1965.

258 Z. B. ZAH, B. 1/6, Nr. 552: Aline H. an Jüd. Altersheim Hannover v. 4.3.1962; ZAH, B. 1/6, Nr. 551: Aline H. an Jüd. Altersheim Hannover v. 21.4.1958.

Empathie der einzelnen Mitarbeiter ab, inwieweit das Zusammenleben im Heim möglichst konfliktarm gestaltet werden konnte. Eine intensivere Auseinandersetzung mit den psychischen Hintergründen auffälliger Verhaltensweisen alter Menschen erfolgte zumeist erst in den späten 1960er Jahren, sowohl in der medizinisch orientierten Geriatrie und Psychiatrie als auch in der Fachliteratur zur Altenpflege.[259] Folglich kam es insbesondere in den 1950er und 1960er Jahren zu zahlreichen Missverständnissen. Beispielsweise weckte im Jüdischen Altersheim Hannover die Nummerierung der Zimmer, d. h. das Anbringen von Nummern an den Zimmertüren, bei einigen Bewohnern negative Erinnerungen.[260] So assoziierten die Überlebenden der Konzentrationslager die Zimmernummern mit ihren Häftlingsnummern[261], wohingegen die Heimleitung mit der Nummerierung lediglich die Hoffnung auf eine Erleichterung der alltäglichen Arbeitsabläufe verband.

Besonders problematisch konnte sich das Zusammenleben gestalten, wenn im Heim sowohl ehemalige Verfolgte als auch Personen ohne Verfolgungsschicksal aufgenommen wurden. Indem sich die hier untersuchten Heime, wie schon dargestellt, spätestens in den 1970er Jahren gegenüber nichtjüdischen Bewerbern öffneten, bestanden anfangs durchaus Zweifel an dieser Entscheidung. Bereits im März 1974, d. h. vier Monate nach dem Einzug der ersten nichtjüdischen Bewohner, gestalteten sich die Beziehungen zwischen den im Haus lebenden alten Menschen aber z. B. im Jüdischen Altersheim Hannover ohne erwähnenswerte Schwierigkeiten. Vielmehr hätten sich die neuen nichtjüdischen Bewohner, nach Aussage des Heimträgers, gut in der Gemeinschaft eingelebt.[262]

Mit Interesse und zugleich auch mit Sorge verfolgten die jüdischen Heimträger die nicht immer vorurteilsfreie mediale Berichterstattung über die von ihnen betriebenen Heime. Für große Aufregung sorgte u. a. ein über die Einweihung der „Rosenau" in der jüdischen Presse veröffentlichter Bericht, der die Existenzberechtigung jüdischer Altersheime in Frage stellte und den Düsseldorfer Gemeindevorstand in einem schlechten Licht darstellte.[263] Bei diesem bestand neben der befürchteten Schädigung des Rufs in „jüdischen Kreisen" zugleich die Angst vor einer Zunahme antisemitischer Einstellungen in der Bevölkerung.[264] Aus dem gleichen Grund versetzte es sowohl die Heimleiterin als auch die in der „Rosenau" lebenden alten Menschen Anfang der

---

259 Vgl. dazu auch Grabe: Die stationäre Versorgung (2016), S. 283.
260 ZAH, B. 1/6, Nr. 552: Aline H. an Vorstand Jüd. Altersheim Hannover v. 8.9.1965.
261 ZAH, B. 1/6, Nr. 552: Aline H. an Vorstand Jüd. Altersheim Hannover v. 8.9.1965.
262 ZAH, B. 1/6, Nr. 1112: Mitgliederversammlung Jüd. Altersheim Hannover v. 27.3.1974.
263 ZAH, B. 1/28, Nr. 119: Julius D., Düsseldorf, an Rat im Central Committee der befreiten Juden der brit. Zone, Bremen, v. 13.5.1948, S. 8.
264 ZAH, B. 1/28, Nr. 119: Landesverband Düsseldorf an VJC [Bedeutung unklar, evtl. Jewish Committee], Lübeck, v. 23.3.1948, S. 52.

1950er Jahre in Unruhe, als ein Bewohner damit drohte, gegenüber der nichtjüdischen Presse negativ über das Altersheim und die Synagogengemeinde zu sprechen.[265]

Personal

Zu den grundlegenden Voraussetzungen für die Versorgung betreuungsbedürftiger alter Menschen gehörte die Verfügbarkeit einer ausreichenden Anzahl von Pflege-, Haus- und Küchenpersonal. Das Jüdische Altersheim Hannover stützte sich z. B. auf „drei bewährte Kräfte", d. h. die zugleich als Krankenschwester im Haus tätige Heimleiterin, die Köchin sowie eine für die Verwaltung zuständige Buchhalterin.[266] Ein ebenfalls wichtiger Teil der Arbeit wurde von ungelernten Haushaltshilfen durchgeführt.[267] Beim Großteil der in den Altersheimen tätigen Mitarbeiter handelte es sich um Frauen.[268] Obwohl innerhalb des Untersuchungszeitraums keine verbindlichen Vorgaben für die Ausbildung und Qualifikation des leitenden Personals existierten[269], bevorzugten viele Heimträger krankenpflegerisch oder fürsorgerisch ausgebildete Frauen[270]. Die in den jüdischen Altersheimen in Hannover und Essen-Werden als Heimleiterin beschäftigte Meta D. besaß sogar ein „Examen als Fürsorgerin und Heimleiterin" sowie Kenntnisse in der Diätverpflegung.[271] Dass sich die Anforderungen an das Leitungspersonal der Altersheime in den 1960er und v. a. in den 1970er Jahren deutlich erhöhten, zeigte sich ebenfalls an der steigenden Anzahl an Weiterbildungsangeboten.[272] Die ZWST organisierte z. B. – auf eigene Kosten – bereits in den frühen 1960er Jahren regelmäßige Fortbildungsseminare für das Leitungspersonal jüdischer Altersheime, an denen auch die Leiterinnen der „Rosenau" und des Jüdischen Altersheims Hannover teilnahmen.[273]

---

265 ZAH, B. 1/5, Nr. 124: Schreiben, von 17 Personen unterzeichnet (Bewohner u. Heimleiterin), an Synagogengemeinde Düsseldorf, o. D. (1952).
266 ZAH, B. 1/6, Nr. 551: Tätigkeitsbericht 1965, Jüd. Altersheim Hannover.
267 ZAH, B. 1/6, Nr. 551: Tätigkeitsbericht 1965, Jüd. Altersheim Hannover.
268 Vgl. Grabe: Die stationäre Versorgung (2016), S. 308 f.; Grabe: Altenpflege (2016), S. 28 f. Zum Anforderungsprofil der jüdischen Pflegerin: Steppe (1997), S. 141, 145, 264 ff. Zur Rolle der Frau in der jüdischen Wohlfahrtspflege vgl. Sengling (1992), S. 162.
269 Grabe: Die stationäre Versorgung (2016), S. 322.
270 ZAH, B. 1/6, Nr. 551: Landesverband der jüd. Geimeinden in Niedersachsen an American Jewish Joint Distribution Committee v. 3.5.1963; Tätigkeitsbericht für 1965, Jüd. Altersheim Hannover; ZAH, B. 1/5, Bur. 262: Meta D., Amsterdam, an Synagogengemeinde Düsseldorf v. 31.3.1958. Einige Heime bevorzugten auch Heimleiterehepaare: z. B. ZAH, B. 1/40, Nr. 327: Stellenanzeige in der *Jüdischen Allgemeinen Wochenzeitung* v. 21.8.1964, S. 6.
271 Vgl. z. B. ZAH, B. 1/5, Bur. 262: Meta D., Amsterdam, an Synagogengemeinde Düsseldorf v. 31.3.1958.
272 Vgl. dazu auch Grabe: Die stationäre Versorgung (2016), S. 350 f.
273 ZAH, B. 1/5, Nr. 73: ZWST, Frankfurt/Main, Fragebogen zur Teilnahme am 3. Seminar für leitende Mitarbeiter in jüd. Altersheimen v. 3.–5.12.1962 in Köln; ZAH, B. 1/6, Nr. 551: ZWST, Frankfurt/Main, an alle Landesverbände und jüd. Gemeinden, die Altersheime unterhalten, v. 6.11.1962.

Selbst wenn eine hohe Anzahl von Altersheimen keine pflegebedürftigen alten Menschen aufnahm, verzichteten sie nur selten auf krankenpflegerisch ausgebildetes Personal. Die über eine lange Tradition verfügende jüdische Kranken- und Altenpflege war in Deutschland jedoch nahezu vollständig zerstört worden.[274] Demzufolge mussten die Heime vorrangig auf jüdische „Rückwanderinnen" aus dem Ausland oder auf nichtjüdische Pflegerinnen zurückgreifen.[275] Mitte der 1950er Jahre übernahm in Hannover – wenn auch nur für einen Zeitraum von sechs Wochen – eine katholische Caritasschwester sogar den Posten der Heimleiterin.[276]

Dass in der Altenpflege bevorzugt ältere Pflegerinnen und Heimleitungen beschäftigt wurden, erwies sich auch für viele „Rückwanderer" als Vorteil, da sich unter diesen ebenfalls viele über 40-Jährige befanden.[277] In den hier untersuchten jüdischen Heimen stellten die aus dem Ausland zurückgekehrten Juden spätestens in den 1960er Jahren sogar den größten Anteil der Mitarbeiter. Die Suche nach Personal erfolgte vorwiegend mit Hilfe von Stellenanzeigen in der regionalen und überregionalen jüdischen[278] und nichtjüdischen Presse[279]. Da die deutschen jüdischen Zeitungen wie die *Jüdische Allgemeine Wochenzeitung* ebenfalls von den im Ausland lebenden deutschen Juden gelesen wurden, konnten diese sich ebenfalls über freie Stellen in den deutschen Altersheimen informieren.[280] Dabei bewarben sich Personen, die eine Rückkehr in ihre Heimat anstrebten, häufig schon vor ihrer Ankunft in Deutschland um eine Arbeitsstelle.[281] Obwohl sich die Anwerbung von Pflegepersonal innerhalb des gesamten Untersuchungszeitraums als extrem schwierig gestaltete, beschäftigten die Heime in Hannover und Essen-Werden mindestens eine qualifizierte Pflegerin, bei der es sich fast immer um eine examinierte und zumeist jüdische Krankenschwester handelte. In

---

274 Die ersten jüdischen Schwesternorganisationen in Deutschland wurden im späten 19. Jahrhundert gegründet: Steppe (1997), S. 97, 103 f., 200; Seemann: Judentum (2017), S. 15. Ähnlich den christlichen Pflegerinnen war auch ein Teil der jüdischen Krankenschwestern in Mutterhäusern organisiert, die ihnen eine vollständige Versorgung gewährten. Vgl. zu Frankfurt am Main z. B. Steppe (1997), S. 253 ff.; Seemann: Judentum (2017), S. 28.

275 Z. B. ZAH, B. 1/5, Nr. 48: Synagogengemeinde Düsseldorf, Dr. Horst H., an „The Central British Fund", London, v. 19.5.1967.

276 ZAH, B. 1/6, Nr. 552: Mitgliederversammlung Jüd. Altersheim Hannover v. 12.4.1956, S. 2.

277 ZAH, B. 1/5, Nr. 180: Notiz für Vorstand v. 21.5.1963.

278 Eine wichtige Rolle spielte die 1946 in Düsseldorf neu gegründete *Jüdische Allgemeine Wochenzeitung*: https://www.zwst.org/medialibrary/pdf/zwst-100-jahre-chronik-RZ-update-web.pdf (letzter Zugriff: 20.4.2021), S. 19.

279 1963 meldete sich z. B. eine bislang im städtischen Düsseldorfer Krankenhaus beschäftigte jüdische Krankenschwester auf ein Inserat der Synagogengemeinde Düsseldorf, das in der dortigen Tageszeitung *Rheinische Post* veröffentlicht worden war: ZAH, B. 1/5, Nr. 180: Notiz für Vorstand v. 21.5.1963.

280 Auch das Hannoversche Altersheim bemühte sich im Ausland um Personal: ZAH, B. 1/6, Nr. 552: Mitgliederversammlung Jüd. Altersheim Hannover v. 12.4.1956, S. 1. 1963 zeigte z. B. eine nach England emigrierte und in London als Wohlfahrtspflegerin der Gemeinde tätige Jüdin Interesse an der Leitung des Heims: ZAH, B. 1/6, Nr. 552: Erika R., London, an Jüdische Gemeinde Hannover v. 5.6.1963.

281 So 1958 auch die 1945 nach England ausgewanderte Else M., die seit 1949 ein Altersheim in London geleitet hatte: ZAH, B. 1/5, Bur. 262: Else M., London, v. 15.2.1958.

den jüdischen Altersheimen wurde – wie auch im Großteil der christlichen Einrichtungen – die pflegerische Versorgung der Bewohner nahezu ausschließlich von Frauen
übernommen. Anders als beim Pflegepersonal, das teilweise zugleich seelsorgerische
Aufgaben übernahm, legten die Heimträger beim Hauspersonal keinen großen Wert
auf die jüdische Religionszugehörigkeit. Beispielsweise beschäftigte das in einer katholischen Region liegende „Altersheim Rosenau" viele Katholikinnen als „Hausge-
hilfinnen".[282]

Fazit

Schon kurz nach Ende des Zweiten Weltkriegs gründeten die wenigen überlebenden
deutschen Juden in den westlichen Besatzungszonen die ersten jüdischen Gemeinden,
die sich früh um die Einrichtung jüdischer Altersheime kümmerten. An deren Aufbau
beteiligten sich ebenfalls die internationalen jüdischen Hilfsorganisationen sowie die
Besatzungsmächte und später auch der deutsche Staat. Als Träger fungierten hauptsächlich jüdische Gemeinden, so auch im Falle des 1948 eröffneten „Altersheims Rosenau". Das 1953 gegründete Jüdische Altersheim Hannover wurde als gemeinnütziger
Verein – wenn auch in enger Anbindung an die Hannoversche Gemeinde – geführt.
      Bei den Bewohnern der in dieser Studie untersuchten jüdischen Heime handelte es
sich ausschließlich um Juden deutscher Herkunft, darunter die Überlebenden der nationalsozialistischen Konzentrationslager sowie Personen, die im Untergrund bzw. in
einem Versteck ihrer Ermordung entgangen waren. Hinzu kamen die „Rückwanderer",
d.h. aus dem Exil zurückkehrende Juden, die ihre Deportation durch eine frühzeitige
Flucht ins Ausland verhindert hatten. Obwohl sich die internationalen jüdischen Organisationen und selbst die neu gegründeten deutschen jüdischen Gemeinden gegen
eine Rückkehr nach Deutschland aussprachen, mehrte sich seit Ende der 1940er Jahre v. a. auch in den jüdischen Altersheimen der Anteil der „Rückwanderer". So überwog – trotz negativer Erfahrungen – insbesondere bei den älteren Rückkehrern die
Sehnsucht nach ihrer früheren Heimat gegenüber der Angst vor einem Leben im Land
der ehemaligen Verfolger. Nicht wenige Juden nahmen – um ihren Lebensabend in
Deutschland verbringen zu können – selbst noch in einem sehr hohen Alter die Strapazen eines erneuten Umzugs in Kauf. Mitte der 1950er Jahre stellten die „Rückwanderer"
in vielen jüdischen Altersheimen sogar den Großteil der Bewohner. Auffallend hoch
lag, wie in den meisten deutschen Altersheimen, ebenfalls der Anteil von Frauen, deren
allgemeine Lebenserwartung über derjenigen ihrer männlichen Altersgenossen lag.

---

282 ZAH, B. 1/5, Nr. 48: Personalkarte v. 1963.

Die Interessenten für einen Heimplatz erfuhren vorwiegend aus – auch im Ausland vertriebenen – deutschsprachigen Zeitungen von den neuen jüdischen Altersheimen und bewarben sich daraufhin in schriftlicher Form beim Heimträger oder der Heimleitung. Voraussetzung für die Aufnahme war u. a. die deutsche Herkunft sowie – v. a. in den ersten Jahren nach Kriegsende – die jüdische Religion. In der „Rosenau" wurden daher sogar die nichtjüdischen Ehepartner von Juden abgelehnt. Durch die stetige Abnahme jüdischer Bewerber entschieden sich die hier untersuchten Einrichtungen aber spätestens in den 1970er Jahren zur Aufnahme von Nichtjuden. Darüber hinaus standen die jüdischen Altersheime auswärtigen Besuchern offen, u. a. Angehörige von Bewohnern, Juden, die sich auf der Durchreise befanden, oder auch Heimanwärter, die vorerst nur probeweise dort leben wollten.

Vor allem für ältere Juden, die in Deutschland keine Angehörigen mehr besaßen und sich nicht mehr zutrauten, ein eigenständiges Leben zu führen, erschien der Einzug in ein Altersheim, zumal dieses auch als Familienersatz fungierte, häufig als beste Lösung. Die jüdischen Heime gewannen zusätzlich an Attraktivität, indem sie den ehemals Verfolgten ein Zusammenleben mit Menschen ermöglichten, die ein ähnliches Schicksal teilten sowie derselben Religion angehörten wie sie selbst. Als zusätzliche Unterstützung wurde der enge Kontakt zu den jüdischen Gemeinden beschrieben, deren Mitglieder regelmäßig in den Altersheimen zu Gast waren. Vor allem die jüdischen Feiertage konnten häufig mit der gesamten Gemeinde begangen werden. In den hier im Mittelpunkt stehenden Heimen fühlte sich der Großteil der Bewohner dem liberalen Judentum zugehörig und hatte vor dem Krieg nicht religiös gelebt. Nach dem Holocaust kam dem Bekenntnis zum Judentum für viele Überlebende jedoch eine tragende Bedeutung zu, die über das rein Religiöse weit hinausging. Das Judentum findet in den untersuchten Quellen vorwiegend in Verbindung mit den religiösen Feiertagen Erwähnung, wohingegen z. B. die hauseigenen Gottesdienste nur am Rande thematisiert werden.

Trotz der starken Besinnung auf den jüdischen Glauben und ihre jüdische Identität verzichteten die hier im Fokus stehenden jüdischen Altersheime – zumindest anfänglich – auf die Einhaltung der jüdischen Speisevorschriften, so auch die „Rosenau". Das Hannoversche Heim entschied sich bis Mitte der 1960er Jahre ebenfalls gegen eine koschere Verpflegung. Die zu dieser Zeit mit der Ernährungsumstellung einhergehende stärkere Orientierung am orthodoxen Judentum erfolgte jedoch v. a. auf äußeren Druck und weniger auf Wunsch der Hannoverschen Gemeinde.

Die meisten jüdischen Überlebenden litten unter körperlichen und psychischen Beschwerden, die nicht nur auf ihr hohes Lebensalter zurückzuführen waren, sondern auch im Zusammenhang mit ihrer Verfolgungsgeschichte bzw. ihrer Lagerhaft standen. Neben chronischen Erkrankungen ließ sich u. a. auch eine vorzeitige Alterung beobachten. Psychische Traumata äußerten sich z. B. in Form von Verfolgungswahn oder Depressionen. Viele der in den untersuchten Altersheimen lebenden Menschen, darunter selbst Überlebende der Konzentrationslager, wiesen jedoch ein auffallend hohes Lebensalter auf. Dabei lag nicht nur das Durchschnittsalter, sondern ebenfalls das Eintrittsalter der bereits im Haus lebenden Menschen häufig bei über 70 Jahren.

Wie zahlreiche andere Altersheime nahmen die jüdischen Heime in Hannover und Essen-Werden keine pflegebedürftigen Bewerber auf. Obwohl deren Zahl stetig anstieg, standen in beiden Häusern weder genug personelle noch räumliche Kapazitäten zur Verfügung. Demzufolge mussten schwere Pflegefälle zumeist in ein nichtjüdisches Pflegeheim oder Krankenhaus verlegt werden. Ab den späten 1960er Jahren entschieden sich aber immer mehr Altersheime für die Einrichtung einer Pflegeabteilung, so u. a. das Hannoversche Heim.

Die Beerdigung verstorbener Heimbewohner erfolgte nach dem jüdischen Bestattungsritus, zumeist auf den jüdischen Friedhöfen von Hannover und Düsseldorf, wobei der Rabbiner und der Kantor von der Gemeinde bestellt wurden.

Dass es sich bei den Heimbewohnern um eine besonders vulnerable Bevölkerungsgruppe handelte, findet in den Quellen wiederholt Erwähnung – so in direkter Weise in Aussagen der Heimträger, der Hilfsorganisationen, im Zusammenhang mit den Anträgen auf Entschädigung sowie in den Bewerbungsschreiben der Heimanwärter, in denen z. T. ebenfalls eine Schilderung der eigenen Verfolgungsgeschichte verlangt wurde. Einzelne Bewohner bezogen sich zudem in ihren, zumeist an die Heimleitung gerichteten, Beschwerden explizit auf ihren Opferstatus und den noch immer vorhandenen Antisemitismus in der deutschen Bevölkerung. Dabei fühlten sie sich nicht nur von der Außenwelt diskriminiert, sondern ebenfalls vom Personal sowie den Mitbewohnern, insbesondere wenn es sich bei diesen um Nichtjuden handelte. Teilweise werden das noch immer spannungsreiche Verhältnis zur nichtjüdischen Tätergesellschaft und die Traumata der Überlebenden jedoch nur indirekt, d. h. „zwischen den Zeilen" sichtbar. Dass sich auch die hier genannten jüdischen Heime schließlich zur Aufnahme von Nichtjuden entschieden, schien jedoch, trotz aller Bedenken, nur selten zu schwerwiegenden Konflikten zu führen.

Die jüdischen Heimträger befanden sich nicht nur in den Nachkriegsjahren, sondern innerhalb des gesamten Untersuchungszeitraums in einer äußerst schwierigen finanziellen Lage. Daher waren sie nicht nur beim Bau und der Ausstattung, sondern ebenfalls bei der Aufrechterhaltung des Heimbetriebs nahezu durchgehend auf Zuschüsse angewiesen. Diese kamen sowohl von Seiten der internationalen, vorwiegend jüdischen Hilfsorganisationen als auch vom deutschen Staat bzw. den jeweiligen Landesregierungen. Neben finanzieller Unterstützung benötigten die in den Nachkriegsjahren eingerichteten Altersheime ebenfalls Lebensmittelspenden, zumal insbesondere die aus den Konzentrationslagern zurückgekehrten alten Menschen unter Mangelernährung litten. In den 1950er Jahren kam es zu einer deutlichen Verbesserung; die im Hannoverschen Heim gebotene Verpflegung galt sogar als vorbildhaft. Dass in den jüdischen Heimküchen kein preisgünstiges Schweinefleisch verarbeitet wurde, führte jedoch zu weiteren Mehrkosten.

Die Heime in jüdischer Trägerschaft beschäftigten, v. a. in der Pflege und der Heimleitung, bevorzugt Mitarbeiter jüdischen Glaubens, bei denen es sich häufig ebenfalls um „Rückwanderer" handelte. Aufgrund der geringen Anzahl jüdischer Pflegekräfte litten die Heime aber besonders stark unter dem allgemeinen Mangel an Altenpflegepersonal. Folglich mussten sie immer wieder auf nichtjüdische Mitarbeiter zurückgreifen, wodurch aufgrund der liberalen Ausrichtung vieler Heime jedoch erstaunlich wenig Probleme entstanden. Die untersuchten jüdischen Einrichtungen beschäftigten alle eine ausgebildete Krankenschwester, die in Hannover zugleich die Heimleitung innehatte. Gleichermaßen häufig übernahmen Fürsorgerinnen die Heimleitung, so auch in der „Rosenau". Gemäß der jüdischen Pflegeethik, die sich in ihren Grundzügen nur wenig von der christlichen Pflegetradition unterschied, wurde die pflegerische Betreuung ausschließlich von weiblichem Personal übernommen. Die wenigen männlichen Mitarbeiter waren v. a. als Hausmeister, in der Verwaltung sowie in den Heimvorständen tätig. Zur Gewährleistung einer umfassenden medizinischen Betreuung verfügten die meisten Heime über einen regelmäßig im Haus anwesenden jüdischen oder auch christlichen Heimarzt. Die Mitte der 1950er Jahre im Altersheim der Düsseldorfer Gemeinde eingestellte Ärztin, bei der es sich ebenfalls um eine „Rückwanderin" handelte, erhielt sogar eine Wohnung im Heimgebäude.

Zwischen den hier untersuchten jüdischen Altersheimen und den Einrichtungen für die nichtjüdische deutsche Bevölkerung gab es sowohl zahlreiche Gemeinsamkeiten als auch Unterschiede. Erstere bestanden z. B. in den grundlegenden Strukturen des Heimbetriebs, der pflegerischen und der medizinischen Versorgung. Gleichermaßen ähnlich gestalteten sich die Freizeitangebote sowie die – in nahezu allen Einrichtungen angespannte – finanzielle und personelle Situation der Heimträger. Da diese fast immer im regelmäßigen Austausch mit den Heimleitungen standen, besaßen sie großen Einfluss auf das Heimmilieu, v. a. auf dessen religiöse Ausprägung. Sichtbare Unterschiede bestanden hingegen in der Bewohnerklientel und der Religion. Sowohl das Bekenntnis zum Judentum als auch das Schicksal der oftmals traumatisierten Heimbewohner prägten den Heimalltag in maßgeblicher Weise. Beispielsweise resultierten die Jahre der Verfolgung bei vielen überlebenden Juden in einem misstrauischen Verhalten gegenüber ihren Mitbewohnern und dem Personal, insbesondere wenn es sich bei diesen um Personen nichtjüdischen Glaubens handelte. Mit Rücksicht auf die traumatisierten alten Menschen besaßen die jüdischen Häuser z. B. weitaus weniger rigide Heimordnungen als andere deutsche Altersheime. Dass nahezu alle für NS-Opfer errichteten Heime vorwiegend Einzel- und Doppelzimmer aufwiesen, gehörte ebenfalls nicht zum Standard in der zeitgenössischen stationären Altersversorgung. Indem sich die Leitung des Hannoverschen Altersheims Mitte der 1960er Jahre zu einer streng koscheren Verpflegung entschloss, kam es zu einer weiteren entscheidenden Abgrenzung zur nichtjüdischen Altenpflege.

Bibliographie

Archivalien

Zentralarchiv der Evangelischen Kirche in Hessen und Nassau, Darmstadt (LkAHN)
- B. 160, Nr. 48

Staatsarchiv Hamburg (StAH)
- Gesundheitsbehörde, 252–6, Nr. 1735

Zentralarchiv zur Geschichte der Juden, Heidelberg (ZAH)
- Akz. 24/2000, Nr. 39
- B. 1/2, Nr. 251
- B. 1/5, Bur. 253
- B. 1/5, Bur. 262
- B. 1/5, Bur. 282
- B. 1/5, Bur. 316
- B. 1/5, Nr. 21
- B. 1/5, Nr. 34 b
- B. 1/5, Nr. 34 c
- B. 1/5, Nr. 44
- B. 1/5, Nr. 46
- B. 1/5, Nr. 48
- B. 1/5, Nr. 73
- B. 1/5, Nr. 92
- B. 1/5, Nr. 123
- B. 1/5, Nr. 124
- B. 1/5, Nr. 125
- B. 1/5, Nr. 180
- B. 1/5, Nr. 440
- B. 1/6, Nr. 7
- B. 1/6, Nr. 176
- B. 1/6, Nr. 551
- B. 1/6, Nr. 552
- B. 1/6, Nr. 553
- B. 1/6, Nr. 709
- B. 1/6, Nr. 1112
- B. 1/6, Nr. 1418
- B. 1/6, Nr. 1420
- B. 1/6, Nr. 2076
- B. 1/28, Nr. 117
- B. 1/28, Nr. 119
- B. 1/28, Nr. 126
- B. 1/28, Nr. 242
- B. 1/28, Nr. 245
- B. 1/40, Nr. 42
- B. 1/40, Nr. 43
- B. 1/40, Nr. 327

Literatur

Alexander-Ihme, Esther: Die religiösen Grundlagen der Zedaka. In: Heuberger, Georg; Spiegel, Paul (Hg.): Zedaka: jüdische Sozialarbeit im Wandel der Zeit. 75 Jahre Zentralwohlfahrtsstelle der Juden in Deutschland 1917–1992. Jüdisches Museum der Stadt Frankfurt am Main, 3. Dezember 1992–28. Februar 1993. Frankfurt/Main 1992, S. 220–222.

Alexander-Ihme, Esther: Zur Praxis der Zedaka. In: Heuberger, Georg; Spiegel, Paul (Hg.): Zedaka: jüdische Sozialarbeit im Wandel der Zeit. 75 Jahre Zentralwohlfahrtsstelle der Juden in Deutschland 1917–1992. Jüdisches Museum der Stadt Frankfurt am Main, 3. Dezember 1992 – 28. Februar 1993. Frankfurt/Main 1992, S. 242–245.

Aschkenasi, Marina: Jüdische Remigration nach 1945. In: Aus Politik und Zeitgeschichte 64 (2014), H. 42, S. 22–27, online unter https://www.bpb.de/apuz/192568/juedische-remigration-nach-1945 (letzter Zugriff: 20.4.2021).

Baeyer, Walter von: Erlebnisreaktive Störungen und ihre Bedeutung für die Begutachtung. In: Deutsche Medizinische Wochenschrift 83 (1958), S. 2317–2322.

Baeyer, Walter von; Häfner, Heinz; Kisker, Karl Peter: Psychiatrie der Verfolgten. Psychopathologische und gutachterliche Erfahrungen an der nationalsozialistischen Verfolgung und vergleichbarer Extrembelastungen. Berlin; Göttingen; Heidelberg 1964.

Balser, Frolinde: Frankfurter Stadtpolitik gegenüber Juden 1945–1956. Brüche und Kontinuitäten. In: Heuberger, Georg (Hg.): Wer ein Haus baut, will bleiben. 50 Jahre Jüdische Gemeinde Frankfurt am Main. Anfänge und Gegenwart. [Begleitbuch zur Ausstellung im Jüdischen Museum Frankfurt] Frankfurt/Main 1998, S. 168–175.

Ben-Chorin, Tovia: Die Rolle und Würde der älteren Generation in der jüdischen Zivilisation. In: Probst, Stephan (Hg.): Das Antlitz der Alten umschönen: Vom Umgang mit dem Älterwerden und dem Alter im Judentum = On age and aging in Judaism. Berlin; Leipzig 2019, S. 36–44.

Bergmann, Werner: „Wir haben Sie nicht gerufen". Reaktionen auf jüdische Remigranten in der Bevölkerung und Öffentlichkeit der frühen Bundesrepublik. In: Lühe, Irmela von der; Schildt, Axel; Schüler-Springorum, Stefanie (Hg.): „Auch in Deutschland waren wir nicht wirklich zu Hause". Jüdische Remigration nach 1945. (=Hamburger Beiträge zur Geschichte der deutschen Juden 34) Göttingen 2008, S. 19–40.

Borch-Nitzling, Alexander von der: (Un)heimliche Heimat. Deutsche Juden nach 1945 zwischen Abkehr und Rückkehr. Diss. Frankfurt/Main 2006.

Brenner, Michael: Nach dem Holocaust. Juden in Deutschland 1945–1950. München 1995.

Brenner, Michael: Die jüdische Gemeinschaft in Deutschland nach 1945. In: Aus Politik und Zeitgeschichte 57 (2007), H. 50, S. 10–17, online unter https://www.bpb.de/apuz/30047/die-jue dische-gemeinschaft-in-deutschland-nach-1945?p=all (letzter Zugriff: 20.4.2021).

Büttner, Ursula: Nach der Befreiung: Die Situation der deutschen Juden in der britischen Besatzungszone 1945 bis 1948. Hamburg 1986.

Büttner, Ursula: Die ersten jüdischen Organisationen in Hamburg nach der Schoah – ein vergleichender Kommentar zur hannoverschen Entwicklung. In: Obenaus, Herbert (Hg.): Im Schatten des Holocaust. Jüdisches Leben in Niedersachsen nach 1945. Hannover 1997, S. 75–82.

Büttner, Ursula: Schwierige Rückwanderung nach Hamburg. Wie Briten und Deutsche den jüdischen Flüchtlingen im Wege standen. In: Lühe, Irmela von der; Schildt, Axel; Schüler-Springorum, Stefanie (Hg.): „Auch in Deutschland waren wir nicht wirklich zu Hause". Jüdische Remigration nach 1945. (=Hamburger Beiträge zur Geschichte der deutschen Juden 34) Göttingen 2008, S. 40–68.

Conrad, Christoph; Kondratowitz, Hans-Joachim v. (Hg.): Zur Kulturgeschichte des Alterns. Berlin 1993.

Depuhl, Alfred: Altenproblem und Altenhilfe heute. In: Karrenberg, Friedrich; Bismarck, Klaus von (Hg.): Das Lebensrecht des alten Menschen. Werk- und Feiertag des alternden Menschen in der heutigen Gesellschaft. Stuttgart 1956, S. 47–58.

Dietrich, Susanne: „Auf dem Weg zur Freiheit". Die jüdischen Lager in Stuttgart nach 1945. In: Dietrich, Susanne; Schulze Wessel, Julia: Zwischen Selbstorganisation und Stigmatisierung. Die Lebenswirklichkeit jüdischer Displaced Persons und die neue Gestalt des Antisemitismus in der deutschen Nachkriegsgesellschaft. (=Veröffentlichungen des Archivs der Stadt Stuttgart 75) Stuttgart 1998, S. 13–132.

Eckert, Gisela: Hilfs- und Rehabilitierungsmaßnahmen der West-Alliierten des Zweiten Weltkrieges für Displaced Persons (DPs). Dargestellt am Beispiel Niedersachsen 1945–1952. Diss. Braunschweig 1996.

Ehmer, Josef; Höffe, Otfried (Hg.): Bilder des Alterns im Wandel. Historische, interkulturelle, theoretische und aktuelle Perspektiven. (=Nova acta Leopoldina N.F. 363=99; Altern in Deutschland 1) Halle/Saale; Stuttgart 2009.

Eitinger, Leo; Krell, Robert; Rieck, Miriam (Hg.): The Psychological and Medical Effects of Concentration Camps and Related Persecutions on Survivors of the Holocaust: A Research Bibliography. Vancouver 1985.

Friedmann, Paul: Some aspects of concentration camp psychology. In: American Journal of Psychiatry 105 (1949), S. 601–605.

Gay, Ruth: Das Undenkbare tun. Juden in Deutschland nach 1945. München 2001.

Giere, Jacqueline: Einleitung. In: Fritz-Bauer-Institut (Hg.): Überlebt und unterwegs. Jüdische Displaced Persons im Nachkriegsdeutschland. Frankfurt/Main 1997, S. 13–27.

Göckenjan, Gerd: Diskursgeschichte des Alters: Von der Macht der Alten zur „alternden Gesellschaft". In: Fangerau, Heiner; Gomille, Monika; Herwig, Henriette (Hg.): Alterskulturen und Potentiale des Alter(n)s. Berlin 2007, S. 125–140.

Grabe, Nina: Die stationäre Versorgung alter Menschen in Niedersachsen 1945–1975. (=Medizin, Gesellschaft und Geschichte, Beiheft 61) Stuttgart 2016.

Grabe, Nina: Altenpflege, ein Beruf nur für Frauen? Die stationäre Versorgung alter Menschen in der Nachkriegszeit (1945–1975). In: Geschichte der Pflege 5 (2016), H. 1, S. 27–33.

Grabe, Nina: Die stationäre Versorgung älterer Displaced Persons und „heimatloser Ausländer" in Westdeutschland (ca. 1950 bis 1975). (=Medizin, Gesellschaft und Geschichte, Beiheft 73) Stuttgart 2020.

Grossmann, Atina: Deutsche, Juden, Alliierte. Begegnungen im besetzten Deutschland. (=Hamburger Beiträge zur Geschichte der deutschen Juden 39) Göttingen 2012.

Hammerschmidt, Peter: Die Wohlfahrtsverbände in der Nachkriegszeit. Reorganisation und Finanzierung der Spitzenverbände der freien Wohlfahrtspflege 1945–1961. Weinheim 2005.

Haushofer, Lisa: The „Contaminating Agent" UNRRA, Displaced Persons, and Venereal Disease in Germany, 1945–1947. In: American Journal of Public Health 100 (2010), H. 6, S. 993–1003, online unter https://ajph.aphapublications.org/doi/10.2105/AJPH.2008.153098 (letzter Zugriff: 20.4.2021).

Heinsohn, Kirsten: „Aber es kommt auch darauf an, wie einen die anderen sehen." Jüdische Identifikation und Remigration. In: Lühe, Irmela von der; Schildt, Axel; Schüler-Springorum, Stefanie (Hg.): „Auch in Deutschland waren wir nicht wirklich zu Hause". Jüdische Remigration nach 1945. (=Hamburger Beiträge zur Geschichte der deutschen Juden 34) Göttingen 2008, S. 69–85.

Heinzmann, Michael: Der Umgang mit „Altern und Alter" im Judentum. In: Probst, Stephan (Hg.): Das Antlitz der Alten umschönen: Vom Umgang mit dem Älterwerden und dem Alter im Judentum = On age and aging in judaism. Berlin; Leipzig 2019, S. 48–51.

Hennings, Verena: Religiöse Grundlagen jüdischer Wohltätigkeit. Bedeutung von Religion und Tradition in Zeiten der Modernisierung – Jüdische Wohlfahrtspflege in der Weimarer Republik. In: Medaon. Magazin für jüdisches Leben in Forschung und Bildung 2 (2008), H. 2, URL: https://www.medaon.de/pdf/A-Hennings-2-2008.pdf (letzter Zugriff: 11.6.2021).

Herzig, Arno: Jüdische Geschichte in Deutschland. Von den Anfängen bis zur Gegenwart. München 1997.

Heuberger, Georg; Spiegel, Paul (Hg.): Zedaka: jüdische Sozialarbeit im Wandel der Zeit. 75 Jahre Zentralwohlfahrtsstelle der Juden in Deutschland 1917–1992. Jüdisches Museum der Stadt Frankfurt am Main, 3. Dezember 1992–28. Februar 1993. Frankfurt/Main 1992.

Imhof, Arthur E.: Die gewonnenen Jahre. Von der Zunahme unserer Lebensspanne seit 300 Jahren oder von der Notwendigkeit einer neuen Einstellung zu Leben und Sterben. München 1981.

Interview von Susanna Keval mit Alfred Jachmann: Die Entwicklung der Altenpflege in Frankfurt. In: Heuberger, Georg (Hg.): Wer ein Haus baut, will bleiben. 50 Jahre Jüdische Gemeinde Frankfurt am Main. Anfänge und Gegenwart. [Begleitbuch zur Ausstellung im Jüdischen Museum Frankfurt] Frankfurt/Main 1998, S. 152–155.

Irmak, Kenan H.: Der Sieche. Alte Menschen und die stationäre Altenhilfe in Deutschland 1924–1961. Essen 2002.

Jacobmeier, Wolfgang: Jüdische Überlebende als „Displaced Persons". Untersuchungen zur Besatzungspolitik in den deutschen Westzonen und zur Zuwanderung osteuropäischer Juden 1945–1947. In: Geschichte und Gesellschaft. Zeitschrift für Historische Sozialwissenschaft 9 (1983), H. 3, S. 421–452.

Jütte, Robert: Leib und Leben im Judentum. Berlin 2016.

Kauders, Anthony D.: Heimat ausgeschlossen. Von Schuldgefühlen im falschen Land. In: Lühe, Irmela von der; Schildt, Axel; Schüler-Springorum, Stefanie (Hg.): „Auch in Deutschland waren wir nicht wirklich zu Hause". Jüdische Remigration nach 1945. (=Hamburger Beiträge zur Geschichte der deutschen Juden 34) Göttingen 2008, S. 86–100.

Kellermann, Nathan P. F.: The Long-term Psychological Effects and Treatment of Holocaust Trauma. In: Heldt, Thomas u. a. (Hg.): Kein Ort der Zuflucht für hilfsbedürftige alte NS-Verfolgte? Durch NS-Verfolgung traumatisierte Menschen in der Altenhilfe und Altenpflege. Frankfurt/Main 2006, S. 135–160.

Kingreen, Monica: Zurück nach Frankfurt. Rückkehr aus dem Exil in die Stadt am Main. In: Lühe, Irmela von der; Schildt, Axel; Schüler-Springorum, Stefanie (Hg.): „Auch in Deutschland waren wir nicht wirklich zu Hause". Jüdische Remigration nach 1945. (=Hamburger Beiträge zur Geschichte der deutschen Juden 34) Göttingen 2008, S. 121–143.

Koch, Anna: Eine schwierige Rückkehr: Brief eines jüdischen Rückwanderers an den Vorsitzenden der jüdischen Gemeinde in Hamburg (2018), URL: https://juedische-geschichte-online.net/beitrag/jgo:article-207 (letzter Zugriff: 20.4.2021).

Königseder, Angelika; Wetzel, Juliane: Lebensmut im Wartesaal. Die jüdischen DPs im Nachkriegsdeutschland. Frankfurt/Main 1994.

Krauss, Marita: Heimkehr in ein fremdes Land. Geschichte der Remigration nach 1945. München 2001.

Kruse, Andreas; Schmitt, Erik: Wir haben uns als Deutsche gefühlt. Lebensrückblick und Lebenssituation jüdischer Emigranten und Lagerhäftlinge. Darmstadt 2000.

Krystal, Henry (Hg.): Massive psychic trauma. New York 1968.

Kugelmann, Cilly: Der Wiederaufbau der jüdischen Sozialarbeit nach der Verfolgung und die Zentralwohlfahrtsstelle der Juden in Deutschland e. V. In: Heuberger, Georg; Spiegel, Paul (Hg.): Zedaka: jüdische Sozialarbeit im Wandel der Zeit. 75 Jahre Zentralwohlfahrtsstelle der Juden in Deutschland 1917–1992. Jüdisches Museum der Stadt Frankfurt am Main, 3. Dezember 1992–28. Februar 1993. Frankfurt/Main 1992, S. 348–350.

Lange, Alissa: Die jüdische Geschichte des heutigen katholischen Studentenwohnheims Franziskus-Kolleg in Hamburg im 19. Jahrhundert. Hamburg 2008.

Lavsky, Hagit: Die Anfänge der Landesverbände der jüdischen Gemeinden in der britischen Zone. In: Obenaus, Herbert (Hg.): Im Schatten des Holocaust. Jüdisches Leben in Niedersachsen nach 1945. Hannover 1997, S. 199–234.

Lavsky, Hagit: New beginnings: Holocaust survivors in Bergen-Belsen and the British zone in Germany, 1945–1950. Detroit 2002.

Liebermann, Peter: Alter und Trauma – zur besonderen Situation der NS-Verfolgten. In: Heldt, Thomas u. a. (Hg.): Kein Ort der Zuflucht für hilfsbedürftige alte NS-Verfolgte? Durch NS-Verfolgung traumatisierte Menschen in der Altenhilfe und Altenpflege. Frankfurt/Main 2006, S. 126–134.

Lohmann, Siegrid: Ältere Menschen in Altenunterkünften. In: Schubert, René (Hg.): Aktuelle Probleme der Geriatrie, Geropsychologie, Gerosoziologie und Altenfürsorge. Kongress der Deutschen Gesellschaft für Gerontologie 1968. (=Veröffentlichungen der Deutschen Gesellschaft für Gerontologie 3) Darmstadt 1970, S. 305–311.

Lorenz, Ina S.: Gehen oder Bleiben. Neuanfang der Jüdischen Gemeinde in Hamburg nach 1945. Hamburg 2002.

Lühe, Irmela von der; Schildt, Axel; Schüler-Springorum, Stefanie (Hg.): „Auch in Deutschland waren wir nicht wirklich zu Hause". Jüdische Remigration nach 1945. (=Hamburger Beiträge zur Geschichte der deutschen Juden 34) Göttingen 2008.

Maor, Harry: Über den Wiederaufbau der jüdischen Gemeinden in Deutschland seit 1945. Diss. Mainz 1961.

Moses, Simone: Alt und krank. Ältere Patienten in der Medizinischen Klinik der Universität Tübingen zur Zeit der Entstehung der Geriatrie 1880 bis 1914. (=Medizin, Gesellschaft und Geschichte, Beiheft 24) Stuttgart 2005.

Niederland, William D.: Psychiatric Disorders among persecution victims. A contribution to the understanding of concentration camp pathology and its after-effects. In: The Journal of Nervous and Mental Disease 139 (1964), S. 458–474.

Paillon, Monika: Kultursensible Altenpflege. Ideensammlung mit Fokus Demenz. München 2010.

Paul, Helmut: Internationale Erfahrungen mit psychischen Spätschäden. In: Paul, Helmut; Herberg, Hans-Joachim (Hg.): Psychische Spätschäden nach politischer Verfolgung. Basel; New York 1963, S. 37–84.

Paul, Helmut: Psychologische Untersuchungsergebnisse 15 Jahre nach der Verfolgung. In: Paul, Helmut; Herberg, Hans-Joachim (Hg.): Psychische Spätschäden nach politischer Verfolgung. Basel; New York 1963, S. 207–243.

Paul, Helmut; Herberg, Hans-Joachim (Hg.): Psychische Spätschäden nach politischer Verfolgung. Basel; New York 1963.

Probst, Stephan (Hg.): Die Begleitung Kranker und Sterbender im Judentum: Bikkur Cholim, jüdische Seelsorge und das jüdische Verständnis von Medizin und Pflege. Berlin 2017.

Quast, Anke: Jewish Committee und Jüdische Gemeinde Hannover. In: Obenaus, Herbert (Hg.): Im Schatten des Holocaust. Jüdisches Leben in Niedersachsen nach 1945. Hannover 1997, S. 55–77.

Quast, Anke: Nach der Befreiung. Jüdisches Leben in Niedersachsen seit 1945 – das Beispiel Hannover. Göttingen 2001.

Radbil, Avraham Yitzchak: Älterwerden und Alter im Judentum. In: Probst, Stephan (Hg.): Das Antlitz der Alten umschönen: Vom Umgang mit dem Älterwerden und dem Alter im Judentum = On age and aging in Judaism. Berlin; Leipzig 2019, S. 25–35.

Rauber, Heinz: Ein Ort der Zuflucht. In: Heldt, Thomas u. a. (Hg.): Kein Ort der Zuflucht für hilfsbedürftige alte NS-Verfolgte? Durch NS-Verfolgung traumatisierte Menschen in der Altenhilfe und Altenpflege. Frankfurt/Main 2006, S. 161–165.

Schäfer-Richter, Uta: Im Niemandsland. Christen jüdischer Herkunft im Nationalsozialismus – Das Beispiel der Hannoverschen Landeskirche. Göttingen 2009.

Scheller, Bertold: Zedaka in neuem Gewand – Neugründung und Neuorientierung der Zentralwohlfahrtsstelle der Juden in Deutschland nach 1945. In: Heuberger, Georg; Spiegel, Paul (Hg.): Zedaka: jüdische Sozialarbeit im Wandel der Zeit. 75 Jahre Zentralwohlfahrtsstelle der Juden in Deutschland 1917–1992. Jüdisches Museum der Stadt Frankfurt am Main, 3. Dezember 1992 – 28. Februar 1993. Frankfurt/Main 1992, S. 142–157.

Schoeps, Julius H. (Hg.): Leben im Land der Täter. Juden im Nachkriegsdeutschland (1945–1952). Berlin 2001.

Sedlaczek, Dietmar: „… das Lager läuft dir hinterher“. Leben mit nationalsozialistischer Verfolgung. Berlin; Hamburg 1996.

Seemann, Birgit: „… jener nimmermüde Trieb, Leidenden zu helfen“. Deutsch-jüdische Krankenpflege im 20. Jahrhundert am Beispiel von Frankfurt am Main. In: Nurinst. Beiträge zur deutschen und jüdischen Geschichte 6 (2012), S. 125–139.

Seemann, Birgit: Judentum und Pflege: Zur Sozialgeschichte des orthodox-jüdischen Gumpertz'schen Siechenhauses in Frankfurt am Main (1888–1941). In: Nolte, Karin u. a. (Hg.): Geschichte der Pflege im Krankenhaus. (=Historia Hospitalium. Jahrbuch der Deutschen Gesellschaft für Krankenhausgeschichte 30) Berlin 2017, S. 13–40.

Seemann, Birgit: Der jüdische Krankenbesuch (Bikkur Cholim) (2017), URL: https://www.juedische-pflegegeschichte.de/der-juedische-krankenbesuch-bikkur-cholim/ (letzter Zugriff: 20.4.2021).

Sengling, Dieter: Die Zentralwohlfahrtsstelle der Juden in Deutschland e. V. Partnerin der Freien Wohlfahrtspflege. In: Heuberger, Georg; Spiegel, Paul (Hg.): Zedaka: jüdische Sozialarbeit im Wandel der Zeit. 75 Jahre Zentralwohlfahrtsstelle der Juden in Deutschland 1917–1992. Jüdisches Museum der Stadt Frankfurt am Main, 3. Dezember 1992–28. Februar 1993. Frankfurt/Main 1992, S. 162–172.

Sostmann, Renate: Die Alten in der Großstadt. Kommunale, kirchliche und weitere Initiativen und Institutionalisierungen in Köln im 19. Jahrhundert und in der Weimarer Republik. Siegburg 2008.

Steppe, Hilde: „… den Kranken zum Troste und dem Judenthum zur Ehre …“. Zur Geschichte der jüdischen Krankenpflege in Deutschland. Diss. Frankfurt/Main 1997.

Tauber, Alon: Die Entstehung der jüdischen Nachkriegsgemeinde 1945–1949. In: Heuberger, Georg (Hg.): Wer ein Haus baut, will bleiben. 50 Jahre Jüdische Gemeinde Frankfurt am Main. Anfänge und Gegenwart. [Begleitbuch zur Ausstellung im Jüdischen Museum Frankfurt] Frankfurt/Main 1998, S. 98–108.

Tent, James F.: Im Schatten des Holocaust. Schicksale deutsch-jüdischer „Mischlinge“ im Dritten Reich. Köln; Weimar; Wien 2007.

Teshuva, Karen: Aged care for older survivors of genocide and mass trauma. Developing an aged care training model. Melbourne 2010, online unter https://www.jewishcare.org.au/content/

Document/Publications/AgedCareforOlderSurvivorsofGenocideandMassTrauma.pdf (letzter Zugriff: 20.4.2021).

Tews, Hans Peter: Neue und alte Aspekte des Strukturwandels des Alters. In: Naegele, Gerhard; Tews, Hans Peter (Hg.): Lebenslagen im Strukturwandel des Alters. Alternde Gesellschaft – Folgen für die Politik. Opladen 1993, S. 15–42.

Trabert, Brigitte (Hg.): Patienten jüdischen Glaubens und die Krankenpflege in deutschen Kliniken – Soziale Repräsentationen pflegerischen Handelns. Münster 2005.

Ulmer, Eva-Maria: Krankenpflege als Beruf jüdischer Frauen und die Ausübung der beruflichen Krankenpflege im Exil. In: Feustel, Adriane; Hansen-Schaberg, Inge; Knapp, Gabriele (Hg.): Die Vertreibung des Sozialen. (=Frauen und Exil 2) München 2009, S. 152–163.

Urban, Elke: Transkulturelle Pflege am Lebensende – Umgang mit Sterbenden und Verstorbenen unterschiedlicher Religionen und Kulturen. Stuttgart 2010.

Weitzel-Polzer, Esther: Demenz, Trauma und transkulturelle Pflege – Der komplexe Pflegebedarf in der jüdischen Altenpflege in Deutschland. In: Zeitschrift für Gerontologie und Geriatrie 35 (2002), S. 190–198.

Wolgast, Katja: „Die Zeiten ändern sich …" – Die Arbeit der Chewra Kadischa im Deutschen Kaiserreich zwischen Mildtätigkeit und Verbürgerlichung. In: Probst, Stephan (Hg.): Die Begleitung Kranker und Sterbender im Judentum: Bikkur Cholim, jüdische Seelsorge und das jüdische Verständnis von Medizin und Pflege. Berlin 2017, S. 187–198.

Woltereck, Heinz: Das Alter ist das zweite Leben. Bericht über eine zweite Wissenschaft vom Menschen. Stuttgart 1956.

Internet

https://www.care.de/ueber-uns/unsere-geschichte (letzter Zugriff: 20.4.2021)

https://www.historisches-lexikon-bayerns.de/Lexikon/Judentum_(nach_1945) (letzter Zugriff: 20.4.2021)

https://juedische-geschichte-online.net/ausstellung/juedisches-leben-seit-1945#beginning/5 (letzter Zugriff: 20.4.2021)

https://juedische-geschichte-online.net/thema/soziale-fragen-und-wohlfahrtswesen#section-6 (letzter Zugriff: 20.4.2021)

https://service.destatis.de/bevoelkerungspyramide/index.html#!y=1950&a=20,65&v=2&g (letzter Zugriff: 20.4.2021)

https://www.stolpersteine-hamburg.de/index.php?MAIN_ID=7&BIO_ID=1648 (letzter Zugriff: 20.4.2021)

https://www.zwst.org/de/zwst-ueber-uns/leitbild-zedaka/ (letzter Zugriff: 20.4.2021)

https://www.zwst.org/medialibrary/pdf/zwst-100-jahre-chronik-RZ-update-web.pdf (letzter Zugriff: 20.4.2021)

Nina Grabe, Dr.
Nikolaikirchhof 5
37073 Göttingen
nina.grabe@web.de

Männlichkeit und Lebenserwartung im Wandel
Welchen Einfluss hat die Arbeit?

MARTIN DINGES

Medizin, Gesellschaft und Geschichte 39, 2021, 57–92

The impact of work on changes in masculinity and life expectancy

Abstract: The influence of work on the morbidity and mortality of men and women has changed over the past two hundred years. This is exemplified by the comparison of the industrial working world of the German Reich and the current post-industrial phase. Whereas the main impact in the past was due almost exclusively to external injuries at work, there has more recently been an increase in mental stress and more long-term damage. The paper discusses the contribution of work-related mortality to the gender gap, the significance of which is strongly qualified by the very different general mortality range in each of the selected periods.

Einführung

Die Bedeutung von Arbeit für die Morbidität und Mortalität von Männern und Frauen hat sich während der letzten beiden Jahrhunderte verändert. Ursachen sind die sich ständig wandelnden Anforderungen durch die Arbeit sowie ihre geschlechterspezifische Segregation. Auch in der Gegenwart wirkt sich die unterschiedliche Erwerbsbeteiligung von Männern und Frauen auf die Mortalität und das Krankheitsgeschehen differenziert aus. Im Folgenden werden vorrangig Zusammenhänge zwischen Männlichkeit, Arbeit und Mortalität beachtet. Dazu werden exemplarisch zwei ganz unterschiedliche Perioden herausgegriffen, zunächst die Entstehung einer dominanten industriellen Arbeitswelt im Deutschen Reich und dann die aktuelle postindustrielle Phase, in der der Dienstleistungssektor die Mehrzahl der Arbeitsplätze bietet. Zur ersten Periode sind fast ausschließlich die äußeren Schädigungen durch die Arbeit bekannt, während in der jüngeren Vergangenheit psychische Belastungen und längerfristige Schädigungen viel wichtiger wurden und auch besser dokumentiert sind. Bei alledem wird unter Arbeit hier bezahlte Berufsarbeit verstanden.[1]

Als Hintergrund wird die Entwicklung der geschlechterspezifischen Lebenserwartung über den gesamten Zeitraum hinweg knapp charakterisiert. Sie ist ebenfalls während der beiden ausgewählten Perioden durch ein sehr unterschiedliches allgemeines Mortalitätsspektrum geprägt, das den Stellenwert der mit der Arbeit verbundenen Sterblichkeit jeweils stark relativiert.

Entwicklung der geschlechterspezifischen Lebenserwartung bei der Geburt

Die Lebenserwartung beschreibt den durchschnittlich zu erwartenden Sterbezeitpunkt aller Menschen einer gegebenen Population. In Deutschland ist sie, wie in den meisten vergleichbaren „Industrieländern", seit dem ersten Drittel des 19. Jahrhunderts stark gestiegen.[2] Lag sie bei der Geburt sowohl 1830 wie 1850 bei beiden Geschlechtern noch bei ca. 40 Jahren, sank sie während der Hungerkrisen der 1840er Jahre und erneut bis 1865 und erreichte erst in den 1880er Jahren wieder das Niveau von 1850.[3] Sie stieg danach bis zur Mitte des 20. Jahrhunderts regelmäßig an, eine Tendenz, die später etwas abflachte. Diese Zugewinne waren und sind geschlechterspezifisch recht unterschiedlich verteilt. Insgesamt haben Frauen mehr Jahre gewonnen als Männer. In Deutschland hatten sie 2019 eine durchschnittliche Lebenserwartung von 83,4 Jahren, Männer nur von 78,6 Jahren, also fast fünf Jahre weniger.[4] Diese Differenz wird als ‚Gender Gap' bezeichnet (Tab. 1).

Sieht man sich die Phasen genauer an, in denen sich die Unterschiede in der Lebenserwartung ausprägen, werden Zusammenhänge mit der Entwicklung der Lebens- und Arbeitsverhältnisse plausibel. 1850 war die durchschnittliche Lebenserwartung von Frauen mit genau 40 Jahren nur 0,4 Jahre höher als diejenige der Männer. Bis 1881/1890 sank sie für die Männer auf 37,2 Jahre, während sie bei den Frauen auf 40,3 Jahre leicht anstieg. Bereits damals summierte sich ihr Vorsprung auf 3,1 Jahre. Bis 1901/1910 stieg er auf 3,5 Jahre. Beide Geschlechter gewannen damals erheblich an Lebenszeit dazu: Männer konnten durchschnittlich 44,8, Frauen 48,3 Jahre erwarten.

---

1 Zu Männlichkeit und Sorgearbeit vgl. Dinges: Einleitung (2020), S. 9–15.
2 Alles Folgende bezieht sich auf die jeweiligen Gebietsstände des Deutschen Bundes, Deutschen Reiches und seiner Nachfolgestaaten Bundesrepublik und Deutsche Demokratische Republik. Vergleichsdaten für mehrere Länder bietet Dinges/Weigl: Gender gap similarities (2016), insbes. S. 188, 191.
3 Sie sank bis 1865 sogar um vier Jahre.
4 Daten des Statistischen Bundesamts vom 30.10.2020: https://www.destatis.de/DE/Themen/Gesellschaft-Umwelt/Bevoelkerung/Sterbefaelle-Lebenserwartung/_inhalt.html (letzter Zugriff: 1.4.2021).

Tab. 1 Lebenserwartung von Männern und Frauen bei der Geburt in Deutschland (1850–2018)[5] (Fünfzigjahresschritte hervorgehoben)

Jahr/Periode	Männer	Frauen	Lebenserwartung der Frauen
1830	39,2	40,1	0,9 Jahre mehr
1850	**39,6**	**40,0**	**0,4 Jahre mehr**
1881/1890	37,2	40,3	3,1 Jahre mehr
1901/1910	**44,8**	**48,3**	**3,5 Jahre mehr**
1924/1926	56,0	58,8	2,8 Jahre mehr
1932/1934	59,9	62,8	2,9 Jahre mehr
1949/1951	**64,6**	**68,5**	**3,9 Jahre mehr**
1960/1962	66,9	72,4	5,5 Jahre mehr
1970/1972	67,4	73,8	6,4 Jahre mehr
1980/1982	70,2	76,9	6,7 Jahre mehr
1990/1992	72,9	79,3	6,4 Jahre mehr
2000/2002	**75,4**	**81,2**	**5,8 Jahre mehr**
2010/2012	77,7	82,8	5,1 Jahre mehr
2016/2018	78,5	83,3	4,8 Jahre mehr

Demnach waren die Frühindustrialisierung (ab 1835) sowie die Jahrzehnte der Hochindustrialisierung (ab 1871 bis 1914) für die Entstehung der großen Unterschiede in der Lebenserwartung entscheidend. Die Faktoren, die sich dabei auswirken, sind überaus komplex und können hier nicht umfassend abgehandelt werden. Das ist bereits an anderer Stelle geschehen.[6] Stattdessen sollen nur die Auswirkungen der Arbeitsverhält-

---

5 Daten für 1830 und 1850 nach Imhof (1990), S. 462 f.; danach Statistisches Bundesamt (2008), S. 401–414. Angaben zu späteren Jahren aus https://www.deutschlandinzahlen.de/tab/deutschland/demografie/ natuerliche-bevoelkerungsbewegungen/lebenserwartung-frauen (letzter Zugriff: 1.4.2021) sowie https:// www.deutschlandinzahlen.de/tab/deutschland/demografie/natuerliche-bevoelkerungsbewegungen/ lebenserwartung-maenner (letzter Zugriff: 1.4.2021). Es kann nicht sicher ausgeschlossen werden, dass durch die Verwendung des Imhof-Samples für die Stichjahre 1830 und 1850 Verzerrungen entstanden sind. Das Sample könnte wegen einer geringeren Repräsentation der Städte nicht vollständig vergleichbar mit den späteren Angaben zum Reich sein. Daraus dürfte sich insbesondere der für 1881/1890 sinkende Wert bei der Lebenserwartung der Männer und der fast konstante Wert bei den Frauen erklären, obwohl im europäischen Trend die Lebenserwartung ab 1860/70 allgemein steigt.
6 Dinges/Weigl: Gender-Specific Life Expectancy (2016).

nisse betrachtet werden, weil sie immer wieder eine erhebliche Rolle in der wissenschaftlichen und gesellschaftlichen Debatte gespielt haben und noch spielen.[7]

Blieben um die Mitte des 19. Jahrhunderts die Lebens- und Arbeitsverhältnisse der
meisten Menschen zunächst noch agrarisch geprägt, so entstanden bereits vor der
Reichsgründung immer mehr industrielle Arbeitsplätze. Saisonale und dauerhafte
Migration (Landflucht) in die Städte setzte ein. Nach 1871 beschleunigten sich Industrialisierung und Verstädterung. Das brachte vor allem Männer vom Land in die Indus-
triebetriebe. 1881 zählte man in den „fabrikmäßigen Betrieben" 1,958 Mio. Arbeiter und
342.000 Arbeiterinnen (also zu 85,1 Prozent Männer).[8]

Unfälle zu Zeiten des Deutschen Reichs

Waren die Männer schon in der Landwirtschaft hauptsächlich von den schweren und
tödlichen Unfällen betroffen, so kamen nun vielfältige neue Gesundheitsrisiken an gefährlichen Arbeitsplätzen dazu. Unfälle mit und ohne tödlichen Ausgang wurden trotz
eines bemerkenswerten und vorbildlichen Aufwands des Statistischen Amtes selbst
in Preußen nur unvollständig erfasst, wie eine gründliche Studie des Statistikers Ernst
Engel zu Beginn der 1880er Jahre ergab. Sie entstand im Zuge des Gesetzgebungsver-
fahrens zur Einführung der Unfallversicherung im Deutschen Reich und soll hier exemplarisch dargestellt werden, da sie die Verhältnisse zu einem frühen Zeitpunkt gut
veranschaulicht.

Engel belegte die unvollständige Erfassung durch den Abgleich von polizeilichen
Unfallmeldungen mit den Einträgen zu Todesursachen in Kirchenbüchern und bei
Standesämtern. Dabei ist geschlechtergeschichtlich bemerkenswert, dass die Polizei-
behörden tödliche Unfälle von Frauen lückenhafter als diejenigen von Männern registrierten.[9] Außerdem zeigte eine genaue Analyse der Unfallarten und -umstände,
dass die Abgrenzung der „tödlichen Verunglückung" Erwerbstätiger in Ausübung des
Berufes und außerhalb dieser Tätigkeit häufig fast unmöglich war. Das galt insbesondere für die Landwirtschaft mit ihren vielen Unfällen, aber auch etwa bei persönlichen

---

7 Robert Koch-Institut (2014), S. 147–166 (Kap. 4). Politisiert wird das Thema von der „Geschlechterpo-
litischen Initiative" MANNdat e. V., siehe z. B. „Equal Death Day": https://manndat.de/fakten-und-falt
blaetter/beruf/equal-death-day.html (letzter Zugriff: 1.4.2021) oder „Tödliche Arbeitsunfälle – ein trauri-
ges ‚Privileg' der Männer": https://manndat.de/maennergesundheit/toedliche-arbeitsunfaelle-ein-trauri
ges-privileg-der-maenner.html (letzter Zugriff: 1.4.2021).
8 Knoll-Jung (2021), Kap. 5.4., S. 319.
9 Engel (1881), S. 65 (Dank für diesen Literaturhinweis an Sebastian Knoll-Jung). Basis der Reichsstatistik
waren die von den Ortspolizei-, Berg- und Eisenbahn- sowie Militärbehörden an das Kaiserliche Statistische Amt eingesandten Zählkarten. Der Vergleich mit den Sterberegistern ergab für die Jahre 1869 bis 1880
eine Unterregistrierung von 35 Prozent bei tödlichen „Verunglückungen" der Männer und von 46 Prozent
bei den Frauen. Fehler bei den Angaben zu Verunglückungen ohne tödlichen Ausgang wurden noch höher
eingeschätzt.

Dienstleistungen. Daneben wurden die Fälle in verschiedenen Branchen sehr unterschiedlich registriert.[10]

Unter diesem Vorbehalt bleiben dennoch einige Ergebnisse der Studie als Größenordnung aufschlussreich. Das gilt nicht zuletzt, weil Engel das Geschehen differenziert nach Geschlechtern darstellt.

Tab. 2 „Tödliche Verunglückungen" (Preußen, 1877–1879)[11]

	sämtliche	Erwerbspersonen	in Berufsausübung
Männer	18.876	15.221	6.982
Frauen	4.084	2.183	490

Engel stellte die Angaben für die letzten drei Jahre des Jahrzehnts zusammen, um so aussagekräftigere Werte zu erhalten. Insgesamt verunglückten damals 4,6-mal mehr Männer als Frauen tödlich. Unter den Erwerbspersonen sind es schon siebenmal mehr. Direkt in Ausübung des Berufs waren es sogar über 14-mal mehr. Das spiegelt das generell sehr viel höhere Unfallrisiko von Männern, außerdem die geringere Erwerbsbeteiligung der Frauen wider. Es zeigt darüber hinaus die vielfach höheren Risiken, denen Männer bei der Berufsausübung ausgesetzt waren. Eine differenzierte Analyse der jeweiligen Wirkung wirtschaftlicher Zwänge (Akkordarbeit), aber auch der teilweise risikoaffinen Verhaltensweisen von Männern und der Bedeutung von Altersgruppen für das Unfallgeschehen hat Sebastian Knoll-Jung vorgelegt.[12]

Nun könnte man einwenden, dass ein Großteil der Arbeit vieler Frauen nicht Berufsarbeit, sondern Hausarbeit war. Die dabei vorkommenden tödlichen Unfälle müssten zumindest in der allgemeinen Unfallstatistik auftauchen. Sie dürften teilweise bereits bei den weiblichen Erwerbspersonen mit abgebildet sein, von denen ja nur ein knappes Viertel tödliche Unfälle bei der Ausübung ihres Berufs erlebt, während es bei den Männern fast die Hälfte ist; ein Teil dürfte auch auf dem Weg zur Arbeit oder generell im Verkehr vorfallen. Ansonsten dürften sie bei den knapp 2.000 anderen Unfällen verbucht sein. Diese umfassen allerdings auch die „Verunglückungen" von Kindern und der unter 15-Jährigen. Der Anteil dieser Altersgruppe an sämtlichen Unfällen in jener unspezifischen Kategorie beläuft sich bei den Mädchen auf fast 48 Prozent, bei den Jungen auf nur knapp 21 Prozent.[13] Auch bei den auf vielen Seiten des Berichts dif-

---

10 Engel (1881), S. 82, Übersicht nach Branchen S. 62.
11 Engel (1881), S. 72.
12 Knoll-Jung (2021), insbes. Kap. 5.3.1., S. 270–277, und Kap. 5.3.5., S. 285–311.
13 Engel (1881), S. 68 (Angaben nach der Spezialerhebung für 1879, nach den umfassenderen Standesamtszahlen 48,3 und 23,2 Prozent).

ferenziert ausgewerteten Unfallumständen lässt sich jedenfalls kein Muster entdecken, das auf spezifische Risiken bei der Hausarbeit verweist.

Eine genauere Aufschlüsselung des Zivilstandes der tödlich Verunglückten liegt nur für ein einzelnes Jahr, nämlich 1879, vor. Demnach waren von den 2.330 im Beruf tödlich verunglückten Männern 785, also etwa ein Drittel, über 15 Jahre alt und ledig. Sie hatten 138 bedürftige Anverwandte. Das spricht dafür, dass bereits viele Arbeiter jung starben, denn die Männer heirateten als Endzwanziger.[14] Ein Viertel dieser Ledigen hatte weitere Angehörige versorgt. Etwa doppelt so viele tödlich verunglückte Männer (1.413) waren verheiratet. Diese hatten 1.106 unversorgte Kinder.[15] Deren Mütter mussten nun als Witwen auch das Familieneinkommen erwirtschaften. Nur 97 verstorbene Männer waren verwitwet. Sie hatten 39 Kinder zu versorgen, die durch den Tod des Vaters zu Vollwaisen wurden.

Sehr viel höher sind erwartungsgemäß die Werte für nicht tödliche Unfälle. Sie liegen ebenfalls lediglich für ein einzelnes Jahr, 1879, differenziert vor.

Tab. 3 Sämtliche „Verunglückungen" und die „Verunglückungen" im Beruf (Preußen, 1879)[16]

	sämtliche	im Beruf	Arbeitsunfähigkeit 1 bis 6 Monate	dauernde Arbeitsunfähigkeit
Männer	11.309	6.640	3.927	347
Frauen	1.813	301	116	18

Sämtliche noch lückenhafter registrierten nicht tödlichen Unfälle sind bei Männern und Frauen etwa doppelt so häufig. Das Risiko, im Beruf zu verunglücken, ist bei Männern knapp dreimal so hoch, bei Frauen fast doppelt so hoch wie das Sterberisiko. Auch das Risiko, im Beruf überhaupt zu verunglücken, ohne umgehend oder kurz danach zu sterben, war bei Männern sehr viel höher als bei Frauen. Das Gleiche gilt für die Wahrscheinlichkeit, nach dem Unfall mehrere Monate oder dauerhaft arbeitsunfähig zu werden. Unglücke im Beruf waren bei Männern über 22-mal häufiger; bis zu

---

14 Der Bevölkerungsdurchschnitt lag bei 29,5 Jahren – sehr ähnlich auch sonst in den 1870er und 1880er Jahren, siehe Rothenbacher (1997), Tab. B.8.3: Entwicklung des durchschnittlichen Heiratsalters aller Eheschließenden, Preußen (1867–1931). Arbeiter heirateten früher, in Feuerbach z. B. zwischen 1880 und 1909 durchschnittlich mit 27 Jahren: Müller (2000), S. 121–125.

15 Engel (1881), S. 30. Die Unfallveranlassungen wurden aufgeschlüsselt: 1.488 „eigene Unvorsichtigkeit oder Schuld"; Zufall oder höhere Gewalt 690; fremde strafbare Schuld 56; fremde Unvorsichtigkeit oder Schuld 47; eigene strafbare Schuld 11; unbekannte Veranlassung 38. Es fällt der hohe Anteil auf, der eigener mangelnder Vorsicht oder gar Schuld zugeschrieben wird. Das sind 63,9 Prozent bei den Männern und 105 von 164 Fällen bei den Frauen, also sehr ähnlich auch 64 Prozent.

16 Engel (1881), S. 39.

einem halben Jahr arbeitsunfähig zu werden, sogar fast 34-mal. Dauerhafte Arbeitsunfähigkeit trat über 19-mal häufiger ein.

Die Unfallberichterstattung wurde ab 1888 den Berufsgenossenschaften übertragen. Deren Mitgliedschaft weitete sich allerdings erst mit den Jahren aus – von knapp zehn Millionen Versicherten im gewerblichen Bereich im Jahr 1888 auf 17,4 Mio. im Jahr 1891, eine Zahl, die länger konstant blieb.[17] Deshalb können die Angaben dieser beauftragten Körperschaften, die für die Folgejahrzehnte vorliegen, nur den Teilbereich wiedergeben, der in den obigen Tabellen 2 und 3 mit den Kategorien „in Berufsausübung" bzw. „im Beruf" bezeichnet ist. Damit wird also ein, wenn auch wachsender, Anteil der Arbeitsunfälle abgebildet, ohne dass die Unterregistrierung – insbesondere in Kleinbetrieben, im informellen Sektor und auf dem Land – beziffert werden kann. Wegeunfälle wurden erst 1925 in die Haftung der Unfallversicherung mit aufgenommen.

Das von den Berufsgenossenschaften nachgewiesene Unfallgeschehen zeigt, dass im gewerblichen Bereich die Fallzahlen vor dem Ersten Weltkrieg zunächst stark stiegen und dann deutlich sanken. Männer waren anfangs mit über 96 Prozent, 1925 noch mit über 93 Prozent betroffen.

Tab. 4 Geschlechterspezifische Verteilung der Verletzten in gewerblichen Berufsgenossenschaften[18]

Jahr	verletzte Männer ab 16 Jahren	verletzte Frauen ab 16 Jahren	männl. unter 16 Jahren	weibl. unter 16 Jahren	Prozent männl. Verletzte
1903	56.222	2.056	2.075	197	96,3
1913	69.180	2.947	2.550	301	95,7
1925	51.068	3.596	1.238	152	93,3

Beim Blick auf die Landwirtschaft fällt die weiterhin erhebliche Bedeutung dieses Sektors für das gesamte Unfallgeschehen auf. Anfangs etwa gleichauf mit dem gewerblichen Bereich, trägt die Landwirtschaft 1925 nur rund ein Fünftel weniger Fälle bei. Der Anteil der Männer liegt durchgehend bei 70 Prozent. Er ist hier also deutlich geringer als im gewerblichen Bereich, aber ebenfalls sehr stabil.

---

17 Klein (1908), Tab. A.03: Unfall- und Invalidenversicherungen nach Versicherungsträger und Anzahl der versicherten Betriebe und Personen, 1885–1906.
18 Nachweisung über die Rechnungsergebnisse der Berufsgenossenschaften für 1903, 1913 und 1925. Abgedruckt in: *Amtliche Nachrichten des Reichs-Versicherungsamts* 21 (1905), Nr. 1; 31 (1915), Nr. 1; 43 (1927), Nr. 1.

Tab 5 Geschlechterspezifische Verteilung der Verletzten in landwirtschaftlichen Berufsgenossenschaften[19]

Jahr	verletzte Männer ab 16 Jahren	verletzte Frauen ab 16 Jahren	männl. unter 16 Jahren	weibl. unter 16 Jahren	Prozent männl. Verletzte
1903	42.217	17.849	1.713	618	70,4
1913	38.839	17.125	1.742	545	69,7
1925	30.776	13.773	1.176	340	69,4

Arbeitsunfälle im gewerblichen Bereich verliefen während der 1890er Jahre bis zur Jahrhundertwende jährlich zwei- bis dreitausendmal tödlich.[20] Bis 1909 stieg diese Zahl schnell auf 6.000 an. Ein wichtiger Grund war, dass viele junge, also wenig erfahrene Arbeiter vom Land kamen und direkt in Schwerindustrie und Kohlebergbau eine Beschäftigung aufnahmen, was das Unfallrisiko erhöhte. In den letzten Jahren des Ersten Weltkriegs wurden noch höhere Werte erreicht, da kurzfristig auch Zwangsarbeiter und Frauen eingesetzt wurden. In den 1920er Jahren hielt sich die Zahl der Todesfälle im gewerblichen Bereich bei ca. 5.000. Ab den 1890er Jahren bis zum Ersten Weltkrieg kamen im Bereich der landwirtschaftlichen Berufsgenossenschaften jährlich noch 2.000, ab der Jahrhundertwende 3.000 Todesfälle dazu; deren Anzahl ging nach dem Krieg wieder auf ca. 2.000 zurück. Selbst wenn man beachtet, dass immer nur ein großer Teil der Fälle registriert wurde, muss man also für die Mitte der 1890er Jahre von jährlich über 4.000, 1905 von ca. 8.000, 1918 von 10.000 Fällen ausgehen. Diese betrafen fast ausschließlich Männer. Insgesamt belegen die steigenden absoluten Werte aber nicht, dass der Unfalltod auch relativ zunahm. Vielmehr ging die Zahl der Unfalltoten pro 1.000 Versicherte im Trend seit 1888 sogar geringfügig von 0,7 auf 0,6 Fälle zu Beginn des Ersten Weltkrieges zurück und fiel nach dem kurzzeitigen Anstieg in den Kriegsjahren während der 1920er Jahre weiter.[21] Hier dürften sich sowohl die zunehmende Bedeutung der Leichtindustrien wie Erfolge des Arbeitsschutzes abbilden.

Erwerbsunfähigkeit

Auch bei den Erwerbsunfähigkeitsrenten blieb die Geschlechterverteilung ungünstig für die Männer. Schon 1885 wurden fast zwei Millionen dieser Renten gezahlt. Das

---

19 Nachweisung über die Rechnungsergebnisse der Berufsgenossenschaften für 1903, 1913 und 1925. Abgedruckt in: *Amtliche Nachrichten des Reichs-Versicherungsamts* 21 (1905), Nr. 1; 31 (1915), Nr. 1; 43 (1927), Nr. 1.
20 Knoll-Jung (2021), Kap. 5.2.3. „Tödliche Unfälle". Der Arbeitsschutz steckte bestenfalls in den Kinderschuhen.
21 Knoll-Jung (2021), Kap. 5.4., S. 322.

zeigt zunächst die hohe Bedeutung von Arbeitsunfällen für die Morbidität. Die Ge-samtzahl wuchs in den 20 Jahren nach 1885 um fast das Zweieinhalbfache. Der Anteil der Männer lag bis zur Jahrhundertwende über, danach bei etwa vier Fünfteln der Be-rechtigten. 1905 entsprach das fast vier Millionen Männern und einer Million Frauen, die ihren Erwerb vorübergehend nicht selbständig durch Arbeit sichern konnten. Bis in die 1920er Jahre stieg die Zahl der Fälle weiter.[22]

Tab. 6 Kranken- und Unfallversicherung: Erwerbsunfähigkeiten (in Mio. Fällen)[23]

Jahr	Erwerbs-unfähigkeit insgesamt	Erwerbs-unfähigkeit Männer	in Prozent	Erwerbs-unfähigkeit Frauen	Unfall-versicherung alte + neue Fälle	Unfall-versicherung neue Fälle
1885	1,96	1,64	83,7	0,32		
1888					0,04	0,021
1895	2,94	2,41	82,0	0,53	0,32	0,076
1900	4,02	3,28	81,6	0,74	0,59	0,108
1905	4,85	3,85	79,4	1,00	0,94	0,140

Man kann das auf die Bevölkerung umrechnen. Die genauesten Bevölkerungszahlen liegen für die Jahre mit einer Volkszählung vor, weshalb sich hier als Stichjahr 1900 anbietet. Damals bestand die Bevölkerung des Reichs aus 27,737 Mio. Männern und 28,630 Mio. Frauen.[24] Legt man die Bevölkerung über 15 Jahren zugrunde, dann traf Erwerbsunfähigkeit fast jeden fünften Mann, aber nur jede 25. Frau. Die Risiken ge-fährlicher Arbeitsplätze waren bei Männern also viel stärker ausgeprägt.[25] Außerdem

---

22 Erstmalige Zahlungen wegen Arbeitsunfällen stiegen von 1905 auf 1925 von 57,9 auf 67,7 pro 1.000 Voll-arbeiter bei den gewerblichen Berufsgenossenschaften, siehe Nachweisung über die Rechnungsergebnisse der Berufsgenossenschaften für 1905 und 1925. Abgedruckt in: *Amtliche Nachrichten des Reichs-Versiche-rungsamts* 23 (1907), Nr. 1; 43 (1927), Nr. 1. Für die landwirtschaftliche Berufsgenossenschaft liegt keine Umrechnung auf Vollarbeiter vor. Die gewerbliche Wirtschaft (mit 32,3 Mio. Versicherten 2018) umfasst heute auch Verwaltung (8,1 Mio. Versicherte) und Gesundheitsdienste sowie Wohlfahrtspflege (5,2 Mio.). Sie wäre deshalb nur sehr eingeschränkt vergleichbar mit der „gewerblichen Wirtschaft" von 1925, selbst wenn man diese Sektoren herausnähme.
23 Klein (1908), Tab. C.01: Kranken- und Unfallversicherung: Erkrankungsfälle, Krankheitstage, alte und neue Unfälle, Heilverfahren, 1885–1906.
24 Angaben der Altersgruppen für 1900 nach *Statistisches Jahrbuch für das Deutsche Reich* 25 (1904), S. 6. Von der Gesamtzahl 27,7 Mio. für die männliche Bevölkerung sind 9,8 Mio. Jungen im Alter von bis zu 15 Jahren abzuziehen, bleiben ca. 17,9 Mio. potentiell erwerbstätige Männer. 3,28 Mio. davon wurden vorü-bergehend erwerbsunfähig, also fast jeder Fünfte (18,3 Prozent). Allein 1900 wurden fast 110.000 neue Un-fälle gemeldet. Von 28,6 Mio. Frauen sind 9,6 Mio. abzuziehen, bleiben 19 Mio. potentiell erwerbstätige Frauen. 740.000 davon wurden vorübergehend erwerbsunfähig, also mehr als jede 25. Frau (3,9 Prozent).
25 Erwerbstätig und versichert in der Invaliditäts- und Altersversicherung incl. Sonderanstalten waren im Jahr 1900 13.015.100 Personen (23,2 Prozent) beiderlei Geschlechts, davon 12.077.487 bei den Landes-

galt dies zumeist ein Leben lang, nicht nur einige Jahre vor der Verheiratung, während der viele Frauen auch in Fabriken arbeiteten.[26] Zudem waren das Leben in Bergwerkssiedlungen oder Schnitterkasernen und die Arbeitsmigration für Männer wenig gesundheitsförderlich. Alkoholkonsum kam als eher männlicher Versuch, diese Misere zu bewältigen, hinzu. Alkohol war noch lange am Arbeitsplatz gängig, bis man ihn als Treiber von Unfällen erkannte und schrittweise verbannte.[27] Demgegenüber garantierten die Arbeitsplätze von Frauen als Dienstmägde immerhin regelmäßige Ernährung und sichere, wenn auch oft erbärmliche Unterkunft.

Tödliche Arbeitsunfälle im Kontext männlicher Übersterblichkeit

Vergleicht man die oben genannten Zahlen zu Arbeitsunfällen mit tödlichem Ausgang – also jährlich über 4.000 in den 1890er Jahren, ca. 8.000 um 1905 im ganzen Deutschen Reich – mit den Sterbefällen in der preußischen Statistik, die nur etwa zwei Drittel der Reichsbevölkerung widerspiegelt, dann wird sofort erkennbar, dass der Beitrag des Unfalltodes zur männlichen Gesamtsterblichkeit oder auch nur zu ihrer Übersterblichkeit sehr gering ist.

Tab. 7 Sterbefälle in Preußen[28]

Jahr	insgesamt	männlich	weiblich	Anteil der Männer	männl. Übersterblichkeit
1875	2.933.038	1.535.013	1.398.025	52,3 Prozent	136.988
1890	3.705.249	1.936.639	1.768.610	52,3 Prozent	168.029
1895	3.725.142	1.942.638	1.782.504	52,1 Prozent	160.134
1905	3.727.812	1.955.407	1.772.405	52,5 Prozent	183.002

---

versicherungsanstalten (LVA); die Gesamtbevölkerung wird mit 56.046.000 angegeben (geringfügige Abweichungen zwischen den unterschiedlichen Statistiken kommen vor). Damit wären die errechneten ca. 37 Mio. potentiell Erwerbstätigen incl. Rentner zu vergleichen. Kaschke/Sniegs (2001), Tab. A.01: Die Grundgesamtheiten: Bevölkerung, Erwerbstätige und Versicherte im Reich (1891–1913), S. 7, verweist anhand des Rentenzugangsalters in wirtschaftlich unterschiedlich geprägten LVA-Bezirken auf den „früheren Verschleiß" der Industriearbeiter und die höhere Lebenserwartung der Landbevölkerung.
26 Zum Arbeitsmarkt für Frauen und ihren unterregistrierten außerhäuslichen Erwerbstätigkeiten siehe Hagemann (1990), bes. S. 355, 373, 419 f.; Rosenbaum (1992), S. 53 ff., 225.
27 Knoll-Jung (2021), Kap. 5.3.5.5., hier S. 309 ff. Alkoholismus im Reich wurde fast ausschließlich als Verhalten von Männern adressiert, vgl. dazu Spode (2007); Hauschildt (1995).
28 Besser (o. J.).

Die Lebenserwartung im Alter von 20 Jahren könnte für die Auswirkungen des Arbeitslebens aussagekräftiger sein, weil sie die Sterblichkeit der ersten beiden Jahrzehnte ausblendet. Damit fallen allerdings auch einige Jahre des zweiten Lebensjahrzehnts weg, in dem die meisten männlichen und weiblichen Jugendlichen schon arbeiten mussten.

Tab. 8 Fernere Lebenserwartung im Alter von 20 Jahren (Perioden)[29]

Geburtsjahrgang	Männer	Frauen	zusätzliche Jahre Frauen
1875	42,4	44,2	1,8
1895	45,3	47,5	2,2
1925	51,1	52,6	1,5
1955	55,3	59,4	4,1
1975	55,2	61,5	6,3
1985	57,6	64,0	6,4

Die Werte zeigen, dass der Vorsprung der Frauen um die Wende zum 20. Jahrhundert einen ersten Höhepunkt erreicht, der dann aber wieder abnimmt. Auch hier könnte sich die Übersterblichkeit der über 20-jährigen Männer am ehesten bis zur Jahrhundertwende abbilden. Die folgende Verringerung des Vorteils der Frauen ist umso erstaunlicher, als sich eigentlich im ersten Viertel des Jahrhunderts der Zugewinn an Lebenszeit durch die Reduzierung des Kindbettfiebers widerspiegeln könnte. Dies zeichnet sich in der Lebenserwartung der über 20-jährigen Frauen viel stärker ab als in der Lebenserwartung bei der Geburt, zu der die Infektionskrankheit nur etwa ein halbes Jahr beiträgt.[30] Massiv steigt der Vorsprung der Frauen dann wieder bis nach dem Zweiten Weltkrieg und stark weiter bis 1985.[31]

---

29 Imhof (1994), S. 409 f.

30 Müller (2000), S. 346–362.

31 Daten zu einzelnen Geburtsjahrgängen bieten Kohortensterbetafeln. Sie sind mit den Periodensterbetafeln nur sehr bedingt vergleichbar, da sie einen einzigen Jahrgang abbilden, bei dem hier z. B. derjenige von 1900 durch zwei Weltkriege dezimiert wurde. Demgegenüber wird die Kriegssterblichkeit in den Periodensterbetafeln nicht dargestellt. Für die noch lebenden Angehörigen einer Kohorte, hier ab Jahrgang 1950, können nur Schätzwerte angegeben werden, von denen der Mittelwert für die Berechnung des ‚Gender Gap' zugrunde gelegt wurde. Immerhin zeigt sich auch hier deutlich, dass der entscheidende Schritt zum Vorsprung in der Lebenserwartung der Frauen vom Geburtsjahrgang 1871 zu 1900 erfolgt. Der Vorsprung der ferneren Lebenserwartung erreicht dann für den Jahrgang 1925 einen Höhepunkt. Danach nimmt er langsam ab. Allerdings wird auch für die Lebenserwartung der jüngst Geborenen immer noch ein Vorteil von über drei Jahren errechnet.

Auch beim Blick auf die Lebenserwartung bei der Geburt (Tab. 1) zeigt sich, dass während der Weimarer Zeit ihr Vorsprung von 3,5 (Stichjahre 1901/1910) auf 2,8 Jahre (1924/1926) zurückging. Das dürfte mit der seit etwa 1900 stark gesunkenen Säuglingssterblichkeit zusammenhängen, die allen Neugeborenen, statistisch aber besonders den männlichen, zugutekam, denn sie hatten vorher einen viel größeren Anteil an dieser Sterblichkeit. So starben zum Beispiel im Jahr 1901 im ersten Lebensjahr rund 45.000 männliche Neugeborene mehr als weibliche (232.416 zu 187.806). Das entsprach 37,9 Prozent der Sterblichkeit bei Männern (612.989) zu nur 33,4 Prozent bei Frauen (561.500).[32] Die verringerte Säuglingssterblichkeit wirkte sich auf die Lebenserwartung der männlichen Bevölkerung insgesamt massiv aus, denn durch diese frühen Tode gingen statistisch besonders viele Lebensjahre verloren. Schließt man das erste Lebensjahr bei der Analyse der geschlechterspezifischen Lebenserwartungen durchgehend aus der Betrachtung aus, dann reduziert sich insgesamt der Vorsprung der Frauen bis zu Beginn der 1930er Jahre erheblich (siehe Tab. 9, 4. Spalte).

Mit dem Ende der Volkskrankheiten – zuletzt der Tuberkulose seit der Zwischenkriegszeit und definitiv nach dem Zweiten Weltkrieg – verschiebt sich das Gros der Sterblichkeit aus den jüngsten und jüngeren Alterskohorten seit den 1940er Jahren zunehmend auf die über 50- bzw. über 60-Jährigen. Nun konnten sich verhaltensbedingte Risikofaktoren viel stärker als früher auswirken.[33] Bereits 1949/1951 hatte sich der Vorsprung der Frauen bei der Geburt auf 3,9 Jahre erhöht. Das hing zum Teil mit der stärkeren Fragilisierung der Männer durch die Kriegsfolgen zusammen, die sich aber

Fernere Lebenserwartung im Alter von 20 Jahren (Kohorten):

Geburtsjahrgang	Männer	Frauen	zusätzliche Jahre Frauen
1871	44,6	46,3	1,7
1900	47,4	52,8	5,4
1925	52,9	59,4	6,5
1950	58–58,3	63,9–64,3	6,0
1975	62,4–63,5	67,1–68,2	4,7
2000	64,4–67,8	68,3–71,4	3,8
2017	64,7–70,2	68,5–73,2	3,4

Quelle: Statistisches Bundesamt (2017), S. 19.

32 Statistisches Bundesamt (1985), S. 28. Bis 1930 geht ein Großteil der gewonnenen Lebensjahre auf die sinkende Säuglingssterblichkeit zurück (S. 17). Vergleicht man statt der Lebenserwartung bei der Geburt die Lebenserwartung 1, also am zweiten Geburtstag ($L_{ex}1$), reduziert sich der Vorsprung der Frauen um ein ganzes Jahr. Statistisches Bundesamt (2017), S. 19; https://www.statistischebibliothek.de/mir/receive/DESerie_mods_00005897 (letzter Zugriff: 1.4.2021).

33 Die Auswirkungen der Tuberkulose auf den ‚Gender Gap' sind sehr komplex und nach Ländern recht unterschiedlich, vgl. Dinges/Weigl: Gender gap similarities (2016), S. 199.

Tab. 9 Weitere Lebenserwartung von Männern und Frauen nach dem ersten Lebensjahr in Deutschland (1850–2018)[34] (Fünfzigjahresschritte hervorgehoben)

Jahr/Periode	Männer	Frauen	Lebenserwartung der Frauen ($L_{ex}1$)	Lebenserwartung der Frauen (Geburt)
1850	**48,6**	**47,3**	**1,3 Jahre weniger**	**0,4 Jahre mehr**
1881/1890	51,9	53,8	1,9 Jahre mehr	3,1 Jahre mehr
1901/1910	**56,9**	**58,8**	**1,9 Jahre mehr**	**3,5 Jahre mehr**
1924/1926	62,2	63,9	1,7 Jahre mehr	2,8 Jahre mehr
1932/1934	64,4	66,4	2,0 Jahre mehr	2,9 Jahre mehr
1949/1951	**67,8**	**71,0**	**3,2 Jahre mehr**	**3,9 Jahre mehr**
1960/1962	68,3	73,5	5,2 Jahre mehr	5,5 Jahre mehr
1970/1972	68,2	74,3	6,1 Jahre mehr	6,4 Jahre mehr
1980/1982	70,1	76,7	6,6 Jahre mehr	6,7 Jahre mehr
1990/1992	72,4	78,8	6,4 Jahre mehr	6,4 Jahre mehr
2000/2002	**74,7**	**80,5**	**5,8 Jahre mehr**	**5,8 Jahre mehr**
2010/2012	77,0	82,1	5,1 Jahre mehr	5,1 Jahre mehr
2016/2018	77,8	82,5	4,7 Jahre mehr	4,8 Jahre mehr

nur kurzfristig auswirkte.[35] Wichtiger war ein entscheidender neuer Faktor, nämlich dass viele Männer seit dem Ersten Weltkrieg regelmäßig Zigaretten rauchten. Tabakkonsum und Männlichkeit waren seither für mindestens ein halbes Jahrhundert ganz eng assoziiert.[36] Mit zeitlicher Verzögerung wirkten sich die durch das Rauchen verursachten Sterbefälle in den beiden folgenden Jahrzehnten, den 1950er und 1960er Jah-

---

34 Daten für 1850 nach Imhof (1990), S. 462 f.; für spätere Jahre Statistisches Bundesamt (2008), S. 401–414. Angaben zu späteren Jahren aus https://www.deutschlandinzahlen.de/tab/deutschland/demografie/natuerliche-bevoelkerungsbewegungen/lebenserwartung-frauen (letzter Zugriff: 1.4.2021) sowie https://www.deutschlandinzahlen.de/tab/deutschland/demografie/natuerliche-bevoelkerungsbewegungen/lebenserwartung-maenner (letzter Zugriff: 1.4.2021). Auch hier kann nicht sicher ausgeschlossen werden, dass das Imhof-Sample für 1850 den Vergleich mit den späteren Daten erschwert (siehe Anm. 5). Jedenfalls sind die ungünstigeren Werte für die weitere Lebenserwartung der Frauen nach dem ersten Lebensjahr, die im Gegensatz zur Lebenserwartung bei der Geburt stehen, erstaunlich, denn generell war 1850 die männliche Säuglingssterblichkeit höher. Das könnte auf einen wenig pfleglichen Umgang mit weiblichen Neugeborenen („Himmeln") oder eine massive Überlastung der Frauen während ihres weiteren Lebens auf dem Land verweisen.
35 Dinges/Weigl: Gender gap similarities (2016), S. 194 f. Zu den längerfristig stärkeren Auswirkungen auf Männer und auf Jungen siehe Haudidier (1996), insbes. S. 151.
36 Dinges (2012).

ren, immer massiver aus. Lungenkrebs bleibt die häufigste Krebsart mit Todesfolge bei Männern. Rauchen ist seither der wichtigste Grund für die männliche Übersterblichkeit. Dazu kamen besonders während der 1960er und 1970er Jahre viele Autounfälle mit Todesfolge. Dies betraf deutlich mehr Männer – häufig, aber nicht nur, unerfahrene jüngere –, nicht zuletzt auf dem Weg zur Arbeit oder bei Außendiensttätigkeiten. Die höchste zusätzliche Lebenserwartung erreichten Frauen Anfang der 1980er Jahre – mit einem Vorsprung von 6,7 Jahren. Seither nähert sich die Lebenserwartung von Männern und Frauen wieder an, denn bereits seit Ende der 1950er Jahre rauchten Frauen in immer größerer Zahl. Männer hingegen rauchten bereits seit 1955 immer weniger.[37] Der Autoverkehr wurde sicherer, was stärker den Männern zugutekam.

Sieht man sich abschließend noch einmal die Entwicklung der Sterblichkeit ohne das erste Lebensjahr an, dann zeigt sich, dass sich die Neugeborenen- und Säuglingssterblichkeit immer weniger auf die männliche Übersterblichkeit auswirkte: Der Unterschied betrug 1960 noch 0,3 Jahre und war im Jahr 1990 praktisch bedeutungslos (Tab. 9, Vergleich von vierter und fünfter Spalte). Heute weiß man außerdem, dass höchstens ein Jahr des Vorsprungs der Frauen bei der Lebenserwartung mit biologischen Faktoren erklärt werden kann.[38]

Man sieht aus diesem Rückblick, dass Arbeitsverhältnisse direkte Gefahren für Leib und Leben bedeuten konnten. Das betraf Männer deutlich mehr als Frauen. Der Beitrag zur Sterblichkeit und insbesondere zur Übersterblichkeit der Männer war aber selbst in den Hochzeiten tödlicher Arbeitsunfälle während der ersten Dekaden des 20. Jahrhunderts gering. Arbeitsverhältnisse konnten sich aber auch indirekt gesundheitsschädlich auswirken – durch die mit ihnen verbundenen belastenden Wohnverhältnisse oder Anforderungen an Migration oder durch Gefahren auf dem Weg zur Arbeit. Schließlich kann man schon jetzt sagen, dass heutzutage direkte Gefahren für Leib und Leben durch den in Deutschland stark entwickelten Unfallschutz sehr viel geringer sind und außerdem gefährliche Arbeitsplätze weitgehend an die Dritte Welt ausgelagert wurden, während in Dienstleistungsgesellschaften die psychischen Belastungen am Arbeitsplatz wichtiger werden.

---

37 Grieshabers Wissenschaftsdialog, Redaktion (2014), mit Umfrageergebnissen des Allensbacher Instituts (1950–2007); Deutsches Krebsforschungszentrum Heidelberg (2008), mit Angaben aus dem Mikrozensus zu den betroffenen Geburtsjahrgängen. Seit 1965 sinkt der Raucheranteil vor allem in der Oberschicht, außerdem in der Mittelschicht, aber nicht in der Unterschicht, so Bruttel (2011). Die Angaben zu den neuesten geschlechterspezifischen Trends bei Dinges: Die Bedeutung (2020), S. 48, 55. Während alle anderen Krebssterblichkeiten bei Frauen seit Mitte der 1980er Jahre sinken, ist der Lungenkrebs die einzige Todesursache, die seit 1950 bis 2010 kontinuierlich stieg – mit Ausnahme des allerdings viel weniger schnell wachsenden Anteils bei Bauchspeicheldrüsenkrebs, siehe Gießelmann (2016).
38 Zu den Klosterstudien siehe Luy (2016), S. 26–32.

Arbeit und Lebenserwartung seit den 1990er Jahren

Es ist methodisch sehr schwierig, das relative Gewicht des Faktors Arbeit abzugrenzen. Für die 1990er Jahre gibt es allerdings Werte, die einen Rahmen abstecken. Damals gingen – wie seit Jahrzehnten – etwa 46 Prozent der Übersterblichkeit der Männer auf das Rauchen zurück.[39] 2005/2009 waren es nur noch 35,8 Prozent; mittlerweile dürfte das wegen sinkender Raucherquoten noch weniger sein. Ca. 20 Prozent wurden jeweils für den biologischen Vorsprung der Frauen kalkuliert. Dementsprechend bleiben als weitere, nicht biologische Ursachen statt 35 Prozent nun über 44 Prozent. In diese Kategorie sind auch die direkten und indirekten Auswirkungen der Arbeit einzuordnen. Zunächst sollen aber die positiven Effekte von Arbeit betrachtet werden. Diese ist nicht in erster Linie ein Killer, sondern sie hält am Leben. Darauf verweist nicht nur der durch die Arbeit ermöglichte Lebensunterhalt. Arbeit verschafft vielmehr Kontakte, soziale Anerkennung und Status. Im besten Fall dient sie der Selbstverwirklichung. Deshalb hat sie einen hohen Stellenwert im Selbstkonzept vieler Menschen. In unserer „Arbeitsgesellschaft" dominiert ein emphatischer Begriff von Arbeit.[40] Trotz ihrer überragenden Bedeutung bleibt sie aber voller Widersprüche. Sie ist nämlich auch eine erzwungene Aktivität und läuft innerhalb einer gesetzten Zeitstruktur ab – also durchaus fremdbestimmt.

Arbeitslosigkeit und Lebenserwartung

Während Arbeit also am Leben hält, verkürzt Arbeitslosigkeit die Lebenserwartung. Das gilt für die allermeisten, nämlich die unfreiwillig Arbeitslosen. Dazu liegen erst für die jüngere Vergangenheit präzisere Angaben vor. Außerdem verschlechtert Arbeitslosigkeit den Gesundheitszustand in allen untersuchten Ländern, allen sozialen Gruppen, allen Altersstufen und Geschlechtern.[41] Die Verkürzung der Lebenserwartung ist statistisch signifikant bei Männern, während der Zusammenhang für Frauen nicht so evident ist. Berufsarbeit – denn darum ging es bisher unausgesprochen – ist also vor allem im Selbstbild von Männern zentral. Männer, die Hauptverdiener waren, berichten von besonders starken gesundheitlichen Einschränkungen nach dem Verlust der Arbeit. Bei ihnen wirkt sich der Rollenkonflikt, die Familie ernähren zu sollen, aber nicht mehr zu können, massiver aus.[42]

---

39 Luy (2016), S. 34, gibt für die Bevölkerung in Deutschland in der Periode 1980 bis 1994 den Beitrag des Rauchens zur männlichen Übersterblichkeit mit Werten zwischen 46 und 46,2 Prozent an. Dort auch das Folgende. Zur geschlechterspezifischen Entwicklung der aktuellen Lungenkrebssterblichkeit in Schweden vgl. Hemström (2016), S. 158.
40 Dinges: Arbeit (2020), S. 55.
41 Elkeles/Kirschner (2004), S. 224; Paul/Moser (2009), S. 58.
42 Robert Koch-Institut/Statistisches Bundesamt (2003), S. 16 f.

Empirische Untersuchungen zu Arbeitslosigkeit und Gesundheit in den Jahren 1997/98 belegen im Ost-/Westvergleich, dass die ostdeutschen arbeitslosen Männer damals mit ihrer Situation besser zurechtkamen als die westdeutschen.[43] Bei den Frauen traf das in beiden Landesteilen zu.[44] Als Erklärung für die größeren Schwierigkeiten der westdeutschen Männer wird die höhere Bedeutung der Rolle als Familienernährer in Westdeutschland genannt, außerdem die stärkere Verbreitung von Arbeitslosigkeit Mitte der 1990er Jahre im Osten: Arbeitslosigkeit war deshalb weniger stigmatisierend. Auch die Gesundheitsfolgen wirkten sich weniger stark im Osten aus, weil die sozialen Ausgangslagen nicht so unterschiedlich waren. Generell gilt: Je länger die Arbeitslosigkeit, desto stärker reduziert sich die Lebenserwartung.

Arbeitslosigkeit verdoppelte das Sterberisiko, wie die Auswertung eines Datensatzes der Deutschen Rentenversicherung für das Jahr 2013 für 27 Mio. Versicherte zwischen 30 und 59 Jahren ergab.[45] Noch wichtiger ist das frühere Einkommen der Arbeitslosen, vor allem für die Männer: Die Sterblichkeit des am schlechtesten verdienenden Fünftels lag um 150 Prozent über der des am besten verdienenden Fünftels.[46] Die Spreizung ist bei den Männern fast doppelt so stark wie bei den Frauen. Die Sterblichkeit betraf mehr Personen im Osten Deutschlands. Das erklärt sich aber nicht aus dem Wohnort, sondern wegen der größeren Verbreitung von Arbeitslosigkeit und geringem Einkommen, also niedrigem Sozialstatus.

Arbeitslosigkeit trifft Männer stärker als Frauen, weil Männer weniger Ausweichoptionen haben – wie z. B. die Sorgearbeit für Familienangehörige: Diese immer noch eher Frauen zugeschriebene Aufgabe mag als Verpflichtung, Last oder Zwang empfunden werden, aber sie gibt dem Leben einen Sinn. Männer sehen in den ihnen offenstehenden Aufgabenfeldern wie Familie und Haushalt weniger Kompensationsmöglichkeiten. Sie müssen offenbar immer noch eine höhere Schwelle überwinden, wenn sie nach Eintritt von Arbeitslosigkeit Sorgeaufgaben übernehmen wollen.

Die stärkere psychische Belastung bei arbeitslosen Männern wird auch in jüngeren Studien bestätigt.[47] Die Erwartung der Forscher und Forscherinnen, dass sich die Annäherung der Rollenanforderungen von Männern und Frauen mäßigend auswirkt, trifft also – bisher – nicht zu (Stand 2008).[48] Man nimmt an, dass sich hier grundlegendere Unterschiede zwischen Frauen und Männern – gleichgültig ob berufstätig oder arbeitslos – stärker auswirken als zwischen arbeitslosen Frauen und arbeitslosen Männern.

---

43 Bormann (2006), S. 91.
44 Leider nur zu Frauen: Kreis/Meischner-Al-Mousawi/Dauer (1999).
45 Grigoriev/Scholz/Shkolnikov (2019); Max Planck Institut für demographische Forschung (2019).
46 Schlechtere Bildung erhöhte das Sterberisiko für Männer hingegen nur um etwa 30 Prozent.
47 Robert Koch-Institut (2014), S. 157.
48 Paul/Moser (2009), S. 42 f.

Empirisch beobachtet wird außerdem eine Verringerung gesundheitsförderlicher Praktiken wie z. B. von Bewegung, obwohl Arbeitslose eigentlich mehr Zeit für Bewegung und Sport hätten, die als zwei der besten Antidepressiva gelten. Diese Möglichkeit zur Stabilisierung wird also wenig genutzt.

Gleichzeitig steigt die psychische Belastung: Nicht mehr als Arbeitnehmer gefragt zu sein, wird als Abwertung empfunden. Nicht mehr die selbst gesteckten Aufgaben erfüllen zu können, ist ebenfalls belastend. Wiederholte Ablehnung von Bewerbungen verstärkt diese Effekte: Das führt leicht zu sinkendem Selbstwertgefühl, Depression bis hin zu Suizidalität – also Selbstmordgedanken.[49] Eine Stigmatisierung als „Versager" im sozialen Umfeld, manchmal auch von Partnerinnen, verschärft die Selbstzweifel – und schwächt gleichzeitig die wichtige Unterstützung im „Netzwerk der Nähe".[50]

Auch körperliche Symptome werden stärker wahrgenommen als bei Berufstätigen. Grundsätzlich wird Aufmerksamkeit gegenüber den Zeichen des eigenen Körpers gesundheitswissenschaftlich zwar positiv gewertet und, insbesondere in der Männergesundheitsdiskussion, gefordert. Allerdings kommt es dabei auf das richtige Maß an. Arbeitslose Männer haben, ähnlich wie kinderlose Nur-Hausfrauen, mehr Zeit, Signale ihres Körpers wahrzunehmen. Im Ergebnis berichten dann nach den meisten Studien berufstätige Frauen von einem besseren Gesundheitsstatus als Hausfrauen.[51] Die zunehmende Berufstätigkeit von Frauen – vor allem in Dienstleistungsberufen und in der Leichtindustrie – förderte schon seit den 1920er Jahren ihre Lebenserwartung.[52]

Die „Organe schweigen" eben eher, wenn man viel zu tun hat.[53] Mit der Dauer der Arbeitslosigkeit verstärkt sich die Wahrnehmung von Krankheitssymptomen.[54] Negative Auswirkungen auf die Gesundheit sind besonders stark bei langer Dauer der Arbeitslosigkeit und geringeren Chancen, in den Arbeitsmarkt zurückzukehren. Nach einem Jahr Arbeitslosigkeit (und mehr) berichten besonders häufig diejenigen von einem „weniger guten oder schlechten" Gesundheitszustand, die sich als „Hauptverdiener" bezeichnen (fast 40 Prozent; im ersten Jahr der Arbeitslosigkeit gilt das nur für

---

49 Eine erhöhte Anzahl von Suiziden ist nicht feststellbar: Rogge (2013), S. 29.
50 Rogge (2013), S. 49 f.
51 Zwar wurde eine unzureichende Differenzierung der zu groben Indikatoren kritisiert, neuere Studien zu Deutschland sind mir allerdings nicht bekannt, siehe Resch (2002), bes. S. 405.
Siehe aber zu Ergebnissen aus anderen Ländern Fux (2013); Robert Koch-Institut (2020): Teilzeiterwerbstätige Mütter schätzen ihre Gesundheit besser ein als vollzeiterwerbstätige (S. 32). Teilzeiterwerbstätige und vollzeiterwerbstätige Frauen schätzen ihre Gesundheit deutlich und vergleichbar besser ein als nicht erwerbstätige. Das Zusammenleben mit einem Partner korreliert deutlich mit besserer Gesundheit (S. 205). Frauen ohne Kind: Vollzeitbeschäftigte schätzen ihre Gesundheit am besten ein vor teilzeitbeschäftigten und erwerbslosen (S. 207).
52 Weigl (2016); siehe auch Dinges/Weigl: Gender gap similarities (2016), S. 196.
53 Helfferich (1993).
54 Die Anzahl der Tage mit Arbeitsunfähigkeit ist bei arbeitslosen Angestellten dreieinhalbmal so hoch wie bei anderen Betriebskrankenkassen-Versicherten. Robert Koch-Institut (2014), S. 158.

18 Prozent).[55] Bei den Männern, die lediglich „Nebenverdiener" waren, ergeben sich um ein Drittel günstigere Werte. Das bestätigt, dass Arbeitslose, die andere Familienangehörige finanzieren müssen oder allein leben, sich gesundheitlich besonders belastet fühlen.[56] Das trifft vorrangig auf Männer zu, da diese vorher häufiger „Familienernährer" waren, also mehr als 60 Prozent des Familieneinkommens erwirtschafteten. 2006 galt das im Westen in drei Fünfteln der Haushalte, im Osten in zwei Fünfteln.[57] Frauen waren im Osten zu 14,8 Prozent, im Westen zu 10,6 Prozent „Familienernährer", darunter viele Alleinerziehende.[58]

Diagnosespezifisch fallen vor allem bei männlichen Arbeitslosen die vierfach erhöhten Werte bei psychischen und Verhaltensstörungen (oft infolge von Suchtverhalten) auf, bei Frauen sind sie immerhin auch dreifach höher – allerdings bei einem höheren Ausgangssockel psychischer Symptome.[59]

Man kann festhalten: Zunächst einmal senkt Arbeitslosigkeit, also das Fehlen von Arbeit, die Lebenserwartung – bei Männern mehr als bei Frauen. Das gilt insbesondere im Zusammenhang mit einem traditionellen Männlichkeitskonzept als Hauptverdiener – also häufiger in den Ländern der alten Bundesrepublik. Dabei wirkt sich die geschlechterspezifische Organisation der Arbeitswelt ungünstig für Männer aus, weil sie mit dazu beiträgt, einen Habitus auszubilden, der ihnen weniger Ausweichmöglichkeiten eröffnet.

Arbeit kann die Lebenserwartung senken

Fragt man nun gezielter nach der aktuell durch die Arbeit verursachten Mortalität, dann denkt man unweigerlich zuerst wieder an tödliche Arbeitsunfälle. Im letzten

---

55 Diese Angabe und alle hier folgenden aus dem Bundesgesundheitssurvey 1998 nach Grobe/Schwartz (2007), S. 10.
56 Die Angaben sind nicht nach Geschlechtern differenziert. Verbunden mit einer Analyse der Zusammensetzung von Haushalten würde sichtbar, dass mehr Männer betroffen sind, da sie häufiger „Hauptverdiener" sind.
57 Scholz (2012), S. 76.
58 Neuere entsprechende Werte lassen sich aus den mir vom Statistischen Bundesamt zugänglich gemachten Daten aus dem Mikrozensus von 2018, insbesondere der Tabelle KI 03 „Ledige Kinder in der Familie nach Zahl der ledigen Geschwister in der Familie, Familientyp, überwiegendem Lebensunterhalt der Eltern/-teile sowie monatlichem Nettoeinkommen der Familie", nicht berechnen. Dort ist lediglich das gemeinsam (61,06 Prozent), das nur von der Frau (4,64 Prozent) oder nur vom Mann (34,28 Prozent) erwirtschaftete Familieneinkommen (in Ehen und gemischtgeschlechtlichen Lebensgemeinschaften) feststellbar. Differenz wegen Rundungsfehler. Bei dem gemeinsam erwirtschafteten Familieneinkommen handelt es sich keineswegs um ein egalitär erwirtschaftetes, sondern auch um das überwiegend von einem Partner erwirtschaftete Einkommen. Beschäftigungsdaten von Müttern und Vätern mit Kindern und kleinen Kindern unter drei Jahren für 2018 bietet Robert Koch-Institut (2020), S. 204.
59 Lampert u. a. (2018). Datengrundlage ist der BKK-Gesundheitsreport 2015.

Jahrzehnt wurden durchschnittlich etwa 460 derartige Todesfälle pro Jahr gezählt.[60]
„2018 wurde knapp einer von 100.000 Erwerbstätigen Opfer eines tödlichen Arbeits-
unfalls. Das ist ein deutlicher Rückgang gegenüber 1998, als diese Zahl bei gut zwei
tödlichen Unfällen lag. 95,7 Prozent der tödlich Verunglückten sind Männer.“[61] Dazu
müssen 310 tödliche Wegeunfälle (2018) gerechnet werden. Der Anteil der Männer an
diesen Opfern liegt konstant über 75 Prozent.[62]

Tödliche Arbeitsunfälle im Betrieb und auf dem Arbeitsweg summierten sich 2019
auf 618 Fälle, davon 532 Männer, das entspricht 86 Prozent.[63] Betrachtet man nur die
218 Todesfälle im Betrieb, erhöht sich ihr Anteil sogar auf 95,4 Prozent (208). „Dies ist
[– wie früher –] vor allem darauf zurückzuführen, dass Männer häufiger in Branchen
mit höheren Unfallgefahren arbeiten. Am häufigsten kamen tödliche Arbeitsunfälle
in den Bereichen Wasserversorgung[,] Abwasser- und Abfallentsorgung, Baugewerbe
sowie im Bergbau vor.“[64]

Entscheidend für die Umstände des Unfalls ist jeweils die Art der Tätigkeit: Arbeiter erleben die meisten tödlichen Unfälle im Betrieb, Angestellte deutlich weniger,
Akademiker weniger als halb so viele. Wegeunfälle hingegen treffen Akademiker geringfügig mehr als Arbeiter und Angestellte – und relativ häufig die vielen teilzeitbeschäftigten Frauen.[65]

Allerdings haben die tödlichen Arbeits- und Wegeunfälle heutzutage statistisch
noch eine geringere Bedeutung für die gesamte Sterblichkeit als im Deutschen Reich
z. B. um 1905. Legt man die von den Berufsgenossenschaften damals nachgewiesenen
8.000 Todesfälle zugrunde, dann entspricht das bei 1.955.407 männlichen Sterbefällen
0,41 Prozent. Die ca. 532 wegen Arbeitsunfällen im Jahr 2019 verstorbenen Männer ent-

---

60 Für das Jahr 2019 wurden bundesweit 507 Arbeitsunfälle mit Todesfolge registriert. 1993 waren es noch
dreimal so viele. 2019 lag der Wert allerdings besonders hoch, in den Jahren zuvor eher bei 450. Es sind
Sondereffekte zu beachten. Wegen des Abschlusses einiger Prozesse wurden Fälle nochmals in die Statistik
aufgenommen. Deshalb wird im Folgenden das Jahr 2018 als Referenzjahr zugrunde gelegt. https://www.
dguv.de/de/zahlen-fakten/au-wu-geschehen/index.jsp (letzter Zugriff: 1.4.2021); https://de.statista.com/
statistik/daten/studie/276002/umfrage/gemeldete-toedliche-arbeitsunfaelle-in-deutschland-seit-1986/
(letzter Zugriff: 1.4.2021). Abweichende Zahlenangaben entstehen durch die Übernahme von Werten in
andere Statistiken mit manchmal noch nicht vollständigen Nachmeldungen.
61 Qualität der Arbeit. Tödliche Arbeitsunfälle: https://www.destatis.de/DE/Themen/Arbeit/Arbeits
markt/Qualitaet-Arbeit/Dimension-1/toedliche-arbeitsunfaelle.html (letzter Zugriff: 1.4.2021).
62 2018 gab es 233 (m) bzw. 77 (w) tödliche Wegeunfälle. 2008 waren es 348 bzw. 110, also 76 Prozent Männer. Schriftliche Auskunft vom 20.11.2020 von Wolfram Schwabbacher, Referat Statistik, Deutsche Gesetzliche Unfallversicherung e. V. (DGUV). Die ursprünglich publizierten Angaben weichen davon etwas ab:
Deutsche Gesetzliche Unfallversicherung: Statistik Arbeitsunfallgeschehen (2019), S. 20, 43. 2003 waren
es über 70 Prozent Männer: https://edoc.rki.de/bitstream/handle/176904/3190/253bKE5YVJxo_32.pdf?
sequence=1&isAllowed=y (letzter Zugriff: 1.4.2021) (S. 16).
63 Deutsche Gesetzliche Unfallversicherung: Statistik Arbeitsunfallgeschehen (2019), S. 43.
64 https://www.destatis.de/DE/Themen/Arbeit/Arbeitsmarkt/Qualitaet-Arbeit/Dimension-1/toed
liche-arbeitsunfaelle.html (letzter Zugriff: 1.4.2021).
65 Robert Koch-Institut (2014), S. 50.

sprächen bei 465.000 männlichen Sterbefällen nur noch 0,11 Prozent, also etwa einem Viertel des Wertes zu Beginn des 20. Jahrhunderts.[66]

Man kann sich weiter fragen, ob das sonstige Unfallgeschehen die Lebenserwartung von Männern spürbar senkt. Global betrachtet fallen Selbsttötungen und Unfälle in jungen Jahren viel mehr ins Gewicht. Das waren 2018 bei 15- bis 30-Jährigen insgesamt 1.670 Todesfälle von Männern, davon allein 708 Suizide.

Tab. 10 Äußere Ursachen von Morbidität und Mortalität und Folgezustände äußerer Ursachen 2018 (ICD-10: V01-Y98)[67]

Alter	insgesamt	Männer	Männeranteil in Prozent
15–20	490	371	75,7
20–25	793	642	81,0
25–30	823	657	79,8
Summe	2.106	1.670	79,3

Tab. 11 Davon Selbsttötungen 2018 (ICD-10: X60-X84)[68]

Alter	insgesamt	Männer	Männeranteil in Prozent
15–20	179	132	73,7
20–25	338	276	81,7
25–30	376	300	79,8
Summe	893	708	79,3

Junge Männer zwischen 15 und 30 Jahren sterben viermal (79,3 Prozent) häufiger als Frauen an äußeren Ursachen. Da das früh im Leben geschieht, gehen durch diese Er-

---

66 Bezogen auf 1.000 Vollarbeiter starben 2018 und 2019 jeweils 0,0019 Beschäftigte bei der Arbeit oder auf dem Weg zur Arbeit (0,0011 bzw. 0,0012 Promille davon direkt bei der Arbeit):

Jahr	Vollarbeiter	tödl. Arbeitsunfälle	tödl. Wegeunfälle	pro 1.000 Vollarbeiter
2019	41,56 Mio.	497	309	0,0019
2018	37,98 Mio.	420	310	0,0019

Sterbefälle nach https://de.statista.com/statistik/daten/studie/1121073/umfrage/sterbefaelle-in-deutsch land-nach-geschlecht/ (letzter Zugriff: 9.6.2021), Angaben zu tödlichen Arbeitsunfällen nach https://www.dguv.de/de/zahlen-fakten/au-wu-geschehen/au-1000-vollarbeiter/index.jsp (letzter Zugriff: 9.6.2021).
67 Angaben nach http://www.gbe-bund.de (letzter Zugriff: 9.6.2021) unter Verwendung der (gestaltbaren) Tabelle zu Sterblichkeit, Alter und Geschlecht für die ICD-10-Diagnosen V01-Y98.
68 Angaben nach http://www.gbe-bund.de (letzter Zugriff: 9.6.2021) unter Verwendung der (gestaltbaren) Tabelle zu Sterblichkeit, Alter und Geschlecht für die ICD-10-Diagnosen X60-X84.

eignisse besonders viele Lebensjahre verloren. Dementsprechend wirkt sich das auch stärker auf die durchschnittliche Lebenserwartung aus als ein tödlicher Arbeitsunfall, denn der tritt mehrheitlich erst nach dem 50. Geburtstag, also 30 bis 40 Jahre nach der hohen Unfallsterblichkeit ein. Zum tödlichen Herzinfarkt kommt es zumeist erst nach Beendigung der Berufstätigkeit.[69]

Längerfristige Auswirkungen der Arbeit

Die direkt mit der Arbeit verbundene Sterblichkeit fällt statistisch also nicht sehr ins Gewicht. Deshalb werden die längerfristigen Auswirkungen von Arbeit auf die Sterblichkeit entscheidend, denn Arbeit kann zwar direkt tödliche Folgen haben, wichtiger aber ist, dass sie krank machen und so das Leben verkürzen kann.

Dieser Zusammenhang ist unmittelbar einsichtig bei der Mehrzahl der Arbeitsunfälle, die nicht tödlich enden. Jährlich führen, allein bei den Männern, über 10.000 Arbeitsunfälle zu Neurenten. Der Männeranteil liegt auch in der Gegenwart noch bei drei Vierteln (fast 76 Prozent), 2008 waren es sogar noch rund vier Fünftel. Bei den Wegeunfällen sind es derzeit knapp 55 Prozent. Der beachtliche Vorsprung der Männer ist in beiden Bereichen kleiner als bei tödlichen Unfällen und sank während der letzten zehn Jahre geringfügig.[70] Insgesamt werden wegen Arbeitsunfällen derzeit über 640.000 Renten gezahlt.[71] Jede zehnte dieser Zahlungen erhielten Hinterbliebene, denn der Unfallgeschädigte war bereits vorzeitig verstorben.

Hinzu kommen die Berufskrankheiten. 2019 wurden über 18.000 Fälle anerkannt und 114.000 Renten bezahlt.[72] Auch die Berufskrankheiten treffen mit knapp 93 Pro-

---

69 Deutsche Gesetzliche Unfallversicherung: Statistik Arbeitsunfallgeschehen (2019), S. 39; Faißner (2018).
70 Bei den neuen Renten ergibt sich die folgende Verteilung:

Neue Renten aufgrund von ...	2018	in Prozent	2008	in Prozent
Arbeitsunfällen (m)	10.256	75,6	13.356	79,4
Arbeitsunfällen (w)	3.303		3.467	
Wegeunfällen (m)	2.498	54,9	3.317	58,9
Wegeunfällen (w)	2.050		2.312	

Schriftliche Auskunft vom 20.11.2020 von Wolfram Schwabbacher, Referat Statistik, Deutsche Gesetzliche Unfallversicherung e. V. (DGUV).
71 585.000 direkt an Unfallverletzte und fast 62.000 an Hinterbliebene. Deutsche Gesetzliche Unfallversicherung: DGUV-Statistiken (2019), S. 79.
72 Die 18.000 anerkannten Fälle von Berufskrankheiten stehen in folgendem Kontext: Bei gut doppelt so vielen hat sich der Verdacht einer Berufskrankheit erwiesen (35.000), gut viermal so viele waren gemeldet worden (80.000): https://www.dguv.de/de/zahlen-fakten/bk-geschehen/index.jsp (letzter Zugriff: 1.4.2021). 75.000 Renten wurden gezahlt an Berufserkrankte, 39.000 an Hinterbliebene (Werte gerundet): Deutsche Gesetzliche Unfallversicherung: DGUV-Statistiken (2019), S. 79.

zent fast ausschließlich Männer.[73] Spätfolgen sind 2.555 Todesfälle infolge einer Berufskrankheit (2019) – überwiegend aufgrund von anorganischen Stäuben, insbesondere
Asbest.[74]

Das sind fast ausschließlich klassische Risiken zumeist industrieller Berufsarbeit,
die während der Nachkriegszeit bis ca. 1960 noch einmal anstiegen.[75] Sie sind aber nur
noch für einen kleiner werdenden Teil der Arbeitswelt charakteristisch und betreffen
mittlerweile auch die seither zugewanderten Arbeitsimmigranten.[76] So waren 2019 fast
drei Viertel der Beschäftigten im Dienstleistungssektor tätig, 24,1 Prozent im produ-
zierenden Gewerbe und 1,3 Prozent in Land- und Forstwirtschaft sowie Fischerei.[77]
Auch 20 Jahre zuvor waren nur noch 29,1 Prozent in der Industrie tätig gewesen. Seit
1972 liegt der Beschäftigtenanteil im Dienstleistungssektor höher als im sekundären
Sektor.

Deswegen ist es wichtig, die längerfristig krank machenden Effekte von Arbeits-
überlastung zu beachten, die oft eher typisch für personenbezogene Dienstleistungen
und verwaltende Tätigkeiten sind. Dazu gibt es eindeutige Befunde aus einer Meta-
analyse zu Studien aus mehreren Ländern.

So haben „Arbeitnehmer, die Überstunden anhäuften, gegenüber regulär arbeiten-
den Beschäftigten ein um relative 13 Prozent erhöhtes Risiko, eine KHK [koronare
Herzkrankheit] zu entwickeln".[78] Für den Schlaganfall besteht ein dosisabhängiger Zusammenhang: „Wer 41 bis 48 Wochenstunden zusammenbrachte, hatte ein um relative
10 Prozent erhöhtes Schlaganfallrisiko, bei 49 bis 54 Stunden lag der relative Risiko-
anstieg bei 27 Prozent."[79] Da die „nicht arbeitsbedingten KHK-Risikofaktoren raus-
gerechnet" wurden[80], sind „Überstunden [...] unabhängig von den konventionellen
Risikofaktoren [wie Rauchen oder Übergewicht] ein eigenständiger Risikofaktor für
Herzerkrankungen"[81].

---

73 Im Bereich der gewerblichen Berufsgenossenschaften wurden im Jahr 2019 16.056 Berufskrankheiten
anerkannt, davon 92,8 Prozent bei Männern (14.907). Angaben nach http://www.gbe-bund.de (letzter Zugriff: 9.6.2021) unter Verwendung der (gestaltbaren) Tabelle „Angezeigte und anerkannte Berufskrankheiten im Bereich der gewerblichen Berufsgenossenschaften 2019".
74 https://www.dguv.de/de/zahlen-fakten/bk-geschehen/index.jsp (letzter Zugriff: 1.4.2021).
75 Kleinöder (2020), S. 77 f.
76 Allerdings viel weniger, als zu erwarten gewesen wäre, weil andere Faktoren sich positiv auswirken, so
Weigl (2020), S. 100.
77 https://www.destatis.de/DE/Themen/Wirtschaft/Konjunkturindikatoren/Lange-Reihen/Arbeits
markt/lrerw13a.html (letzter Zugriff: 1.4.2021).
78 Oberhofer (2015). Dort auch das folgende Zitat.
79 Oberhofer (2015): „Hier waren 55 Wochenstunden und mehr mit einer signifikanten Risikoerhöhung
um relative 33 Prozent assoziiert."
80 Malberg (2010). Angaben aus der Whitehall II-Studie. Seit 1991/1994 wurden 6.000 britische Beschäftigte des öffentlichen Dienstes, die 39- bis 61-jährig und herzgesund waren, beobachtet. „Im Zeitraum von
elf Jahren erlitten 369 Personen einen tödlichen oder nicht tödlichen Herzinfarkt oder erkrankten an Angi-
na pectoris." Pro Tag drei bis vier Überstunden bedeuteten ein 60 Prozent höheres Risiko.
81 Malberg (2010).

Nun machen Männer anderthalbmal so viele Überstunden wie Frauen; ihr Anteil an denjenigen, die über fünf oder gar mehr als zehn Überstunden pro Woche anhäufen, ist ebenfalls höher – so die Bundesanstalt für Arbeitsschutz und Arbeitsmedizin.[82] Das erhöht längerfristig ihr Risiko für koronare Herzkrankheiten. Auch hier wirkt sich also die geschlechterspezifische Arbeitsteilung ungünstig für die Lebenserwartung der Männer aus.

Aversive psychosoziale Arbeitsplatzbedingungen

Überstunden und deren Wirkung sind noch gut zu berechnen. Es gibt aber viele weitere „aversive psychosoziale Arbeitsplatzbedingungen, die als KHK-Risikofaktoren qualifizieren: Arbeitsstress, Arbeitsplatzunsicherheit, Arbeitsplatzverlust und Überforderung durch Mehrarbeit und Überstunden".[83] Im europäischen Katalog der psychischen Belastung am Arbeitsplatz werden fünf Bereiche etwas genauer definiert: Arbeitsinhalte; Arbeitsintensität und Arbeitsautonomie; Arbeitszeitregelungen und Work-Life-Balance; soziales Umfeld und prekäre Beschäftigung sowie berufliche Aufstiegsmöglichkeiten.[84] Dabei fällt übrigens auf, dass – außer bei Überstunden – für alle diese Stressoren in der öffentlichen Verwaltung höhere Werte angegeben werden. Man führt das darauf zurück, dass hier mehr konfliktanfällige Kunden- oder Klientenbeziehungen bewältigt werden müssen (folgende Tabelle).

---

82 28 Prozent gegenüber nur 18 Prozent der Frauen: Bundesanstalt für Arbeitsschutz und Arbeitsmedizin (2018), S. 33 f.
83 Ladwig u. a. (2016), S. 16.
84 Anonym (2017), S. 18. Nach der Fünften Europäischen Erhebung über die Arbeitsbedingungen (EWCS) von 2010 „ist der Anteil von Frauen, die asozialem Verhalten ausgesetzt sind, geringfügig höher (15,1 %) als bei Männern (13,3 %). [...] Asoziales Verhalten in allen seinen Formen erfahren Frauen in deutlich höherem Maße als Männer. Die einzige Ausnahme sind körperliche Angriffe, ca. 60 % der Menschen, die darüber berichten, sind Männer." Zit. n. Anonym (2017), S. 35. Den Unterschied machen die sexuellen Belästigungen aus.

Tab. 12 Psychosoziale, im Betrieb vorhandene Risikofaktoren (Prozent Betriebe, 28 EU-Mitglieds-staaten)[85]

	öffentliche Verwaltung	alle
Umgang mit schwierigen Kunden, Patienten, Schülern usw.	68	58
Zeitdruck	49	43
schlechte Kommunikation oder Zusammenarbeit innerhalb der Organisation	27	17
fehlende Gestaltungsmöglichkeiten des Arbeitsumfelds und der Arbeitsprozesse durch die Beschäftigten	19	13
Beschäftigungsunsicherheit	19	15
Überstunden und unregelmäßige Arbeitszeiten	19	23
Diskriminierungen aufgrund von Alter, Geschlecht oder Ethnie	4	2

Die psychosozialen Belastungen nehmen seit den 1990er Jahren zu.[86] Die psychischen Erkrankungen rückten 2020 mit 11,9 Prozent aller Ursachen zum ersten Mal an die zweite Stelle der Gründe für Arbeitsunfähigkeit, noch vor die Atemwegserkrankungen. Seit 2008 haben die Krankheitstage aufgrund psychischer Erkrankungen um 67,5 Prozent zugenommen. „Mit 27 Tagen je Fall dauerten sie 2019 mehr als doppelt so lange wie der Durchschnitt mit 12 Tagen je Fall."[87] Die Depression nimmt dabei einen prominenten Platz ein. „Da die Prävalenz psychischer Störungen in der Allgemeinbevölkerung seit Dekaden stabil geblieben ist, ist diese Entwicklung [allerdings] eher auf eine bessere Depressionsdiagnostik und eine gewisse Enttabuisierung psychischer Probleme am Arbeitsplatz zurückzuführen."[88] Es handelt sich also um eine zutreffendere Beschreibung von Krankheiten, die früher als organische Beschwerden kategorisiert worden wären.

Zur Art der Belastungen werden nur geringe Geschlechterdifferenzen berichtet. Allerdings „scheint sich das Ungleichgewicht zwischen psychosozialen Belastungen und möglichen Kompensationen bei Männern stärker als bei Frauen auf die Herausbildung von Beschwerdebildern oder Krankheiten auszuwirken."[89] Das erinnert an die höhere Bedeutung des Einkommens für Männer, die schon bei den Folgen der Arbeitslosigkeit auftauchte. Da die besten Daten nur teilweise geschlechterdifferen-

---

85 Tabelle aus Anonym (2017), S. 19.
86 Robert Koch-Institut (2014), S. 152.
87 AOK-Überblick: Fehlzeiten: https://www.aok.de/fk/betriebliche-gesundheit/grundlagen/fehlzeiten/ueberblick-fehlzeiten/ (letzter Zugriff: 1.4.2021).
88 Möller-Leimkühler (2020), S. 49.
89 Robert Koch-Institut (2014), S. 152. So schon Hemström (1999), S. 889.

ziert publiziert wurden, sollen hier zunächst die allgemeinen Trends der letzten Jahre referiert werden, bevor männerspezifische Vulnerabilitäten herausgearbeitet werden.

Die jüngsten Entwicklungen bildet der „DGB-Index Gute Arbeit" ab, dessen Daten seit 2007 repräsentativ erhoben werden. Der Report 2019 „basiert auf den Angaben von 6.574 abhängig Beschäftigten. Die Daten wurden im Rahmen der bundesweiten Repräsentativumfrage […] im Zeitraum Januar bis April erhoben."

Der Bericht vermeldet: „53 Prozent aller Befragten fühlen sich bei der Arbeit (sehr) häufig gehetzt. Jede/r Dritte musste – verglichen mit dem Vorjahr – deutlich mehr Arbeit bewältigen, ohne jedoch mehr Zeit zur Verfügung zu haben."[90] Und weiter:

> Ein Viertel der Arbeitnehmerinnen und Arbeitnehmer in Deutschland kann die von ihnen geforderte Arbeitsmenge [häufig oder] (sehr) häufig nicht in der vorhandenen Arbeitszeit bewältigen. […] Unterschiede zeigen sich zwischen den Anforderungsniveaus der Tätigkeiten: Je höher die [qualitativen] Anforderungen, desto verbreiteter ist quantitative Überforderung.

Mit anderen Worten: Je schwieriger die Aufgaben, desto mehr Überstunden werden gemacht. „Besonders häufig sind Beschäftigte in IT- und naturwissenschaftlichen Berufen betroffen. Hier berichten 35 Prozent der Befragten davon, die Arbeitsmenge (sehr) häufig [also häufig oder sehr häufig] nicht in der vorgesehenen Arbeitszeit schaffen zu können" – also etwa jeder Dritte.

Als Reaktion kürzen viele Beschäftigte Pausen und arbeiten länger. Damit verschlechtern sie ihre Chancen, sich zwischendurch bzw. abends zu erholen. „[…] mehr als ein Drittel aller Beschäftigten gibt an, sich nach der Arbeit (sehr) häufig leer und ausgebrannt zu fühlen."[91] „Während von allen Befragten ein Drittel (34 Prozent) angibt, sehr häufig oder oft nach der Arbeit nicht abschalten zu können, steigt dieser Anteil bei Beschäftigten mit Überlastungssituation auf mehr als die Hälfte (52 Prozent)." Manche greifen dann häufiger zum Alkohol als Entspannungshilfe. Ansonsten können Sorgen zu schlechterem Schlaf führen, der ebenfalls gesundheitsschädlich ist. Diese Probleme nahmen in den letzten Jahren stark zu, wie die DAK auf Grundlage ihrer 2,6 Mio. Versichertendaten 2017 belegte.[92]

Für den DGB-Index wurde auch nach der Einschätzung des eigenen Gesundheitszustandes gefragt. „Besonders niedrige Anteile mit guter Gesundheit weisen die Reinigungsberufe (35 Prozent), Berufe in der Fertigung (43 Prozent) und die Sicherheits-

---

90 Institut DGB-Index Gute Arbeit (2019), S. 4. Dort auch die folgenden Zitate.
91 Institut DGB-Index Gute Arbeit (2019), S. 6. Dort auch das folgende Zitat.
92 „Seit 2010 sind die Schlafstörungen bei Berufstätigen im Alter zwischen 35 und 65 Jahren um 66 Prozent angestiegen. […] Im Vergleich zu 2010 schlucken heute fast doppelt so viele Erwerbstätige Schlafmittel. […] Etwa jeder Achte kümmert sich noch um dienstliche Dinge wie E-Mails oder die Planung des nächsten Arbeitstages." DAK (2017).

berufe (44 Prozent) auf. Berufsgruppen mit hohem Akademikeranteil schneiden hier am besten ab."[93]

Viele Arbeitnehmer nehmen sich zu wenig Zeit zur Wiederherstellung ihrer Gesundheit: So geben

> zwei Drittel aller Beschäftigten [...] an, dass es in den vorangegangenen zwölf Monaten vorgekommen ist, dass sie zur Arbeit gegangen sind, obwohl sie sich richtig krank gefühlt haben. [...] Besonders auffällig ist der hohe Umfang, in dem überlastete Beschäftigte krank zur Arbeit gehen. Knapp ein Viertel hat dies im vorangegangenen Jahr an 15 Tagen und mehr getan. Weitere 20 Prozent waren 10 bis 14 Tage trotz Krankheit im Dienst. Eine hohe Arbeitsbelastung trägt offensichtlich dazu bei, dass kranke Beschäftigte zur Arbeit gehen, anstatt sich ausreichend Zeit für ihre Genesung zu nehmen.

Knapp die Hälfte der Beschäftigten war also fast zwei Wochen krank am Arbeitsplatz!

Die Erwerbsperspektive hängt ebenfalls eng mit der Gesundheit zusammen.[94] Dementsprechend sind die Zukunftserwartungen der Arbeitnehmer: „40 Prozent gehen davon aus, dass sie es wahrscheinlich nicht schaffen werden, ihre jetzige Tätigkeit bis zum Rentenalter fortzusetzen."[95] „Demgegenüber stehen nur 50 Prozent, die dies für wahrscheinlich halten. Diese Selbsteinschätzung der Beschäftigten [...] ist ein wichtiger Indikator für ihre Belastungssituation."

Einer der Gründe ist eine unzureichende Beteiligung der Beschäftigten an der Festlegung des Arbeitspensums: Zwei Drittel der „Beschäftigten verfügt nicht über die Möglichkeit, schon bei der Bestimmung der Arbeitsmenge mögliche Überforderungen anzusprechen".[96] Die Arbeitsintensität wird also in den meisten Arbeitsverhältnissen extern vorgegeben, von Autonomie fast keine Spur. Außerdem gaben „insgesamt 38 Prozent aller Befragten an, sehr häufig oder oft wegen fehlendem Personal mehr arbeiten zu müssen. Personalknappheit ist eine weit verbreitete Ursache für Mehrbelastung."[97] Das sind zwei Fünftel der Beschäftigten!

Insgesamt ist das ein deutlicher Befund für die mittlerweile erreichte Arbeitsverdichtung, die große Teile der Beschäftigten immer wieder und über längere Zeiträume an die Grenzen ihrer Belastbarkeit oder gar um ihren Schlaf bringt und außerdem ihre

---

93 Institut DGB-Index Gute Arbeit (2019), S. 8. Dort auch das folgende Zitat.
94 Hasselhorn (2020).
95 Institut DGB-Index Gute Arbeit (2019), S. 10. Dort auch das folgende Zitat.
96 Institut DGB-Index Gute Arbeit (2019), S. 12.
97 Institut DGB-Index Gute Arbeit (2019), S. 12. Besonders häufig tritt Mehrarbeit wegen Personalmangel in den Branchen Erziehung und Unterricht, Gastgewerbe sowie im Gesundheitswesen auf: Institut DGB-Index Gute Arbeit (2019), S. 15, Abb. 14. Der hohe Frauenanteil in den überproportional betroffenen Branchen ist ein Grund dafür, dass vollzeitbeschäftigte Frauen mit 45 Prozent am häufigsten von Mehrarbeit aufgrund von Personalmangel berichten. Bei vollzeitbeschäftigten Männern liegt der Anteil dagegen bei 35 Prozent. Institut DGB-Index Gute Arbeit (2019), S. 14.

Zukunftsaussichten eintrübt. Ständige Sorgen um die Zukunft in der Arbeit sind auch der Gesundheit abträglich.

Wie wirken sich solche Arbeitsbelastungen nach dem Ende des Arbeitslebens aus? Das wurde in einer 2019 publizierten Studie von Brussig und Schulz genauer analysiert. Dazu wurden Daten von 4.000 Personen ausgewertet, die zwischen 1985 und 2016 66 Jahre alt wurden.[98] Bisher wusste man zwar Allgemeines über Zusammenhänge zwischen Berufsabschluss und Einkommen mit der Lebenserwartung. Das erlaubte etwa folgende Feststellungen zur ferneren Lebenserwartung mit 50 Jahren: „Arbeiter und Arbeiterinnen sowie Selbstständige leben kürzer als Angestellte, aber Beamte und Beamtinnen leben länger. Personen mit niedrigeren Bildungsabschlüssen haben im Vergleich zu Personen mit höheren Abschlüssen eine kürzere Lebenserwartung." Wenig bekannt war, wie die „Unterschiede in den Arbeitsbelastungen mit der ferneren Lebenserwartung ab 65 Jahren [genauer] zusammenhängen".[99]

Nun kann man feststellen:

> […] Personen jenseits des 65. Lebensjahres, die sehr hohen Arbeitsbelastungen ausgesetzt waren, haben ein deutlich höheres Mortalitätsrisiko als Personen mit sehr niedrigen Arbeitsbelastungen. Die Wirkungen der Arbeitsbelastungen scheinen also auch über die Erwerbsphase hinaus fortzuwirken. Diese Wirkung der Arbeitsbelastungen bleibt auch unter Kontrolle zahlreicher weiterer Merkmale erhalten.[100]

Insofern verweisen die Befunde des „DGB-Index Gute Arbeit" auf erhebliche Risiken für die fernere Lebenserwartung der betroffenen Beschäftigten.

Männerspezifische Vulnerabilitäten

Nun trifft Arbeitsstress – also ein Missverhältnis zwischen hohen Anforderungen und beruflicher Verausgabung bei gleichzeitig geringen Entscheidungsmöglichkeiten oder Gratifikationen wie Entlohnung oder Wertschätzung – Frauen genauso wie Männer. Außerdem hat Arbeit bei ganztags berufstätigen Männern wie bei ganztags berufstätigen Frauen einen sehr hohen Stellenwert; bei beiden gilt das besonders dann, wenn sie keine Kinder oder andere Sorgeaufgaben haben.

Allerdings sind viel mehr Männer als Frauen vollzeitbeschäftigt. Hierzulande arbeiteten im Jahr 2019 nur zehn Prozent der erwerbstätigen Männer in Teilzeit, während

---

98 Brussig/Schulz (2019). Verwendet wurden die Daten des Sozio-oekonomischen Panels (SOEP) bis 2017. Von den 4.000 Personen verstarben 687.
99 „Sie [die Lebenserwartung] ist niedriger bei sehr hohen Arbeitsbelastungen und höher bei niedrigen Arbeitsbelastungen während der Erwerbsphase." Brussig/Schulz (2019), S. 1.
100 Brussig/Schulz (2019), S. 17.

das für 47 Prozent, also knapp die Hälfte, der erwerbstätigen Frauen galt.[101] Auch fast dreimal so viele Väter wie Mütter arbeiteten 2017 Vollzeit. Übrigens arbeiten Männer in Paaren mit Kindern, wenn man die gesamte bezahlte Berufsarbeit und die unbezahlte Sorgearbeit zusammen betrachtet, sogar etwas mehr als Frauen.[102] Fast 90 Prozent der Männer ohne Kinder sind in Vollzeit beschäftigt, aber nur 66 Prozent der Frauen (4:3).[103] Demnach ist die geringere Erwerbstätigkeit von Frauen nicht nur ein Thema fehlender Kinderbetreuung.

Insofern wundert es nicht, dass die Arbeit für viele Männer nicht nur *ein* Lebensinhalt, sondern häufig der wichtigste ist – auch weil viele von ihnen den Gelderwerb immer noch für ihren wichtigsten Beitrag zum Familienwohl halten.

Dazu kommt der männerbündische Charakter unserer Arbeitswelt: Diese ist gekennzeichnet durch die Erwartung, sich für gemeinsame Ziele des Unternehmens bedingungslos aufzuopfern. Das prägte einen Organisationstyp, in dem Familienbelange strukturell nicht berücksichtigt wurden.[104] Es führt zu einer gesteigerten Bereitschaft, Überstunden zu machen und widrige Verhältnisse zu akzeptieren.[105] Männer tun das, obwohl sie bereits seit den Geburtskohorten der 1920er und 1930er Jahre die gesundheitsschädigende Wirkung der eigenen Arbeit häufiger als Frauen wahrnehmen.[106] Teilweise spiegelt das allerdings lediglich ihre höhere Beteiligung am Erwerbsleben wider.

Außerdem gehört zum gängigen Selbstbild vieler Männer, etwas aushalten zu können, nicht zu klagen bzw. Schwäche möglichst nicht mitzuteilen. Männer zeigen eine geringere Symptomaufmerksamkeit als Frauen, weshalb sie sich weniger über Belastungen beklagen. Die Folge ist, dass Männer dann auch häufiger krank zur Arbeit gehen.[107] Diese Einstellungen sind keine gute Voraussetzung, mit Belastungen der Arbeitswelt, insbesondere den psychischen, gesundheitsschonend umzugehen. In diesem Bereich müssen ihre Ressourcen gestärkt werden.[108]

---

101 Statistisches Bundesamt (2020).
102 Dinges: Einleitung (2020), S. 25.
103 Statistisches Bundesamt (2019), S. 20.
104 Höyng/Schwerma (2002).
105 Robert Koch-Institut (2014), S. 153, 162.
106 Hoffmann (2011).
107 Robert Koch-Institut (2014), S. 154.
108 Siehe dazu z. B. Joiko/Schmauder/Wolff (2010); Geschäftsstelle der Nationalen Arbeitsschutzkonferenz (2018).

Unzureichende ärztliche Wahrnehmung von psychischen Leiden bei Männern

Schließlich muss auch im Zusammenhang mit Belastungen aus der Arbeitswelt ein weiterer wichtiger Punkt bedacht werden, nämlich die immer noch unzureichende ärztliche Wahrnehmung von psychischen Leiden bei Männern. Auch wenn sich in den letzten 30 Jahren manches gebessert hat, wird bei Männern weiterhin vorrangig nach organischen Problemen gesucht. Bei Frauen diagnostiziert man vorschnell psychische Symptome, bei Männern lieber die organisch definierte Magenschleimhautentzündung oder Rückenprobleme, statt nach einer (dahintersteckenden) psychischen Belastung zu fragen.

Das hat historische Gründe im Männlichkeitsbild, das aus der Aufklärung stammt und von den Medizinern im 19. Jahrhundert weiterentwickelt wurde: Männer galten als körperlich stark, vernunftgesteuert, psychisch gesund; Frauen durch Menstruation etc. als körperlich geschwächt, eher psychisch beeinträchtigt. Depression wurde als weibliche Krankheit definiert.[109] Allerdings brachten und bringen sich Männer Jahrhunderte hindurch dreimal häufiger um als Frauen. Den meisten Suiziden gehen Depressionen voraus. Das Missverhältnis von Suiziden und diagnostizierten erkannten Depressionen verweist auf eine systematische Verkennung des Depressionsrisikos bei Männern. Das hängt teilweise damit zusammen, dass Männer beim Arzt weniger Symptome mitteilen. Auch gelten die Diagnoseinstrumente für Männer als zu wenig sensitiv.[110] Die „deutliche Ausrichtung auf ‚weibliche Symptome' [...], die von Männern seltener berichtet werden", berücksichtigt zu wenig gesteigerte Aggressivität, Hyperaktivität, Sucht- und Risikoverhalten, also „die externalisierende (Abwehr-)Symptomatik, die offensichtlich die männliche Identität schützen soll".[111] Besonders bei jüngeren Männern werden depressive Störungen in der Hausarztpraxis nicht erkannt.[112] Da sich „diese Krankheit oft bereits im frühen Erwachsenenalter manifestiert" und „etwa jede dritte schwere Depression einen chronischen Verlauf aufweist, ergeben sich daraus für die Beschäftigungsfähigkeit schwerwiegende Probleme".[113] Außerdem gelten Depressionen mittlerweile als eigenständiger Risikofaktor für koronare Herzkrankheiten.[114]

Hinderlich ist auf Seiten der Behandler das berufliche Selbstbild des Arztes. Er muss ständig hochleistungsfähig und gesund wirken, sonst gilt er als inkompetent, sich selbst zu helfen.[115] Auch die sonstige, vor allem naturwissenschaftlich orientierte berufliche

---

109 Teuber (2011), S. 52 ff., 100 ff., 245. Ausführlicher zu den Folgen Dinges (2018).

110 Robert Koch-Institut (2014), S. 69.

111 Möller-Leimkühler (2020), S. 50.

112 Robert Koch-Institut (2014), S. 58.

113 Siegrist (2013), S. 147.

114 Pöge u. a. (2020), S. 72.

115 Wenger (2020).

Sozialisation von Ärzten lenkte strukturell vom Blick auf psychische Belastungen ab, vor allem bei Männern.[116] Dieses männlich geprägte Selbstbild des Arztberufs wurde auch Ärztinnen vermittelt.

Das traditionelle Männlichkeitsleitbild und das professionelle Selbstverständnis von Ärzten und Ärztinnen haben Nachwirkungen bis heute. Zusammen machen sie es schwerer, psychische Probleme bei Männern zu erkennen. Immerhin nahm in den letzten Jahrzehnten die Bereitschaft bei Ärzten und Ärztinnen zu, auch Männern psychiatrische Diagnosen zu stellen – und Männer akzeptierten das ebenfalls mehr als früher.[117]

Fazit

Vieles von dem, was hier über Arbeit, Sterblichkeit und Morbidität festgestellt wurde, gilt auch für Frauen. Es bleiben allerdings männerspezifische Vulnerabilitäten, die über die letzten 150 Jahre auffallend stabil sind, obwohl sich die Arbeitswelt grundlegend verändert hat. Das sind:

- die sehr viel stärkere Exposition gegenüber Gefahren für Leib und Leben am Arbeitsplatz,
- die massiv höhere Betroffenheit der Männer von tödlichen Arbeitsunfällen, die aber nie wesentlich zu ihrer Übersterblichkeit und damit zum ‚Gender Gap' beigetragen hat,
- die viel häufigere Vollzeittätigkeit,
- die höhere Bedeutung der Berufsarbeit im Selbstkonzept,
- die häufig einseitigere Orientierung auf Berufsarbeit mit weniger eingeübten und gesellschaftlich eröffneten Ausweichmöglichkeiten in Sorgearbeit,
- die größere Belastung durch Überstunden und
- die immer noch unzureichende Diagnose von psychischen Symptomen bei Männern.

Die geschlechterspezifische Teilung der Arbeit erwies und erweist sich häufig als ungünstig für die Gesundheit von Männern, weil sie gesellschaftlich den größeren Anteil an Berufsarbeit leisten. Das wirkt sich vor allem bei Männern mit niedrigem Sozialstatus negativ aus. Diese arbeiten häufig in den besonders gefährlichen Berufsfeldern und tendieren außerdem stärker zu gesundheitsschädlichem Risikoverhalten. Diese Pro-

---

116 Haggett (2015), bes. S. 46, 55, 144–148. Auch der eigene Alkoholkonsum der zumeist männlichen Ärzte habe lange dazu geführt, dass man allenfalls die organischen Folgen bei Patienten für behandlungsbedürftig hielt, aber nicht an Bewältigungsverhalten dachte.
117 Dinges (2016); Dinges: Die Bedeutung (2020), S. 59.

bleme würden sich auch dann nicht erledigen, wenn Männer mehr Sorgearbeit über-
nähmen. Während gute Arbeit ihr Leben verlängern könnte, vermag schlechte Arbeit,
aber auch Arbeitslosigkeit es weiterhin überproportional zu verkürzen.

Bibliographie

Anonym: Wohlbefinden, Arbeitssicherheit und Gesundheitsschutz in zentralen Regierungsver-
waltungen. Bewältigung psychosozialer Risiken bei der Arbeit. Ein Leitfaden. [o. O.] 2017,
URL: https://www.bmi.bund.de/SharedDocs/downloads/DE/veroeffentlichungen/2018/
psychosoziale-risiken-leitfaden-umgang.pdf?__blob=publicationFile&v=1 (letzter Zugriff:
1.4.2021).

Besser, Christoph: Grunddaten der Bevölkerungsstatistik Deutschlands von 1871 bis 1939. Daten
entnommen aus: GESIS Datenarchiv, Köln. histat. Studiennummer 8295. [o. O.] [o. J.], URL:
https://histat.gesis.org/histat/de/project/details/785C5814083B068FC722B3ACB8328249
(letzter Zugriff: 1.4.2021).

Bormann, Cornelia: Gesundheitliche Konsequenzen von Arbeitslosigkeit in den alten und neuen
Ländern in der Gender-Perspektive. In: Hollederer, Alfons u. a. (Hg.): Arbeitslosigkeit, Gesundheit und Krankheit. Bern 2006, S. 85–93.

Brussig, Martin; Schulz, Susanne Eva: Soziale Unterschiede im Mortalitätsrisiko. Das frühere
Arbeitsleben beeinflusst die fernere Lebenserwartung. In: IAQ-Report (2019), H. 6, online
unter https://duepublico2.uni-due.de/servlets/MCRFileNodeServlet/duepublico_derivate_
00047881/IAQ-Report_2019_06.pdf (letzter Zugriff: 1.4.2021).

Bruttel, Oliver: Rauchen im Wandel der Zeit: Die Oberschicht hat sich abgewandt. In: Deutsches
Ärzteblatt 108 (2011), H. 18, S. A 1001, online unter https://www.aerzteblatt.de/archiv/89136/
Rauchen-im-Wandel-der-Zeit-Die-Oberschicht-hat-sich-abgewandt (letzter Zugriff: 1.4.2021).

Bundesanstalt für Arbeitsschutz und Arbeitsmedizin: BAuA-Arbeitszeitbefragung: Vergleich
2015–2017. Dortmund 2018.

DAK: Müdes Deutschland: Schlafstörungen steigen deutlich an [2017], URL: https://www.dak.
de/dak/bundesthemen/muedes-deutschland-schlafstoerungen-steigen-deutlich-an-2108960.
html (letzter Zugriff: 1.4.2021).

Deutsche Gesetzliche Unfallversicherung (DGUV) (Hg.): Statistik Arbeitsunfallgeschehen 2018.
Berlin 2019.

Deutsche Gesetzliche Unfallversicherung e. V. (DGUV), Referat Statistik: DGUV-Statistiken für
die Praxis 2019. Aktuelle Zahlen und Zeitreihen aus der Deutschen Gesetzlichen Unfallversicherung. Berlin 2019.

Deutsche Gesetzliche Unfallversicherung (DGUV) (Hg.): Statistik Arbeitsunfallgeschehen 2019.
Berlin 2020.

Deutsches Krebsforschungszentrum Heidelberg (Hg.): Frauen und Rauchen in Deutschland.
Heidelberg 2008, online unter https://www.dkfz.de/de/tabakkontrolle/download/Publika
tionen/FzR/FzR_Frauen_und_Rauchen.pdf (letzter Zugriff: 1.4.2021).

Dinges, Martin: Rauchen: gesundheitsgefährdend – und typisch „männlich"? Zum historischen
Wandel geschlechtsspezifischer Zuschreibungen. In: Baader, Meike S.; Bilstein, Johannes;
Tholen, Toni (Hg.): Erziehung, Bildung und Geschlecht. Männlichkeiten im Fokus der Gen-
der-Studies. Wiesbaden 2012, S. 129–145.

Dinges, Martin: Männergesundheit im Wandel: ein Prozess nachholender Medikalisierung? In: Bundesgesundheitsblatt 59 (2016), H. 8, S. 925–931.

Dinges, Martin: Geschichte der psychischen Gesundheit bei Männern – Geschlechterspezifische Konstruktion von Depression und Suizid: Aktuelle Probleme in historischer Perspektive. In: Bundesministerium für Arbeit, Soziales, Gesundheit und Konsumentenschutz (BMASGK): Männergesundheitstagung 2018. Wien [2018], S. 65–77, online unter https://www.sozial ministerium.at/dam/jcr:c13a49cf-272b-45ba-804a-057cfdd525e1/M%C3%A4nnergesundheits tagung%202018.pdf (letzter Zugriff: 1.4.2021).

Dinges, Martin: Die Bedeutung der Kategorie Gender für Gesundheitschancen (1980–2018). In: Medizin, Gesellschaft und Geschichte 38 (2020), S. 43–66.

Dinges, Martin: Arbeit nicht nur für den Gelderwerb. Arbeit und Männlichkeit. In: Kulke, Willi; LWL-Industriemuseum (Hg.): Vom Schuften und Chillen (Ausstellungskatalog). Essen 2020, S. 55–63.

Dinges, Martin: Einleitung: Die gesellschaftliche und wissenschaftliche Debatte um Männlichkeit und Sorgearbeit seit den 1970er Jahren. In: Dinges, Martin (Hg.): Männlichkeiten und Care: Selbstsorge, Familiensorge, Gesellschaftssorge. Weinheim 2020, S. 8–36.

Dinges, Martin; Weigl, Andreas: Gender gap similarities and differences in Europe. In: Dinges, Martin; Weigl, Andreas (Hg.): Gender-Specific Life Expectancy in Europe 1850–2010. Stuttgart 2016, S. 187–216.

Dinges, Martin; Weigl, Andreas (Hg.): Gender-Specific Life Expectancy in Europe 1850–2010. Stuttgart 2016.

Elkeles, Thomas; Kirschner, Wolf: Arbeitslosigkeit und Gesundheit: Intervention durch Gesundheitsförderung und Gesundheitsmanagement – Befunde und Strategien. Bremerhaven 2004.

Engel, Ernst: Die tödlichen und nichttödlichen Verunglückungen im preussischen Staate im Jahre 1879 und in früherer Zeit, mit besonderer Berücksichtigung des Unfall-Meldewesens. In: Zeitschrift des Königlich Preussischen Statistischen Bureaus 21 (1881), H. 1/2, S. 29–86.

Faißner, Ralf: Analyse von 326 tödlichen Arbeitsunfällen (Rohstoff- und Chemie-Industrie). [o.O.] 2018, online unter https://www.bgrci.de/fileadmin/BGRCI/Veranstaltungen/Sifa_ Tagung_Deggendorf_Mai_2018/Faissner_BGRCI_Toedliche_Arbeitsunfaelle.pdf (letzter Zugriff: 1.4.2021).

Franzmann, Gabriele: Histat-Datenkompilation: Bevölkerung nach Alter in Jahren und nach Geschlecht für das Deutsche Reich, die frühere Bundesrepublik und Deutschland, 1871–2010. Daten entnommen aus: GESIS Datenarchiv, Köln. histat. Studiennummer 8617. [o.O.] [2015], URL: https://histat.gesis.org/histat/de/project/details/47374D8E7D3CD34DDC111E62967 C448A (letzter Zugriff: 1.4.2021).

Fux, Christiane: Studie: Hausfrauen werden krank und dick. Veröffentlicht auf: FOCUS Online (12.11.2013), URL: https://www.focus.de/gesundheit/ernaehrung/news/studie_aid_108974. html (letzter Zugriff: 1.4.2021).

Geschäftsstelle der Nationalen Arbeitsschutzkonferenz c/o Bundesanstalt für Arbeitsschutz und Arbeitsmedizin (Hg.): Leitlinie Beratung und Überwachung bei psychischer Belastung am Arbeitsplatz. Stand: 11. Januar 2018. [o.O.] 2018, online unter http://www.gda-portal.de/de/ pdf/Leitlinie-Psych-Belastung.pdf?__blob=publicationFile (letzter Zugriff: 1.4.2021).

Gießelmann, Kathrin: Gendermedizin in der Onkologie: Noch nicht in der Praxis verankert. In: Deutsches Ärzteblatt 113 (2016), H. 20, S. A 965, online unter https://www.aerzteblatt.de/app/ print.asp?id=179352 (letzter Zugriff: 1.4.2021).

Grieshabers Wissenschaftsdialog, Redaktion: Stellen Sie sich vor … Veröffentlicht auf Grieshabers Wissenschaftsdialog (26.6.2014), URL: https://grieshaber.wordpress.com/2014/06/26/stellen-sie-sich-vor/ (letzter Zugriff: 1.4.2021).

Grigoriev, Pavel; Scholz, Rembrandt; Shkolnikov, Vladimir M.: Socioeconomic differences in mortality among 27 million economically active Germans: a cross-sectional analysis of the German Pension Fund data. In: BMJ Open 9 (2019), H. 10, DOI: http://dx.doi.org/10.1136/bmjopen-2018-028001 (letzter Zugriff: 1.4.2021).

Grobe, Thomas G.; Schwartz, Friedrich Wilhelm: Arbeitslosigkeit und Gesundheit. (=Gesundheitsberichterstattung des Bundes 13) Berlin 2007.

Hagemann, Karen: Frauenalltag und Männerpolitik. Alltagsleben und gesellschaftliches Handeln von Frauen in der Weimarer Republik. Bonn 1990.

Haggett, Ali: A History of Male Psychological Disorders in Britain, 1945–1980. Houndmills 2015.

Hasselhorn, Hans Martin: Gesundheit und Erwerbsperspektive bei Männern und Frauen im höheren Erwerbsalter. In: Jürges, Hendrik; Siegrist, Johannes; Stiehler, Matthias (Hg.): Männer und der Übergang in die Rente. Vierter Deutscher Männergesundheitsbericht der Stiftung Männergesundheit. Gießen 2020, S. 93–105.

Haudidier, Benoît: Vergleich der Sterblichkeitsentwicklung in der Bundesrepublik Deutschland und in Frankreich 1950 bis 1989. In: Dinkel, Reiner Hans; Höhn, Charlotte; Scholz, Rembrandt D. (Hg.): Sterblichkeitsentwicklung – unter besonderer Berücksichtigung des Kohortenansatzes. München 1996, S. 139–152.

Hauschildt, Elke: „Auf den richtigen Weg zwingen". Trinkerfürsorge 1922–1945. Freiburg/Brsg. 1995.

Helfferich, Cornelia: Das unterschiedliche „Schweigen der Organe" bei Frauen und Männern – subjektive Gesundheitskonzepte und „objektive" Gesundheitsdefinitionen. In: Franke, Alexa; Broda, Michael (Hg.): Psychosomatische Gesundheit: Versuch einer Abkehr vom Pathogenese-Konzept. Tübingen 1993, S. 35–65.

Hemström, Örjan: Does the work environment contribute to excess male mortality? In: Social Science & Medicine 49 (1999), S. 879–894.

Hemström, Örjan: Changes in the gender gap in life expectancy in Sweden: A cohort analysis with the most recent trends. In: Dinges, Martin; Weigl, Andreas (Hg.): Gender-Specific Life Expectancy in Europe 1850–2010. Stuttgart 2016, S. 149–166.

Höyng, Stephan; Schwerma, Klaus: Gender Mainstreaming – Möglichkeiten und Grenzen aus der Perspektive von Männern. In: Nohr, Barbara; Veth, Silke (Hg.): Gender Mainstreaming. Kritische Reflexionen einer neuen Strategie. Berlin 2002, S. 56–63.

Hoffmann, Susanne: Machte Arbeit Männer krank? Erwerbsarbeit, Männlichkeit und Gesundheit im 20. Jahrhundert. In: Österreichische Zeitschrift für Geschichtswissenschaften 22 (2011), S. 140–167.

Imhof, Arthur E.: Lebenserwartungen in Deutschland vom 17. bis zum 19. Jahrhundert. Weinheim 1990.

Imhof, Arthur E.: Lebenserwartung in Deutschland, Norwegen und Schweden im 19. und 20. Jahrhundert. Berlin 1994.

Institut DGB-Index Gute Arbeit (Hg.): DGB-Index Gute Arbeit, Report 2019. Arbeiten am Limit. Berlin 2019, online unter https://index-gute-arbeit.dgb.de/ (letzter Zugriff: 1.4.2021).

Joiko, Karin; Schmauder, Martin; Wolff, Gertrud: Psychische Belastung und Beanspruchung im Berufsleben. Erkennen – Gestalten. 5. Aufl. Dortmund 2010, online unter https://www.baua.de/DE/Angebote/Publikationen/Praxis/A45.pdf?__blob=publicationFileGDA (letzter Zugriff: 1.4.2021).

Jürges, Hendrik; Siegrist, Johannes; Stiehler, Matthias (Hg.): Männer und der Übergang in die Rente. Vierter Deutscher Männergesundheitsbericht der Stiftung Männergesundheit. Gießen 2020.

Kaschke, Lars; Sniegs, Monika: Die Invaliditäts- und Altersversicherung im Kaiserreich 1891–1913. Daten entnommen aus: GESIS Datenarchiv, Köln. histat. Studiennummer 8368. [o. O.] [2001], URL: https://histat.gesis.org/histat/de/project/details/FDD6A6659AB969597D958FB4F3 B095CC (letzter Zugriff: 1.4.2021).

Klein, Gustav A.: Statistik der Arbeiterversicherung des Deutschen Reichs, 1885–1906. Daten entnommen aus: GESIS Datenarchiv, Köln. histat. Studiennummer 8615. [o. O.] [1908], URL: https://histat.gesis.org/histat/de/project/details/418F2B427A671C5EEA84493B0A9E1484 (letzter Zugriff: 1.4.2021).

Kleinöder, Nina: Arbeiterschaft und Gesundheit in der Bundesrepublik Deutschland. Vom „Wirtschaftswunder" zur „Humanisierung". In: Medizin, Gesellschaft und Geschichte 38 (2020), S. 67–82.

Knoll-Jung, Sebastian: „Vom Schlachtfeld der Arbeit" – Aspekte von Männlichkeit in Prävention, Ursachen und Folgenbewältigung von Arbeitsunfällen in Kaiserreich und Weimarer Republik. Stuttgart 2021.

Kreis, Beate; Meischner-Al-Mousawi, Maja; Dauer, Steffen: Zum subjektiven Erleben der Arbeitslosigkeit in Ostdeutschland. Auszüge aus Interviews mit arbeitslosen Patienten. In: Dauer, Steffen; Hennig, Heinz (Hg.): Arbeitslosigkeit und Gesundheit. Halle/Saale 1999, S. 55–63.

Ladwig, Karl-Heinz u. a.: Belastende psychosoziale Arbeitsplatzbedingungen. Risikofaktoren für inzidente Herz-Kreislauf-Erkrankungen. In: Klinikarzt 45 (2016), H. 1, S. 16–19.

Lampert, Thomas u. a.: Arbeitslosigkeit und Gesundheit. Datenreport 2018 [2018], URL: https://web.archive.org/web/20210119130543/https://www.bpb.de/nachschlagen/datenreport-2018/gesundheit-und-soziale-sicherung/278407/arbeitslosigkeit-und-gesundheit (letzter Zugriff: 1.4.2021).

Luy, Marc: The impact of biological factors on sex differences in life expectancy. In: Dinges, Martin; Weigl, Andreas (Hg.): Gender-Specific Life Expectancy in Europe 1850–2010. Stuttgart 2016, S. 17–46.

Malberg, K.: Mörderische Überstunden. In: MMW – Fortschritte der Medizin 152 (2010), H. 21, DOI: https://doi.org/10.1007/BF03366635 (letzter Zugriff: 1.4.2021).

Max Planck Institut für demographische Forschung: Höchstes Sterberisiko für Arme und Arbeitslose. Pressemitteilung (8.10.2019), URL: https://www.demogr.mpg.de/de/news_events_6123/news_pressemitteilungen_4630/presse/hoechstes_sterberisiko_fuer_arme_und_arbeitslose_6649 (letzter Zugriff: 1.4.2021).

Möller-Leimkühler, Anne-Maria: Psychische Gesundheit und psychische Störungen von Männern im mittleren und höheren Lebensalter. In: Jürges, Hendrik; Siegrist, Johannes; Stiehler, Matthias (Hg.): Männer und der Übergang in die Rente. Vierter Deutscher Männergesundheitsbericht der Stiftung Männergesundheit. Gießen 2020, S. 45–55.

Müller, Rita: Von der Wiege zur Bahre: weibliche und männliche Lebensläufe im 19. und frühen 20. Jahrhundert am Beispiel Stuttgart-Feuerbach. Stuttgart 2000.

Oberhofer, Elke: Mit den Überstunden steigt das Schlaganfall-Risiko. Veröffentlicht auf aerztezeitung.de (1.9.2015), URL: https://www.aerztezeitung.de/Medizin/Mit-den-Ueberstunden-steigt-das-Schlaganfall-Risiko-250934.html (letzter Zugriff: 1.4.2021).

Paul, Karsten I.; Moser, Klaus: Metaanalytische Moderatorenanalyse zu den psychischen Auswirkungen der Arbeitslosigkeit – Ein Überblick. In: Hollederer, Alfons (Hg.): Gesundheit von Arbeitslosen fördern! Ein Handbuch für Wissenschaft und Praxis. Frankfurt/Main 2009, S. 39–61.

Pöge, Kathleen u.a.: Soziale Unterschiede in der Gesundheit von Männern beim Übergang in den Ruhestand. In: Jürges, Hendrik; Siegrist, Johannes; Stiehler, Matthias (Hg.): Männer und der Übergang in die Rente. Vierter Deutscher Männergesundheitsbericht der Stiftung Männergesundheit. Gießen 2020, S. 67–79.

Resch, Marianne: Der Einfluss von Familien- und Erwerbsarbeit auf die Gesundheit. In: Hurrelmann, Klaus; Kolip, Petra (Hg.): Geschlecht, Gesundheit und Krankheit. Männer und Frauen im Vergleich. Bern 2002, S. 403–418.

Robert Koch-Institut (Hg.): Gesundheitliche Lage der Männer in Deutschland. Berlin 2014.

Robert Koch-Institut (Hg.): Gesundheitliche Lage der Frauen in Deutschland. Gesundheitsberichterstattung des Bundes. Gemeinsam getragen von Robert Koch-Institut und Destatis. Berlin 2020.

Robert Koch-Institut; Statistisches Bundesamt: Arbeitslosigkeit und Gesundheit. (=Gesundheitsberichterstattung des Bundes 13) Berlin 2003, online unter https://edoc.rki.de/bitstream/handle/176904/3162/28OCHPB2fJAAs_60.pdf?sequence=1&isAllowed=y (letzter Zugriff: 1.4.2021).

Rogge, Benedikt: Wie uns Arbeitslosigkeit unter die Haut geht: Identitätsprozess und psychische Gesundheit bei Statuswechseln. Konstanz 2013.

Rosenbaum, Heidi: Proletarische Familien: Arbeiterfamilien und Arbeiterväter im frühen 20. Jahrhundert zwischen traditioneller, sozialdemokratischer und kleinbürgerlicher Orientierung. Frankfurt/Main 1992.

Rothenbacher, Franz: Historische Haushalts- und Familienstatistik von Deutschland 1815–1990. Daten entnommen aus: GESIS Datenarchiv, Köln. histat. Studiennummer 8514. [o. O.] [1997], URL: https://histat.gesis.org/histat/de/project/details/0AB4E4690DE01599DEF32B38C94 C982B (letzter Zugriff: 1.4.2021).

Scholz, Sylka: Männlichkeitssoziologie: Studien aus den sozialen Feldern Arbeit, Politik und Militär im vereinten Deutschland. Münster 2012.

Siegrist, Johannes: Männer in der Arbeitswelt: Auswirkungen auf die psychische Gesundheit. In: Weissbach, Lothar; Stiehler, Matthias (Hg.): Männergesundheitsbericht 2013. Im Fokus: Psychische Gesundheit. Bern 2013, S. 141–157.

Spode, Hasso: Männersache: Alkohol, Geschlecht und Gesundheit unter besonderer Berücksichtigung des deutschen Kaiserreichs. Ein Beitrag zur Natur-Kultur-Debatte. In: Dinges, Martin (Hg.): Männlichkeit und Gesundheit im historischen Wandel ca. 1800-ca. 2000. Stuttgart 2007, S. 191–210.

Statistisches Bundesamt (Hg.): Bevölkerung gestern, heute und morgen. Wiesbaden 1985.

Statistisches Bundesamt: Periodensterbetafeln für Deutschland. Allgemeine und abgekürzte Sterbetafeln 1871/1881 bis 1990/1992. Wiesbaden 2008.

Statistisches Bundesamt: Kohortensterbetafeln für Deutschland. Methoden- und Ergebnisbericht zu den Modellrechnungen für Sterbetafeln der Geburtsjahrgänge 1871–2017. Wiesbaden 2017.

Statistisches Bundesamt (Hg.): Bevölkerung 2019. Lebenssituation von Männern – Ergebnisse des Mikrozensus 2017 –. [o. O.] 2019, online unter https://www.destatis.de/DE/Themen/Gesellschaft-Umwelt/Bevoelkerung/Haushalte-Familien/Publikationen/Downloads-Haushalte/lebenssituation-maenner-5122204179004.pdf?__blob=publicationFile (letzter Zugriff: 1.4.2021).

Statistisches Bundesamt: Weltmännertag: Männer in Deutschland sind mit ihrer Arbeit unzufriedener als im EU-Durchschnitt. Pressemitteilung Nr. N 071 (2.11.2020), URL: https://www.destatis.de/DE/Presse/Pressemitteilungen/2020/11/PD20_N071_132.html;jsessionid=B45C6CA14DDF7F97949E62ADA5DF2DE5.internet8732 (letzter Zugriff: 1.4.2021).

Teuber, Nadine: Das Geschlecht der Depression: „Weiblichkeit" und „Männlichkeit" in der Konzeptualisierung depressiver Störungen. Bielefeld 2011.

Weigl, Andreas: The gender gap in life expectancy in Austria and the change in the working environment (c. 1900–1950). In: Dinges, Martin; Weigl, Andreas (Hg.): Gender-Specific Life Expectancy in Europe 1850–2010. Stuttgart 2016, S. 47–64.

Weigl, Andreas: Alt nach „Gastarbeit" in Österreich. Zur gespaltenen Gesundheit, Altenbetreuung und Lebenserwartung von Arbeitsmigranten und Einheimischen infolge der „Gastarbeiterwelle". In: Medizin, Gesellschaft und Geschichte 38 (2020), S. 83–104.

Wenger, Sebastian: Arzt – ein krank machender Beruf? Arbeitsbelastungen, Gesundheit und Krankheit von Ärztinnen und Ärzten im ausgehenden 19. und 20. Jahrhundert. Stuttgart 2020.

Martin Dinges, Prof. Dr.

Quarzweg 21

70619 Stuttgart

martin.dinges@outlook.de

„[E]in bis'chen Hunger und ein paar Streiche"
Der Umgang mit gehörlosen Jugendlichen in der Gewerblichen Berufsschule für Gehörlose der Paulinenpflege Winnenden (1945–1980)[*]

SEBASTIAN WENGER

Medizin, Gesellschaft und Geschichte 39, 2021, 93–126

"A bit of hunger and a few pranks" – The treatment of deaf youths at the 'Paulinenpflege' Vocational School for the Deaf in Winnenden (1945–1980)

Abstract: Up to now, the situation of deaf children and adolescents in training centres and homes in Germany has hardly been examined by historical research. This paper which, in method and theory, focuses on the juncture of the approaches and questions of Deaf History and the history of residential education, aims to stimulate increased scholarly engagement with this subject area. Some personal reports and studies reveal that deaf people, too, were frequently victims of violence in such institutions. Based on the example of the 'Paulinenpflege' Vocational and Residential School for the Deaf in Winnenden, the paper discusses the context that allowed for such transgressions to happen. It starts by analyzing contemporary public images of deaf youths and how effective they were, demonstrating that these images were usually negatively connoted and that they informed, to a high degree, the way the pupils were treated by staff. As a result, the young people were again and again exposed to physical and psychological violence at the hand of staff members.

---

[*] Die Idee zu diesem Aufsatz entstand im Zuge des Mitte 2019 begonnenen Projektes zur „Aufarbeitung von Gewalterfahrungen ehemaliger Schüler und Heimbewohner der Paulinenpflege Winnenden (1945–1980)". Innerhalb des Untersuchungszeitraumes bestand die Einrichtung aus drei Bereichen: der Jugendhilfe, der „Berufsschule für Gehörlose" sowie dem „Taubstummenasyl". In Letzterem waren erwachsene gehörlose, zum Teil mehrfach behinderte Menschen untergebracht. In diesem Beitrag soll ein erster Einblick zu einem Aspekt der Arbeit gewährt werden. Der Abschlussbericht des Projektes wird voraussichtlich Ende 2021 veröffentlicht.

Einleitung

„Der Meister hat uns nicht für ernst genommen. Egal was wir getan haben, wurde ins Lächerliche gezogen. Wir haben uns noch gar nicht lange gekannt [...] und schon wurde man als gehörloser Azubi verspottet."[1]

In den Diskurs im Zuge der Aufarbeitung von Heimerziehung in der Bundesrepublik und der DDR fand die Situation gehörloser Heimkinder nur selten Eingang. Auch sie hatten in den Anstalten negative Erlebnisse gemacht und Gewalt erfahren. So berichten Zeitzeugen beispielsweise vom Verbot der Gebärdensprache im Unterricht[2], von Strafarbeiten, Schlägen und dem erzwungenen Essen von zuvor Erbrochenem. Besonders schwer fiel aber die Machtlosigkeit der Schüler[3] und ihrer Eltern gegenüber den Lehrern sowie den Heimleitern ins Gewicht.[4] Die Jugendlichen in der Berufsschule der Paulinenpflege Winnenden, einer Einrichtung der Diakonie in Württemberg, erfuhren von den dortigen Mitarbeitern in der Zeit von 1945 bis 1980 ebenfalls psychische und physische Gewalt. So wurden auch sie bei (vermeintlichen) Verstößen gegen die rigide Heimordnung verhört, geschlagen oder eingesperrt. Neben der reinen Dokumentation solcher Taten stellten sich im Zuge der Aufarbeitung von Gewalterfahrungen ehemaliger Heimkinder und Auszubildender der Paulinenpflege zwei erkenntnisleitende Fragen: Vor welchem Hintergrund fanden diese Taten statt und in welchem Maße prägten zeitgenössische Wertvorstellungen und Sichtweisen der hörenden Mehrheit auf gehörlose Menschen den Umgang von Mitarbeitern der Paulinenpflege mit den Berufsschülern? Innerhalb dieses Aufsatzes bewege ich mich somit thematisch wie auch methodisch am Schnittpunkt zwischen den Ansätzen der *Deaf History* sowie der Geschichte der Heimerziehung. Das Ziel des Beitrags ist es, eine verstärkte wissenschaftliche Auseinandersetzung mit der Situation von gehörlosen Kindern und Jugendlichen in Ausbildungsstätten und deren Heimen in der Bundesrepublik und der DDR anzuregen.

---

1 Interview mit PP 77–81.
2 Zum Verbot der Gebärdensprache im Unterricht vgl. Hesse u. a. (2020), S. 158 ff.
3 Auf das Binnen-I oder Vergleichbares beispielsweise bei Lehrerinnen und Lehrern, Schülerinnen und Schülern etc. soll in diesem Aufsatz zugunsten der besseren Lesbarkeit verzichtet und nur die männliche Form verwendet werden.
4 Mitterhuber (2019); Sandmann (2020). Vgl. hierzu auch die Zwischenergebnisse der Aufarbeitung der „Stiftung Anerkennung und Hilfe" zur „Unterbringungssituation von Kindern und Jugendlichen in Einrichtungen der Behindertenhilfe und Psychiatrie in der BRD (1949–1975) und der DDR (1949–1990)" von Fangerau (2019).

Forschungsansatz: *Deaf Studies* und *Deaf History*

In der hörenden Öffentlichkeit ist die Gehörlosenkultur bis heute ein kaum beachtetes Thema und die Gehörlosengeschichte im deutschsprachigen Raum – anders als in den USA – noch nicht institutionalisiert. In den Vereinigten Staaten organisierten sich bereits in den 1950er Jahren, im Zuge der Bürgerrechts- und Minderheitenbewegungen, Gehörlosengemeinschaften. Diese trafen auf ein wachsendes öffentliches und wissenschaftliches Interesse an ihrer Kultur und Sprache. So definierten amerikanische Psychologen, Soziologen und Linguisten in den 1950er und 1960er Jahren Gehörlose als soziokulturelle Minderheit und stellten in diesem Rahmen Angebote in Gebärdensprache zur Verfügung. Ein Jahrzehnt später gelang es den gut organisierten amerikanischen Gehörlosengemeinschaften, ihre Kultur sowie ihre Sprache über das Fernsehen und das Theater ins öffentliche Bewusstsein zu rücken.[5] In der Folge wurde die Geschichte der gehörlosen Minderheit zunehmend zu einem Objekt wissenschaftlichen Interesses. So begannen Aktivisten zunächst damit, die Geschichte(n) ihrer Gemeinschaften und Organisationen zu erforschen, ehe in den 1990er Jahren eine systematische Auseinandersetzung mit dieser Thematik stattfand. Die *Deaf History* wurde im Juni 1991 auf der „Ersten internationalen Tagung zur Geschichte der Gehörlosen" an der weltweit einzigen Universität für taube Menschen, der Gallaudet University in Washington (D. C.), offiziell begründet.[6] Heute werden an vielen US-amerikanischen Universitäten *Deaf Studies* und damit einhergehend *Deaf History* als Disziplinen und Unterrichtsfächer angeboten und gelehrt.[7]

Der Ansatz der *Deaf History* geht davon aus, dass Gehörlosigkeit eine verhandelbare Größe ist, die gesellschaftlich konstruiert wird. Im Gegensatz zu Hörenden begreifen sich die Mitglieder einer bestimmten Gehörlosenkultur nicht als behindert, sondern sehen lediglich die Haltung der Mehrheitskultur ihnen gegenüber als behindernden Faktor an.[8] Die Gehörlosigkeit wird dabei nicht als Defizit, sondern als kulturelles Merkmal angesehen und ist Voraussetzung für die Mitgliedschaft in dieser Gruppe, deren zentrales Erkennungszeichen die Nutzung einer Gebärdensprache ist.[9] Eine Aufteilung in Gehörlose und Schwerhörige erfolgt ebenfalls entlang der Grenze zwischen

---

5 Schmidt/Werner (2019), S. 9 und S. 18 f.

6 Groscheck (2008), S. 29.

7 Vgl. hierzu die Situation in Deutschland im Jahr 2020: „Das Fach Deaf Studies ist neuartig und bislang nur in den angelsächsischen Ländern etabliert. Der an der Humboldt-Universität angebotene Studiengang ist der einzige seiner Art in Deutschland und wird sowohl von hörenden als auch gehörlosen Studierenden besucht." Siehe dazu die Informationen zum Bachelorstudiengang *Deaf Studies* auf der Homepage der Humboldt-Universität zu Berlin: https://www.hu-berlin.de/de/studium/beratung/angebot/sgb/deaf kombi (letzter Zugriff: 18.2.2021).

8 Atherton (2012), S. 17. Zur sozialen Konstruktion von „Behinderung" vgl. Lingelbach/Waldschmidt (2016), S. 8.

9 Hoffstadt (2018), S. 69 ff.; Atherton (2012), S. 16 f.

Gebärden- und Lautsprache. Menschen, die sich an der Gehörlosenkultur orientieren, lehnen technische Hilfsmittel zur Verbesserung des Gehörs ab und bevorzugen dafür solche, mit denen sie in der Gebärden- oder Schriftsprache kommunizieren können (Schreibtelefone, Internet). Lautsprachlich orientierte Hörbehinderte setzen eher auf Hilfsmittel, die die Hörfähigkeit verbessern (Hörgeräte, Cochlea-Implantat).[10] Es besteht somit bis heute eine große Bandbreite an unterschiedlichen gehörlosen, schwerhörigen oder hörgeschädigten Selbstbildern.[11] Dies wird nicht zuletzt dadurch deutlich, dass die Gehörlosenkultur eine gemeinsame Geschichte, komplexe soziale Netzwerke und Beziehungen, ein eigenes Wertesystem und eine spezifische Konstruktion des Selbst besitzt.[12]

Die vergleichsweise noch junge Fachdisziplin der *Deaf History* beschäftigt sich somit auf der einen Seite mit der Geschichte tauber Menschen, der Gehörlosengemeinschaften sowie der Gehörlosenkultur. Auf der anderen Seite werden aber auch die kulturellen Werte der Mehrheitsgesellschaft, deren Vorstellungen von „Normalität" sowie die daraus resultierenden Einstellungen gegenüber gehörlosen Menschen untersucht.[13] Diese spiegeln sich u. a. auch in paternalistischen, sozialstaatlichen Zugriffen auf die Betroffenen wider. Dabei geht Gehörlosigkeit als Zuschreibung zumeist im Verbund mit anderen Differenzkategorien wie Geschlecht, Alter, sozialem Status oder Milieu einher.[14] Der Forschungsansatz der *Deaf History* berücksichtigt daher „alle Lebensbereiche, in denen sich die Gehörlosen-Kultur manifestiert und die Gehörlose und ihre Gemeinschaft berühren".[15] Hierbei spielen v. a. biographische, kulturelle sowie soziale Perspektiven, in denen Gehörlose als „kulturelle und sprachliche Minderheit" definiert werden, eine Rolle.[16]

Forschungsstand[17]

Im Zuge der Institutionalisierung der *Deaf Studies* und damit einhergehend der *Deaf History* in den Vereinigten Staaten wuchs die Zahl der Veröffentlichungen seit den 1990er Jahren in diesem Bereich exponentiell an und es wird mittlerweile eine immer größere Bandbreite an Themen abgedeckt. So wurde in den letzten Jahren verstärkt auf

---

10 Gebhard (2007), S. 131; zur Einstellung von Gehörlosengemeinden gegenüber Cochlea-Implantaten vgl. Blume (2010), S. 58 ff.
11 Atherton (2012), S. 13 ff.
12 Krapf (2015), S. 118 f.
13 Vgl. hierzu die Ansätze der *Disability History* bei Lingelbach/Waldschmidt (2016), S. 8 f.
14 Hoffstadt (2018), S. 69 ff.
15 Möbius (1992), S. 389.
16 Möbius (1992), S. 389; Groscheck (2008), S. 29 f.
17 Für einen ausführlichen, aktuellen Forschungsstand zur *Deaf History* im deutschsprachigen Raum vgl. Schmidt/Werner (2019).

bislang vernachlässigte Gruppen wie beispielsweise afroamerikanische oder homosexuelle Gehörlose eingegangen.[18]

Die historische Forschung in Deutschland bezieht sich bislang überwiegend auf nationale Perspektiven oder untersucht die Geschichte der Gehörlosigkeit anhand einzelner Institutionen.[19] So haben sich Historiker bislang vorrangig mit der Aufarbeitung des Methodenstreits und der Durchsetzung der Lautsprache auf internationaler Ebene ab den 1880er Jahren auseinandergesetzt. Zu Beginn der 2000er Jahre waren es oftmals Gehörlose und Schwerhörige selbst, die sich vorrangig mit der Verfolgung und Zwangssterilisierung tauber und hörgeschädigter Menschen zur Zeit des Nationalsozialismus beschäftigten. Damals wurden in Deutschland etwa 16.000 gehörlose Menschen per „Gesetz" zwangssterilisiert. Während diese Thematik mittlerweile gut erforscht ist, sind die Langzeitfolgen der Sterilisierungen für die Gehörlosenkultur, die Wahrnehmung von Gehörlosigkeit in Medizin, Wissenschaft und Gesellschaft sowie für die Gehörlosen selbst bislang kaum untersucht worden.[20]

Anke Hoffstadts Dissertation über „Menschen in den Gehörlosenschulen des Landschaftsverbandes Rheinland nach 1945" ist die erste und bis dato einzige, die sich ausschließlich auf die Zeit nach dem Ende des Zweiten Weltkrieges konzentriert. Dabei greift sie bewusst die Perspektiven hörgeschädigter Menschen mit Hilfe von Zeitzeugeninterviews auf und nutzt die Akten der Schüler als Ergänzung.[21] Ansonsten finden sich für diese Zeit lediglich Arbeiten aus den *Disability Studies*, die auch für die *Deaf Studies* und die *Deaf History* von Interesse sind, wie beispielsweise die Beiträge in dem von Gabriele Lingelbach und Anne Waldschmidt herausgegebenen Sammelband zu „Lebenslagen von Menschen mit Behinderungen in der deutschen Zeitgeschichte".[22] Hinzu kommen Arbeiten zu Cochlea-Implantaten[23] sowie aktuelle Studien in den Bereichen der Theaterwissenschaften oder der Ethnographie, die sich jedoch vorrangig auf die Gegenwart beziehen und dabei nicht unmittelbar auf historische Entwicklungen eingehen.[24]

Die Heimerziehung, Heimunterbringung sowie traumatisierende Erfahrungen von Heimkindern in der Zeit nach dem Ende des Zweiten Weltkrieges wurden bis zu Beginn der 2000er Jahre nur selten in der Öffentlichkeit diskutiert und waren kaum Gegenstand historischer Forschung.[25] Mit der Gründung des Vereins ehemaliger Heimkinder e. V. im Jahr 2004 sollte sich dies jedoch ändern. In Petitionen an den Bundestag forderten die Mitglieder die Anerkennung und Wiedergutmachung zugefügten Leids

---

18 Schmidt/Werner (2019), S. 19 f.
19 Schmidt/Werner (2019), S. 21.
20 Schmidt/Werner (2019), S. 21 ff. Vgl. hierzu u. a. auch Büttner (2005), S. 29 f.
21 Hoffstadt (2018), S. 45 ff., und Schmidt/Werner (2019), S. 26.
22 Lingelbach/Waldschmidt (2016). Vgl. hierzu Schmidt/Werner (2019), S. 26.
23 Schmidt/Werner (2019), S. 27.
24 Schmidt/Werner (2019), S. 27.
25 Hähner-Rombach (2013), S. 25.

zugunsten betroffener Heimkinder. So kam es dazu, dass sich im Jahr 2008 auf Be-
schluss des Deutschen Bundestages ein Runder Tisch zur „Heimerziehung in den
50er und 60er Jahren" konstituierte. Dieser veröffentlichte zwei Jahre später einen Abschlussbericht, in dem darauf aufmerksam gemacht wurde, dass die Aufarbeitung des
Themas noch lange nicht abgeschlossen sei.[26] In den folgenden Jahren kam es zu einer
Vielzahl von Studien zu einzelnen Heimen sowie zur öffentlichen und konfessionellen
Heimerziehung.[27] Diese haben zumeist folgende Themenschwerpunkte: „Die Durchführung der Heimerziehung, das erlittene Unrecht der ehemaligen Heimkinder, die
häufig nicht ausreichende schulische und berufliche Förderung sowie die unzureichende oder fehlende Heimaufsicht."[28] Diese Themenbereiche gelten inzwischen als
gut erforscht.[29] Untersuchungen zu Einrichtungen, in denen Menschen mit geistiger
und/oder körperlicher Behinderung untergebracht, erzogen, beschult und ausgebildet wurden, gibt es bislang jedoch nur wenige.[30] So kam es dazu, dass die „Stiftung
Anerkennung und Hilfe" errichtet wurde, die sich seit 2017 mit der Aufarbeitung der
Geschehnisse in den Einrichtungen der Behindertenhilfe und der Psychiatrien beschäftigt. In einem 2019 veröffentlichten Zwischenbericht konnte hierzu festgehalten
werden, dass individuelles Leid und Unrecht so häufig vorkamen, dass „Kinder in den
Heimen der Behindertenhilfe und Kinder- und Jugendpsychiatrien ständig davon bedroht waren".[31]

Quellen

Im Zuge des Projektes zur Aufarbeitung von Gewalterfahrungen ehemaliger Schüler
und Heimbewohner der Paulinenpflege Winnenden für die Zeit von 1945 bis 1980 sah
ich mich mit insgesamt 1.026 Akten von ehemaligen gehörlosen Berufsschülerinnen
(390) und Berufsschülern (636) konfrontiert. Diese große Anzahl an Akten lässt sich
insbesondere darauf zurückführen, dass die „Berufs- und Berufsfachschule für Gehörlose mit Lehrwerkstätten samt der Einrichtung eines Berufsfindungsjahres" bis weit in
die 1960er Jahre hinein die einzige Institution dieser Art in der Bundesrepublik war.[32]
Die sich in der Ausbildung befindenden Jugendlichen und jungen Erwachsenen ka-

---

26 Runder Tisch „Heimerziehung in den 50er und 60er Jahren" (2010). Vgl. dazu Bundesministerium für
Familie, Senioren, Frauen und Jugend (2019), S. 14; Zöller (2015), S. 17 f.
27 Hähner-Rombach (2013), S. 25 f. Vgl. hierzu etwa Henkelmann u. a. (2011); Frings/Kaminsky (2012);
Pilz/Seidu/Keitel (2015); Bing-von Häfen/Daiss/Kötting (2017).
28 Keitel (2018), S. 142.
29 Winkler (2012), S. 19.
30 Winkler (2012), S. 19 f. Vgl. hierzu u. a. Schmuhl/Winkler (2010); Schmuhl/Winkler (2011); Silberzahn-
Jandt (2018).
31 Fangerau (2019).
32 PP Winnenden, SA BBW 720.

men daher nicht nur aus Baden-Württemberg, sondern aus allen Teilen Deutschlands, teilweise auch aus den Nachbarländern. Viele von ihnen wohnten während ihrer Ausbildungszeit in den Heimen der Einrichtung.[33] Insofern stellen die Akten der ehemaligen Berufsschüler einen einzigartigen, abgeschlossenen Quellenbestand für die Zeit nach 1945 in der Bundesrepublik dar und bieten Historikern, die sich an der Schnittstelle zwischen der Geschichte gehörloser Menschen sowie der Geschichte der Heimerziehung befinden, ein breites und bislang noch unbestelltes Forschungsfeld.

Die sich im Archiv der Paulinenpflege befindlichen Aktenmappen sind sowohl in ihrem Umfang als auch in ihrer inhaltlichen Zusammensetzung sehr heterogen. Während sich in einigen lediglich ein Aufnahmebogen findet, kommt in anderen Akten das ganze Leben der Auszubildenden – vor, während und nach der Zeit in der Berufsschule – zum Vorschein. Dabei enthalten die Mappen meist die Korrespondenz zwischen Hauseltern, Schulleitung, Eltern, aber auch den Schülern selbst. Hinzu kommen in einigen Fällen noch Schriftwechsel mit anderen Schulen, Heimen und weiteren Institutionen (Krankenhäusern, Wohlfahrtsverbänden sowie Jugend- und Sozialämtern). Wichtiger Bestandteil der Dokumentation sind auch die Beurteilungsbögen, in denen Leistung und Verhalten der Berufsschüler bewertet wurden. Zudem befinden sich in den Mappen Beschwerden der Auszubildenden und von deren Eltern, Erziehungs- und Schulberichte, ärztliche Gutachten, Rechnungen, Zeugnisse sowie Aktennotizen zu besonderen Vorfällen (beispielsweise Fluchtversuche oder Verstöße gegen die Heimordnung). Die Akten der Paulinenpflege Winnenden können daher zu einem großen Teil als „Zeugnisse von normierten Praktiken des Beschreibens und Verwaltens"[34] gelesen werden, die hauptsächlich Auskunft über eine bestimmte soziale Konstruktion gehörloser Jugendlicher geben. Darüber hinaus bieten sie jedoch auch private Einblicke in das Leben, Denken und Fühlen dieser Personen.[35]

Erkenntnisinteresse

Die Akten aus der Berufsschule der Paulinenpflege Winnenden bieten sich als Quelle aufgrund ihrer großen Zahl, des Informationsgehaltes sowie ihres Charakters insbesondere dazu an, Aussagen über die Einstellung der Urheber gegenüber gehörlosen Jugendlichen herauszuarbeiten. Ebenso lassen sie auch Rückschlüsse über den Umgang des Personals – des Inspektors, des Schulleiters, der Lehrer und Ausbilder sowie des Aufsichtspersonals – mit den Jugendlichen zu. In diesem Aufsatz soll daher explizit auf die in den Akten immer wieder vorkommenden Fremdzuschreibungen über gehörlose Jugendliche eingegangen werden. Dabei steht zunächst die Frage im Vor-

---

33 PP Winnenden, Jb 1966, S. 11.
34 Hoffstadt (2018), S, 60.
35 Hoffstadt (2018), S. 60. Vgl. hierzu auch die Arbeit von Zaft (2011).

dergrund, welche Narrative über die Betroffenen in den Akten auftauchen.[36] Hierbei zeigte sich, dass diese sich insbesondere aus zeitgenössischen gesellschaftlichen und konfessionellen Zuschreibungen über gehörlose Menschen sowie über die Jugend per se zusammensetzten. Damit gingen weitere Zuschreibungskategorien wie Geschlecht, Alter oder Milieu einher. In diesem Kontext soll auch der Frage nachgegangen werden, wann und unter welchen Umständen derartige Zuschreibungen entstanden sind. In Bezug auf die Paulinenpflege wird zudem zu erörtern sein, wie lange diese Narrative über gehörlose Menschen innerhalb der Einrichtung Bestand hatten.

In einem letzten Schritt sollen die Wirkmächtigkeit dieser Narrative am Beispiel des Umgangs des Paulinenpflege-Personals mit den gehörlosen Berufsschülern sowie die damit einhergehenden Folgen für die Jugendlichen und jungen Erwachsenen untersucht werden. Wie wurden Gehörlose in der Berufsschule, den Werkstätten sowie den dazugehörigen Heimen behandelt, wie reagierte das Personal der Paulinenpflege auf Verstöße gegen die Heim- und Ausbildungsordnung und welche Rolle spielte dabei die zuvor beschriebene Haltung gegenüber Gehörlosen?

Zunächst möchte ich jedoch die Einrichtung vorstellen und die grundlegenden Bedingungen für die Ausbildung gehörloser Jugendlicher innerhalb des Untersuchungszeitraums skizzieren. Welche Auswirkungen hatten beispielsweise Raum- und Personalnot auf das Lehrer-Schüler-Verhältnis, wie sah die soziale Zusammensetzung der Auszubildenden aus und wie wurden sie unterrichtet?

Die „Gewerbliche Berufsschule für Gehörlose mit Heim"

Die Paulinenpflege Winnenden wurde im Jahr 1823 von Pfarrer Friedrich Jakob Heim (1789–1850) als Rettungshaus gegründet. Seit dieser Zeit werden in der Einrichtung schwer erziehbare, aber auch gehörlose und hörgeschädigte Kinder[37] aufgenommen, betreut und beschult. Bereits im Jahr 1837 wurde zusätzlich zum Rettungshaus eine „Taubstummenausbildungsanstalt" errichtet. Diese wurde jedoch 1923 von der staatlichen Gehörlosenanstalt in Bönnigheim übernommen.[38]

Im Jahr 1906 entstand in der Paulinenpflege zudem erstmals ein Wohnangebot zur Betreuung schulentlassener, gehörloser Menschen. Das „Taubstummenasyl" an der Ringstraße (Heinrich-Bäßler-Haus) wurde zunächst als Lehrlings- und Altenheim ge-

---

36 Hoffstadt (2018), S. 60.
37 Zur Terminologie: Eine klare Abgrenzung zwischen Gehörlosigkeit/Taubheit und Schwerhörigkeit ist historisch gesehen, auch mit Hilfe der Akten aus der Paulinenpflege, nicht möglich. Vgl. hierzu Schmidt/Werner (2019), S. 11. Zum Begriff „taubstumm": Dieser ist heute nicht mehr gebräuchlich, jedoch wird er in Anführungszeichen in diesem Aufsatz immer dann verwendet, wenn es sich um Quellensprache bzw. historische Begriffe wie beispielsweise „Taubstummenausbildungsanstalt" oder „Taubstummenasyl" handelt. Vgl. hierzu auch Groscheck (2008), S. 30 f.
38 Sauer (1989), S. 46 ff.

nutzt.[39] In dieser Einrichtung fanden die Betreuten eine Wohnmöglichkeit und verrichteten dort kleinere Tätigkeiten im Haushalt, in der Landwirtschaft, der Wäscherei oder der Flickstube. Aus Letzterer entstand in den folgenden Jahren eine Herren-, Damen- und Wäscheschneiderei. Diese markierte den Beginn der Werkstätten für Gehörlose. In der Folgezeit kamen das Schuhmacher-, Korbmacher- und Bürstenbinderhandwerk hinzu. Nach dem Ende des Ersten Weltkrieges wuchs die Nachfrage nach der Berufsausbildung gehörloser Menschen. Deshalb wurde im Jahr 1927 in der Paulinenpflege Winnenden eine Berufsschule für Gehörlose mit Heim errichtet.[40] Das württembergische Kultusministerium stellte hierfür Hans Zettler aus der staatlichen Gehörlosenschule in Schwäbisch Gmünd als ersten Berufsschullehrer ein. Dieser war nebenamtlich beschäftigt und unterrichtete anfänglich 20 Schüler.[41]

Nach dem Ende des Zweiten Weltkrieges wurde die Berufsschule unter ihrem Leiter, dem sogenannten Inspektor, Pfarrer Gustav Gruner (amt. 1946–1952), wiederaufgebaut. Von 1952 bis 1983 übernahm dieses Amt sein Sohn, der Pfarrer Martin Gruner. Die Auszubildenden, die in dieser Zeit in die Paulinenpflege kamen, wiesen große Unterschiede in ihrem Bildungsstand auf. Dies lag u. a. auch daran, dass es sich bei den Berufsschülern häufig um Geflüchtete aus dem Osten Europas handelte, die zuvor keine Gehörlosenanstalt besucht hatten.[42] Ein weiteres kriegsbedingtes Charakteristikum war, dass viele Auszubildende ohne Vater aufwuchsen.[43]

Wie in vielen Einrichtungen dieser Art herrschte auch in der Paulinenpflege große Raum- und Personalnot. Rosemarie Martin, die Frau des ehemaligen Schulleiters, erinnert sich:

> Viele Mitarbeiterfamilien lebten eng zusammen mit den zu Betreuenden. Dies bedeutete einerseits, dass es schwer war, sich ins Private zurückzuziehen. Andererseits standen die Lehrlinge und Rettungshaus-Kinder ständig unter der Aufsicht ihrer Meister und Lehrer und konnten nicht zu sehr über die Stränge schlagen. […] So hatten alle Ausbilder am Abend und in der Freizeit abwechselnd Betreuungsdienste zu leisten. – Aber auch alle „Insassen", – also die „Bewohner", wie es heute heißt, – waren je nach ihren Möglichkeiten in den Heimbetrieb einbezogen. Bei den Putzarbeiten und in der Küche halfen Frauen aus dem Asyl, und in der Landwirtschaft hatten die Männer ihre Aufgaben. […] Für die zentrale Heizung war neben dem angestellten Hausmeister der wichtigste Mann der „Asylant" Robert, – andere seiner Kameraden leerten die Latrinen und verrichteten verschiedene jahreszeitlich anfallende Arbeiten.[44]

---

39 Martin (o. J.), S. 2 ff.
40 PP Winnenden, Jb 1950, S. 17 f.
41 Paulinenpflege Winnenden e. V. (2017), S. 6 f.
42 PP Winnenden, Jb 1950, S. 20 f. Vgl. hierzu auch Bing-von Häfen (2015), S. 5.
43 PP Winnenden, SA BBW 985.
44 Martin (o. J.), S. 4.

Noch zu Beginn der 1950er Jahre wurden über 60 gehörlose und hörgeschädigte Schüler in Fachkursen wie auch in allgemeinbildenden Fächern in einem Raum, welcher durch eine Falttür getrennt werden konnte, unterrichtet.[45] Im Jahr 1956 wurde die Berufsschulpflicht für „Nicht-Vollsinnige" eingeführt und in der Langen Gasse bezogen die Auszubildenden die neuen Wohnheime, in denen sich auch die Werkstätten befanden.[46] Neben der beruflichen Ausbildung, die bis weit in die zweite Hälfte des 20. Jahrhunderts hinein ausschließlich mit Hilfe der Lautsprache stattfand[47], spielte in der Paulinenpflege die „christliche Lebensbegleitung" eine zentrale Rolle. Die Tage und Wochen in der Einrichtung waren durch Tischgebete, Andachten, den Religionsunterricht sowie regelmäßige Gottesdienste geprägt und strukturiert.[48]

In den 1960er Jahren stieg die Zahl der Berufsschüler, die etwa im Alter zwischen 15 und 20 Jahren[49] und zum Teil auch mehrfach behindert waren, rasch. Dies lag insbesondere daran, dass Baden-Württemberg in dieser Zeit das einzige Bundesland war, das mit der Paulinenpflege in Winnenden über eine Berufs- und Berufsfachschule für Gehörlose mit Lehrwerkstätten verfügte.[50] Das Berufsschulhaus war jedoch weiterhin ein Provisorium, und auch der Unterricht der Berufsvorbereitungsklasse – ein Berufsvorbereitungsjahr wurde 1964 zunächst nur für männliche Auszubildende eingeführt[51] – fand in einer Baracke statt, die eine Fläche von etwa 48 Quadratmetern hatte[52]. Die Mehrheit der Auszubildenden kam aus Baden-Württemberg und kannte sich in vielen Fällen bereits aus vorangegangenen Einrichtungen. Es gab jedoch auch eine große Anzahl von Berufsschülern, die aus den anderen Bundesländern sowie aus den deutschsprachigen Nachbarländern kamen.[53]

In der Folgezeit stiegen der Bedarf an Ausbildungsplätzen sowie das Angebot an Ausbildungsberufen stetig an. Dies lag u. a. auch daran, dass Meister aus der Stadt hinzugezogen wurden, die die gehörlosen Jugendlichen im Maler-, Schreiner-, Holzdreher-, Polsterer- oder Bäckerhandwerk ausbildeten.[54] Im Jahr 1969 verfügte die Berufsschule erstmalig über ein eigenes Schulgebäude, in dem 196 Auszubildende in 40 Berufen unterrichtet wurden. Im Jahr 1977 waren es bereits 249 Schüler und 24 Lehrkräfte.[55] In

---

45 Paulinenpflege Winnenden e. V. (2017), S. 8 f.
46 Paulinenpflege Winnenden e. V. (2017), S. 10.
47 PP Winnenden, Jb 1950, S. 19 f. Vgl. hierzu Hesse u. a. (2020), S. 253.
48 Paulinenpflege Winnenden e. V. (2017), S. 10 f.
49 PP Winnenden, Jb 1966, S. 11 f.
50 PP Winnenden, SA BBW 720.
51 PP Winnenden, Jb 1965, S. 12 ff.: Ab 1970 gab es auch eine hauswirtschaftliche Grundausbildung für weibliche Auszubildende.
52 PP Winnenden, Jb 1965, S. 12 ff.
53 PP Winnenden, Jb 1966, S. 11.
54 Paulinenpflege Winnenden e. V. (2017), S. 8 f.
55 Paulinenpflege Winnenden e. V. (2017), S. 10 f.

dieser Zeit wurde jeweils die Hälfte der Berufsschüler bei Meistern in der Stadt oder in den eigenen Lehr- sowie in Vertragswerkstätten ausgebildet.[56]

Ähnlich sah es bei der Wohnsituation aus. Während ihrer zumeist vierjährigen Lehrzeit wohnte etwa die Hälfte der Schüler in Großgruppen in den Heimen und der andere Teil war privat, zumeist bei den Eltern, untergebracht. Erst im Jahr 1981 entstanden kleinere Wohngruppen. Zudem wurden zusätzliche Räumlichkeiten im Stadtgebiet angemietet, in denen Jugendliche lebten, die nach Ansicht der Einrichtung nicht *„gemeinschaftsfähig"* waren.[57]

Zwei Jahre später, 1983, war die Paulinenpflege erneut gezwungen, auf das stetige Ansteigen der Schülerzahlen zu reagieren, und der Grundstein für ein Berufsbildungswerk (BBW) wurde gelegt. Dieses wurde nur ein Jahr später eingeweiht. Es umfasste die Berufsschule, die Ausbildungswerkstätten, ein Internat sowie ein Freizeithaus. Allein die Berufsschule hatte nun zwei Gebäude. Im weiteren Verlauf der 1980er Jahre wuchs die Zahl der Schüler auf über 400 an und das BBW wurde weiter ausgebaut. Bewohnten die Jugendlichen zunächst vier Internatsgebäude mit etwa 19 Gruppen von jeweils zwölf Personen, sollte es kurze Zeit später bereits fünf Internatsgebäude für insgesamt 22 Gruppen geben; hinzu kamen auch mehrere Einzelappartements.[58]

Zu Beginn der 1990er Jahre wurde in der Paulinenpflege die geschlechtsspezifische Trennung der Häuser aufgehoben. In den 2000er Jahren veränderte sich die Zusammensetzung der Berufsschüler zunehmend. Zu den zumeist Gehörlosen und Hörgeschädigten kam zwischen 2003 und 2010 eine große Anzahl an Sprachgeschädigten und Jugendlichen mit Autismus hinzu.[59]

Fremdbilder von gehörlosen Jugendlichen in den Akten der Berufsschule

„Empfindlich"[60], „aufsässig"[61], „misstrauisch"[62], „hinterhältig"[63], „nervös"[64], „kindlich"[65], „eigenartig, ja geradezu abartig"[66] – so wurden gehörlose Berufsschüler von den Mitarbeitern der Paulinenpflege Winnenden in einer Vielzahl von normierten und vorge-

---

56 PP Winnenden, Jb 1959, S. 4.
57 Paulinenpflege Winnenden e. V. (2017), S. 15. Meine Hervorhebung.
58 Paulinenpflege Winnenden e. V. (2017), S. 15.
59 Paulinenpflege Winnenden e. V. (2017), S. 16.
60 PP Winnenden, SA BBW 10.
61 PP Winnenden, SA BBW 117.
62 PP Winnenden, SA BBW 1403.
63 PP Winnenden, SA BBW 149.
64 PP Winnenden, SA BBW 117.
65 PP Winnenden, SA BBW 194.
66 PP Winnenden, SA BBW 445.

fertigten Entwicklungsberichten und Beurteilungsbögen beschrieben[67]. Diese dienten dazu, den Kenntnisstand, die Fertigkeiten, die Arbeitshaltung, das Arbeitstempo, das Auftreten, das Verhalten sowie die Stellung der Schüler in der Gemeinschaft genauestens zu überwachen und mit Hilfe einer Skala von eins bis 100 zu „messen". Das Ziel war es, die Eingliederungsfähigkeit der tauben Auszubildenden in die hörende Mehrheitsgesellschaft zu quantifizieren.[68] Dieses Verständnis von gehörlosen Menschen sowie der daraus resultierende Umgang mit ihnen basierte auf einer vorrangig um die Wende vom 19. zum 20. Jahrhundert aufkommenden, medikalisierten und verwissenschaftlichten Sicht auf sie. Eine der Grundlagen hierfür war die Ohrenheilkunde, die sich in dieser Zeit als Teilbereich der Medizin etablieren konnte.[69] Damit einhergehend wurde erstmalig auch ein Bewusstsein für die Unterschiede zwischen Gehörlosigkeit und einer starken Schwerhörigkeit geschaffen.[70] Hinzu kam, dass durch elektrotechnische Fortschritte um die Jahrhundertwende Geräte wie das Audiometer, das das Hörvermögen testete, sowie elektronische Hörverstärkungen und Hörhilfen entwickelt wurden.[71] In diesem Zuge professionalisierten sich auch die „Taubstummenlehrer". Um ihre didaktische Arbeit zu legitimieren, bezogen sie sich vermehrt auf den medizinisch-wissenschaftlichen Diskurs.[72] Ihr Anspruch war es, Gehörlose durch die Unterrichtung in der Lautsprache zu „normalisieren" und sie so in die hörende Mehrheitskultur zu integrieren. Nach dem Ende des Zweiten Weltkrieges wurden Geräte, die das Hörvermögen testeten und steigerten, immer weiter verbessert. Sie fanden große Verbreitung und stellten einen bedeutenden Wirtschaftsfaktor dar. Es entstanden zudem weitere medizinische Teilgebiete und Disziplinen, die sich mit Gehörlosigkeit beschäftigten (Otologie, Audiologie, Pädaudiologie, Hörgeräteakustik, Logopädie, Phoniatrie).[73] Eine Folge davon war, dass Gehörlosigkeit von Pädagogen, Medizinern und Psychiatern, insbesondere im Anstaltskontext, fortan immer häufiger als „Behinderung" zwischen verkörperter Andersheit und psychischer Krankheit konstruiert wurde und sich in diesem Zuge eine pathologisierende Wahrnehmung entwickelte, die in Teilen bis heute Bestand hat.[74]

---

67 Vgl. hierzu Gehltomholt/Hering (2006), S. 74.
68 Gehltomholt/Hering (2006), S. 75; Branson/Miller (2002), S. 46 f. Vgl. hierzu auch PP Winnenden, SA BBW 7; SA BBW 8; SA BBW 12; SA BBW 149; SA BBW 392; SA BBW 1052.
69 Schmidt/Werner (2019), S. 17.
70 Hesse u. a. (2020), S. 66.
71 Schmidt/Werner (2019), S. 17.
72 Schmidt/Werner (2019), S. 16.
73 Schmidt/Werner (2019), S. 17; Hesse u. a. (2020), S. 69 ff.
74 Schmidt/Werner (2019), S. 12; Hoffstadt (2018), S. 280 ff.

Das „moralische Primat der Lautsprache"[75]

Der Umgang mit gehörlosen Menschen ist im deutschsprachigen Raum von einer langen lautsprachlichen Tradition geprägt.[76] Im Zeitalter der Aufklärung kam es zu einer wissenschaftlichen Auseinandersetzung um Normen, Andersartigkeit und „Behinderung". Gehörlosigkeit wurde zu einer Unterscheidungskategorie.[77] Dies führte dazu, dass im Zuge der Gründung der ersten beiden staatlichen Gehörlosenschulen Europas im 18. Jahrhundert eine pädagogische Debatte über Gehörlosigkeit und den Einsatz von Gebärden- und/oder Lautsprache im Unterricht entbrannte. Stellvertretend für die beiden Positionen standen die Gründerväter dieser Schulen: Der Franzose Abbé Charles-Michel de l'Epée (1712–1789) favorisierte die „manuelle" Methode, die auf der Basis von Gebärden entwickelt wurde, während hingegen der Deutsche Samuel Heinicke (1727–1790) die lautsprachliche Methode bevorzugte. Bis in das ausgehende 19. Jahrhundert hinein sollte es jedoch in einigen Regionen des deutschsprachigen Raumes keine klare Trennung zwischen diesen beiden Unterrichtsmethoden geben, und auch die Schriftsprache wurde zur Unterweisung gehörloser Menschen in den „Taubstummenschulen" hinzugezogen.[78] Erst im Jahr 1880 wurde auf einem Mailänder Kongress, dem „Zweiten internationalen Taubstummenlehrer-Kongress", beschlossen, dass fortan nur mit Hilfe lautsprachlicher Methoden unterrichtet werden sollte, da nur diese Form der Kommunikation und nicht die Gebärden[79] zu einem tieferen Verständnis von Sprache und letztlich zur Eingliederung gehörloser Menschen in die hörende Mehrheitskultur führen könne. Eine Folge davon war, dass die Qualität des Unterrichtes in den „Taubstummenanstalten" sank, da der Fokus nun weniger auf dem zu vermittelnden Wissen als vielmehr auf der Befähigung zur Lautsprache lag.[80] Das von der hörenden Mehrheitskultur vorgegebene Ideal lautsprachlicher Integration erreichten jedoch nur wenige Gehörlose.[81]

Das Leitbild der Lautsprache basierte auf dem antiken und in der Aufklärung wieder aufgegriffenen Verständnis, dass lediglich das Hören bzw. der lautsprachliche Austausch die Menschen dazu befähige, selbständig zu denken und zu handeln.[82] Diese Auffassung von Sprache mündete in der Erkenntnis, dass nur sie den Menschen vom Tier unterschied und ihn über dieses erhob.[83] Innerhalb des Kontextes der Erziehung

---

75 Gebhard (2007), S. 44.
76 Gebhard (2007), S. 25.
77 Branson/Miller (2002), S. 86 f.
78 Schmidt/Werner (2019), S. 15 f.
79 Schmidt/Werner (2019), S. 15: Schmidt und Werner zeigen auf, dass Gebärden schon immer Teil des Alltags gehörloser Menschen im deutschsprachigen Raum waren.
80 Söderfeldt (2013), S. 91.
81 Gebhard (2007), S. 38 und S. 44; Hesse u. a. (2020), S. 157 f.
82 Branson/Miller (2002), S. 24 f. und S. 87; Atherton (2012), S. 16.
83 Gebhard (2007), S. 42; Kohlrausch (2015), S. 48 f.

und Ausbildung von gehörlosen Menschen führte dies immer wieder auf die Frage zurück, wie das Hören bzw. das Sprechen mit kognitiven, intellektuellen und emotionalen Kompetenzen verbunden waren. Bereits Samuel Heinicke sah im „Nicht-Hören-" bzw. „Nicht-Sprechen-Können" weitreichende Folgen für Gehörlose. So schrieb er ihnen die Fähigkeit, „normal" denken zu können, ab, hielt sie jedoch für bildungsfähig. Das Denken mussten sie seiner Ansicht nach aber erst über den Erwerb der Lautsprache erlernen.[84] In der Folgezeit bildete sich eine pathologisierende Wahrnehmung von Gehörlosigkeit heraus, in der taube Menschen nicht mehr nur als „anders", sondern auch als „krank" klassifiziert wurden.[85] Aus dieser Sichtweise entstand nicht selten die Annahme, dass Gehörlose emotional verschieden und daher vulnerabler für die Entwicklung psychischer Störungen und manifester psychischer Krankheiten seien.[86]

Das Bild vom „typischen" Gehörlosen

In den ausgehenden 1950er Jahren entstand als Folge der Medikalisierung und Verwissenschaftlichung eine Psychologie der Gehörlosigkeit auf internationaler Ebene, die an die Fachdisziplinen der klinischen Psychiatrie und Psychologie angegliedert wurde. Dieser Forschungsansatz ging davon aus, dass gehörlose Menschen aufgrund des Mangels an lautsprachlichen Kompetenzen bestimmte, für sie typische Charaktereigenschaften aufweisen.[87] Den Anstoß hierzu lieferte der Schweizer Sprachheilpädagoge Paul Bosshard (1930–2011) mit seiner 1953 im Selbstverlag erschienenen Dissertation „Der Taubstumme. Versuch zur Erfassung seiner Eigenart". Auf der Basis bestehender Fremdbilder von gehörlosen Menschen[88] und aufbauend auf Hans Würtz' (1875–1958) „Krüppelpsychologie" der 1920er und 1930er Jahre entwickelte er das Bild eines „typischen" Gehörlosen[89]. Das „Nicht-Hören-" bzw. das „Nicht-Sprechen-Können" sah er als Auslöser und Motor für eine spezifische emotionale und habituelle Eigenart tauber Menschen.[90] In seiner Arbeit orientierte sich Bosshard vorrangig an Philipp Lerschs (1898–1972) „Ausdruckspsychologie" und bildete in diesem Zuge Ka-

---

84 PP Winnenden, Jb 1959, S. 4 f.: Dieses Fremdbild von der Bildungsfähigkeit gehörloser Menschen bestand bis in die zweite Hälfte des 20. Jahrhunderts. Dies lässt sich auch am Beispiel der Paulinenpflege verdeutlichen. Auch hier sollten die gehörlosen Auszubildenden „an uns hörenden und sog. normalen Menschen ablesen, wie man durchs Leben kommt". Vgl. hierzu Hoffstadt (2018), S. 43.
85 Schmidt/Werner (2019), S. 11 f.; Branson/Miller (2002), S. 88.
86 Hoffstadt (2018), S. 44; Gebhard (2007), S. 44.
87 Gebhard (2007), S. 25 und S. 42; Hoffstadt (2018), S. 44.
88 Vgl. dazu Hesse u. a. (2020), S. 11.
89 Söderfeldt (2013), S. 90: Söderfeldt zeigt auf, dass hörende Ärzte, Pädagogen, Lehrer etc. das Bild des „typischen" Gehörlosen bereits im 19. Jahrhundert zeichneten. Dieses hatte jedoch einen deutlich positiveren Anstrich: „The ‚average deaf-mute' emerged not at the top, but also not at the very bottom of society. His dependence on others was most typical of his life circumstances."
90 Hoffstadt (2018), S. 132 f.

tegorien über die Charaktereigenschaften von Gehörlosen. Diese waren ausschließlich negativ konnotiert. Bosshard führte die psychische „Andersheit" auf die körperliche Beeinträchtigung und deren Folgen für diese Menschen innerhalb einer „normalen", nicht eingeschränkten Umgebung zurück. So waren Gehörlose seiner Ansicht nach egoistisch, verdrossen, neidisch, missmutig, geltungssüchtig, wenig belastbar, aufbrausend und missgünstig.[91] Hiervon ausgehend zeichnete er ein bestimmtes Bild von gehörlosen Menschen, das innerhalb von Expertenkreisen, aber auch in der Gesellschaft weite Verbreitung fand.[92]

Auch die Leitung der Paulinenpflege beschäftigte sich in den ausgehenden 1950er Jahren mit den Charaktereigenschaften gehörloser Menschen und ging in einem Dokument, welches das „sittlich-moralische Empfinden eines Taubstummen" zum Thema hatte, auf den unter Psychiatern und Gehörlosenpädagogen zu dieser Zeit geführten Diskurs ein:

> Es ist dem Hörenden eigentlich kaum möglich, einen Taubstummen voll zu verstehen oder gar zu beurteilen. Das trifft auch in bezug auf das sittliche Empfinden und Gewissen zu. Es stehen sich hier im allgemeinen zwei Ansichten gegenüber. Die erste Ansicht: Er hat ein natürliches, ursprüngliches Moralgefühl. Die zweite Meinung: Er hat nur ein imitatives, von anderen übernommenes sittlich-moralisches Empfinden. Nach unserer [der Leitung der Paulinenpflege, S.W.] Erfahrung dürfte auch hier die Wahrheit so etwa in der Mitte liegen. Sicher ist auf jeden Fall, daß beim Taubstummen das sittliche Empfinden andersgeartet ist wie beim Hörenden. Seine Kontaktarmut läßt ihn zu allem, was optisch auf ihn zukommt, ziemlich kritiklos greifen, auch wenn er einen gewissen Maßstab dafür hat, was gut und böse, recht und schicklich ist. Soweit Hörende dies beurteilen können, bleibt allerdings ein tieferer Eindruck auch über das sittlich Schlechte bei ihm nicht haften, weshalb er das Schlechte auch ebenso kritiklos weitergibt, wie er es angenommen hat. Aufgrund obiger Überlegungen wäre einem gehörlosen Lehrling kein Vorwurf daraus zu machen, wenn er z.B. pornographische Schriften oder Bilder annimmt, sich in einer gewissen Naivität dafür interessiert und sie – wenn auch mit schlechtem Gewissen – weitergibt. Er verfolgt damit nicht die Absicht der Verbreitung von Unmoral, sondern benutzt die Weitergabe als willkommene Möglichkeit einer Kontaktnahme bis zu einer gewissen Wichtigtuerei.[93]

In den 1960er Jahren entstand im Zuge der Debatte über die Psyche gehörloser Menschen sogar ein neuer medizinischer Terminus – Surdophrenie. Dieser zielte auf eine vermeintliche Disposition von Gehörlosen für eine bestimmte Form der Schizophrenie ab und führte dazu, dass taube Patienten in psychiatrischen Krankenhäusern zu

---

91 Hoffstadt (2018), S. 134 ff.
92 Gebhard (2007), S. 83 ff. Dieses Bild galt auch für Schwerhörige. Zwar wurden sie von Fachleuten, aber auch von der Gesellschaft positiver als Gehörlose bewertet, dennoch schrieb man ihnen die gleichen charakteristischen Merkmale zu.
93 PP Winnenden, SA BBW 140.

„Fällen" von Fachdiskursen wurden. Hierzu wurden auch Gehörlosenpädagogen mit ihrer praktischen Expertise hinzugezogen. Diese suchten ihrerseits wiederum im Umgang mit vermeintlich erziehungsschwierigen oder psychisch auffälligen Schülern den Schulterschluss mit den Psychiatrien.[94] Wie fest das Bild des „typischen Gehörlosen" sich in den Köpfen dieser Experten verankert hatte, zeigt auch ein Beispiel aus der Paulinenpflege. So wurden von Hausvätern, Hausmüttern, Lehrern und Erziehern insbesondere bei mehrfach behinderten Berufsschülern Rückschlüsse vom Äußerlichen auf deren Charakter gezogen. Dabei verband das Personal der Paulinenpflege ein gesellschaftlich als gut, gesund anerkanntes Äußeres mit positiven Charaktereigenschaften, während ein schlechtes, körperlich defizitäres Aussehen mit einem schwachen, schändlichen Charakter assoziiert wurde. In einem Bericht aus dem Jahr 1962 heißt es dazu:

> Das äußere Erscheinungsbild des Achim[95] zeigt mit abnormem Bau der Ohrmuscheln, eigenartiger Schädel- und Gesichtsbildung, Drüsenbildung und sog. Fischhaut starke degenerative Züge. Achim ist unehelich geboren und seit der Geburt taub bzw. taubstumm. Dem äußeren Erscheinungsbild entspricht das charakterologische [sic!], das Achim als Psychopathen ausweist. Er ist ein primitiver Mensch, der gutmütig sein kann, aber auch zu unberechenbaren Handlungen in Erregungszuständen neigt. Für Körperpflege, Ordnung und Sauberkeit hat er kein Gefühl. Die Welt der sittlichen Werte ist ihm im wesentlichen fremd.[96]

An diesem Beispiel zeigt sich sowohl die Vermischung von moralischen Kriterien mit körperlichen Abweichungen von der Norm[97] als auch die beliebige Erweiterung schon bestehender Fremdbilder und Narrative über gehörlose Menschen. Hierbei bedienten sich die Mitarbeiter der Paulinenpflege einer Rhetorik, die in der konfessionellen Heimerziehung weitverbreitet war und die Jugend als Gefahr ansah, der nach christlichem Verständnis mit „rettender Liebe" zu begegnen sei.[98]

Jugend als Gefahr und das christliche Verständnis der „rettenden Liebe"

Im Zuge der Etablierung von Pädagogik, Psychologie und Soziologie als moderne wissenschaftliche Disziplinen in der zweiten Hälfte des 19. Jahrhunderts wurde auch

---

94 Hoffstadt (2018), S. 44.
95 Die Namen der Auszubildenden, die in den Quellenbeispielen in diesem Aufsatz zu finden sind, wurden frei erfunden. Sie beginnen alle mit dem Anfangsbuchstaben „A" und stimmen in keiner Weise mit den richtigen Namen überein.
96 PP Winnenden, SA BBW 1738.
97 Gebhard (2007), S. 129.
98 Hafeneger (2011), S. 49 ff.

die Jugend zum Forschungsgegenstand. Dabei wurde „das Jugendalter als Krisenalter" konstruiert und mit überwiegend negativen Bildern assoziiert. Dies betraf hauptsächlich den Nachwuchs aus Arbeiterfamilien und niederen sozialen Schichten. Die Jugend mit ihren defizitären Charaktereigenschaften wurde seit Beginn des 20. Jahrhunderts – v. a. in Zeiten von Krisen und Umbrüchen[99] – fortan als soziales, psychologisches und pädagogisches Problem wahrgenommen. Dies spiegelte sich beispielsweise in unterschiedlichen Formen der Abweichung von der Norm, der „Verwahrlosung", der Gewalt, Kriminalität und Sucht wider. In Verbindung mit den ebenfalls negativ wahrgenommenen Einflüssen der Moderne wurden Jugendliche – als Gefahr für die Zukunft von Staat und Gesellschaft – zum Feind der „wohlgeordneten bürgerlichen Kultur".[100] Der Lösungsansatz für dieses Problem sah einen verstärkten Fokus auf die Erziehung vor. Diese wurde v. a. als Präventionsmaßnahme gesehen, um physisch und psychisch gefährdete Jugendliche zu disziplinieren und zu kontrollieren.[101]

Die Erziehung nach dem Ende des Zweiten Weltkrieges umfasste v. a. die Vermittlung von seit der Kaiserzeit tradierten Werten wie Unterordnung, Fleiß und Leistung. Dies zeigt sich auch daran, dass der Gehorsam gegenüber allen Mitarbeitern der Paulinenpflege im ersten Paragraphen der Heimordnung verankert war.[102] Innerhalb der Einrichtung sollten die Jugendlichen eine Ersatzfamilie finden. Damit wurde versucht, dem in kirchlichen, pädagogischen und ärztlichen Kreisen propagierten Leitbild einer vollständigen Familie möglichst nahezukommen.[103] Diese bestand in der Paulinenpflege zumeist aus den Hausvätern und -müttern, den Meistern, erfahrenen Gesellen und anderen Auszubildenden.[104] Die Erziehungsmethoden des Personals waren insbesondere vom christlichen Verständnis der „rettenden Liebe" geprägt.[105] Dieses ging davon aus, dass die Menschen von Gott für ihre Sünden bestraft werden, was wiederum ein Zeichen der Liebe Gottes sei. Innerhalb der Einrichtungen der Inneren Mission – des Vorgängers der Diakonie – sahen sich die Leiter, Hausväter und -mütter sowie die Erzieher als „Stellvertreter Gottes". Die körperliche Zucht galt in diesem Verständnis als ein Ausdruck vergebender Liebe, als wichtigstes Mittel zur Buße und als Instrument, den Leib und die „verwahrloste" Seele der Kinder und Jugendlichen zu bessern.[106] Hierbei drehte sich alles um die Menschwerdung innerhalb eines Normenkorsetts, das aus der Verinnerlichung von Ge- und Verboten, der Beherrschung der Triebe –

---

99 Vgl. hierzu auch den Artikel von Balzer (2020) in der *Zeit* über die „Jugend von heute" und die Corona-Krise.
100 Hafeneger (2011), S. 51.
101 Hafeneger (2011), S. 51.
102 PP Winnenden, SA BBW 193.
103 Seegers (2013), S. 109 ff. und S. 124 ff.
104 PP Winnenden, Jb 1950, S. 22.
105 Bing-von Häfen (2017), S. 94.
106 Bing-von Häfen (2017), S. 95; Bing-von Häfen (2015), S. 2; Gehltomholt/Hering (2006), S. 57; Hesse u. a. (2020), S. 207. Vgl. hierzu PP Winnenden, SA BBW 117.

insbesondere bei jungen Frauen –, der körperlichen Disziplinierung und Abhärtung bestand.[107] Das Ziel der Paulinenpflege war es, Gehörlose zu „einem wertvollen Glied der menschlichen Gesellschaft" auszubilden und zu erziehen.[108] In den beginnenden 1960er Jahren gerieten diese Erziehungsmodelle (evangelischer) Heime jedoch zunehmend in die Kritik und sollten in der Folgezeit auf den Prüfstand gestellt werden.[109] So kam es in den ausgehenden 1960er und beginnenden 1970er Jahren zu einer vom Landesverband angestoßenen Reform der evangelischen Heimerziehungsarbeit (Wildbader Memorandum I und II).[110] Auch das innerhalb der Gesellschaft weitverbreitete Bild der Jugend als Gefahr verblasste.[111] Bis diese Entwicklungen in der Paulinenpflege zu einem Umdenken führten und sich positiv auf den Umgang mit den Jugendlichen auswirkten, sollte es jedoch insbesondere aufgrund der personellen Kontinuitäten auf entscheidenden Positionen (Hausväter und -mütter, Schulleiter, Inspektor) bis zu den 1980er Jahren dauern.[112]

Weibliche Gehörlose und das Narrativ der „sexuellen Verwahrlosung"[113]

In der Paulinenpflege Winnenden herrschte innerhalb des Untersuchungszeitraums eine rigide Sexualmoral vor.[114] Diese setzte sich aus den pietistischen Leitbildern[115] der Einrichtung sowie den durch die konservative Wende der 1950er und 1960er Jahre stark beeinflussten Moralvorstellungen der bürgerlichen Gesellschaft über die Themen Sexualität, Partnerschaft und Ehe zusammen. So wurden Frauen nicht nur von der Kirche, sondern auch von der Politik zur Züchtigkeit ermahnt, Sexualität tabuisiert bzw. strikt auf das Eheleben begrenzt und die voreheliche Keuschheit als hehres Ziel ausgegeben.[116] Nach diesen Vorstellungen sollten die Jugendlichen in der Paulinenpflege Winnenden zur Hemmung ihrer Triebe und zur Entwicklung eines Schamgefühls erzogen werden.[117] Über allem standen das Ziel der Anpassung an die gesellschaftlich

---

107 Hafeneger (2011), S. 47.

108 PP Winnenden, Jb 1959, S. 4 f.

109 Bing-von Häfen (2017), S. 147.

110 Bing-von Häfen (2017), S. 153 ff.

111 Hafeneger (2011), S. 55 f.

112 Vgl. hierzu auch Bing-von Häfen (2017), S. 156 f.

113 Zur Definition von „Verwahrlosung" vgl. Hafeneger (2011), S. 109 f.; Keitel (2015), S. 86; Gehltomholt/ Hering (2006), S. 53: Laut Reichsjugendwohlfahrtsgesetz handelte es sich bei „Verwahrlosung" um das „erhebliche Herabsinken des körperlichen, geistigen und sittlichen Zustandes eines Kindes unter den Normalzustand".

114 Hafeneger (2011), S. 50 f.

115 Vgl. hierzu das Thema Jugendsexualität aus der Sicht Johann Hinrich Wicherns, des Begründers der Inneren Mission und der Rettungshausbewegung, bei Staats (2019), S. 35 ff.

116 Staats (2019), S. 51 f.

117 Silberzahn-Jandt (2018), S. 240.

bestehenden Normvorstellungen und die Erfüllung der ihnen zugedachten Rolle.[118] In den Akten der Berufsschule findet sich der Begriff der „sexuellen Verwahrlosung"[119] relativ häufig. Diese wurde jedoch beinahe ausschließlich bei jungen Frauen beobachtet, weshalb oft auch von „Mannstollheit"[120] die Rede war[121]. So habe beispielsweise eine 17-jährige Auszubildende „direkt fasziniert nach den Männern" geschaut und zeigte „in keiner Weise Hemmungen", sich mit diesen zu treffen und ihnen Liebesbriefe zu schreiben.[122] Ähnlich wie in anderen Einrichtungen dieser Art wurde die weibliche Sexualität von den Mitarbeitern der Paulinenpflege als „Tatwaffe und nicht als Opferdisposition gesehen".[123] Aus diesem Verständnis heraus entstand ein bestimmtes, negativ besetztes Bild der jungen, sich in der Pubertät befindenden, gehörlosen Frauen. Es setzte sich aus Fremdzuschreibungen über gehörlose Menschen, Jugendliche und Frauen zusammen und stand im krassen Gegensatz zu den christlichen sowie gesellschaftlichen Leitbildern der Mitarbeiter. So wurde den Schülerinnen bei den kleinsten Vergehen beinahe immer eine moralische Geistesschwäche unterstellt und sie in diesem Zuge als sexuell gefährdet gebrandmarkt.[124] Diese Klassifizierung ging in der Regel mit einem harten Durchgreifen des Personals der Paulinenpflege einher und wies auch nach dem Ende des Zweiten Weltkrieges weiterhin eine eugenische Komponente auf.[125] So sollten bis weit in die 1970er Jahre hinein die weiblichen Auszubildenden beispielsweise in eine ausschließlich von Frauen bewohnte Anstalt verlegt werden, um eine Fortpflanzung zu verhindern. Hinzu kam, dass in Ausnahmefällen versucht wurde, in Absprache mit den Verantwortlichen verschiedener Institutionen eine Sterilisation dieser Frauen gegen deren Einwilligung gesetzlich zu erwirken.[126]

---

118 Bing-von Häfen/Scholz (2015), S. 43.

119 Zur Bedeutung des Begriffs der „sexuellen Verwahrlosung" und dessen willkürlicher Auslegung von Intervenierenden, Erziehern etc. vgl. Staats (2019), S. 53 ff.

120 PP Winnenden, SA BBW 601.

121 Vgl. hierzu auch Hafeneger (2011), S. 109 f.; Staats (2019), S. 55: Es ist anzumerken, „dass gerade Mädchen besonders häufig aufgrund von ‚sexueller Verwahrlosung' [...] der Fürsorgeerziehung unterstellt oder im Heim untergebracht wurden".

122 PP Winnenden, SA BBW 29.

123 Gehltomholt/Hering (2006), S. 28.

124 Gehltomholt/Hering (2006), S. 55 f. Gehltomholt und Hering zeigen auf, dass in der Nachkriegszeit psychopathologische Definitionen von „Verwahrlosung" von Experten wie August Aichhorn, Erich Opitz, Erich Stern etc. wieder aufgegriffen und zum Teil erst entwickelt wurden.

125 Vgl. hierzu Hesse u. a. (2020), S. 69: „In verschiedenen Anstalten lassen sich eugenische Traditionen noch bis in die 1960er-Jahre verfolgen; etwa wenn das Personal eugenische Ratschläge wie beispielsweise die Aufforderung zum Eheverzicht erteilte."

126 Vgl. hierzu Gebhard (2007), S. 63 f.

Der Umgang mit gehörlosen Jugendlichen
in der Paulinenpflege Winnenden

Die Einstellungen sowie der daraus resultierende Umgang der Mitarbeiter der Paulinenpflege Winnenden gegenüber gehörlosen Jugendlichen waren von Fremdzuschreibungen über Gehörlosigkeit, taube Menschen und deren Ausbildung im Speziellen sowie über Jugend und Erziehung im Allgemeinen geprägt. So wurde Gehörlosen eine bestimmte Eigenart und ein kindliches Wesen zugeschrieben. Die Folge davon war, dass die Mitarbeiter der Einrichtung sie nicht als „vollwertige Menschen" ansahen.[127] Hinzu kam, dass Jugendliche, insbesondere junge Frauen, in dieser Zeit häufig als Gefahr für die bürgerlichen Werte betrachtet wurden.[128] Ihr galt es auch in der Paulinenpflege gemäß den zu dieser Zeit bestehenden gesellschaftlichen und konfessionellen Erziehungsleitbildern mit Strenge und Härte zu begegnen.[129]

Strenge, Härte, Unterordnung

Das Ziel der Verantwortlichen der Paulinenpflege war, wie schon erläutert, die jungen Gehörlosen mit Hilfe einer Ausbildung zur „Menschwerdung" zu erziehen und sie so in die hörende Mehrheitskultur zu integrieren. Hierbei wurde die Bringschuld aber fast ausschließlich bei den Gehörlosen gesehen.[130] Bereits bei der Ankunft in der Einrichtung wurde von ihnen verlangt, dass sie ihre „unrealen Wünsche und Ziele erkennen und dann aufgeben und sich den neuen Forderungen verpflichten, sich den Willen abringen zu einem ganzen Einsatz".[131] Anschließend bedurfte es nach paternalistischem Verständnis der Hilfe, Anleitung und Führung gehörloser Jugendlicher durch den „ruhigen, sachlichen und doch persönlich verbundenen Führer".[132] In diesem Sinne sollten die Berufsschüler ohne „falsches Mitleid"[133] unter strenger und straffer Anleitung mit Hilfe einer besonderen, christlichen „Gemüts- und Herzensbildung" erzogen und ausgebildet werden[134]. Was die Leitung der Paulinenpflege unter einer strengen Anleitung und Erziehung verstand, wird in einem Schreiben an die Mutter eines Auszubildenden aus dem Jahr 1958 deutlich:

---

127 PP Winnenden, SA BBW 265; SA BBW 194.
128 Hafeneger (2011), S. 49 ff.
129 Vgl. hierzu Hesse u. a. (2020), S. 208.
130 Gebhard (2007), S. 44.
131 PP Winnenden, Jb 1961, o. S.
132 PP Winnenden, Jb 1961, o. S.
133 PP Winnenden, SA BBW 312.
134 PP Winnenden, Jb 1961, o. S.

> Die Frage der Prügelstrafe ist ja eigentlich nicht mehr diskutabel. Daß es trotz der Abschaffung der Prügelstrafe Momente gibt, wo auch ein junger Mann geschwind stramm hergenommen werden muß, ist zum Glück auch allen modernen Erziehungspädagogen bewußt und wird nicht abgelehnt. (Wir haben einen in dieser Hinsicht sehr streng denkenden Mann einmal in unsere Korbmacherei geführt und ihn um seinen Rat gebeten, wenn einige Taubstumme sich streiten, ob man ihnen einen langen Vortrag halten soll oder ob der Wink mit einer Weide mehr ausrichten würde. Er hat dann trotz seiner strengen Einstellung das letztere bejaht, auch wenn mit dem Wink der Weide eine kurze körperliche Züchtigung verbunden wäre.)[135]

Hinzu kam, dass auch in den Lehrwerkstätten ein bisweilen rauer Ton herrschte, der dazu dienen sollte, die männlichen Auszubildenden abzuhärten; sie sollten sich daran gewöhnen und es akzeptieren, dass der Meister nicht jeden „mit Samthandschuhen anfassen kann. Das zu bearbeitende Material verlangt schon [...] vom Auszubildenden eine gewisse Härte."[136] In der Pädagogik dieser Zeit ging es immer wieder darum, den Willen der Jugendlichen zu brechen[137] und ihnen in diesem Zuge auch die Machtverhältnisse innerhalb der Einrichtung zu verdeutlichen. Dies zeigt auch der Umgang eines Lehrers im Jahr 1949 mit einem Berufsschüler:

> Weil er den Lehrer nicht verstand, trat er [der Schüler, S. W.] sehr anmassend und abweisend auf. Als ich mir das nicht bieten liess und die fragliche Sache noch einmal anschaulich wiederholte und ihn zwang, Schritt für Schritt selbst sprachlich mitzugehen, bis er die Sache beherrschte, war sein Widerstand gebrochen. Er gab also klein bei, wo er sich einem stärkeren Willen gegenüber sah.[138]

Diese Vorstellungen entstammten einer seit dem 19. Jahrhundert bestehenden obrigkeitsstaatlichen Autoritäts- und Strafpädagogik, die bis weit in die zweite Hälfte des 20. Jahrhunderts hinein Bestand hatte. So sollten Kinder und Jugendliche durch pädagogisch legitimierte Schläge, mit einer gewissen Härte und einer „strategischen Gefühlskälte" zu einem nützlichen und angepassten Mitglied der Gesellschaft erzogen werden.[139] Entsprechend häufig kam es daher innerhalb des Untersuchungszeitraums zu (ungerechtfertigten) Züchtigungen für die Jugendlichen.[140]

---

135 PP Winnenden, SA BBW 1387.
136 PP Winnenden, SA BBW 659.
137 Vgl. hierzu Hesse u. a. (2020), S. 207 f.
138 PP Winnenden, SA BBW 135.
139 Hafeneger (2011), S. 27.
140 Vgl. hierzu Gebhard (2007), S. 38; Bing-von Häfen (2015), S. 6.

Physische Gewalt[141] gegen gehörlose Auszubildende

Für die Zeit von 1945 bis 1980 finden sich innerhalb der Akten der Berufsschule einige
Belege für die Ausübung von physischer Gewalt gegenüber den gehörlosen Jugendlichen, obwohl diese Art von Strafen, „die in diesem Milieu wirken würden: ein bis'chen
[sic!] Hunger und ein paar Streiche", nach den Angaben des damaligen Leiters bereits
zu Beginn der 1950er Jahre längst nicht mehr an der Tagesordnung waren.[142] Dass dies
jedoch nicht unbedingt die Realität widerspiegelte, zeigt sich auch daran, dass auf der
Jahrestagung des Evangelischen Reichserziehungsverbandes 1965 ausgeführt wurde,
dass „maßvolle Ohrfeigen" sowie Schläge an den Kopf oder das Gesäß als Zuchtmittel
zulässig seien. Geschlagen werden durfte offiziell mit Schlüsselbunden, Linealen und
Metallstäben. Auch Fußtritte waren erlaubt. Die Spuren dieser physischen Bestrafun-
gen durften dabei sogar sichtbar sein und mussten nicht verheimlicht werden, da sie
größtenteils auch gesellschaftlich akzeptiert waren.[143] Innerhalb der Paulinenpflege
reichte die Bandbreite von gewaltsamen Übergriffen auf die Schüler von „stoßen"[144],
„würgen"[145], „an den Haaren ziehen"[146], „kneifen"[147], „heftig rütteln"[148], einen „Backen-
streich" verteilen[149] bis hin zu Schlägen mit einem Riemen[150], in den Magen[151], an den
Kopf[152] oder auf den Mund[153]. Dies verdeutlicht, dass bis weit in das 20. Jahrhundert
hinein der Körper und v. a. der defizitäre Körper in Schulen und Heimen Adressat von
sozialer Kontrolle, Gewalt und Misshandlungen, Strafen und Züchtigungen war.[154]

Die gehörlosen Jugendlichen selbst fühlten sich in diesen Situationen häufig miss-
verstanden und ungerecht behandelt. Aufgrund der fehlenden lautsprachlichen Kompetenzen ihrerseits und des Verbots von Gebärden sowie des beinahe unantastbaren
Status der Lehrer, Meister oder Aufseher war es jedoch kaum möglich, sich gegen die
als unfair empfundenen Strafen zu wehren. So ließ ein Großteil der Berufsschüler die
körperlichen Züchtigungen über sich ergehen. Ein kleiner Teil wiederum – vorrangig
junge Männer – wehrte sich mit körperlicher Gewalt gegen diese Art der Behandlung

---

141 Anhand einer quantitativen Analyse der Schülerakten zeigte sich, dass sich die Belege für die Ausübung
physischer und psychischer Gewalt von Seiten des Personals gegenüber den gehörlosen Jugendlichen relativ gleichmäßig auf den gesamten Untersuchungszeitraum verteilen.
142 PP Winnenden, SA BBW 474.
143 Bing-von Häfen (2015), S. 8; Winkler (2012), S. 229 f.
144 PP Winnenden, SA BBW 1747.
145 PP Winnenden, SA BBW 241.
146 PP Winnenden, SA BBW 1221; SA BBW 1225.
147 PP Winnenden, SA BBW 1225.
148 PP Winnenden, SA BBW 1701.
149 PP Winnenden, SA BBW 1667.
150 PP Winnenden, SA BBW 1085.
151 PP Winnenden, SA BBW 1240.
152 PP Winnenden, SA BBW 985.
153 PP Winnenden, SA BBW 1240.
154 Hafeneger (2011), S. 25.

und reproduzierte so das Erlebte.[155] Die Gewalthandlungen der Schüler äußerten sich beispielsweise in „Handgemengen"[156] mit Ausbildern, mehrmaligem „tätlichen Vorgehen gegen oder Angriffen mit Prügel"[157] auf die Mitarbeiter sowie dem „Einschlagen"[158] auf Aufsichtspersonen[159].

Psychische Gewalt gegen gehörlose Jugendliche

Innerhalb des Aktenbestandes finden sich jedoch nicht nur Hinweise auf physische, sondern auch auf psychische Gewalt bzw. Demütigungen durch das Personal der Einrichtung. Neben dem Anschreien, den „Zurechtweisungen"[160] und einem „strammen Vorgehen"[161] gegenüber den Berufsschülern gab es auch „strenge Verhöre"[162], die häufig von den leitenden Personen der Einrichtung selbst übernommen wurden. Diese Befragungen sowie die damit einhergehenden Androhungen etwaiger Strafen übten einen massiven Druck auf die Auszubildenden aus und ängstigten sie enorm. So heißt es in einem 1965 verfassten Schreiben der Leitung der Paulinenpflege an den Vater einer Auszubildenden:

> Was zwischen Anna und Armin geschehen ist, läßt sich nicht eindeutig aufklären. Ich habe mir Anna heute noch einmal vorgenommen, kam aber nicht weiter. Sie macht bei einem Verhör einen derartig verängstigten Eindruck, so daß die Angst ihr weitgehend die Kehle zuschnürt. Sie scheint eben Angst vor Strafe zu haben.[163]

Zudem finden sich in den Akten Strafen wie das „in die Ecke stellen"[164] oder der Freiheitsentzug in Form von „Einsperren"[165] oder „Arrest"[166]. Im Fall dreier Auszubildender im Alter von 18 bis 27 Jahren, die gemeinsam im Jahr 1956 den Opferstock im Rettungshaus aufbrachen und das Geld stahlen, war als Strafe „Arrest bei Wasser und Brot" vorgesehen.[167] Das Schuldeingeständnis sowie das Akzeptieren der Strafe musste von den Auszubildenden in einer Erklärung schriftlich quittiert werden. In dieser heißt es:

---

155 Gebhard (2007), S. 38.
156 PP Winnenden, SA BBW 42.
157 PP Winnenden, SA BBW 651.
158 PP Winnenden, SA BBW 659.
159 Vgl. hierzu Hesse u. a. (2020), S. 215.
160 PP Winnenden, SA BBW 1795.
161 PP Winnenden, SA BBW 533.
162 PP Winnenden, SA BBW 1128.
163 PP Winnenden, SA BBW 318.
164 PP Winnenden, SA BBW 1240.
165 PP Winnenden, SA BBW 473; SA BBW 982.
166 PP Winnenden, SA BBW 1620.
167 PP Winnenden, SA BBW 473. Vgl. hierzu Hesse u. a. (2020), S. 210.

> Ich [...] werde am Sonntag den 26.2.56 von morgens 8 Uhr bis abends 21 Uhr eingesperrt.
> Ich habe im Rettungshaus geholfen die Kasse zu erbrechen. Das ist gestohlen, und ich
> weiß, daß ich schuldig bin. Darum werde ich eingesperrt. Wenn ich im Zimmer in dem ich
> eingesperrt werde, etwas kaputt mache, so muß ich das bezahlen.[168]

Die Arbeitstherapie war ebenfalls ein Mittel zur „Erziehung" von auffälligen, „widerspenstigen" und „bösartigen" Auszubildenden. Diese wurden aus den Werkstätten entlassen und für eine gewisse Zeit als Arbeitskräfte in der Landwirtschaft der Paulinenpflege eingesetzt.[169] Hierbei sollten sie ihre „überschüssigen Kräfte" abbauen.[170] Dass solche Maßnahmen nicht selten auf Gegenwehr seitens der Betroffenen stießen und diese sich durchaus als „mündig" herausstellten, zeigt das Beispiel eines Schuhmacherlehrlings in den 1950er Jahren. Dieser verfasste einen Brief an seinen Vater, in dem er seine Situation darstellte: „Ab sofort werde ich aus der Werkstatt entfernt und als Bauer der Paulinenpflege gezwungen. Bitte, Papa soll kommen, hole mir [sic!] sofort ab nach Hause, nicht mehr."[171] Ein weiterer Jugendlicher erarbeitete sogar eine „Resolution auf Grund unhaltbarer Zustände in der Paulinenpflege", die er an die Leitung der Einrichtung adressierte und Verbesserungen in verschiedenen Lebens- und Arbeitsbereichen für die Auszubildenden forderte.[172] Die Kritik an der Einrichtung und/oder den Erziehungs- bzw. Ausbildungsmethoden des Personals erreichte jedoch häufig nicht den Adressaten oder wurde sofort im Keim erstickt, wie das Beispiel eines weiteren Berufsschülers zeigt. Dieser wurde nach einer Beschwerde beim Jugendamt sofort aus der Einrichtung entlassen.[173]

Die letzte Option, die die Paulinenpflege bei auffälligen Auszubildenden zog, war das Zurückschicken zu den Eltern oder die Verlegung in ein „strenger" geführtes Heim. Hierfür mussten in den Augen der Mitarbeiter mehrere Komponenten zusammenkommen. So machte man von diesen Maßnahmen nur Gebrauch, wenn das Standardrepertoire an Strafen erschöpft war, nicht griff oder es sich um ein besonders schweres Vergehen der Berufsschüler handelte – diese also als „unerziehbar" galten.[174] So geschah es auch im Fall einer 17-jährigen Auszubildenden, die im Jahr 1965 nach nur 17 Tagen die Paulinenpflege wieder verlassen musste. Kurz zuvor war sie aus der Einrichtung geflohen und musste gesucht werden. Die Mitarbeiter der Paulinenpflege fanden sie nachts, alkoholisiert und in der Begleitung von Männern. Anschließend weigerte sie sich, ins Bett zu gehen, randalierte im Heim und unternahm einen weiteren Fluchtversuch, bei dem sie die anderen Mädchen im Heim aufweckte und anfing, die-

---

168 PP Winnenden, SA BBW 473; SA BBW 1620.
169 Vgl. hierzu Hesse u. a. (2020), S. 216.
170 PP Winnenden, SA BBW 194.
171 PP Winnenden, SA BBW 209.
172 PP Winnenden, SA BBW 1225.
173 PP Winnenden, SA BBW 342.
174 Zum Begriff der „Unerziehbarkeit" vgl. Gehltomholt/Hering (2006), S. 81 ff.

se „zu schlagen und [ihnen] das Gesicht zu zerkratzen". Nur einen Tag später versuchte sie erneut zu fliehen, was dazu führte, dass sie die Einrichtung verlassen musste. In einem Brief an den Vater empfahl ihm die Leitung die Unterbringung seiner Tochter in einem Heim, „in dem sie nicht ausbrechen kann".[175] In solchen Fällen hätte sich das Personal der Paulinenpflege eingestehen müssen, dass es gescheitert war. Allerdings belegen die zahlreichen Vorwürfe, die die Leitung gegen die Jugendliche vorbrachte, dass kein Versagen seitens der Einrichtung wahrgenommen wurde. Vielmehr können sie als Indiz dafür herangezogen werden, dass es weniger die gehörlosen Auszubildenden selbst als vielmehr die antiquierten Erziehungs- und Ausbildungsmethoden der Mitarbeiter der Paulinenpflege waren, die sich in einer Krise befanden.[176]

Der Umgang mit „sexuell verwahrlosten" jungen Frauen

In der Paulinenpflege Winnenden hatten weibliche Auszubildende, die als „sexuell verwahrlost" charakterisiert wurden, zumeist mit einem harten Durchgreifen von Seiten der Angestellten zu rechnen. So heißt es 1953 in einem Schreiben der Leitung an das Jugendamt in Karlsruhe: „Außerdem ist das Verhalten des Mädchens so, daß sie uns sehr gefährdet scheint, sobald irgendeine männliche Gestalt auftaucht; [...] und wir uns Zwangsmaßnahmen überlegen müssen, die bei uns unmöglich sind. Wir empfehlen, das Mädchen in einer geschlossenen Anstalt unterzubringen."[177]

Die Unterbringung behinderter/gehörloser Frauen in einer geschlossenen, ausschließlich von Frauen bewohnten Anstalt war, wie bereits erwähnt, ein probates Mittel in dieser Zeit und wies noch immer eine eugenische Komponente auf, da die Zwangsverlegung vorrangig dazu dienen sollte, eine Fortpflanzung zu verhindern.[178] Auch die Sterilisation junger, als „sexuell verwahrlost" geltender Frauen war nach 1945 eine Option. Dies zeigt das Beispiel einer Berufsschülerin aus den 1970er Jahren. Sie war bis Ende Juni 1973 in der Damenschneiderei der Paulinenpflege tätig. Dort wurde sie dann aufgrund ihrer „Triebhaftigkeit", den Anzeichen einer „manifesten sexuellen Verwahrlosung" und einer damit verbundenen Gefährdung der „im Heim befindlichen anderen gehörlosen Jugendlichen" entlassen. Nach einer kurzen Zeit bei einer Pflegefamilie kam die Auszubildende Ende Januar 1974 in das Psychiatrische Landeskrankenhaus in Winnenden, das sich in unmittelbarer Nachbarschaft zur Paulinenpflege befindet. Bezüglich des weiteren Vorgehens im Fall der Berufsschülerin gibt es ein Schreiben des „Diakonischen Werkes der evangelischen Kirche in Württemberg e. V." vom 8. April des Jahres an den Direktor des Psychiatrischen Landeskrankenhauses

---

175 PP Winnenden, SA BBW 332. Vgl. hierzu auch Gehltomholt/Hering (2006), S. 77.
176 Gehltomholt/Hering (2006), S. 81 f.
177 PP Winnenden, SA BBW 207.
178 Gebhard (2007), S. 83 ff.; Staats (2019), S. 56.

Winnenden und an den Berufsschuldirektor der Paulinenpflege. Darin wird deutlich, dass ein Gespräch zwischen einem Vertreter des Diakonischen Werkes und der Mutter der Schülerin stattgefunden hatte, in dem Ersterer versuchte, die Mutter davon zu überzeugen, dass „nunmehr eine Sterilisation im Interesse der Tochter sei".[179] Die Mutter war jedoch strikt dagegen und brachte zum Ausdruck, dass die Tochter „mit 21 Jahren darüber selbst entscheiden soll". Im Anhang dieses Briefes befindet sich ein weiteres Schreiben, in dem deutlich wird, dass das Diakonische Werk die Sterilisation der Gehörlosen jedoch weiter mit Nachdruck verfolgte und im Verbund mit dem Jugendamt Stuttgart, dem Psychiatrischen Landeskrankenhaus Winnenden sowie der Paulinenpflege dazu bereit war, „den Sorgerechtsentzug der Mutter einzuleiten, weil sie die Zustimmung zur Sterilisation verweigert hat". Hierzu sollten die „maßgebenden Stellen, die mit Fräulein [...] in den letzten Jahren zu tun hatten [...] genügend stichhaltige Gründe zur Anordnung einer Amtsvormundschaft" liefern.[180] Über den weiteren Verlauf dieses Falles findet sich in der Akte der Schülerin nur noch das vom Diakonischen Werk geforderte Gutachten der Paulinenpflege, in dem die „sexuelle Verwahrlosung" der ehemaligen Berufsschülerin sowie die Vernachlässigung der Pflichten der Mutter als Sorgeberechtigte deutlich beschrieben werden.[181] Ob es zu einer Sterilisierung kam, lässt sich anhand der Akte nicht sagen. Das Beispiel zeigt aber, dass in solchen Fällen auch ohne die Einwilligung der Betroffenen oder ihrer Erziehungsberechtigten – diese war gesetzlich erforderlich – eine Entscheidung herbeigeführt werden sollte. Dabei griffen die jeweiligen Behörden und Institutionen auf ein gut funktionierendes System der kurzen Dienstwege zurück und konnten im Zweifelsfall ihre Interessen auch gegen den Willen der jeweiligen Personen durchsetzen.[182]

Fazit

Im Zuge der Professionalisierung der Medizin und der damit verbundenen Etablierung der Ohrenheilkunde sowie der Medikalisierung der Gesellschaft im 19. und beginnenden 20. Jahrhundert entstanden innerhalb der hörenden Mehrheitsgesellschaft spezifische Fremdbilder von gehörlosen Menschen. Diese wurden in der Folgezeit erweitert und wirkten sich nachteilig auf den betroffenen Personenkreis aus. Überwiegend basierten sie auf dem moralischen Primat der Lautsprache – der seit der Antike bestehenden Vorstellung, dass Denken nur durch diese Form der Sprache möglich ist – und waren gekennzeichnet durch eine Pathologisierung und Stigmatisierung von

---

179 Zu diesem Vorgehen vgl. Schenk (2016), S. 262.
180 PP Winnenden, SA BBW 683. Vgl. hierzu auch Schenk (2016), S. 226 f.
181 PP Winnenden, SA BBW 683.
182 Vgl. hierzu Hafeneger (2011), S. 110.

Gehörlosigkeit bzw. gehörloser Menschen.[183] Im Zuge dessen gingen hörende Psychologen, Ärzte und Pädagogen zu Beginn der zweiten Hälfte des 20. Jahrhunderts von einer emotionalen und habituellen Eigenart von tauben Menschen aus und entwickelten in der Folge das Bild des „typischen Gehörlosen". Dieses wich stark von der durch die hörende Mehrheit definierten Norm ab. So wurden Gehörlose ausschließlich mit negativen Eigenschaften charakterisiert und galten als „aufsässig", „misstrauisch", „hinterhältig", „kindlich" und „eigenartig". Diese Zuschreibungen waren – wenngleich sich die Strukturen der Einrichtung sowie die Pädagogik innerhalb des Untersuchungszeitraums wandelten – auch bis weit in die zweite Hälfte des 20. Jahrhunderts hinein in den Köpfen der Mitarbeiter der Paulinenpflege verankert und prägten ihre Einstellung zu den Auszubildenden. Dies zeigt sich nicht zuletzt in einem im Jahr 1979 verfassten Kurzbericht über die Persönlichkeit zweier Berufsschüler:

> Durch den Ausfall des Gehörs und damit der Wortsprache [...] sind die Auszubildenden in ihrer ganzen seelischen Entfaltung gehemmt und gestört. Dadurch entsteht eine weitgehende Verarmung und Abweichung des gesamten psychischen Lebens gegenüber einer normalen Entwicklung. Diese geistig-seelischen Ausfälle und Entwicklungshemmungen bleiben nicht ohne negativen Einfluß auf die Denkfähigkeit, auf Art und Umfang der Gefühlswerte des Willens und des Charakters.[184]

Einer der Hauptgründe für die Beständigkeit dieser Fremdbilder lag in den personellen Kontinuitäten innerhalb der Paulinenpflege – insbesondere auf Schlüsselpositionen wie beispielsweise der des Inspektors, des Schulleiters, der Hausväter und -mütter sowie der leitenden Erzieher. Hinzu kamen Kommunikationsprobleme bzw. das Ausbleiben von Kommunikation zwischen dem hörenden Personal und den gehörlosen Auszubildenden in Unterricht, praktischer Ausbildung sowie bei der Betreuung in den Heimen.[185] Dadurch gab es häufig Missverständnisse und konnte sich auch kein tieferer Zugang zu den Bedürfnissen und dem Verhalten der gehörlosen Jugendlichen entwickeln.[186]

Der Umgang der Mitarbeiter mit den Auszubildenden war jedoch nicht nur von Fremdzuschreibungen über Gehörlose, sondern auch von den zu dieser Zeit vorherrschenden gesellschaftlichen und konfessionellen Fremdbildern von Jugendlichen geprägt.[187] Das zu Beginn des 20. Jahrhunderts entstandene Bild der Jugend als Gefahr für die Zukunft von Staat und Gesellschaft hatte auch nach dem Ende des Zweiten Weltkrieges innerhalb der Einrichtung Konjunktur.[188] Die Erziehung von Kindern und

---

183 Vgl. hierzu Zaurov (2003), S. 25 ff.
184 PP Winnenden, SA BBW 651.
185 Interview mit PP 77–81: „Gebärdensprache zu verwenden war für uns alle verboten, wir mussten alle sprechen. [...] Wir wurden dazu gedrängt, nur zu sprechen."
186 Gebhard (2007), S. 9; Krapf (2015), S. 14; Winkler (2012), S. 236 f.; Hesse u. a. (2020), S. 170 f.
187 Hafeneger (2011), S. 45.
188 Vgl. hierzu auch Schumann (2000), S. 42 f.

Jugendlichen wies daher deutliche Kontinuitäten zu pädagogischen Konzepten aus Kaiserreich und NS-Zeit auf und basierte insbesondere im Heimkontext auf Werten wie Unterordnung, Disziplin und Härte.[189] Dies lag vor allem daran, dass ein Großteil des leitenden Personals der Paulinenpflege in der NS-Zeit sozialisiert worden war und diese Positionen oftmals bis zum Beginn der 1980er Jahre innehatte.[190] Dies hatte zur Folge, dass sich am Umgang mit den Jugendlichen bis zum Ende des Untersuchungszeitraums – wenngleich sich der „Wertehorizont in der Erziehungsdiskussion" seit den ausgehenden 1960er Jahren im Wandel befand – nur wenig veränderte.[191]

Ein weiterer wichtiger Punkt, der den Umgang mit gehörlosen Auszubildenden innerhalb der Paulinenpflege prägte, war das in den Heimen der Inneren Mission bestehende Erziehungsleitbild der „rettenden Liebe".[192] Dieses Konzept ging von der Sündhaftigkeit der Menschen aus und sah in der Bestrafung hierfür ein Zeichen der göttlichen Zuneigung. Die Leiter, Hausväter und -mütter sowie die Erzieher sahen sich nach diesem Verständnis als „Stellvertreter Gottes", denen die Pflicht übertragen wurde, die Sünder zu strafen. Das Ziel der Züchtigungen war es, den Körper und die „verwahrloste" Seele der Kinder und Jugendlichen abzuhärten, zu disziplinieren, zu bessern und sie so nach christlichem Verständnis zu vollwertigen Menschen zu erziehen.[193]

„Their dehumanization was a necessary precondition of their maltreatment"[194]

Am Beispiel der Paulinenpflege zeigt sich, dass der Umgang der Mitarbeiter mit gehörlosen Jugendlichen von tradierten, teilweise aber auch erst nach 1945 entwickelten Fremdzuschreibungen über Gehörlose sowie über Jugendliche bestimmt war. In Kombination mit den zu dieser Zeit innerhalb der Einrichtung bestehenden konfessionellen Erziehungsleitbildern, den strukturellen Problemen (Raumnot, Personalmangel) sowie der Legalität körperlicher Züchtigungen kam es immer wieder dazu, dass gehörlose Jugendliche bei der Beschulung, der praktischen Ausbildung sowie in den Wohnheimen der Einrichtung physische und psychische Gewalt erfuhren.[195] Dabei griffen die mit der anspruchsvollen Erziehung und Ausbildung zumeist überfor-

---

189 Bing-von Häfen (2017), S. 94 f.; Bing-von Häfen (2015), S. 2; Hafeneger (2011), S. 110 f.

190 Vgl. hierzu Hafeneger (2011), S. 59 f.; Gebhardt (2009), S. 216; Keitel (2015), S. 82.

191 Vgl. hierzu Schumann (2000), S. 47.

192 Bing-von Häfen (2017), S. 94.

193 Bing-von Häfen (2017), S. 95; Bing-von Häfen (2015), S. 2; Gehltomholt/Hering (2006), S. 57; Hafeneger (2011), S. 47.

194 Branson/Miller (2002), S. 24.

195 PP Winnenden, Jb 1958, S. 4; SA BBW 568: „Unsere durch völlige Überbelegung bei gleichzeitigem katastrophalem Personalmangel im Augenblick äußerst ungünstige Heimsituation [1974, S. W.] bot für Anton

derten und teilweise nicht ausreichend qualifizierten Lehrer, Hausväter und -mütter, Ausbilder sowie Aufsichtspersonen auf den gesamten Kanon an Züchtigungen, die in dieser Zeit innerhalb der Heimerziehung weitverbreitet waren, zurück.[196]

Aufgrund der fehlenden lautsprachlichen Kompetenzen, der bereits beschriebenen Fremdbilder von gehörlosen Menschen sowie von Jugendlichen und des unantastbaren Status der Lehrer, Meister oder Aufseher war es jedoch für die Auszubildenden sowie deren Eltern beinahe aussichtslos, sich gegen die als unfair empfundenen Strafen zur Wehr zu setzen.[197] Bei Beschwerden der Eltern wurden die Vergehen der Jugendlichen häufig übertrieben dargestellt, während hingegen die eigenen Taten in den Akten entweder abgestritten, verharmlost oder als notwendige, rechtlich konforme sowie gesellschaftlich akzeptierte Erziehungsmaßnahmen wiedergegeben wurden.[198] Kam es jedoch einmal zu Anschuldigungen gegenüber Mitarbeitern der Paulinenpflege bei staatlichen Behörden, so konnte die Einrichtung auf ein gut funktionierendes Netzwerk, bestehend aus dem Diakonischen Werk, den Jugendämtern sowie den psychiatrischen Kliniken, zurückgreifen, um die Vorwürfe zu entkräften.

Dies führte dazu, dass ein Großteil der Berufsschüler aufgrund der Aussichtslosigkeit ihrer Beschwerden schwieg und die Demütigungen und körperlichen Züchtigungen über sich ergehen ließ. Ein kleiner Teil wiederum sah keinen anderen Ausweg, insbesondere nach zuvor erfolgter körperlicher Züchtigung, als das Erlebte zu reproduzieren, und griff ebenfalls zu Gewalt gegen die Mitarbeiter der Paulinenpflege.[199]

zu viel Reibungsflächen [...]. Wir sind z. Zt. nicht in der Lage, den hier gestellten Anforderungen gerecht zu werden ..." Vgl. hierzu auch Branson/Miller (2002), S. 24.
196 Hafeneger (2011), S. 32; Hesse u. a. (2020), S. 208.
197 Vgl. hierzu Hesse u. a. (2020), S. 221.
198 Vgl. hierzu Bing-von Häfen (2017), S. 96 ff.; Hesse u. a. (2020), S. 223.
199 Vgl. hierzu Winkler (2012), S. 239, sowie Lingelbach/Stoll (2013), S. 27 ff.

Bibliographie

Archivalien

Archiv der Paulinenpflege Winnenden (PP Winnenden)
- SA BBW 7
- SA BBW 8
- SA BBW 10
- SA BBW 12
- SA BBW 29
- SA BBW 42
- SA BBW 117
- SA BBW 135
- SA BBW 140
- SA BBW 149
- SA BBW 193
- SA BBW 194
- SA BBW 207
- SA BBW 209
- SA BBW 241
- SA BBW 265
- SA BBW 312
- SA BBW 318
- SA BBW 332
- SA BBW 342
- SA BBW 392
- SA BBW 445
- SA BBW 473
- SA BBW 474
- SA BBW 533
- SA BBW 568
- SA BBW 601
- SA BBW 651
- SA BBW 659
- SA BBW 683
- SA BBW 720
- SA BBW 982
- SA BBW 985
- SA BBW 1052
- SA BBW 1085
- SA BBW 1128
- SA BBW 1221
- SA BBW 1225
- SA BBW 1240
- SA BBW 1387
- SA BBW 1403

- SA BBW 1620
- SA BBW 1667
- SA BBW 1701
- SA BBW 1738
- SA BBW 1747
- SA BBW 1795

Zeitzeugen

Das Interview wurde anonymisiert. Die Abkürzung PP steht für die Einrichtung (Paulinenpflege) und die Zahlen dahinter geben die Dauer des Aufenthaltes an.
- PP 77–81: Interview vom 5. November 2020, Dauer: 37 min.

Veröffentlichte Quellen

Jahresberichte der Paulinenpflege Winnenden (PP Winnenden)
- Jb 1950, Jb 1958, Jb 1959, Jb 1961, Jb 1965, Jb 1966
Selbstzeugnis
- Martin, Rosemarie: Unsere Zeit in der Paulinenpflege Winnenden. Ganz subjektive Erinnerungen. O. O. [o. J.].

Literatur

Atherton, Martin: Deafness, Community and Culture in Britain: Leisure and Cohesion 1945–1995. Manchester 2012.

Bing-von Häfen, Inga: „Eine harte, wenn gerechte Strafe wirkt in vielen Fällen beim Betroffenen und bei den anderen Zöglingen sehr nachhaltig" – Evangelische Heimerziehung in der württembergischen Diakonie bis in die 1970er-Jahre im Spiegel zeitgenössischer Quellen. In: Bing-von Häfen, Inga; Daiss, Albrecht; Kötting, Dagmar: „Meine Seele hat nie jemanden interessiert." Heimerziehung in der württembergischen Diakonie bis in die 1970er-Jahre. Hg. v. Diakonischen Werk Württemberg. Stuttgart 2017, S. 13–171.

Bing-von Häfen, Inga; Daiss, Albrecht; Kötting, Dagmar: „Meine Seele hat nie jemanden interessiert." Heimerziehung in der württembergischen Diakonie bis in die 1970er-Jahre. Hg. v. Diakonischen Werk Württemberg. Stuttgart 2017.

Bing-von Häfen, Inga; Scholz, Ingrid: Von Beuggen nach Wildbad. Grundzüge evangelischer Heimerziehungsarbeit zwischen traditionellem Rettungshausgedanken und reformierter Jugendhilfe. In: Pilz, Nastasja; Seidu, Nadine; Keitel, Christian (Hg.): Verwahrlost und gefährdet? Heimerziehung in Baden-Württemberg 1949–1975. Stuttgart 2015, S. 38–49.

Blume, Stuart: The Artificial Ear. Cochlear Implants and the Culture of Deafness. New Brunswick, NJ; London 2010.

Branson, Jan; Miller, Don: Damned for their Difference: The Cultural Construction of Deaf People as Disabled. A Sociological History. Washington 2002.

Büttner, Malin: Nicht minderwertig, sondern mindersinnig … Der Bann G für Gehörgeschädigte in der Hitler-Jugend. Frankfurt/Main 2005.

Bundesministerium für Familie, Senioren, Frauen und Jugend (Hg.): Abschlussbericht der Lenkungsausschüsse der Fonds „Heimerziehung in der Bundesrepublik Deutschland in den Jahren 1949 bis 1975" und „Heimerziehung in der DDR in den Jahren 1949 bis 1990". Berlin 2019.

Frings, Bernhard; Kaminsky, Uwe: Gehorsam – Ordnung – Religion. Konfessionelle Heimerziehung 1945–1975. Münster 2012.

Gebhard, Michael: Hören lernen – hörbehindert bleiben. Die Geschichte von Gehörlosen- und Schwerhörigenorganisationen in den letzten 200 Jahren. Baden 2007.

Gebhardt, Miriam: Die Angst vor dem kindlichen Tyrannen. Eine Geschichte der Erziehung im 20. Jahrhundert. München 2009.

Gehltomholt, Eva; Hering, Sabine: „Das verwahrloste Mädchen" – Diagnostik und Fürsorge in der Jugendhilfe zwischen Kriegsende und Reform (1945–1965). (=Frauen- und Genderforschung in der Erziehungswissenschaft 4) Opladen 2006.

Groscheck, Iris: Unterwegs in eine Welt des Verstehens. Gehörlosenbildung in Hamburg vom 18. Jahrhundert bis in die Gegenwart. (=Hamburger Historische Forschungen 1) Hamburg 2008.

Hähner-Rombach, Sylvelyn: „Das ist jetzt das erste Mal, dass ich darüber rede…" – Zur Heimgeschichte der Gustav Werner Stiftung zum Bruderhaus und der Haus am Berg gGmbH 1945–1970. Frankfurt/Main 2013.

Hafeneger, Benno: Strafen, prügeln, missbrauchen. Gewalt in der Pädagogik. Frankfurt/Main 2011.

Henkelmann, Andreas u. a.: Verspätete Modernisierung. Öffentliche Erziehung im Rheinland – Geschichte der Heimerziehung in Verantwortung des Landesjugendamtes (1945–1972). Hg. v. Landschaftsverband Rheinland. Essen 2011.

Hesse, Rebecca u. a.: Aus erster Hand. Gehörlose, Gebärdensprache und Gehörlosenpädagogik in der Schweiz im 19. und 20. Jahrhundert. Zürich 2020.

Hoffstadt, Anke: Gehörlosigkeit als „Behinderung". Menschen in den Gehörlosenschulen des Landschaftsverbandes Rheinland nach 1945. Berlin 2018.

Keitel, Christian: Strukturen und Verantwortlichkeiten der baden-württembergischen Heimerziehung. Ein Blick in die Akten der Nachkriegszeit. In: Pilz, Nastasja; Seidu, Nadine; Keitel, Christian (Hg.): Verwahrlost und gefährdet? Heimerziehung in Baden-Württemberg 1949–1975. Stuttgart 2015, S. 80–89.

Keitel, Christian: Heime, Themen, Quellen. Anmerkungen zur historischen Aufarbeitung der Heimerziehung. In: Keitel, Christian; Pilz, Nastasja; Wohlfahrt, Nora (Hg.): Aufarbeiten im Archiv. Beiträge zur Heimerziehung in der baden-württembergischen Nachkriegszeit. Stuttgart 2018, S. 140–147.

Kohlrausch, Jonathan: Beobachtbare Sprachen. Gehörlose in der französischen Spätaufklärung. Eine Wissensgeschichte. Bielefeld 2015.

Krapf, Johanna: Augenmenschen. Gehörlose erzählen aus ihrem Leben. Zürich 2015.

Lingelbach, Gabriele; Stoll, Jan: Die 1970er Jahre als Umbruchsphase der bundesdeutschen Disability History? Eine Mikrostudie zu Selbstadvokation und Anstaltskritik Jugendlicher mit Behinderung. In: Moving the Social 50 (2013), S. 25–51.

Lingelbach, Gabriele; Waldschmidt, Anne: Einleitung: Kontinuitäten, Zäsuren, Brüche in der deutschen Disability History nach 1945. In: Lingelbach, Gabriele; Waldschmidt, Anne (Hg.): Kontinuitäten, Zäsuren, Brüche? Lebenslagen von Menschen mit Behinderungen in der deutschen Zeitgeschichte. (=Disability History 1) Frankfurt/Main; New York 2016, S. 7–27.

Möbius, Ulrich: Aspekte der „Deaf history"-Forschung, Teil I. In: Das Zeichen. Zeitschrift zum Thema Gebärdensprache und Kommunikation Gehörloser 22 (1992), S. 388–401.

Paulinenpflege Winnenden e. V. (Hg.): 90 Jahre Berufsschule, 40 Jahre Berufsbildungswerk. Broschüre anlässlich der Jubiläumsausstellung. Winnenden 2017.

Pilz, Nastasja; Seidu, Nadine; Keitel, Christian (Hg.): Verwahrlost und gefährdet? Heimerziehung in Baden-Württemberg 1949–1975. Stuttgart 2015.

Runder Tisch „Heimerziehung in den 50er und 60er Jahren": Abschlussbericht. Berlin 2010.

Sauer, Paul: Friedrich Jakob Philipp Heim (1789–1850), der Gründer der Winnender Paulinenpflege. In: Stadtarchiv Winnenden (Hg.): Winnenden – Gestern und Heute. Winnenden 1989, S. 35–59.

Schenk, Britta Marie: Behinderung verhindern. Humangenetische Beratungspraxis in der Bundesrepublik Deutschland (1960er bis 1990er Jahre). (=Disability History 2) Frankfurt/Main; New York 2016.

Schmidt, Marion; Werner, Anja: Einleitung. In: Schmidt, Marion; Werner, Anja (Hg.): Zwischen Fremdbestimmung und Autonomie. Neue Impulse zur Gehörlosengeschichte in Deutschland, Österreich und der Schweiz. Bielefeld 2019, S. 9–47.

Schmuhl, Hans-Walter; Winkler, Ulrike: Gewalt in der Körperbehindertenhilfe. Das Johanna-Helenen-Heim in Volmarstein von 1947 bis 1967. (=Schriften des Instituts für Diakonie- und Sozialgeschichte an der Kirchlichen Hochschule Wuppertal 18) Bielefeld; Gütersloh 2010.

Schmuhl, Hans-Walter; Winkler, Ulrike: „Als wären wir zur Strafe hier". Gewalt gegen Menschen mit geistiger Behinderung – der Wittekindshof in den 1950er und 1960er Jahren. (=Schriften des Instituts für Diakonie- und Sozialgeschichte an der Kirchlichen Hochschule Wuppertal 19) Bielefeld; Gütersloh 2011.

Schumann, Dirk: Schläge als Strafe? Erziehungsmethoden nach 1945 und ihr Einfluss auf die „Friedenskultur" in beiden Deutschlands. In: Kühne, Thomas (Hg.): Von der Kriegskultur zur Friedenskultur? Zum Mentalitätswandel in Deutschland seit 1945. (=Jahrbuch für Historische Friedensforschung 9) Münster 2000, S. 34–48.

Seegers, Lu: „Vati blieb im Krieg". Vaterlosigkeit als generationelle Erfahrung im 20. Jahrhundert – Deutschland und Polen. (=Göttinger Studien zur Generationsforschung 13) Göttingen 2013.

Silberzahn-Jandt, Gudrun: „... und da gab's noch ein Tor, das geschlossen war". Alltag und Entwicklung in der Anstalt Stetten 1945–1975. Kernen-Stetten 2018.

Söderfeldt, Ylva: From Pathology to Public Sphere. The German Deaf Movement 1848–1914. Bielefeld 2013.

Staats, Martin: Problem – Jugend – Sexualität: Die Wahrnehmung von Jugendsexualität durch Fachkräfte in der Heimerziehung. Weinheim; Basel 2019.

Winkler, Ulrike: „Es war eine enge Welt". Menschen mit Behinderungen, Heimkinder und Mitarbeitende in der Stiftung kreuznacher diakonie, 1947 bis 1975. Bielefeld 2012.

Zaft, Matthias: Der erzählte Zögling. Narrative in den Akten der deutschen Fürsorgeerziehung. Bielefeld 2011.

Zaurov, Mark: Gehörlose Juden. Eine doppelte kulturelle Minderheit. Frankfurt/Main 2003.

Zöller, Ulrike: Die Stimme der Betroffenen. Ehemalige Heimkinder in Baden-Württemberg. In: Pilz, Nastasja; Seidu, Nadine; Keitel, Christian (Hg.): Verwahrlost und gefährdet? Heimerziehung in Baden-Württemberg 1949–1975. Stuttgart 2015, S. 16–23.

Internet

Balzer, Jens: Generationenkonflikt. Die Jugend von heute (2020), URL: https://www.zeit.de/kultur/2020–10/generationenkonflikt-jugendliche-erwachsene-corona-krise/komplettansicht (letzter Zugriff: 18.2.2021).

Bing-von Häfen, Inga: Evangelische Heimerziehungsarbeit in den 1950er- und 1960er-Jahren zwischen traditioneller Rettungshausarbeit und reformorientierter Jugendhilfe (2015), URL: https://www.wkgo.de/cms/article/index/evangelische-heimerziehungsarbeit-in-den-1950er-und-1960er-jahren-zwischen-traditioneller-rettungshausarbeit-und-reformorientierter-jugendhilfe (letzter Zugriff: 18.2.2021).

Fangerau, Heiner: Vortrag der Forschergruppe zur „Wissenschaftlichen Aufarbeitung und Anerkennung von Leid und Unrecht" im Rahmen der Veranstaltung „Zeit, über das Leid zu sprechen" am 13. Mai 2019 in Berlin (2019), URL: http://www.stiftung-anerkennung-und-hilfe.de/DE/Aufarbeitung/Zwischenergebnisse/zwischenergebnisse.html (letzter Zugriff: 18.2.2021).

Mitterhuber, Thomas: Das Grauen in den Anstalten (2019), URL: https://gehoerlosenzeitung.de/missbrauch-gehoerlose-kinder-schulen-anstalten/ (letzter Zugriff: 18.2.2021).

Sandmann, Julius: Gehörlose erzählt von schrecklichen Erfahrungen (2020), URL: https://bnn.de/karlsruhe/zwischen-hoelle-und-grosser-fuersorge-gehoerlosen-paedagogik-damals-und-heute-heidelberg-neckargemuend (letzter Zugriff: 18.2.2021).

https://www.hu-berlin.de/de/studium/beratung/angebot/sgb/deafkombi (letzter Zugriff: 18.2.2021).

Sebastian Wenger, Dr.
Institut für Geschichte der Medizin der Robert Bosch Stiftung
Straußweg 17
70184 Stuttgart
sebastian.wenger@igm-bosch.de

Medikamentenversuche von Ärzten der KJP Wunstorf zwischen den 1950er und 1970er Jahren
Ausmaß, Indikationen, Interessenslagen und gesellschaftliche Akzeptanz[*]

CHRISTINE HARTIG

Medizin, Gesellschaft und Geschichte 39, 2021, 127–168

Drug trials carried out by physicians at the Wunstorf Child and Youth Psychiatry facility from the 1950s through to the 1970s: scale, indications, interests and social acceptance

Abstract: The essay examines drug trials performed on minors, using the example of the Wunstorf Child and Youth Psychiatry facility in Lower Saxony, from its foundation in 1954 up until the 1970s. Based on a representative sample of patient files, it establishes the scale of clinical trials performed and looks for specific characteristics that would have increased the likelihood of being included in a drug trial. During the period under consideration the range of indications for diverse drug groups was extended to include child and youth psychiatry. This was not only prompted by the economic interests of the pharmaceutic industry but also by the medicalization of deviant behaviours in child and youth psychiatry, youth welfare and schools.

---

* Die hier präsentierten Ergebnisse wurden im Rahmen von zwei Forschungsaufträgen des Niedersächsischen Ministeriums für Soziales, Gesundheit und Gleichstellung an das Institut für Geschichte der Medizin der Robert Bosch Stiftung (IGM) erzielt. Während des ersten, 2017 erteilten Forschungsauftrages werteten Christine Hartig und Sylvelyn Hähner-Rombach vorrangig administrative Quellen des Landes Niedersachsen, Archive von Arzneimittelfirmen und pharmazeutische Fachzeitschriften aus. 2018 wurde ein zweiter Forschungsauftrag erteilt, um auch Kranken- und Heimakten vertiefend zu analysieren. Dieses Modul wurde nach dem Tod von Sylvelyn Hähner-Rombach im Januar 2019 von Christine Hartig bearbeitet. Siehe zu den Ergebnissen Hähner-Rombach/Hartig (2019) und Hartig (2020). Die Verantwortung für diesen Text liegt allein bei der Autorin, viele Gedanken gehen aber auf ein gemeinsames Forschen und Diskutieren zurück.

Einleitung

In niedersächsischen Kinderheimen und kinderpsychiatrischen Einrichtungen existierten zwischen 1945 und Ende der 1970er Jahre gravierende Missstände bezüglich der Einhaltung normativer Standards bei der Durchführung von Arzneimittelstudien an Minderjährigen. Diese wurden von einer Politik begünstigt, die das Feld der Arzneimittelforschung weitestgehend der Selbstkontrolle von Pharmaunternehmen und der Ärzteschaft überantwortete. Dabei hatten die Nürnberger Ärzteprozesse von 1946 erkennen lassen, dass Medizinerinnen und Mediziner während des Nationalsozialismus Menschenversuche unter Missachtung der Gesundheit und der Rechte der Betroffenen durchgeführt hatten, sei es im Auftrag von Pharmaunternehmen oder aus eigenem Antrieb.[1] Auch nach dem Contergan-Skandal von 1961/62[2] dauerte es noch mehr als eine Dekade, bis mit dem Arzneimittelgesetz (AMG) von 1976 detaillierte Bestimmungen über die Durchführung von Arzneimittelstudien erlassen wurden[3]. Bis zu diesem Zeitpunkt hatte der Gesetzgeber nur geringe Anstrengungen unternommen, das Recht auf körperliche Unversehrtheit von Probandinnen und Probanden zu schützen. Für Menschen, die ihre Rechte nicht selbst vertreten konnten, bedeutete dies eine besondere Gefährdung. Zu diesem Kreis gehören auch Minderjährige in der Niedersächsischen Kinder- und Jugendpsychiatrie (KJP) Wunstorf.

Im ersten Teil des Aufsatzes sollen auf der Grundlage einer quantitativen Analyse der Krankenakten Schätzungen zu der Anzahl der Kinder und Jugendlichen vorgestellt werden, die in Arzneimittelstudien eingeschlossen waren. Ferner wird der Frage nachgegangen, ob bestimmte Faktoren existierten, die die Wahrscheinlichkeit erhöhten, in eine solche Studie aufgenommen zu werden. Der zweite Teil des Aufsatzes widmet sich den jeweiligen Versuchspräparaten und bereits auf dem Markt befindlichen Arzneistoffen, zu denen an der KJP Wunstorf Studien durchgeführt wurden. Durch Fallbeispiele kann gezeigt werden, dass mit den Studien vielfach eine Ausweitung des Indikationsbereiches legitimiert werden sollte. Eine solche Entwicklung war von einer breiten Akzeptanz medikamentöser Therapie und der Ruhigstellung von Minderjährigen in staatlichen Institutionen wie Jugendämtern, Heimen und Schulen, aber auch in Familien begleitet. Diese Akteure fanden jedoch in bisherigen medizinhistorischen Untersuchungen zu Arzneimittelstudien an Minderjährigen kaum Beachtung.

Abgesehen von einer frühen Publikation des Psychiaters Asmus Finzen aus dem Jahr 1969[4] wurden Arzneimittelstudien an Minderjährigen in staatlichen Institutionen erst im Zusammenhang mit der Aufarbeitung von Gewaltverhältnissen in Kinderheimen thematisiert. So untersuchte der Historiker Uwe Kaminsky 2010 die Erprobung

---

1 Nürnberger Kodex (1960).
2 Lenhard-Schramm (2017).
3 Stapel (1988).
4 Finzen (1969), S. 129–133.

des Medikamentes Truxal im Kinderheim Neu-Düsselthal.[5] Dass dies kein Einzelfall war, hob sechs Jahre später die Pharmazeutin Sylvia Wagner in einem Aufsatz hervor.[6] Unter den von ihr genannten Einrichtungen befand sich auch die Kinder- und Jugendpsychiatrie des Niedersächsischen Landeskrankenhauses (LKH) Wunstorf. Inzwischen hatte die mediale wie wissenschaftliche Aufmerksamkeit bezüglich der Bedingungen, unter denen Arzneimittelstudien stattfanden, zugenommen. Mit Blick auf die Studien westlicher Pharmaunternehmen in der DDR wurde durch Medien und seitens der Forschung gefragt, ob die Gesundheit von Probandinnen und Probanden geschädigt und gesetzliche wie auch ethische Standards verletzt wurden.[7] Arzneimittel- und Impfstudien an marginalisierten Gruppen rückten nun verstärkt in das öffentliche Bewusstsein, aber auch in den Fokus der Wissenschaft. Dies galt nicht nur für die Bundesrepublik, sondern ebenso für die Schweiz.[8] Angeregt von der Arbeit Wagners beauftragten soziale Einrichtungen in der Bundesrepublik eigene wissenschaftshistorische Untersuchungen[9], und auch die Politik initiierte Forschungen mit unterschiedlichen inhaltlichen Schwerpunkten[10]. Dabei lag der Fokus auf der Einhaltung normativer Standards und damit auf dem Handeln von Gesetzgeber und aufsichtsführenden Behörden, Ärztinnen und Ärzten sowie von Pharmaunternehmen.

Auf der Grundlage der Überlieferung zu Arzneimittelversuchen an der 1954 gegründeten KJP Wunstorf in Niedersachsen sollen in diesem Beitrag darüber hinaus die Interessen von Institutionen der öffentlichen Erziehung in den Blick genommen werden. Die KJP Wunstorf gehörte zusammen mit der ein Jahr zuvor eröffneten KJP Königslutter nicht nur zu den beiden ältesten niedersächsischen kinder- und jugendpsychiatrischen Einrichtungen, sondern auch zu den ersten bundesrepublikanischen

---

5 Kaminsky (2010).

6 Wagner (2016). Siehe auch Wagner (2019).

7 Hess/Hottenrott/Steinkamp (2016).

8 Germann (2017); Richli (2018); Rietmann/Germann/Condrau (2018); Lienhard/Condrau (2019); Meier/König/Tornay (2019).

9 Siehe zu den v. Bodelschwinghschen Stiftungen Bethel Lenhard-Schramm/Rating/Rotzoll (2020); zu den Rotenburger Werken Kersting/Schmuhl (2017). Ferner ist ein Projekt zur Diakonenanstalt Rummelsberg/Mittelfranken von Hans-Walter Schmuhl und weiteren in Vorbereitung.

10 Hierzu gehört das vom Bundesministerium für Arbeit und Soziales finanzierte Projekt „Wissenschaftliche Aufarbeitung des Leids und Unrechts, das Kinder und Jugendliche in den Jahren 1949 bis 1975 (BRD) bzw. 1949 bis 1990 (DDR) in stationären Einrichtungen der Behindertenhilfe oder in stationären psychiatrischen Einrichtungen erfahren haben" (Wissenschaftliche Aufarbeitung Leid und Unrecht (o. D.)). Zu Schleswig-Holstein liegt ein Zwischenbericht vor zum Thema „Untersuchung der Praxis der Medikamentenversuche in schleswig-holsteinischen Einrichtungen der Behindertenhilfe sowie der Erwachsenen-, Kinder- und Jugendpsychiatrien in den Jahren 1949 bis 1975" (Universität zu Lübeck (2020)); außerdem gibt es eine Vorstudie zum Land Nordrhein-Westfalen mit dem Titel „Erforschung des Medikamenteneinsatzes in Kinderheimen, Einrichtungen der Öffentlichen Erziehung und heilpädagogischen und psychiatrischen Anstalten" (Lenhard-Schramm (2017)).

Institutionen dieser Art.[11] Allerdings differiert die Quellenüberlieferung zu beiden Einrichtungen.

Aus der KJP Wunstorf sind Krankenakten von der Gründung bis 1976 erhalten, für die KJP Königslutter jedoch lediglich bis 1961.[12] Daneben wurden zeitgenössische Veröffentlichungen zu Arzneimittelstudien in Fachzeitschriften ausgewertet, da die Entwicklung, Anmeldung, Registrierung und Zulassung von neuen Arzneistoffen häufig, wenngleich nicht immer, von Publikationen zu den Studienergebnissen begleitet waren.[13] Solche Veröffentlichungen folgten unterschiedlichen Interessen: Sie mehrten die Reputation von Ärztinnen und Ärzten und waren zugleich wichtige Werbeträger für Pharmaunternehmen.[14] Da gerade aus den 1950er und 1960er Jahren nur selten Dokumente aus Firmenarchiven überliefert oder zugänglich sind, stellen Krankenakten und zeitgenössische Fachpublikationen zu Arzneimittelstudien, die für die KJP Wunstorf ebenfalls häufiger als für die KJP Königslutter vorliegen, eine wichtige Quellenbasis bereit.[15]

Eine Lokalstudie zur KJP Wunstorf reicht über das Einzelbeispiel hinaus, da die Einrichtung Minderjährige aus dem gesamten niedersächsischen Raum und auch darüber hinaus aufnahm.[16] Einweisungen in die KJP erfolgten durch die Landesjugendämter, niedergelassene Ärztinnen und Ärzte sowie durch psychohygienische Beratungsstellen bei den Gesundheitsämtern. 1956, wenige Jahre nach der Gründung, verfügte die Wunstorfer KJP über 70 Betten.[17] Allerdings wurden aufgrund des herrschenden Personalmangels, wie ein Beispiel aus den 1970er Jahren zeigt, nicht immer alle Betten belegt.[18]

Geleitet wurde die Einrichtung zunächst von Hans Heinze sen. (1895–1983). Dessen Biographie war bereits mehrfach Gegenstand der Forschung. Im Mittelpunkt stand zunächst seine maßgebliche Beteiligung an der Kinder- und Erwachseneneuthanasie[19], zuletzt trat auch sein nahezu problemloser Wiedereintritt in sein früheres Wirkungsfeld als Psychiater und Landesbediensteter in Niedersachsen in den Fokus[20]. Darüber hinaus wurde die Beteiligung von Heinze sen. und seinem Sohn, Medizinalrat Hans

---

11 Wittrock (2005), S. 119.

12 Hartig (2020), S. 10.

13 Zu den ausgewerteten Zeitschriften gehören: *Zeitschrift für Kinder- und Jugendpsychiatrie, Praxis der Kinderpsychologie und Kinderpsychiatrie, Pädiatrische Praxis, Der Öffentliche Gesundheitsdienst, Medizinische Klinik, Monatsschrift für Kinderheilkunde, Zeitschrift für Kinderheilkunde.* Siehe hierzu Hähner-Rombach/Hartig (2019), S. 10 f.

14 Balz (2010), S. 127.

15 Hähner-Rombach/Hartig (2019), S. 12–14.

16 Hartig (2020), S. 31 f.

17 Wittrock (2005), S. 119.

18 Niedersächsisches Ministerium für Soziales, Gesundheit und Gleichstellung, Handarchiv Dr. Kersting, Protokoll über Besichtigung des Nds. Landeskrankenhauses in Wunstorf am 26.7.1971.

19 Castell u. a. (2003), Kap. 9; Klee (1987), S. 136–139.

20 Beyer (2018).

Heinze jun. (1923–2012), an Arzneimittelstudien an Minderjährigen in der KJP Wunstorf in medizinhistorischen Publikationen thematisiert.[21] Ein Projekt an der Universität Gießen widmete sich der Tätigkeit von Heinze jun. als Oberarzt am dortigen Universitätsklinikum zwischen 1951 und 1959.[22] Bereits dort war er an verschiedenen Arzneimittelstudien beteiligt. Nach seinem Wechsel nach Wunstorf übernahm Heinze jun. zunächst die Stelle eines Assistenzarztes an der KJP unter der Leitung von Clarita Dames (1909–1989) und stieg später zum Oberarzt auf.[23] Von 1974 bis 1989 leitete Heinze jun. nach Auskunft des Sozialministeriums das Referat für psychiatrische Angelegenheiten und die psychiatrischen Landeskrankenhäuser im Niedersächsischen Sozialministerium.[24] Auch in dieser Zeit war er weiterhin als Psychiater tätig.

Umfang der Arzneimittelstudien

Grundlage der Analyse ist eine repräsentative Auswertung von 250 Krankenakten der KJP Wunstorf aus dem Zeitraum 1953–1976.[25] In diesen Jahren kamen ca. 3.492 Kinder und Jugendliche zur Aufnahme. Damit stellen die 250 Akten eine Stichprobe von ca. sieben Prozent dar.[26] Es wurden zehn Krankenakten identifiziert, bei denen entweder Kürzel von Versuchspräparaten aufscheinen oder die Behandlung mit einem Arzneistoff im Rahmen einer Studie dokumentiert ist. Über Letzteres geben Schriftverkehr mit Pharmaunternehmen und Fachpublikationen des Klinikpersonals Auskunft.[27] Da es sich um eine repräsentative Stichprobe handelt, kann davon ausgegangen werden, dass im Untersuchungszeitraum vier Prozent der aufgenommenen Kinder und Jugendlichen an einer Medikamentenstudie teilnahmen.

Bislang liegen kaum Vergleichszahlen über die Durchführung von Arzneimittelstudien in psychiatrischen Kliniken vor. Dies gilt insbesondere für den Bereich der Kinder- und Jugendpsychiatrie. Es existieren bereits einige medizinhistorische Arbeiten aus der Schweiz zur Durchführung von Medikamentenversuchen an psychiatrischen Universitätskliniken, in denen überwiegend Erwachsene behandelt wurden. Nach Schätzungen lag der Anteil der von Arzneimittelversuchen betroffenen Patientinnen

---

21 Wagner (2016); Schepker/Kölch (2018).

22 Presse-Info (2016).

23 Wittrock (2005), S. 122.

24 Auskunft von Veit Koch an Christine Hartig vom 23.3.2018. Die Personalakte von Hans Heinze jun. konnte aus Datenschutzgründen nicht eingesehen werden.

25 In einem Fall war ein Kind bereits 1953 als Patient im LKH Wunstorf, bevor im Jahr 1954 die Aufnahme an der neugegründeten KJP Wunstorf erfolgte.

26 Siehe zur Stichprobe Hartig (2020), S. 8 f.

27 Die Verwendung dieser Arzneistoffe ist in der Regel in den Arzneimittelkurven dokumentiert. Eine Recherche nach Versuchsstoffen, die auf andere Art und Weise in die Akten eingetragen wurden, oder Vergleichsstudien mit auf dem Markt befindlichen Arzneistoffen ohne Publikationen konnte nicht erfolgen.

und Patienten an der Psychiatrischen Universitätsklinik Zürich und an der Psychiatrischen Klinik Baselland „im mittleren einstelligen Prozentbereich".[28]

Die geringen Unterschiede zur Erwachsenenpsychiatrie lassen darauf schließen, dass für Pharmaunternehmen KJPs eine ähnliche Attraktivität als Prüfkliniken besaßen und dass keine grundsätzlichen Bedenken existierten, Arzneistoffe an Minderjährigen zu prüfen. Dies zeigt auch eine Studie zu den v. Bodelschwinghschen Stiftungen Bethel. Sie kam zu dem Ergebnis, dass rund 23 Prozent aller Kinder und Jugendlichen, die länger als sechs Monate in Bethel aufgenommen waren, ein Versuchspräparat erhielten, im Zeitraum zwischen 1955 und 1965, in dem die meisten Studien stattfanden, sogar rund 34 Prozent. Im Unterschied zu den psychiatrischen Kliniken wurden, gemäß der differierenden Krankenpopulation, zu zwei Dritteln Antiepileptika und zu einem Drittel Psychopharmaka geprüft.[29] Ob und, wenn ja, in welchen Institutionen Minderjährige besonders gefährdet waren, in Medikamentenversuche eingeschlossen zu werden, kann jedoch erst auf einer breiteren Forschungsbasis entschieden werden.

Für die Wunstorfer KJP konnten in der Stichprobe sechs Prüfstoffe identifiziert werden[30]: Hexobion, G 33040/Insidon, B6 II/Encephabol, Psicosoma (in den Medikamentenkurven als ‚Psychosoma' bezeichnet), Ciatyl, UCB 1414 ‚M'/Vesparax mite[31]. Im zweiten Abschnitt des Aufsatzes soll ausführlicher auf die Indikationsbereiche der Arzneistoffe eingegangen werden. Zunächst stehen quantitative Aspekte im Vordergrund, darunter die Häufigkeit, mit der Studien durchgeführt wurden, wie viele Minderjährige an ihnen teilnahmen und ob bestimmte Krankengruppen bevorzugt darin eingeschlossen wurden.

Die in den Akten aufgefundenen Arzneistoffe, zu denen an der KJP Wunstorf Studien durchgeführt wurden, verteilen sich zeitlich wie folgt:

---

28 Rietmann/Germann/Condrau (2018), S. 212. Siehe ebenso Lienhard/Condrau (2019), S. 20.
29 Lenhard-Schramm/Rating/Rotzoll (2020), S. 178 f.
30 Aus Gründen der Lesbarkeit werden im Text nicht die Wirkstoffnamen genannt, sondern das Präparat bzw. das Prüfkürzel, wie sie in den Quellen angegeben sind.
31 Sind für einen Arzneistoff zwei Bezeichnungen angegeben, so benennt die erste den Versuchsstoff, die zweite den Präparatsnamen. Darüber hinaus wurden durch weitere Recherchen zusätzliche Prüfstoffe identifiziert, so dass nicht alle aufgefundenen Arzneimittelstudien in der repräsentativen Stichprobe vertreten sind. Dies schränkt jedoch deren Repräsentativität nicht ein. Es wurden keine Akten zur Prüfung von H 502 (ca. 1959), Decentan (ca. 1958/59) und einem unbekannten Präparat (ca. 1971) aufgefunden. Siehe hierzu Hähner-Rombach/Hartig (2019), S. 32 f.

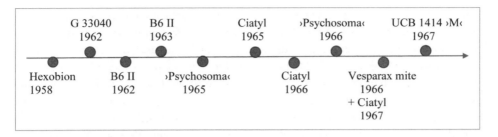

Abb. 1 Zeitstrahl Medikamentenversuche in Stichprobe

Der Zeitstrahl hebt hervor, dass der Schwerpunkt der Arzneimittelstudien in den 1960er Jahren lag. Der Untersuchungszeitraum lässt sich anhand der jeweils prägenden ärztlichen Leitung in drei Perioden unterteilen: Hans Heinze sen. (1954 bis Ende Oktober 1960), Hans Heinze jun. (November 1961 bis März 1969) sowie Clarita Dames nach dem Weggang von Hans Heinze jun. (April 1969 bis 1975).[32] Aussagen über die Anzahl von Kindern, die in diese Studien eingeschlossen waren, sind aufgrund der guten Überlieferungslage vor allem für die Wirkungszeit von Hans Heinze jun. möglich. In diesen Jahren waren neben den bereits zugelassenen Präparaten auch die Versuchsstoffe in den Krankenakten eingetragen. In der Tätigkeitsperiode von Heinze sen. sind Medikamentenkurven hingegen erst ab 1956 in der Mehrheit der Fälle überliefert. Daher kann auch keine Aussage dazu getroffen werden, ob Versuchspräparate von Heinze sen. überhaupt in die Medikamentenkurven eingetragen wurden. In der Stichprobe ist aus dessen Zeit die Gabe des Vitaminpräparats Hexobion im Jahr 1958 dokumentiert. Die beiden weiteren Studien von Hans Heinze sen., so die ab spätestens 1958 durchgeführte Studie zu dem Neuroleptikum Decentan (T 57) und diejenige zu dem nicht zur Marktreife gelangten Versuchsstoff H 502, scheinen nicht in der Stichprobe auf.[33]

Die meisten in der repräsentativen Stichprobe aufgefundenen Arzneimittelstudien, nämlich sechs, fallen in den Tätigkeitsraum von Hans Heinze jun. Von den aus diesem Zeitraum in der Stichprobe vorhandenen 101 Akten ist in neun Fällen die Teilnahme eines Kindes an einem Arzneimittelversuch oder an einer Arzneimittelerprobung dokumentiert. Dies entspricht 8,9 Prozent jener Kinder und Jugendlichen, die während der Tätigkeit von Hans Heinze jun. an der KJP Wunstorf aufgenommen wurden. Da die Anzahl der Aufnahmen in seiner Zeit nicht überliefert ist, wurde diese anhand der Aufnahmebücher und unter Berücksichtigung der Mehrfachaufnahme (44,8 Prozent)

---

32 Aus der Wirkungszeit von Hans Heinze sen. sind 87 Akten in die Stichprobe aufgenommen. Dies entspricht 34,8 Prozent der Stichprobe. Aus der Zeit von Hans Heinze jun. sind 101 Akten in die Stichprobe eingegangen. Dies entspricht 40,4 Prozent. Aus der letzten Periode, der Tätigkeit von Dames nach dem Weggang von Heinze jun., liegen 47 Akten vor. Damit entspricht ihr Anteil an der Gesamtstichprobe 18,8 Prozent.
33 Siehe zu diesen Recherchen Hähner-Rombach/Hartig (2019), Kap. 1.2.

auf 1.258 Minderjährige geschätzt.[34] Auf dieser Grundlage kann ferner davon ausgegangen werden, dass ca. 112 Minderjährige während jener Zeit einen Versuchsstoff erhielten oder Teil einer Anwendungsstudie waren. Zu bedenken ist jedoch, dass angesichts der geringen Fallzahlen schon kleine Unterschiede bei den absoluten Fällen größere Verschiebungen bei den Prozentwerten zur Folge haben können. Der Vertrauensbereich (in dem sich der tatsächliche Wert mit 95-prozentiger Sicherheit befindet) ist daher recht unspezifisch und liegt zwischen 43 und 185 Kindern und Jugendlichen. Um diese breite Streuung zu beurteilen, ist es hilfreich, einen Blick auf die von Heinze jun. in seinen Publikationen angegebenen Werte bezüglich der Versuchspersonen zu werfen.

Heinze jun. nennt nicht immer genaue Zahlen. Zum besseren Überblick sind die einzelnen Angaben in einer Tabelle zusammengefasst.

Tab. 1 Angaben zu Versuchspersonen in Publikationen von Heinze jun.

Arzneistoff	Angaben zu Versuchspersonen
Encephabol	82 „auswertbare Fälle" an zwei Einrichtungen
Ciatyl	71 Versuchspersonen
Psicosoma	220 Versuchspersonen in mehreren Einrichtungen
Vesparax mite	47 Versuchspersonen

Für Psicosoma gibt Heinze jun. an, dass 220 Kinder und Jugendliche den Arzneistoff erhalten hatten, bevor die Studie 1969, also im Jahr der Markteinführung, publiziert wurde. In 84 Fällen, so Heinze jun. weiter, lägen „[g]enauere Untersuchungen"[35] vor. Allerdings beschränkten sich die Versuche mit Psicosoma nicht auf die KJP Wunstorf, sondern wurden auch in mehreren Kinderheimen durchgeführt. Unter Auslassung dieser Angaben hieße das, dass die sichere Teilnahme von mindestens 168 Minderjährigen aus der KJP Wunstorf für Versuche mit Encephabol (50 Versuchspersonen), Vesparax mite (47 Versuchspersonen) und Ciatyl (71 Versuchspersonen) angenommen werden kann. Auch hier muss die hohe Zahl der Mehrfachaufnahmen berücksichtigt werden, da die Krankenakten zeigen, dass Minderjährige bei wiederholter Aufnahme mehrmals von Arzneimittelstudien betroffen sein konnten oder auch bei einmaliger Aufnahme in mehrere Studien eingeschlossen waren.[36] Unter der Annahme, dass die Mehrfachaufnahme von Kindern nicht zu einer Verringerung der Wahrscheinlichkeit geführt hat, in eine Arzneimittelstudie aufgenommen zu werden, muss die in den Publikationen erwähnte Anzahl der Versuchspersonen um den Faktor der

---

34 Siehe hierzu Hartig (2020), S. 14.
35 Heinze (1969), S. 1006.
36 Hartig (2020), S. 15.

Mehrfachaufnahmen reduziert werden, um die Zahl der teilnehmenden Kinder zu ermitteln. Dies heißt, dass ca. 93 Kinder (55,2 Prozent von 168) ausgereicht hätten, um Studien mit 168 Teilnehmerinnen und Teilnehmern durchzuführen. Zusätzlich zu den Angaben der Publikationen müssen jene Kinder berücksichtigt werden, die an Studien teilnahmen, zu denen Heinze jun. nicht publizierte, nämlich zu Insidon und H 1466 bzw. H 1466 forte. Vor diesem Hintergrund kann geschlussfolgert werden, dass von dem oben angegebenen Vertrauensbereich zwischen 43 und 185 Kindern und Jugendlichen, die während der Tätigkeit von Hans Heinze jun., also zwischen November 1961 und März 1969, an einer Arzneimittelstudie teilnahmen, eher Abweichungen nach oben anzunehmen sind.

Für eine Abschätzung der Zahl von Kindern und Jugendlichen, die im gesamten Untersuchungszeitraum in Arzneimittelstudien eingeschlossen waren, sind darüber hinaus jene mindestens drei Studien zu berücksichtigen, die Heinze sen. realisierte, sowie mindestens eine Studie, die von Clarita Dames nach dem Weggang von Heinze jun. Anfang der 1970er Jahre an der KJP Wunstorf durchgeführt wurde.[37] Trotz der für die Anfangsjahre der KJP nur unzureichenden Quellenlage lässt sich daher schlussfolgern, dass die Anzahl der Kinder und Jugendlichen, die dort Versuchspräparate erhielten oder bei denen bereits auf dem Markt befindliche Präparate unter neuen Fragestellungen erprobt wurden, im unteren dreistelligen Bereich lag.

Die Analyse der Krankenakten ermöglicht auch eine vorsichtige Gewichtung bezüglich der Studien, bei denen Versuchsstoffe, und solchen, bei denen bereits auf dem Markt befindliche Arzneistoffe getestet wurden. Vor der Marktzulassung wurden Encephabol, Psicosoma und H 1466 sowie H 1466 forte geprüft, zu denen keine weiteren Informationen vorliegen.[38] Die Erprobung von Insidon erfolgte, wie noch zu zeigen ist, im Monat der Markteinführung des Arzneistoffs in der Bundesrepublik, aber unter dem Namen des Prüfstoffs. Auch beim Schlafmittel Vesparax mite verwendete Heinze jun. noch nach Markteinführung Versuchspräparate. In seiner Publikation hierzu hatte Heinze jun. hervorgehoben, dass es sich um ein Präparat handle, „dessen bereits im Bereich der Erwachsenen-Neuropsychiatrie objektivierte gute Wirkung"[39] keine Nebenwirkungen erwarten lasse. Dass die Prüfung auch mit einem Versuchspräparat erfolgt war, wurde mit dieser Formulierung verschleiert. Das legt nahe, dass bei weiteren Arzneistudien, zu denen Heinze jun. erst nach Markteinführung publizierte, die eigentliche Versuchsphase schon davor begonnen haben kann, ohne dass sich hierzu Hinweise in Fachpublikationen finden. Aufgrund der Angaben von Heinze jun. in seinen Veröffentlichungen und aufgrund der Sichtung von archivalischen Quellen lässt sich also schlussfolgern, dass die Anzahl von Versuchspersonen für einen noch nicht auf dem Markt eingeführten Arzneistoff einen erheblichen Anteil an der Gesamtzahl der Kin-

---

37 Hähner-Rombach/Hartig (2019), S. 51 f.
38 Siehe hierzu Hähner-Rombach/Hartig (2019), S. 128 f.
39 Heinze: Schlafmittel (1967), S. 1542.

der und Jugendlichen ausmachte, die für Arzneimittelstudien herangezogen wurden. Dass in den 1960er Jahren Kliniken große Mengen an Versuchsstoffen durch Pharmaunternehmen zur Verfügung gestellt wurden, ohne dass vorab eine exakte Anzahl von Versuchspersonen definiert wurde, ist auch in anderen Fällen dokumentiert.[40] Zudem gilt für die KJP Wunstorf, was medizinhistorische Studien für die Erwachsenenpsychiatrie festgehalten haben, dass nämlich in den 1950er und 1960er Jahren keine feste Grenze zwischen Studien mit Versuchsstoffen und Anwendungsstoffen existierte.[41]

Probandinnen und Probanden

Zu fragen ist auch, ob es unter den an der KJP aufgenommenen Kindern und Jugendlichen bestimmte Gruppen gab, die verstärkt für Arzneimittelstudien rekrutiert wurden. Da bei Impfversuchen Heimkinder besonders gefährdet waren, ohne Aufklärung und Zustimmung in entsprechende Studien eingeschlossen zu werden[42], soll zunächst untersucht werden, ob dies auch für Arzneimittelstudien zutraf. Der Anteil von Heimkindern an den Versuchspersonen lag innerhalb der Stichprobe bei 1:10. An der KJP Wunstorf betrug die Quote der Heimkinder in der Tätigkeitsperiode von Heinze jun. 24,27 Prozent.[43] Möglicherweise differierte der Anteil der Heimkinder bei den Studien. Insgesamt deutet dies aber auf eine Unterrepräsentation der Heimkinder bei den Versuchspersonen hin.[44] Allerdings gab es Studien wie die zu Psicosoma, die nicht nur an der KJP, sondern auch in Kinderheimen durchgeführt wurden. Dass die Heimunterbringung an sich aber keine erhöhte Wahrscheinlichkeit in sich barg, in psychiatrischen Einrichtungen bevorzugt als Versuchsperson ausgewählt zu werden, legt auch die medizinhistorische Untersuchung zur Klinik Münsterlingen in der Schweiz nahe.[45]

Bei zwei der Minderjährigen, die an der KJP Wunstorf an Arzneimittelstudien teilnahmen, waren zudem staatliche Stellen involviert: Eines der Kinder unterstand der Fürsorgeerziehung und bei einem anderen lag die Vormundschaft beim Jugendamt. Letzteres ist jedoch in den Krankenakten nicht regelmäßig dokumentiert, so dass hier von einer hohen Untererfassung ausgegangen werden muss. In der Gesamtstichprobe von 250 Kindern waren 94 Minderjährige in Fürsorgeerziehung bzw. in freiwilliger Erziehungshilfe oder standen unter Vormundschaft. Auch dieser Faktor spielte offenbar bei der Auswahl von Versuchspersonen keine Rolle.

40 Meier/König/Tornay (2019), S. 120.
41 Richli (2018), S. 13.
42 Wagner (2016), S. 74 f. und S. 80–87; Hähner-Rombach/Hartig (2019), S. 77–87.
43 Hartig (2020), S. 27, Tab. 4.
44 Siehe auch Hähner-Rombach/Hartig (2019), S. 18.
45 Meier/König/Tornay (2019), S. 106.

Allerdings war der Anteil der Heimkinder unter den an der KJP Wunstorf aufgenommenen Minderjährigen vor 1961 deutlich höher als an der KJP Königslutter.[46] Zwar sind ab Anfang der 1960er Jahre nur noch wenige Krankenakten aus der KJP Königslutter überliefert, es ist aber davon auszugehen, dass weiterhin Unterschiede bei dem Anteil der Heimkinder in beiden Einrichtungen existierten. Vor diesem Hintergrund kann geschlussfolgert werden, dass auch dann, wenn Heimkinder nicht bevorzugt zu Arzneimittelstudien ausgewählt wurden, die Entscheidung staatlicher Stellen, an welcher der beiden niedersächsischen KJPs Minderjährige begutachtet wurden, die Wahrscheinlichkeit beeinflusste, in eine Arzneimittelstudie eingeschlossen zu werden. Der hohe Anteil von Heimkindern an der KJP Wunstorf war wiederum einer Präferenz staatlicher Einrichtungen wie des Landesjugendamts Hannover geschuldet[47], so dass hier eine, wenngleich indirekte, Einflussnahme staatlicher Stellen auf die Anzahl der Heimkinder, die Versuchspräparate erhielten oder in Anwendungsstudien integriert waren, zu sehen ist.

Die bisher publizierte medizinhistorische Forschung zu Arzneimittelversuchen in der allgemeinen Psychiatrie legt den Fokus vor allem auf die Schweiz. Hier werden teils weitere Faktoren hervorgehoben, die die Wahrscheinlichkeit erhöht haben können, Versuchspräparate zu erhalten: das Geschlecht sowie die Aufenthaltsdauer bzw. die Schwere der Erkrankung.[48] So erhielten an Schweizer Universitätskliniken mehr Frauen als Männer Versuchspräparate, was sich teils durch die entsprechenden Indikationsgebiete wie beispielsweise Depression oder Schizophrenie erklären lässt, bei denen Frauen überrepräsentiert sind.[49] Darüber hinaus wird davon ausgegangen, dass Frauen in der stationären Psychiatrie stärker als Männer medikamentös behandelt wurden.[50] Bei den in der Stichprobe der KJP Wunstorf identifizierten Versuchspersonen handelt es sich um vier Jungen und sechs Mädchen. Trotz dieser geringen Fallzahlen erstaunt das Ergebnis, da die Jungen unter den aufgenommenen Minderjährigen mit knapp 70 Prozent klar überwogen. Eine solche Verteilung war typisch für Kinder- und Jugendpsychiatrien.[51] Der Vertrauensbereich (95 Prozent) des Anteils der Mädchen (60 Prozent) bei den durchgeführten Arzneimittelstudien umfasst den Bereich von drei bis neun. Es erscheint also durchaus möglich, dass an der KJP Wunstorf Mädchen und junge Frauen bei Arzneimittelversuchen überrepräsentiert waren. Dies wurde von Heinze jun. bei der Prüfung von Vesparax mite auch explizit hervorgehoben.[52] Im Unterschied zur Erwachsenenpsychiatrie existierte an der KJP Wunstorf bis auf die Prüfung zu dem Antidepressivum Insidon jedoch keine Prävalenz aufgrund der

---

46 Siehe hierzu Hartig (2020), S. 27, Tab. 4.
47 Hähner-Rombach/Hartig (2019), S. 106.
48 Siehe zu Letzterem Meier/König/Tornay (2019), S. 104; Rietmann/Germann/Condrau (2018), S. 228.
49 Germann (2017), S. 46; Lienhard/Condrau (2019), S. 21; Rietmann/Germann/Condrau (2018), S. 213.
50 Rietmann/Germann/Condrau (2018), S. 213.
51 Siehe beispielhaft Hähner-Rombach (2017), S. 322 f.
52 Heinze: Schlafmittel (1967), S. 1544.

Diagnosen. Viola Balz nennt als mögliche weitere Ursache, warum Psychopharmaka häufiger an Frauen erprobt wurden, dass diese den Anweisungen des männlichen Personals leichter folgten.[53] Ein abschließendes Urteil, ob Mädchen gefährdeter waren, Versuchspräparate zu erhalten oder in Anwendungsstudien eingeschlossen zu werden, kann aufgrund der kleinen Fallzahlen jedoch nicht getroffen werden.

Die Aufenthaltsdauer der Kinder und Jugendlichen, die Versuchspräparate erhielten oder in Anwendungsstudien eingeschlossen waren, bewegte sich bis auf einen Fall innerhalb der für KJPs typischen Beobachtungszeit von ca. sechs Wochen. Es ist also, betrachtet man die Gesamtheit aller in den Krankenakten der KJP Wunstorf aufgefundenen Arzneimittelstudien, weder davon auszugehen, dass die Teilnahme an Versuchen die Aufenthaltsdauer verlängerte, noch davon, dass solche Kinder, die aus anderen Gründen besonders lange an der KJP waren, bevorzugt für Studien herangezogen wurden.

Der Medizinhistoriker Urs Germann kommt in seiner Untersuchung zur Psychiatrischen Universitätsklinik Basel zu dem Ergebnis, dass Pharmaunternehmen bei der Auswahl potentieller Prüfkliniken solche Einrichtungen bevorzugten, deren Krankengut möglichst genau mit den Indikationen der Versuchspräparate übereinstimmte.[54] Nach Tanja Rietmann, Germann und Flurin Condrau hatte sich die Auswahl von Versuchspersonen nach bestimmten Indikationen erst in den 1960er Jahren herausgebildet, während in den 1950er Jahren Arzneistoffe noch für ein breites Indikationsgebiet geprüft worden seien.[55] Vor dieser Prämisse wird nachvollziehbar, warum zumindest ab den 1960er Jahren auch an der KJP Wunstorf mit der möglichen Ausnahme des Geschlechts keine spezifischen sozialen Gruppen bevorzugt in Arzneimittelstudien eingeschlossen wurden – widmeten sich doch alle anhand der Krankenakten identifizierten Arzneimittelstudien der Ausweitung des bisherigen Indikationsbereiches auf das Gebiet der Kinder- und Jugendpsychiatrie und hier auf organisch begründete Verhaltensauffälligkeiten.[56] Es erscheint jedoch aufgrund der geprüften Arzneistoffgruppen, nämlich Neuroleptika, Barbiturate und Bromverbindungen, naheliegend, dass besonders betreuungsintensive Minderjährige, darunter solche mit Intelligenzminderungen, verstärkt für Studien rekrutiert wurden.

53 Balz (2010), S. 171.
54 Germann (2017), S. 60; Rietmann/Germann/Condrau (2018), S. 230.
55 Rietmann/Germann/Condrau (2018), S. 237.
56 Germann (2017), S. 4; Rietmann/Germann/Condrau (2018), S. 236.

Einordnung der Ergebnisse im Vergleich mit weiteren (kinder-)psychiatrischen Einrichtungen

Die Sekundärliteratur erlaubt es, erste Vergleiche zur Durchführung von Arzneimittelstudien an Minderjährigen in kinderpsychiatrischen Einrichtungen anderer Bundesländer zu ziehen, auch wenn diese unterschiedliche therapeutische Schwerpunkte hatten und in der Zusammensetzung der Patientinnen und Patienten differierten.[57]

In Krankenakten der KJP Gütersloh im Rheinland und der KJP Weissenau in Württemberg aus den Jahren zwischen 1952 und 1957 wurden neun Versuchspräparate aufgefunden. In einem Fall handelte es sich um das Muskelrelaxans F156, zu dem an der Klinik in Königslutter ebenfalls Versuche durchgeführt wurden.[58] Dies kann als Indiz dafür gesehen werden, dass auch in der Kinder- und Jugendpsychiatrie in den 1950er Jahren noch ein breiteres Feld von Arzneistoffen getestet wurde.

In der KJP Hesterberg in Schleswig fanden nach Wagner von Mitte der 1950er bis Mitte der 1960er Jahre ebenfalls Arzneimittelprüfungen statt. Kurz nach Markteinführung wurde 1954 das Neuroleptikum Megaphen auf seine Wirkung zur „Harmonisierung der Psyche"[59] und zur Leistungssteigerung hin getestet. Wagner hebt hervor, dass keine medizinische Indikation angegeben war, sondern die Versuche aufgrund „verzweifelte[r] Notrufe aus den Reihen der Lehrerschaft"[60] erfolgt seien. 1966 erschien eine Publikation zum Neuroleptikum Aolept.[61] Ferner wurde 1969 ein Fachartikel zur Erprobung von Encephabol in der KJP Hesterberg veröffentlicht.[62]

An der KJP des Rheinischen LKH Düsseldorf lassen sich Belege für die Durchführung von Arzneimittelstudien in den 1970er Jahren finden. Das Depotneuroleptikum Penfluridol wurde hier 1971 vor der Markteinführung getestet.[63] Ein weiterer Medikamentenversuch aus den 1970er Jahren wird von Silke Fehlemann und Frank Sparing beschrieben. An der Rheinischen Landesklinik für Jugendpsychiatrie Viersen wurde, wie eine Fachpublikation aus dem Jahr 1972 anzeigt, das seit 1961 auf dem Markt befindliche Neuroleptikum Dipiperon an „30 überwiegend hirngeschädigten und milieugeschädigten Kindern"[64] geprüft. Dabei wurde „eine dämpfende und aggressionsmindernde Wirkung"[65] beschrieben. Dies verweist darauf, dass Medikamentenversuche

---

57 Siehe zur Institutionsgeschichte von Kinderbeobachtungsstationen im deutschsprachigen Raum Hähner-Rombach (2017), S. 313–320.
58 Der Hinweis auf den Arzneistoff fand sich in der Akte einer Jugendlichen. Er wurde kurz nach Erreichen der Volljährigkeit verabreicht. Siehe hierzu Hähner-Rombach/Hartig (2019), S. 34.
59 Kiesow/Jacobs (1956), S. 2, zit. n. Wagner (2019), S. 66.
60 Kiesow/Jacobs (1956), S. 2, zit. n. Wagner (2019), S. 66.
61 Wagner (2019), S. 72.
62 Wagner (2019), S. 52.
63 Wagner (2019), S. 98 f.
64 Fehlemann/Sparing (2017), S. 163. Siehe auch Wagner (2016), S. 91 ff.; Wagner (2019), S. 61–64.
65 Auhagen/Breede (1972), S. 532, zit. n. Wagner (2019), S. 63.

auch in den 1970er Jahren an Kinder- und Jugendpsychiatrien angesiedelt waren. Nun standen aber neben Minderjährigen, bei denen eine Hirnschädigung diagnostiziert worden war, auch ‚milieugeschädigte' Kinder im Fokus. Diese Diagnose wurde zwar an der KJP Wunstorf Anfang der 1970er Jahre kaum vergeben, allerdings nahm Hans Heinze jun. in einer Fachpublikation aus dem Jahr 1978 ebenfalls auf milieubedingte Faktoren Bezug, wie weiter unten gezeigt werden wird.

Die Versuche von Wunstorfer Ärztinnen und Ärzten gliedern sich demnach in eine breitere Entwicklung ein, in der das leitende medizinische Personal der oft neugegründeten kinder- und jugendpsychiatrischen Stationen der Durchführung von Arzneimittelstudien aufgeschlossen gegenüberstand. Nur selten schienen sich Ärztinnen und Ärzte den Wünschen der Pharmaunternehmen verschlossen zu haben. In mindestens einem Fall wurden jedoch, wie die Forschungen des Projekts ‚Leid und Unrecht'[66] zeigen, der Durchführung von Arzneimittelstudien an Minderjährigen Grenzen gesetzt. So hielt ein Klinikleiter in den 1950er Jahren fest, dass seine Institution „„nicht zu einer Versuchsanstalt für die pharmazeutische Industrie' werden dürfe"[67], und beschloss eine vorläufige Einstellung aller Medikamententests.

Die Ausweitung von Indikationsbereichen auf das Feld der Kinder- und Jugendpsychiatrie

Die Zielsetzung der Versuche lässt sich aufgrund der Wunstorfer Ergebnisse und der bisherigen medizinhistorischen Forschung demnach als doppelte Bewegung beschreiben: Zunächst wurde bis in die 1950er Jahre an Minderjährigen ein breiter Indikationsbereich erprobt. In den 1960er Jahren verengte sich dann offenbar der Indikationsbereich der geprüften Arzneistoffe. Nun standen solche im Fokus, die auf eine Therapie von vorwiegend hirnorganisch begründeten Verhaltensstörungen zielten. Diese Diagnose wurde ab den 1960er Jahren an der KJP Wunstorf immer häufiger gestellt. Lag der Anteil bis 1961 noch bei rund 13 Prozent, so stieg er in den 1960er Jahren auf rund 28 Prozent und in der ersten Hälfte der 1970er Jahre sogar auf 54 Prozent.[68]

Dies hängt auch mit der therapeutischen Ausrichtung der KJP Wunstorf zusammen. Während der frühere Protagonist nationalsozialistischer Krankenmorde und Gutachter für die Anordnung von Zwangssterilisationen, Hans Heinze sen., in seiner Wunstorfer Zeit von 1954 bis 1960 einem degenerationstheoretischen Ansatz treu blieb, Verhaltensauffälligkeiten seien vielfach auf ‚charakterliche Abartigkeit' zurückzuführen[69], erklärten Clarita Dames und Hans Heinze jun. deviantes Verhalten anhand

---

66 Wissenschaftliche Aufarbeitung Leid und Unrecht (o. D.).
67 Fangerau (2019), S. 11.
68 Hartig (2020), S. 26.
69 Beyer (2018), S. 41.

eines organischen Modells und führten ein solches oft auf frühkindliche Hirnschädigungen zurück[70]. Indem die Psychiatrie organische Ursachen von Verhaltensauffälligkeiten hervorhob, konnte sie sich zugleich von der Psychologie abgrenzen. Zwischen beiden Disziplinen wurden in dieser Zeit erhebliche Grabenkämpfe geführt.[71] Ferner erfolgte 1961 die Verabschiedung eines neuen Jugendwohlfahrtsgesetzes. Dies beschränkte die Gründe, warum Minderjährige von der Jugendfürsorge ausgeschlossen werden konnten, auf medizinische Ursachen.[72] Ob solche vorlagen, wurde wiederum durch KJPs wie der in Wunstorf begutachtet. Für Arzneimittel, die an Minderjährigen mit frühkindlichen Hirnschädigungen geprüft werden sollten, standen also aufgrund der therapeutischen Ausrichtung von Heinze jun. und Clarita Dames sowie der Begutachtung von als deviant beschriebenen Minderjährigen auf Initiative von Schulen, Heimen und Jugendämtern ausreichend Probandinnen und Probanden zur Verfügung. Drei Fragestellungen waren bei diesen Prüfungen zentral: erstens die Ausweitung des Indikationsbereiches von verschiedenen Arzneistoffen, vorwiegend von Neuroleptika, auf das Feld der Kinder- und Jugendpsychiatrie, zweitens die Dosisfindung bei dieser Anwendung und drittens die Frage nach Kombinationstherapien, die Nebenwirkungen reduzieren sollten.

Der Einsatz von Arzneistoffen nicht allein bei somatischen Erkrankungen, sondern auch bei gesellschaftlichen Problemen und Herausforderungen war in der jungen Bundesrepublik weitverbreitet.[73] Viola Balz weist in ihrer medizinhistorischen Untersuchung zur Entwicklung von Megaphen darauf hin, dass Disziplinierung den „Gesamtaspekt jener produktiven und repressiven Praktiken [umfasst], welche auf den Körper einwirken und das Subjekt hervorbringen".[74] In dieser Perspektive ist die Psychiatrie nicht der Motor einer Pathologisierung sozialen Verhaltens, sondern Teil eines gesellschaftlich erwünschten Prozesses.[75] Das wirft die Frage auf, welche Personenkreise auf diese Entwicklung Einfluss nehmen konnten. Eine Analyse der Somatisierung von Verhaltensweisen und ihrer Beeinflussung durch Psychopharmaka lässt also Rückschlüsse darauf zu, welche zeitgenössischen Fragen die Psychiatrie beantworten wollte und sollte.

Im Folgenden stehen sechs Arzneistoffe im Vordergrund: Das B6-Präparat Encephabol, das Neuroleptikum Ciatyl sowie mit Vesparax mite und Psicosoma zwei Arzneistoffe, die Hans Heinze jun. zur Kombinationsbehandlung mit Psychopharmaka empfahl, und schließlich das Antidepressivum Insidon sowie die Bromverbindung Psychoverlan.

---

70 Hähner-Rombach/Hartig (2019), S. 105.
71 Castell (2008), S. 13.
72 Hartig (2020), S. 29.
73 Lenhard-Schramm (2017), S. 25.
74 Balz (2010), S. 245.
75 Siehe auch Foucault (2005), S. 70.

Encephabol: Umgehen wissenschaftlicher Standards durch Ausweitung
des Indikationsbereiches

Das Unternehmen Merck hatte in den späten 1950er Jahren mit der klinischen Prüfung des Vitamin-6-Derivats Pyrithioxin begonnen. Der Arzneistoff kam 1963 unter
dem Namen Encephabol auf den Markt.[76] Im Unterschied zu vielen anderen Arzneimittelprüfungen aus den 1950er und 1960er Jahren ist die Quellenlage zu Encephabol
ausgezeichnet. Die Firmenunterlagen von Merck und eine Publikation aus dem Jahr
1964 erlauben einen Einblick in die Prüfpraxis der 1960er Jahre und zeigen, wie soziales Verhalten Gegenstand einer psychiatrischen Fallgeschichte werden kann. Zugleich
erhellt das Beispiel die Zusammenarbeit zwischen Hans Heinze jun. und dem Pharmaunternehmen. Dabei wird deutlich, dass die geringen nationalen Standards bei der
Erprobung von Arzneistoffen in der Bundesrepublik die Ausweitung des Indikationsgebietes von Arzneimitteln förderten.

Encephabol war und ist apotheken-, nicht jedoch rezeptpflichtig.[77] Bis November
1961 war der Arzneistoff an 100 Prüfstellen in Deutschland getestet worden. Jedoch
standen diese Bemühungen, so eine Aktennotiz des Unternehmens, „in keinem Verhältnis zu den spärlichen Resultaten".[78] Auch die bisherigen Ergebnisse in der Kinderpsychiatrie seien „enttäuschend".[79] Im Frühjahr 1961 hatte sich auch Heinze jun., der
zu diesem Zeitpunkt noch in Gießen tätig war, bereit erklärt, Encephabol zu prüfen.[80]
Im Herbst desselben Jahres wechselte er an die KJP Wunstorf und setzte dort die Erprobung des Arzneistoffs fort.[81] Da keine positiven Ergebnisse vorlagen, weitete Merck
die Indikation immer stärker aus. Aus diesem Grund hatten bereits „[k]ritische Prüfer
[…] die Prüfung […] abgelehnt".[82] Häufig, so das Unternehmen, hing „die Beurteilung von dem Wohlwollen des Arztes gegenüber der Firma Merck" ab.[83]

Neben Hans Heinze jun. erprobte auch Fritz Stöckmann, leitender Arzt in den Rotenburger Anstalten der Inneren Mission[84], den Arzneistoff. Laut ihrer gemeinsamen
Publikation sollte die spezifische Anwendung von Encephabol bei Kindern mit organischer Hirnschädigung geprüft werden.[85] Zum methodischen Setting der Studie in
Wunstorf finden sich in der Veröffentlichung sowie in den Dokumenten des Firmen-
archivs von Merck verstreute Hinweise. Offenbar hatte Merck zunächst eine gewisse

---

76 Merck-Archiv, L 10/80b, Aktennotiz einer Aussprache über B6 II am 10.11.1961.
77 Schepker/Kölch (2018), S. 3.
78 Merck-Archiv, L 10/80b, Aktennotiz einer Aussprache über B6 II am 10.11.1961.
79 Merck-Archiv, L 10/80b, MPA-Medizin, betr. Pyrithioxin, am 9.10.1962.
80 Merck-Archiv, L 10/65, Dr. B. an Dr. Heinze jun. am 7.4.1961.
81 Merck-Archiv, L 10/65, Dr. B. an Dr. Heinze jun. am 15.2.1962.
82 Merck-Archiv, L 10/80b, MPA-Medizin, betr. Pyrithioxin, am 9.10.1962.
83 Merck-Archiv, L 10/80b, MPA-Medizin, betr. Pyrithioxin, am 9.10.1962. Hervorhebung im Original.
84 Wagner (2019), S. 320–325.
85 Heinze/Stöckmann (1964).

Standardisierung vorgegeben, wie die Einsendung von Prüfungstabellen durch Heinze jun. nahelegt.[86] Ferner erhielten Heinze jun. und Stöckmann Placebos zur „Objektivierung"[87] der Ergebnisse. Damit waren die Voraussetzungen geschaffen, eine verblindete Studie durchzuführen, bei der die Probandinnen und Probanden keine Kenntnis davon besaßen, ob sie das Placebo oder den Arzneistoff erhielten. Allerdings gibt es weder in der Publikation noch in den Krankenakten Hinweise, dass Heinze jun. die Placebos einsetzte.

Nicolas Rasmussen hat am Beispiel der USA der 1930er Jahre drei Formen der Zusammenarbeit zwischen Pharmaunternehmen und Ärztinnen bzw. Ärzten kategorisiert: erstens die ‚freien Mitarbeiterinnen und Mitarbeiter', die vom Pharmaunternehmen den Arzneistoff erhielten und diesen dann eigenständig erprobten und dazu veröffentlichten, zweitens die ‚freundlichen Expertinnen und Experten', die sich ebenfalls eigenständig an das Pharmaunternehmen wandten, für die Erprobung jedoch eine Vergütung erhielten und in Absprache mit dem Hersteller publizierten, sowie drittens ‚tüchtige Mitarbeiterinnen und Mitarbeiter', die gegen eine finanzielle Entschädigung ein vom Pharmaunternehmen vorgegebenes Versuchsdesign umsetzten und eine mit ihm abgestimmte Publikation verfassten.[88] Rasmussen selbst hat darauf hingewiesen, dass es sich hierbei um Idealtypen handelt und einzelne Ärztinnen und Ärzte durchaus unterschiedliche Rollen einnehmen konnten.[89] Die Beziehung von Heinze jun. zu Merck gehörte, wenngleich eine eindeutige Zuordnung nicht möglich ist, zu den engeren von Rasmussen dargestellten Bindungen an ein Pharmaunternehmen. Für die Encephabol-Studie und die Veröffentlichung der Ergebnisse erhielten Heinze jun. wie auch Stöckmann eine finanzielle Entschädigung.[90] Fachpublikationen dienten Pharmaunternehmen mitunter ähnlich wie Anzeigen als Werbung für neue Produkte.[91]

Heinze jun. und Stöckmann griffen in ihrer Veröffentlichung nicht auf die von ihnen angefertigten Prüftabellen zu mindestens 50 Fällen zurück, um diese nach wissenschaftlichen Maßstäben zu analysieren.[92] Vielmehr präsentierten sie fünf Fallgeschichten. Es kann also angenommen werden, dass für Merck die Publikation der Bewerbung des Produktes dienen sollte und für Heinze jun. und Stöckmann finanzielle Erwägungen den Ausschlag für die Veröffentlichung gegeben hatten.

Die Krankenakte eines Mädchens, dessen Fallgeschichte Heinze jun. unter der Buchstabenkombination F. O. in der Publikation erwähnte, gehört zu neun Wunstorfer Akten, die eine Medikation mit Encephabol dokumentieren. Demnach hatte das

---

86 Merck-Archiv, L 10/65, Dr. B. an Dr. Heinze jun. am 3.10.1962.

87 Merck-Archiv, L 10/65, Dr. B. an Dr. Heinze jun. am 15.2.1962.

88 Balz (2010), S. 126 f.

89 Rasmussen (2005), S. 60.

90 Hähner-Rombach/Hartig (2019), S. 70 f.

91 Rassmussen (2005), S. 65.

92 Merck-Archiv, L 10/65, Schreiben von Heinze jun. an Dr. B., 12.6.1962.

Kind zwischen Ende Oktober 1962 und Februar 1964[93] „täglich zwischen 200–300 mg Encephabol"[94] erhalten. Laut Aufsatz war „eine deutliche und anhaltende Besserung des Gesamtverhaltens festzustellen", ein „Rückgang der motorischen Unruhe und eine Besserung des Konzentrationsvermögens" sowie ein „erheblicher Rückgang der Gemeinschaftsschwierigkeiten", so dass das Kind „nunmehr in der Normalschule belassen werden konnte".[95] Ein Gutachten aus der Heimatgemeinde vom Sommer 1962 gibt Auskunft über den Hintergrund der Einweisung in die KJP. Demnach störte das Kind „das Familienleben durch sein Verhalten erheblich [...] und ist für eine Normalschule nicht tragbar".[96] An der KJP sollte eine „Klärung der Ursache"[97] dieses Verhaltens erfolgen und über die Schulfähigkeit des Kindes entschieden werden[98]. Die Untersuchung des Kindes kam zu dem Schluss, dass eine frühkindliche organische Hirnschädigung vorlag.[99] Das Mädchen gehörte also zu jener Gruppe betreuungsintensiver Kinder, bei denen sich Schulen, Heime und niedergelassene Ärztinnen und Ärzte mit der Bitte um Begutachtung an die KJP gewandt hatten, um mit einer solchen Diagnose den Wechsel der Kinder in eine Einrichtung der Behindertenhilfe oder eine Sonderschule vornehmen zu können.[100]

Ein Vergleich der Krankenakte und der Publikation lässt Unterschiede in der Darstellung erkennen. So erhielt das Mädchen laut Krankenakte an der KJP Wunstorf zusätzlich zu dem in der Veröffentlichung angegebenen Encephabol ebenso Calcibronat-Brausetabletten und „bei Bedarf"[101] das Schlafmittel Dominal. Ferner kam der in der Krankenakte überlieferte Bericht einer Fürsorgerin aus der Heimatgemeinde vom August 1964, der sich auf die gesamte bisherige Entwicklung des Kindes bezog, bezüglich der Gründe für das veränderte Sozialverhalten zu einem anderen Schluss als die von Heinze jun. und Stöckmann in ihrer Publikation angeführte Behandlung mit Encephabol. Die Fürsorgerin hielt fest, dass die „positive Entwicklung neben der medikamentösen Behandlung in erster Linie an der jetzigen schönen Umgebung"[102] des Kindes läge. Die Familie war aus einer beengten Wohnung ausgezogen und hatte nun deutlich mehr Platz zur Verfügung. Zudem habe sich die Haltung der Eltern gegenüber dem Kind positiv verändert. Dieser Milieuwandel fand, ebenso wie die Begleitmedikamente, keine Erwähnung in der Fachpublikation zu Encephabol. Vielmehr

---

93 Dem Zeitpunkt der Abgabe des Manuskriptes. Merck-Archiv, L 10/65.
94 Heinze/Stöckmann (1964), S. 1914.
95 Heinze/Stöckmann (1964), S. 1914.
96 NLA H, Nds. 330 Wunstorf, Acc. 2006/087 Nr. 03839, Schreiben des Schulrats der Heimatgemeinde, 6.7.1962.
97 Heinze/Stöckmann (1964), S. 1913 f.
98 NLA H, Nds. 330 Wunstorf, Acc. 2006/087 Nr. 03839, Schreiben des Schulrats der Heimatgemeinde, 6.7.1962.
99 NLA H, Nds. 330 Wunstorf, Acc. 2006/087 Nr. 03839, vertrauensärztliches Gutachten.
100 Hartig (2020), S. 102.
101 NLA H, Nds. 330 Wunstorf, Acc. 2006/087 Nr. 03839, jugendpsychiatrischer Bericht.
102 NLA H, Nds. 330 Wunstorf, Acc. 2006/087 Nr. 03839, Bericht der Fürsorgerin.

wurden die Schilderungen über das Verhalten des Kindes in seiner Familie und in der Schule in zu behandelnde Symptome der psychiatrischen Diagnose einer frühkindlichen Hirnschädigung übersetzt.

Die Medizinhistorikerin Viola Balz hat gezeigt, dass für solche ‚Erfolgsgeschichten‘ psychiatrisches Wissen durch Bereinigungen, Abstraktionen und Neubewertungen von Beobachtungen über Patientinnen und Patienten neu formuliert wird, bevor es als Fallgeschichte publiziert werden kann.[103] Die Prüfung von Encephabol hebt zudem hervor, dass der Verzicht auf Kontrollgruppen und auf eine quantitative Auswertung von Prüfprotokollen die Ausweitung des Indikationsgebietes erleichterte. Erst hierdurch konnten die auch in anderen gesichteten Krankenakten fehlenden Ergebnisse einer positiven Wirkung des Präparats in ihrer Aussagekraft minimiert und stattdessen jegliche günstige Entwicklung von Kindern und Jugendlichen allein auf die Wirkung von Encephabol zurückgeführt werden. Aus Sicht des Pharmaunternehmens nachteilige Ergebnisse, wie die in einem Fall notierte Erfolglosigkeit des Präparats[104], fanden hingegen keine explizite Erwähnung in dem Aufsatz. Auch Merck hatte darauf hingewiesen, dass Erfolge nur bei monatelanger Dauermedikation zu verzeichnen seien.[105]

Zwar war bei der bis 1964 üblichen Registrierung von Arzneimitteln die Durchführung von standardisierten Studien nicht obligatorisch.[106] Der Gesetzgeber hatte Pharmaunternehmen und Ärzteschaft diesbezüglich große Freiheiten gelassen.[107] Dennoch war für Merck bei anderen Prüfungen zu diesem Zeitpunkt die „ultima ratio [...] der kontrollierte klinische Versuch“.[108] Dies lag vor allem daran, dass in den USA als einem bedeutenden internationalen pharmazeutischen Markt, den auch Merck im Blick hatte, seit Anfang der 1960er Jahre der Doppelblindversuch als Goldstandard galt.[109] Im Fall von Encephabol nahm Merck hingegen bewusst in Kauf, dass ein Marktzugang außerhalb der Bundesrepublik an den nationalen Gesetzgebungen scheitern könne: „Die inzwischen geschaffene Dokumentation hat für die Einführung in Deutschland offenbar ihren Zweck erfüllt, genügt aber nicht für die Registrierung in USA, England, Schweden, Niederlande u. a.“[110]

Merck konnte auf die Umsetzung international anerkannter Standards verzichten, da die Gesetze der Bundesrepublik diese nicht forderten. Eine immer weitere Ausdehnung des Indikationsbereichs, die Zusammenarbeit mit, so Merck, Ärzten, die dem

103 Balz (2010), S. 240 f. und S. 247.
104 NLA H, Nds. 330 Wunstorf, Acc. 2006/087 Nr. 0044, jugendpsychiatrischer Bericht.
105 Merck-Archiv, L 10/80b, Aktennotiz einer Aussprache über B6 II (Bonifen [spanischer Name]) am 10.11.1961.
106 Hähner-Rombach/Hartig (2019), Kap. 2.2.6.
107 Siehe hierzu Hähner-Rombach/Hartig (2019), Kapitel 2.1.
108 Merck-Archiv, L 10/80b, MPA-Klinische Forschung, betr. Zukunft des Encephabols, vom 29.4.1968.
109 Balz (2010), S. 334.
110 Merck-Archiv, L 10/80b, MPA-Medizin, betr. Encephabol/Auslandsanmeldungen, am 12.8.1963.

Unternehmen mit „Wohlwollen"[111] begegneten, und geringe gesetzliche Standards zur Regulierung von Arzneimittelstudien ebneten also einem Arzneistoff den Weg in den bundesrepublikanischen Markt, der keinen nachgewiesenen Nutzen besaß. In der Neufassung des AMG von 1964 unterblieb weiterhin eine Definition wissenschaftlicher Standards von Arzneimittelstudien, wie sie schließlich im AMG von 1976 festgelegt wurden.[112] Dies erklärt, warum sich an der Durchführung von Arzneimittelstudien an der KJP Wunstorf auch nach dem AMG von 1964 ausweislich der Fachpublikationen und der Krankenakten kaum etwas änderte.

Neuroleptika, Barbiturate und Bromverbindungen: Versuche zur ‚erleichterten Unterbringung'

Die Ausweitung von Indikationsbereichen bestimmter Arzneistoffe oder Arzneistoffkombinationen mit sedierender Wirkung diente wiederholt der erleichterten institutionellen Unterbringung und Versorgung von Minderjährigen. Bis in die 1970er Jahre gelang es nicht, wie eine Studie zur Heimerziehung in Niedersachsen exemplarisch zeigt, „genügend pädagogisches Fachpersonal"[113] für Kinderheime zu gewinnen; die öffentliche Aufsicht über die Heime war unzureichend[114]. Die historische Forschung hebt ferner hervor, dass in nicht wenigen Heimen seit den 1950er Jahren Neuroleptika regelmäßig zur Anwendung kamen[115], mitunter auch erprobt wurden[116]. Das Beispiel Encephabol hat die Bedeutung von KJPs als Ort der Begutachtung im Feld der privaten und öffentlichen Erziehung gezeigt. Weitere Publikationen von Hans Heinze jun. und die Analyse von Krankenakten beleuchten, dass Institutionen der öffentlichen und privaten Erziehung Interesse an Medikamenten- und Dosierungsempfehlungen für Psychopharmaka besaßen. Im Folgenden sollen daher die Indikationen betrachtet werden, die Heinze jun. in seinen Publikationen zu Neuroleptika, Bromverbindungen und Barbituraten benannte.

Seitens der zeitgenössischen Psychiatrie wurden vor allem Neuroleptika als „therapeutische Revolution"[117] wahrgenommen, die den Patientinnen und Patienten ein Leben außerhalb psychiatrischer Kliniken zu versprechen schienen. Obgleich von Beginn an starke Nebenwirkungen den Einsatz dieser Arzneistoffe begleiteten[118], betrachteten Psychiaterinnen und Psychiater sie als wichtigste Medikamentengruppe. Zwi-

---

111 Merck-Archiv, L 10/80b, MPA-Medizin, betr. Pyrithioxin, am 9.10.1962.
112 Hähner-Rombach/Hartig (2019), S. 27 f.
113 Kraul u. a. (2012), S. 142.
114 Hähner-Rombach/Hartig (2019), S. 101 f.
115 Siehe Beispiele bei Kersting/Schmuhl (2017), S. 59–62, sowie bei Lenhard-Schramm (2017), S. 28–32.
116 Siehe die Beispiele bei Wagner (2019).
117 Balz (2010), S. 58.
118 Balz (2010), S. 104.

schen 1965 und 1975 hatte sich ihr Umsatz in der Bundesrepublik verdoppelt.[119] Sylvia Wagner hat auf die ursprünglichen Indikationsgebiete von Neuroleptika hingewiesen, nämlich die Behandlung von Psychosen. Kindliche Psychosen waren und sind jedoch eine außerordentlich seltene Erkrankung.[120]

Dennoch gehörten Neuroleptika zu den häufig in Heimen und kinderpsychiatrischen Einrichtungen erprobten Arzneistoffen. An der KJP Wunstorf führte Hans Heinze jun. laut seiner 1967 erschienenen Publikation zu „Klinisch-jugendpsychiatrische[n] Erfahrungen mit Ciatyl"[121] eine „Versuchsreihe"[122] mit diesem Neuroleptikum durch. Ciatyl wurde in der Bundesrepublik seit 1961 von den Tropon-Werken in Köln-Mühlheim vertrieben und umfasste als Indikationsgebiete Schizophrenie und Psychosen.[123] Weitere Anwendungsgebiete waren u. a. „Unruhe- und Erregungszustände" bei Psychosen und bei sogenanntem erethischen Schwachsinn.[124] Bis zu dem Facharatikel von Hans Heinze jun. existierten keine Dosierungsangaben für Kinder[125], und auch zeitgenössische Fachpublikationen erwähnten eine Behandlung mit Ciatyl ausschließlich im Rahmen der Erwachsenenpsychiatrie[126]. Teils wurden dabei auch gute Ergebnisse bei Unruhe und Aggressionszuständen[127] und eine im Vergleich zu anderen Neuroleptika stark sedierende Wirkung von Ciatyl hervorgehoben[128]. Zum Zeitpunkt des Erscheinens der Studie von Hans Heinze jun. warnten einige bundesrepublikanische Psychiater bereits vor einer Ausweitung des Indikationsbereiches von Neuroleptika, da dies die Einsatzschwelle senken würde.[129]

Heinze jun. behandelte laut seiner Publikation 71 Kinder und Jugendliche mit Ciatyl bei organischen Psychosyndromen und Verhaltensstörungen.[130] Bis 1967, dem Erscheinungsjahr des Facharatikels, lässt sich eine solche Behandlung in sechs der gesichteten Krankenakten nachweisen. Es handelte sich um die Akten von drei Jungen und drei Mädchen, die früheste Krankenakte beginnt im Jahr 1964. Vier der Kinder waren zwischen acht und elf Jahre alt, zwei weitere 17 Jahre. Heinze jun. folgte, anders als es der Begriff der „Versuchsreihe" vermuten lässt, auch in diesem Fall keinem vorab definierten Forschungsdesign. Dies lässt sich aufgrund differierender Angaben zur

---

119 Balz (2010), S. 18 ff.
120 Wagner (2019), S. 73.
121 Heinze: Klinisch-jugendpsychiatrische Erfahrungen (1967).
122 Heinze: Klinisch-jugendpsychiatrische Erfahrungen (1967), S. 427; siehe zur Wirkungsweise von Neuroleptika Wagner (2019), S. 57 ff.
123 O. T. (1962).
124 *Rote Liste* (1963).
125 *Rote Liste* (1965).
126 Ravn (1962); Anton (1962); Hildebrand (1964); Fervers (1964); Marx (1966). Ravn gibt an, dass mindestens eine der Versuchspersonen erst 14 Jahre alt war. Siehe hierzu Ravn (1962), S. 1227.
127 Anton (1962), S. 668.
128 Siehe beispielhaft Hildebrand (1964), S. 244.
129 Balz (2010), S. 398.
130 Heinze: Klinisch-jugendpsychiatrische Erfahrungen (1967), S. 428.

Medikationsdauer und Begleitmedikation in den Krankenakten schlussfolgern. Ferner fehlen in der Publikation Angaben über eine Kontrollgruppe.[131] Allerdings verfolgte Heinze jun. mit der Ausweitung des Indikationsgebietes und seinen Ergebnissen zur Dosierung dieses Neuroleptikums bei Kindern Fragestellungen, die aus heutiger Sicht Teil von Arzneimittelstudien sind.[132] Ob er finanzielle Leistungen erhielt, kann aufgrund fehlender Firmenunterlagen nicht entschieden werden. Zieht man die Kategorien von Rasmussen zur Kooperation von Pharmaunternehmen mit Ärztinnen und Ärzten heran, nahm Heinze jun. hier eher die Rolle eines ‚freien Mitarbeiters‘ ein, der selbständig Fragestellungen formulierte. Diese Fragestellungen entwickelte Heinze jun. auch – jedoch nicht nur – im Hinblick auf Anforderungen, die vom Pflegepersonal der KJP Wunstorf und von Vertreterinnen und Vertretern der öffentlichen Erziehung an ihn gerichtet wurden.

Betrachtet man die Dosierungsangaben zu Ciatyl in dem Arzneimittelverzeichnis *Rote Liste* sowie in den zeitgenössischen Fachartikeln zur Anwendung bei Erwachsenen, lassen sich zwei Dosierungsschemata unterscheiden. Die Empfehlung der *Roten Liste* von 1963 lautete bezüglich der Tagesdosis für Erwachsene: stationär zwischen 75 und 100 mg, ambulant zwischen 30 und 40 mg.[133] In den zeitgenössischen Fachartikeln findet sich zudem der Hinweis, dass die Dosierung individuell erfolgen müsse, da sie von der Konstitution und dem Körpergewicht abhängig sei.[134] Bei Psychosen wurde empfohlen, den Arzneistoff langsam einschleichen zu lassen.[135] Dies war bei Indikationsgebieten wie z. B. Erregungszuständen und Delirien von Suchtkranken, bei denen die sedierende Wirkung von Ciatyl im Vordergrund stand, nicht mehr der Fall. Hier wird ein zweites Dosierungsschema angegeben: So wurde zunächst eine hohe Dosis als Injektion und dann ein Absenken der Dosis sowie eine orale Einnahme vorgeschlagen.[136] Ansonsten folgten die Dosierungsangaben im Wesentlichen der *Roten Liste* von 1963, also zwischen 75 und 100 mg pro Tag für stationär aufgenommene erwachsene Patientinnen und Patienten.[137]

Publikation und Krankenakten lassen erkennen, dass Ciatyl an der KJP Wunstorf auf unterschiedliche Weise eingesetzt wurde. Eine Dosierung zwischen ein- und zweimal täglich fünf Milligramm und zwei- sowie dreimal täglich 25 mg empfahl Heinze jun. für die Anwendung in Kombination mit antiepileptischen Medikamenten.[138] Sol-

---

131 Wagner geht vor diesem Hintergrund davon aus, dass es sich nicht um eine Studie handelte: Wagner (2019), S. 54.
132 Siehe zu diesem Aspekt Hähner-Rombach/Hartig (2019), S. 9.
133 *Rote Liste* (1963).
134 Marx (1966), S. 447. Siehe auch Hildebrand (1964), S. 243.
135 Ravn (1962), S. 1228.
136 Fervers (1964).
137 Siehe beispielhaft Hildebrand (1964), S. 244.
138 Heinze: Klinisch-jugendpsychiatrische Erfahrungen (1967), S. 428.

che Beispiele finden sich auch in den Stichproben.[139] In diesen Fällen verfolgte Heinze jun. offenbar trotz der hohen Dosierung eine Heilabsicht, die sich auf die angenommene gute Verträglichkeit des Neuroleptikums bei Epilepsieerkrankungen gründete. Wie dargestellt, wurden als Tagesdosis bei stationär aufgenommenen Erwachsenen zwischen 75 und 100 mg empfohlen.

Es gab aber ebenso spezifische Konstellationen, in denen eine Sedierung aus nicht-therapeutischen Gründen angestrebt wurde. Über diese berichtete Heinze jun. in seinem Aufsatz zu Ciatyl:

> In einzelnen Fällen konnten bei älteren Kindern und Jugendlichen mit einer abendlichen Dosierung von 25 mg eine ausreichende Sedierung und auch eine günstige Beeinflussung der gestörten Nachtruhe erzielt werden. Dies erschien besonders bei der zeitweiligen Massierung älterer, hirnorganisch geschädigter Jugendlicher auf den Abteilungen auch unter pflegerischen Gesichtspunkten günstig.[140]

Der Einsatz von Medikamenten zur Erleichterung der Tätigkeit von Pflegekräften war bereits zeitgenössisch als Körperverletzung zu werten.[141] Mit einer solchen Dosierungsempfehlung orientierte sich Heinze jun. an dem unteren Ende der für Erwachsene ausgesprochenen Empfehlungen, obgleich gerade jüngere Kinder ein deutlich geringeres Körpergewicht besaßen.

Eine Sedierung der minderjährigen Patientinnen und Patienten unter ‚pflegerischen Gesichtspunkten' findet sich in den Krankenakten der KJP nicht allein bei älteren Jugendlichen, wie in der Publikation angegeben, sondern auch bei zwei erst achtjährigen Jungen. Bei beiden Minderjährigen kritisierte das Pflegepersonal deren fehlende Anpassung an den Klinikalltag und Konflikte mit anderen Kindern. Auf einen der beiden Jungen soll näher eingegangen werden. Über ihn heißt es im Verlaufsbogen der Krankenakte vom Februar 1967: „[Z]unächst auf alle Fälle ruhig stellen. 3 × 40 Dominal per os [durch den Mund]. 2 × 10 und 2 × 25 Ciatyl, dazu 3 × ½ Akineton."[142] Die *Rote Liste* von 1959 nennt als Indikationsbereich für das Neuroleptikum Dominal neurovegetative Regulationsstörungen, Angst- und Spannungszustände, Einschlafstörungen und Reisekrankheiten. Es existierte keine Dosisempfehlung für Kinder. Für Erwachsene war eine maximale Tagesdosis von 80 mg, bei Einschlafstörungen 40 mg angegeben.[143] Antiparkinsonmittel wie Akineton wurden wiederum gegeben, um die häufigen extrapyramidalen Nebenwirkungen von Neuroleptika zu bekämpfen. Dass nicht stattdessen die Dosis reduziert wurde, kann mit der anfänglichen Sichtweise innerhalb der deutschen Psychiatrie zusammenhängen, dass diese ‚Nebenwirkungen' zugleich

---

139 NLA H, Nds. 330 Wunstorf, Acc. 2006/087 Nr. 04441, Medikamentenkurve.
140 Heinze: Klinisch-jugendpsychiatrische Erfahrungen (1967), S. 428.
141 Hähner-Rombach/Hartig (2019), Kap. 2.1.
142 NLA H, Nds. 330 Wunstorf, Acc. 2006/087 Nr. 04198, Krankengeschichte, Eintrag 8.2.1967.
143 *Rote Liste* (1959).

Voraussetzung für das Eintreten der erwünschten Wirkung von Neuroleptika seien.[144] Die medikamentöse Behandlung des Jungen lässt also darauf schließen, dass eine hohe Dosierung auch um den Preis von Nebenwirkungen oder einer zusätzlichen Medikation aufrechterhalten werden sollte.

Am 7. April 1967 wurde über den Jungen berichtet:

> Er hänselt gern die auf dem Saale sich befindenden 2 anderen Jungen, vor allem aber auch die auf dem Hauptwachsaal untergebrachten anderen Patienten wie Epileptiker und Geisteskranke! Dadurch kommt es leicht zu Schlägereien! Früher hatten wir bereits versucht, die Höhe der Psychopharmacis herunterzusetzen, müssen jetzt aber wieder hoch gehen![145]

Als sich schließlich das Verhalten des Kindes änderte, führte das Pflegepersonal nicht die Medikation als Begründung an, sondern dass es nun „zu allen Zeiten mit den Mitkranken auch anderer Häuser drausen [sic!] rumtoben konnte".[146] Augenfällig sind die Parallelen zu der oben dargestellten Medikation mit Encephabol bei einem Mädchen, das in einem beengten und offenbar auch emotional schwierigen familiären Milieu Auffälligkeiten in der Schule zeigte. In beiden Fällen wurde trotz der Beobachtung, dass Veränderungen im sozialen Umfeld das Verhalten der Minderjährigen positiv beeinflussten, einer medikamentösen Behandlung der Vorzug gegeben. So wurde der Junge bei weiteren „Erregungsphasen"[147] „gewaltsam beruhigt"[148]. Die ‚Beruhigung' – sei es durch eine mit Nebenwirkungen verbundene Medikation, sei es durch Fixierung – diente also vorrangig dazu, die Krankenhausroutinen aufrechtzuerhalten, wenn keine ausreichenden Betreuungsmöglichkeiten bestanden.

Verhaltensweisen von Kindern und Jugendlichen, wie sie hier zitiert wurden, sind ebenso in anderen Krankenakten notiert, die eine Medikation mit Ciatyl dokumentieren. Über einen Jungen sind „richtige"[149] Wut- und Tobsuchtsanfälle verzeichnet[150]. Andere Kinder wurden als „unruhig und laut"[151] charakterisiert. Ein Junge fing nach der Aufnahme „an zu toben, schlägt mit Händen u. Füßen umsich [sic!], will sein Bettzeug zerreißen".[152] Eine Jugendliche, die mehrmals entwich, wurde vom nichtmedizinischen Personal als „unruhig und laut" geschildert und dass es schwierig sei, „sie zufrieden zu stellen".[153]

---

144 Balz (2010), S. 461.
145 NLA H, Nds. 330 Wunstorf, Acc. 2006/087 Nr. 04198, Krankengeschichte, Eintrag 7.4.1967.
146 NLA H, Nds. 330 Wunstorf, Acc. 2006/087 Nr. 03307, Krankengeschichte, Eintrag ohne Datum.
147 NLA H, Nds. 330 Wunstorf, Acc. 2006/087 Nr. 03307, Krankengeschichte, Eintrag ohne Datum.
148 NLA H, Nds. 330 Wunstorf, Acc. 2006/087 Nr. 03307, Krankengeschichte, Eintrag ohne Datum.
149 NLA H, Nds. 330 Wunstorf, Acc. 2006/087 Nr. 04441, Krankengeschichte.
150 Siehe auch NLA H, Nds. 330 Wunstorf, Acc. 2006/087 Nr. 03307, Erziehungsberichte.
151 NLA H, Nds. 330 Wunstorf, Acc. 2006/087 Nr. 03307, Erziehungsberichte; Nr. 04198, Erziehungsberichte.
152 NLA H, Nds. 330 Wunstorf, Acc. 2006/087 Nr. 04198, Erziehungsberichte.
153 NLA H, Nds. 330 Wunstorf, Acc. 2004/087 Nr. 03307, Bericht o. D.

Sylvia Wagner hat darauf hingewiesen, dass der Kinder- und Jugendpsychiater Hermann Stutte den Einsatz von Neuroleptika bei verhaltensauffälligen Kindern damit gerechtfertigt habe, so die Voraussetzungen für nichtmedikamentöse Therapien zu schaffen.[154] Allerdings würden, so Wagner weiter, die meisten Publikationen zur Erprobung von Neuroleptika bei Minderjährigen erkennen lassen, dass eine nachfolgende nichtmedikamentöse Therapie in den Prüfungen gar nicht vorgesehen war, sondern immer wieder die sedierenden Eigenschaften der Arzneistoffe im Vordergrund standen.[155] Diese Feststellung trifft, wie die Beispiele zeigen, auch auf die KJP Wunstorf insofern zu, als pädagogische Hilfen aufgrund der schlechten personellen Ausstattung die Ausnahme blieben.

Zu den weiteren Arzneistoffen, bei denen Hans Heinze jun. in seinen Publikationen neben therapeutischen Gründen auch „praktisch-pflegerische [...] Erwägungen"[156] für eine Behandlung anführte, gehörte das Schlafmittel Vesparax mite bzw. der Versuchsstoff UCB 1414 ‚M'. Hinweise auf das Präparat bzw. auf den Versuchsstoff fanden sich in zwei der gesichteten Krankenakten. Dabei handelt es sich um die Akten von zwei Mädchen im Alter von 17 und 18 aus den Jahren 1966/67. Auch bei diesem Arzneistoff standen, ähnlich wie bei Ciatyl, therapeutische neben nichttherapeutischen Indikationen. So wurde bei einem Mädchen das Barbiturat offenbar als nebenwirkungsärmere Alternative zu einem anderen Schlafmittel eingesetzt. Obgleich UCB Chemie GmbH Köln den Arzneistoff bereits 1964 auf den Markt brachte, erhielt die Heranwachsende noch 1967 das Versuchspräparat.[157] Bei der zweiten Jugendlichen, einem 17-jährigen Mädchen, das im April 1966 an der KJP Wunstorf zur Aufnahme kam, stand erneut die Sedierung im Vordergrund. Den Betreuungsberichten lässt sich entnehmen, dass die Jugendliche schon vor dem Wecken wach war: Sie „wälzte [...] sich in ihrem Bett".[158] Der jugendpsychiatrische Bericht notierte zudem Einschlafstörungen.[159] Ab dem neunten Tag erhielt die Jugendliche dreimal eine Tablette Vesparax mite, das Dreifache der maximalen Dosis für Erwachsene.[160] Erneut wurden Verhaltensweisen, die den Tagesablauf des Pflegepersonals stören konnten, ärztlicherseits pathologisiert – in diesem Fall das frühe Erwachen der Jugendlichen und die „psychomotorische Unruhe"[161] als Schlafstörung, der mit einer medikamentösen „Sedierung"[162] begegnet werden sollte. Offenbar brachte aber auch die Medikation mit Vesparax mite nicht den gewünschten

154 Wagner (2019), S. 99.
155 Wagner (2019), S. 163.
156 Heinze: Schlafmittel (1967), S. 1543.
157 Hähner-Rombach/Hartig (2019), S. 39.
158 NLA H, Nds. 330 Wunstorf, Acc. 2006/087 Nr. 02499, Eintrag vom 9.5.1966; siehe auch Eintrag vom 10.5.1966.
159 NLA H, Nds. 330 Wunstorf, Acc. 2006/087 Nr. 02499, jugendpsychiatrischer Bericht vom 3.6.1966.
160 *Rote Liste* (1963).
161 NLA H, Nds. 330 Wunstorf, Acc. 2006/087 Nr. 02499, jugendpsychiatrischer Bericht vom 3.6.1966.
162 NLA H, Nds. 330 Wunstorf, Acc. 2006/087 Nr. 02499, jugendpsychiatrischer Bericht vom 3.6.1966.

Erfolg. Ab dem 12. Mai 1966 wurde die Behandlung auf Dominal umgestellt. Damit, so der jugendpsychiatrische Bericht, gelang „eine wenigstens einigermaßen zureichende Sedierung der psychomotorischen Unruhe".[163] Die Beseitigung der psychomotorischen Unruhe kann daher als das eigentliche Ziel der medikamentösen Therapie, also auch der Behandlung mit hohen Dosen des Schlafmittels Vesparax mite, angesehen werden.

Aus den 1970er Jahren sind Berichte über Besichtigungen des LKH Wunstorf durch den Arbeitskreis Sozialpolitik der SPD-Fraktion im Niedersächsischen Landtag überliefert. Dort wird kritisiert, dass bis Anfang der 1970er Jahre der Personalschlüssel an der KJP völlig unzureichend war und eine therapeutische Betreuung durch das Pflegepersonal angesichts der nötigen Tätigkeiten im Haushalt kaum geleistet werden konnte.[164] Vor diesem Hintergrund spielte das Interesse des nichtärztlichen Personals an einem geordneten Arbeitsablauf eine wichtige Rolle bei der Vergabe von sedierenden Medikamenten. Dies zeigt eindrücklich die 1980 erstmalig publizierte medizinsoziologische Studie zum Wunstorfer LKH von Christa und Thomas Fengler. Nach ihnen sind es genau die oben beschriebenen Verhaltensweisen, die vom nichtmedizinischen Personal präzise protokolliert werden, da sie den *Stationsfrieden* bedrohen".[165] Solche Situationen markieren nach Fengler und Fengler eine Zäsur, die ein ärztliches Eingreifen unbedingt erforderlich mache, auch dann, wenn es keine medizinische Indikation gibt. In einer solchen Lage erwarte das Pflegepersonal vom Arzt, „daß er mit *seinen* Mitteln (Medikamente) dazu beiträgt, die Lage zu ‚entschärfen'".[166] Die Wunstorfer Klinik stellte in dieser Beziehung keinen Einzelfall dar, wie auch Wagner aufgrund ihrer Forschungen folgerte.[167] Sie spricht daher von „sozialer Medikation"[168], da nicht das einzelne Kind im Fokus der Behandlung stand, sondern die Funktionsfähigkeit der Einrichtung.

Entsprechende Forderungen wurden aber nicht nur von dem Pflegepersonal an die Psychiaterinnen und Psychiater herangetragen, sondern auch durch Institutionen der Jugendfürsorge oder von Lehrkräften. Im Fall der oben dargestellten Behandlung eines achtjährigen Jungen mit Ciatyl hatte sich das Landessozialamt Hannover im Vorfeld an Heinze jun. gewandt und ihn aufgefordert, diesen Jungen im Kinderheim Lohe zu begutachten: „Nach Angaben der Stadt Hannover ist das Kind dort nicht mehr tragbar und soll unbedingt sofort verlegt werden. Ggf. wäre zu prüfen, ob eine geeignetere

---

163 NLA H, Nds. 330 Wunstorf, Acc. 2006/087 Nr. 02499, jugendpsychiatrischer Bericht vom 3.6.1966.
164 Niedersächsisches Ministerium für Soziales, Gesundheit und Gleichstellung, Handarchiv Dr. Kersting, Protokoll über Besichtigung des Niedersächsischen Landeskrankenhauses in Wunstorf am 26.7.1971; Bericht über Besichtigung des Niedersächsischen Landeskrankenhauses in Wunstorf am 13.8.1975.
165 Fengler/Fengler (1994), S. 69. Hervorhebung im Original.
166 Fengler/Fengler (1994), S. 70. Hervorhebung im Original.
167 Wagner (2019), S. 78.
168 Wagner (2019), S. 138.

medikamentöse Einstellung den Jungen ruhiger stellt."[169] Aus dem Verlaufsbogen in der Krankenakte geht hervor, dass der Junge bereits im Heim Medikamente erhalten hatte, darunter Esucos, Ciatyl und Neurocil: „Alles hätte aber in der heimmöglichen Dosierung nicht mehr ausgereicht."[170] Durch neue Medikamentenkombinationen und eine geeignete Dosierung sollte der Junge demnach auch nach der Rücküberweisung in ein Heim ruhiggestellt werden. Ganz ähnlich verhielt es sich bei einem 17-jährigen Mädchen, das wiederholt aus der KJP Wunstorf entwichen war. Sie lebte im Birkenhof, einem Hannoveraner Mädchenheim. Die Aufnahme erfolgte „nicht nur, um die Diagnose zu klären, sondern vor allem, um sie medikamentös in einer Form einzustellen, die sie für den Birkenhof tragbar macht".[171]

Besonders deutlich tritt der Übergang von Initiativen aus der Jugendfürsorge auf entgegenkommendes Handeln von Ärztinnen und Ärzten der KJP Wunstorf anhand der Betreuung von Jugendlichen des Linerhauses, eines Mädchenheims in Celle, hervor. Bei einem 13-jährigen Mädchen hatte ein niedergelassener Psychiater der Heimatgemeinde 1963 eine schwere Neurose aufgrund einer Milieuschädigung diagnostiziert.[172] Anlass waren ‚Erziehungsschwierigkeiten' und das Urteil der Schule, dass das Mädchen dort nicht tragbar sei.[173] Nach einer psychiatrischen Begutachtung im Wichernstift im Sommer 1964 wurde schließlich die Heimunterbringung empfohlen und zu Behandlung mit dem Neuroleptikum Esucos geraten. Die Aufnahme der Jugendlichen im Linerhaus erfolgte ein Jahr später. Dort wurde sie dem betreuenden Jugendpsychiater Hans Heinze jun. vorgestellt.[174] Heinze setzte zunächst die Behandlung mit Esucos fort. Als das Mädchen drei Monate später laut der Heimleitung „keinerlei Besserung im Gesamtverhalten"[175] zeigte, konstatierte er eine „latente Protesthaltung"[176] gegenüber der Heimunterbringung und hielt fest: „Mit weiteren Schwierigkeiten muß gerechnet werden, wobei auf die Kombination zwischen Milieuschädigung und organisch bedingten Auffälligkeiten hinzuweisen ist."[177] Nun empfahl Heinze jun.: „Neben

---

169 NLA H, Nds. 330 Wunstorf, Acc. 2006/087 Nr. 03307, Brief an LKH Wunstorf, 25.1.1967.
170 NLA H, Nds. 330 Wunstorf, Acc. 2006/087 Nr. 04198, Krankengeschichte, Eintrag 8.2.1967.
171 NLA H, Nds. 330 Wunstorf, Acc. 2004/087 Nr. 03307, Untersuchung von Dr. Dames im Birkenhof am 13.1.1966.
172 LkhA, D 23 II, 106, Arztbrief, November 1963.
173 LkhA, D 23 II, 106, Antrag auf Gewährung von FEH (Freiwillige Erziehungshilfe) des Landesjugendamts Braunschweig, 13.12.1963; Jugendpsychiatrischer Befundbericht der Jugendpsychiatrischen Klinik Delmenhorst – Wichernstift, 6.8.1964.
174 Siehe zur Betreuung niedersächsischer Kinderheime durch Ärztinnen und Ärzte der KJP Wunstorf Hähner-Rombach/Hartig (2019), S. 125–128.
175 LkhA, D 23 II, 106, jugendpsychiatrische Untersuchung von Dr. Hans Heinze jun., 7.3.1966.
176 LkhA, D 23 II, 106, jugendpsychiatrische Untersuchung von Dr. Hans Heinze jun., 7.3.1966.
177 LkhA, D 23 II, 106, jugendpsychiatrische Untersuchung von Dr. Hans Heinze jun., 7.3.1966.

Esucos (3 × 10 mg) noch eine Zusatzbehandlung mit Psychosoma[178] (lt.) Schema) [sic!] einzuleiten"[179].

Die Bromverbindung Psicosoma hatte Heinze jun. spätestens ab 1965 an der KJP Wunstorf und in mehreren Heimen erprobt. In seiner Publikation aus dem Jahr 1969, dem Jahr der Markteinführung, hob er ebenfalls pflegerische Gesichtspunkte für die Medikation hervor und betonte, dass es bei Psicosoma nicht zu den typischen Nebenwirkungen von Neuroleptika und Bromverbindungen käme und der Arzneistoff die Wirkung von Psychopharmaka steigern würde. Ferner gibt er eine gute Wirkung bei „kindlichen Verhaltensstörungen, insbesondere bei erethischen Syndromen, Einschlafstörungen und Durchschlafstörungen sowie bei Anpassungsschwierigkeiten, Angstzuständen, Aggressivität, leichten hirnorganischen Psychosyndromen und allgemeiner vegetativer Labilität"[180] an. Insgesamt hatten 220 Kinder und Jugendliche den Arzneistoff vor der Veröffentlichung des Artikels erhalten. Die Dosierungsempfehlung reichte von dreimal ein Teelöffel bis viermal täglich zwei Teelöffel im Fall eines „abendlichen Aufschaukelns".[181] Es kann also davon ausgegangen werden, dass auch bei diesem Arzneistoff je nach Dosierung unterschiedliche Wirkungen angestrebt wurden und dass durch eine erhöhte Dosis ein sedierender Effekt erzielt werden sollte, um die Arbeitsabläufe in Einrichtungen der Jugendhilfe zu entlasten.

Da das in der Akte des Mädchens angesprochene Schema nicht enthalten ist, lassen sich keine Aussagen zur Dosierung tätigen. Deutlich wird aber auch ohne weitere Informationen zur Behandlung mit dem Versuchsstoff, dass das Linerhaus zu jenen Einrichtungen gehörte, an denen Hans Heinze jun. Psicosoma prüfte, und dass soziale Verhaltensweisen, nämlich in diesem Fall die Devianz, bei der Behandlung eine Rolle spielten. Der Historiker Lenhard-Schramm unterscheidet drei Einsatzgebiete von Medikamenten in der öffentlichen Erziehung: Therapeutikum, Erziehungsmittel und Strafmittel.[182] Die Wünsche der Heime nach medikamentöser Einstellung zeigen, dass auch ein Einsatz von Arzneistoffen als Erziehungs- und Strafmittel einer gewissen ärztlichen Expertise bedurfte. Diese Expertise stellte Heinze jun. durch Publikationen zu solchen Arzneistoffen zur Verfügung, die neu auf den Markt kamen oder bei denen der bisherige Indikationsbereich auf kindliche Verhaltensstörungen erweitert wurde. Vor dem Hintergrund der häufigen und starken Nebenwirkungen von Neuroleptika war auch die von Hans Heinze jun. in seinen Veröffentlichungen zu Vesparax mite und zu Psicosoma hervorgehobene Kombinationsbehandlung dieser Arzneistoffe mit einer reduzierten Dosis von Psychopharmaka für Einrichtungen der öffentlichen Erziehung

---

178 Wie auch in den Krankenakten der KJP Wunstorf scheint hier der Versuchsstoff als ‚Psychosoma' auf.
179 LkhA, D 23 II, 106, jugendpsychiatrische Untersuchung von Dr. Hans Heinze jun., 7.3.1966.
180 Heinze (1969), S. 1006.
181 Heinze (1969), S. 1008.
182 Lenhard-Schramm (2017), S. 27.

oder der Behindertenhilfe attraktiv.[183] Erst Anfang der 1960er Jahre entwickelte sich infolge der schwerwiegenden Schädigungen von Ungeborenen durch Contergan in der breiten Öffentlichkeit eine stärkere Sensibilität für unerwünschte Wirkungen von Arzneistoffen.[184]

Dass Nebenwirkungen oder Schädigungen infolge einer Dauermedikation auch in Heimen mitunter gefürchtet wurden, zeigt das letzte Beispiel dieses Abschnitts. Zeitgleich mit Psicosoma prüfte Heinze jun. Mitte der 1960er Jahre die Kombination einer Bromverbindung mit dem niedrigpotenten Neuroleptikum Atosil unter der Bezeichnung H 1466 bzw. H 1466 forte. Dieses Präparat kam nach Auskunft des Pharmaunternehmens, Verla Pharm, nicht auf den Markt.[185] Heinze jun. hatte in seiner Publikation zu Psicosoma eine „Kombination von Psicosoma mit 4 mg Promethazin bei mittelgradigen organischen Psychosyndromen"[186] empfohlen. Promethazin war in der Bundesrepublik unter dem Namen Atosil auf dem Markt. In der gesichteten Stichprobe an Krankenakten ist der Versuchsstoff in zwei Fällen verzeichnet. So erhielt 1966 ein 13-jähriges Mädchen H 1466. Die Minderjährige war aus den Neuerkeröder Anstalten, einer Einrichtung der Behindertenhilfe, zur Beobachtung in die KJP Wunstorf verlegt worden. Eine medikamentöse Behandlung wurde bereits in dem Heim mit Beginn des Besuchs der Sonderschule eingeleitet. Auch hier bestand also ein Zusammenhang von Beschulung und medikamentöser Behandlung. Ein Anschreiben an die KJP Wunstorf lässt erkennen, dass die Medikamente „enorm gewechselt"[187] wurden. Der Heimpsychiater fürchtete, dass eine solche Behandlung für das Mädchen von Nachteil sei. Das Kind litt unter schlechter Konzentration und „raptusartigen, höchstens 2 Min. andauernden Ausbrüchen, wo sie mit Tellern usw. schmeißt".[188]

An der KJP Wunstorf erhielt die 13-Jährige zunächst in steigender Dosierung Dominal, schließlich dreimal 35 Tropfen.[189] Dies überstieg die Maximaldosis für Erwachsene. Darüber hinaus erfolgte eine Behandlung mit Effortil. Dabei handelt es sich um ein „Kreislaufmittel zur Prophylaxe und Behandlung von Kollapszuständen [...] und zur Therapie konstitutioneller und sekundärer Hypotonien".[190] Daher wurde das Präparat auch verwendet, um den bei der Behandlung mit Neuroleptika regelmäßig auftretenden Blutdruckabfall zu regulieren.[191] Bei früheren Erprobungen von Neuroleptika soll-

---

183 Heinze (1969), S. 1007; Heinze: Schlafmittel (1967), S. 1544.
184 Lenhard-Schramm (2017), S. 25.
185 Hähner-Rombach/Hartig (2019) S. 128.
186 Heinze (1969), S. 1007.
187 NLA H, Nds. 330 Wunstorf, Acc. 2006/087 Nr. 04295, baldiges Aufnahmeersuchen aus Neuerkerode, o. D.
188 NLA H, Nds. 330 Wunstorf, Acc. 2006/087 Nr. 04295, baldiges Aufnahmeersuchen aus Neuerkerode, o. D.
189 Der Eintrag in die Medikamentenkurve ist nicht eindeutig.
190 *Rote Liste* (1959).
191 Müller/Battegay/Gehring (1969), S. 851. In dem Artikel wurde jedoch im Unterschied zur Wunstorfer Praxis eine intramuskuläre Injektion empfohlen: Müller/Battegay/Gehring (1969), S. 852.

te diese Gefahr durch das Einschleichen des Arzneistoffs verringert werden.[192] Unter dieser Medikation wurde das Kind als „hilfsbereit und anhänglich" geschildert. Sie fiel jedoch, wie auch in den Neuerkeröder Anstalten, „gelegentlich durch abnorme Reaktionen auf".[193] Trotz der hohen Dosen von Dominal wurde die Medikation daher als nicht ausreichend empfunden. Ab dem 3. November 1966 erfolgte eine Behandlung mit dreimal ½ Esslöffel H 1466-Saft sowie weiterhin Effortil, wenngleich in leicht reduzierter Dosis. Unter dieser medikamentösen sowie einer heilpädagogischen Therapie „besserten sich die Zustände weitgehend und sistierten schließlich ganz"[194], wie der jugendpsychiatrische Bericht vermerkte. Heinze jun. bat den zuständigen Psychiater der Neuerkeröder Anstalten daraufhin, die Behandlung mit dem Versuchspräparat fortzusetzen. Ob dies tatsächlich geschah, konnte der Heimakte des Mädchens nicht entnommen werden.[195]

Hier wie in den weiteren Beispielen dieses Aufsatzes bedingten die oftmals schweren Nebenwirkungen von Neuroleptika Medikationswechsel oder Kombinationsbehandlungen. Ein Teil der Therapien erfolgte mit dem Ziel einer Sedierung zur leichteren Betreuung und Unterbringung von besonders unruhigen Minderjährigen. Mit diesen Studien wurde auf Wünsche von Jugendämtern, Heimen, Schulen und Familien reagiert. Die Ärztinnen und Ärzte der KJP Wunstorf setzten zu diesem Zweck neben bereits auf dem Markt befindlichen Präparaten auch Versuchsstoffe ein.

Das Antidepressivum G 33040 und die Bromverbindung Psychoverlan: Ausdehnung der Diagnose auf ‚milieubedingte Verhaltensauffälligkeiten'

An der KJP Wunstorf wurde ferner das Versuchspräparat G 33040 erprobt. Dabei handelt es sich um das trizyklische Antidepressivum Insidon vom Schweizer Pharmaunternehmen Geigy. Der Arzneistoff wurde am 12. Oktober 1961 in der Schweiz zugelassen[196] sowie im April 1962 in der Bundesrepublik[197]. In den aus der KJP Wunstorf erhobenen Krankenakten findet sich der Hinweis auf das Versuchspräparat im April 1962 in der Akte eines 15-jährigen Mädchens, d. h. die Minderjährige wurde entweder unmittelbar vor oder nach der Markteinführung von Insidon in der Bundesrepublik mit dem Präparat behandelt. Aufgrund dieses Einzelfundes und fehlender zeitgenössischer Fachpublikationen ist die Quellenlage sehr dünn. Der Vergleich mit Quellen zu weiteren Versuchen mit Insidon bei Minderjährigen an anderen Einrichtungen legt

---

192 Balz (2010), S. 238.

193 NLA H, Nds. 330 Wunstorf, Acc. 2006/087 Nr. 04295, Eintrag in Verlaufsbogen, 5.9.1966.

194 NLA H, Nds. 330 Wunstorf, Acc. 2006/087 Nr. 04295, Eintrag in Verlaufsbogen, 5.9.1966. Nähere Angaben zur heilpädagogischen Behandlung ließen sich der Krankenakte nicht entnehmen.

195 Hähner-Rombach/Hartig (2019), S. 129.

196 Meier/König/Tornay (2019), S. 302 f.

197 Novartis Pharma Products H. 12 (2000).

aber nahe, den Wunstorfer Versuch als Teil einer breiteren Initiative von Kinder- und Jugendpsychiaterinnen und -psychiatern zu betrachten, auch bei Antidepressiva das Indikationsgebiet auf den Bereich der Pädiatrie auszudehnen. Nach der Medizinhistorikerin Viola Balz kommt der Eigeninitiative von Klinikärztinnen und -ärzten sogar eine „Schlüsselfunktion" für die Industrieforschung bei Arzneistoffen zu.[198]

An den in der Krankenakte des Mädchens überlieferten Dokumenten fällt das Nebeneinander verschiedener Diagnosen auf. Dies war für die KJP Wunstorf nicht unüblich. Die erste diagnostische Beurteilung in der Klinik findet sich in einem Schreiben von Clarita Dames an die Krankenkasse vom 13. April 1962, vier Tage nach der Aufnahme des Kindes: „Es bestand eine schwere reaktive Depression."[199] Die Diagnose einer Depression bei Kindern war bis Anfang der 1970er Jahre noch sehr umstritten und wurde daher nur selten vergeben.[200] Am 17. April 1962 fand eine Krankenhausbesprechung statt, wo die Diagnose „Disharmonische Pubertätsentwicklung"[201] formuliert wurde. Im ärztlichen Bericht von Heinze jun. vom 22. Mai 1962 an die Krankenkasse heißt es wiederum: „Anlage-, milieu- und entwicklungsbedingte Verhaltensstörungen in der Pubertät, Verdacht auf zusätzliche organische Hirnschädigung".[202]

In den ersten zwei Wochen erfolgte keine medikamentöse Behandlung. Ab dem 24. April sind in der Krankenakte morgens und mittags „1 Drug. Mental Drug. G. 33040 25 mg"[203] bis mindestens zum 1. Mai 1962 verzeichnet. Dann enden die Wiederholungszeichen in der Medikamentenkurve und das Datum ist nur noch unregelmäßig am 12. sowie am 15. Mai 1962 in die dafür vorgesehene Kopfspalte eingetragen. Daher lässt sich das Ende der Behandlung mit dem Versuchspräparat nicht genau bestimmen. Ab dem 23. Mai 1962 wurde bis zur Entlassung eine Woche später auf das Schlafmittel Itridal umgestellt.[204] Die Einnahme des Versuchsstoffs findet sich ebenso in den Pflegeberichten: „Seit heute bekommt sie morg. u. mitt. 1 Drug. Mental Drug. G. 33040."[205] Dass es sich um ein Versuchspräparat handelte, war also auch für das nichtärztliche Personal klar erkennbar, da lediglich Versuchsstoffe durch Kürzel gekennzeichnet waren. In dem jugendpsychiatrischen Bericht an das Jugendamt Hannover von Dames und Heinze jun. ist der Versuchsstoff hingegen nicht erwähnt.[206] Angaben über die Indikation für den Einsatz des Versuchsstoffs, über Wirkungen und/oder Nebenwirkungen und unter wessen Leitung der Versuch stand, lassen sich der Krankenakte nicht ent-

---

198 Balz (2010), S. 105.
199 NLA H, Nds. 330 Wunstorf, Acc. 2006/087 Nr. 00572, Schreiben an Krankenkasse, 13.4.1962.
200 Kuhn-Gebhardt (1972).
201 NLA H, Nds. 330 Wunstorf, Acc. 2006/087 Nr. 00572, Krankenhausbesprechung, 17.4.1962.
202 NLA H, Nds. 330 Wunstorf, Acc. 2006/087 Nr. 00572, ärztlicher Bericht, 22.5.1962.
203 NLA H, Nds. 330 Wunstorf, Acc. 2006/087 Nr. 01039, Medikamentenbogen.
204 NLA H, Nds. 330 Wunstorf, Acc. 2006/087 Nr. 01039, Medikamentenbogen.
205 NLA H, Nds. 330 Wunstorf, Acc. 2006/087 Nr. 01039, jugendpsychiatrischer Bericht, o. D.
206 Für die Prüfung von Encephabol fanden sich vereinzelt entsprechende Hinweise in den jugendpsychiatrischen Berichten. Siehe hierzu Hähner-Rombach/Hartig (2019), S. 75.

nehmen. Da jedoch Clarita Dames die Diagnose einer Depression stellte, auch wenn sie sich schließlich damit nicht durchzusetzen schien, kann der Einsatz des Versuchspräparats durchaus auf ihre Initiative hin erfolgt sein.

In der für die Entwicklung von Insidon im heutigen Klinischen Archiv Novartis Pharma existierenden Überlieferung konnten keine Prüfunterlagen zu Versuchen am Wunstorfer LKH identifiziert werden.[207] Aufschlussreich ist aber der Vergleich mit der Prüfung von Insidon durch das Ehepaar Kuhn in der Schweiz. Als Roland Kuhn Ende 1959 mit der Erprobung des Arzneistoffs begonnen hatte, reagierte ein Teil der Versuchspersonen mit Müdigkeit, so dass er das Versuchspräparat auch bei Schlafstörungen einsetzte.[208] Eine beruhigende Wirkung hob ebenso der Schweizer Psychiater Walter Pöldinger hervor.[209] Gemeinsam war diesen, der Markteinführung vorangegangenen Versuchen, dass sie an Erwachsenen erfolgten.

Erst im Umfeld der Schweizer Markteinführung Ende 1961 wurde der Arzneistoff von Roland Kuhn und seiner Ehefrau Verena Kuhn-Gebhardt an der Psychiatrischen Klinik Münsterlingen auch bei Kindern mit leichter Depression und mit Schlafstörungen erprobt.[210] Sie verwendeten ebenfalls den Versuchsstoff. Zwar sind in der Krankenakte der Wunstorfer KJP vom April 1962 keine Schlafstörungen bei dem 15-jährigen Mädchen notiert, G 33040 wurde jedoch nach einer möglichen Unterbrechung der Medikation durch ein Schlafmittel ersetzt. Die Krankengeschichte lässt klar erkennen, dass G 33040 nicht wie andere Antidepressiva auf seine Wirkung bei Bettnässen geprüft wurde.[211] Dies war bei Kindern das hauptsächliche Anwendungsgebiet von Antidepressiva. Es ist daher davon auszugehen, dass auch in diesem Fall die antidepressive bzw. die schlaffördernde und beruhigende Wirkung des Arzneistoffs im Vordergrund stand.

Ein Schriftwechsel von Roland Kuhn mit Geigy hebt hervor, dass die Initiative für die Behandlung von Kindern mit Insidon vom Ehepaar Kuhn ausging.[212] Rund ein Jahr nach der Zulassung des Arzneistoffs in der Schweiz und rund sechs Monate nach der Gabe des Versuchsstoffs in der KJP Wunstorf bat Roland Kuhn im November 1962 um die Zusendung weiterer Versuchspräparate und gab dabei Auskunft über die geplanten Anwendungsbereiche: „Sie haben uns vor längerer Zeit dreieckige gelbe Insidontabletten in einer Dosierung von 10 mgr. zur Verfügung gestellt. Wir haben bisher damit vor allem Kinder behandelt und zwar solche mit leichteren Depressionen, die auch über Schlafstörungen klagen."[213] Der Hinweis von Kuhn, dass Insidon nach seiner Auffassung nicht in einer für Kinder geeigneten Applikationsform zur Verfügung stand,

---

207 Da die Prüfkliniken nicht systematisch verzeichnet sind, heißt dies nicht, dass keine Unterlagen über eine Prüfung in der Wunstorfer Klinik existieren. Siehe hierzu Hähner-Rombach/Hartig (2019), S. 12 f.
208 Meier/König/Tornay (2019), S. 131.
209 Pöldinger (1962).
210 Meier/König/Tornay (2019), S. 302 f.
211 Heinze (1968), S. 312.
212 Hartig (2020), S. 59 f.
213 StATG, 9'40, 503/26, Kuhn an Geigy, 6.11.1962.

unterstreicht das fehlende Interesse Geigys an dieser Zielgruppe. Bis ins Jahr 1966 hinein bat Kuhn mehrfach um weitere 10 mg-Versuchspräparate[214] und schlug Geigy eine entsprechende Ausweitung des Indikationsbereiches vor:

> Wir sind der Auffassung, dass sich in der Kinderpsychiatrie ein ebenso weites wie wichtiges Indikationsgebiet für die antidepressiven Medikamente ergibt. Wir stehen freilich in dieser Auffassung im Gegensatz zu weiten Kreisen der Kinderpsychiater. Wir stehen aber damit, wie wir feststellen können, auch nicht allein.[215]

Offenbar hatten zu diesem Zeitpunkt nicht nur in Münsterlingen und Wunstorf, sondern auch anderswo Psychiaterinnen und Psychiater Minderjährige mit diesem Präparat behandelt. Geigy stand hingegen einer solchen Indikation ablehnend gegenüber. Ursächlich hierfür war die Einschätzung, dass eine Ausweitung des Indikationsbereichs keinen wirtschaftlichen Gewinn erwarten ließe:

> Wir haben die zusammenhängenden Fragen natürlich nicht nur unter medizinischen Gesichtspunkten prüfen müssen, sondern auch unter dem Gesichtspunkt des Bedarfs an weiteren Applikationsformen für die beiden genannten Psychopharmaka. Dieser ist nun nach unseren Recherchen sehr gering, entsprechende Wünsche sind nur selten an uns gelangt und in neuerer Zeit überhaupt nicht mehr.[216]

Erst Ende der 1960er Jahre deutete sich ein Wandel bei Geigy zum Einsatz von Antidepressiva bei Kindern und Jugendlichen an. Aus den Jahren 1968/69 liegen mehrere Berichte über die Anwendung von Antidepressiva bei verhaltensauffälligen Kindern vor.[217] Im Zusammenhang mit diesen Prüfungen wurde nicht allein die Diagnose der kindlichen Depression verfestigt, wie ein etwas späterer Bericht aus dem Jahr 1970 eindrücklich zeigt. Der schulpsychiatrische Dienst der Stadt Zürich hatte einen Versuch mit einem weiteren Antidepressivum, dem seit 1964 auf dem Markt befindlichen Ketipramin, durchgeführt und den Arzneistoff an

> Kinder[n] und Jugendliche[n] mit depressiven Symptomen [erprobt], die teils im Zusammenhang anderer Erkrankungen z. B. infantiler hirnorganischer Psychosyndrome, neurotischer Entwicklungen, Verwahrlosungserscheinungen oder als vorwiegend reaktives oder endogenes Krankheitsgeschehen aufgefasst werden mussten.[218]

---

214 StATG, 9'40, 503/26, Kuhn an Geigy, 21.12.1965; Kuhn an Geigy, 12.8.1966.
215 StATG, 9'40, 503/26, Kuhn an Geigy, 12.8.1966.
216 StATG, 9'40, 503/26, Geigy an Kuhn, 24.8.1966.
217 Klinisches Archiv Novartis Pharma, B 71 0092 2, „L'Insidon chez l'enfant" (C. H. U. Bretonneau, 37 Tours, France, 1969); B 68 348 13P, „Unterlagen zu den Fallbeispielen", 24.1.1968, Schulpsychiater Glattal, Schulhaus Gubel B., Zürich; B 69 1810 7P, Bericht über „Utilisation de l'INSIDON en pediatrie", 1.5.1969, Hôpital Hérold, Paris 19e, France; B 69 1826 3P, Bericht über „Etude Clinique de l'INSIDON en pediatrie", Hôpital Purpan, Toulouse, France, 3.7.1969.
218 Klinisches Archiv Novartis Pharma, B 70 1349, Bericht vom Schulpsychiatrischen Dienst der Stadt Zürich: „Die Behandlung depressiver Zustandsbilder im Kindes- und Jugendalter mit Ketipramin", 3.7.1970.

Zeitgleich mit der Erweiterung des Indikationsbereiches veränderte sich auch die Charakterisierung des Arzneistoffs vom Antidepressivum zum „harmonisateur psychosomatique".[219]

Es ist daher nicht unwahrscheinlich, dass auch Hans Heinze jun. oder Clarita Dames sich aus eigener Initiative an das Pharmaunternehmen gewandt hatten, um Insidon an Kindern zu prüfen. Rasmussen bezeichnete eine solche Beziehung als ‚freelancing', von Viola Balz als ‚freie Mitarbeit' beschrieben. Die Ausweitung des Indikationsbereiches erfolgte in diesem Fall in mehreren Schritten. Zunächst stand ähnlich wie bei den Neuroleptika, Bromverbindungen und Barbituraten eine beruhigende, schlaffördernde Wirkung im Vordergrund zusammen mit der neu formulierten Diagnose der kindlichen Depression. In einem zweiten Schritt wurde der Indikationsbereich auf das weitere Feld kindlicher Verhaltensauffälligkeiten und Verwahrlosung ausgedehnt und verstärkt umweltbedingte Faktoren für Verhaltensauffälligkeiten in den Blick genommen. Auch hier wurde die Erweiterung des Indikationsbereiches aus dem schulischen Umfeld der Kinder begleitet.

Als letztes Beispiel für die Ausweitung des Indikationsbereiches soll auf Psychoverlan eingegangen werden. Im Unterschied zu früheren Publikationen hob Heinze jun. nun ebenfalls milieubedingte Faktoren als Ursachen für Verhaltensauffälligkeiten hervor. In einer Veröffentlichung zu Psychoverlan aus dem Jahr 1978 gab er an, Versuche mit diesem Arzneistoff im Heilpädagogischen Kinder- und Jugendheim Brunnenhof in Rehburg-Loccum durchgeführt zu haben. Zu diesem Zeitpunkt war er bereits als Psychiatriereferent am Niedersächsischen Sozialministerium tätig. Bei dem Arzneistoff handelte es sich nach Auskunft des Pharmaunternehmens um die Umregistrierung der Bromverbindung Psicosoma.[220] In der Veröffentlichung zu Psychoverlan erwähnte Heinze jun. dies jedoch nicht. Lediglich in der Literaturliste nannte er seine frühere Publikation zu Psicosoma.[221] Aufgrund der schmalen Quellenbasis konnte nicht entschieden werden, ob es sich tatsächlich um einen Versuch handelte oder ein Versuchsaufbau in der Veröffentlichung lediglich suggeriert wurde.[222] Laut des Herstellers sind keine Dokumente zu diesem Präparat überliefert[223] und es existieren keine Einzelfallakten aus dem Heim, in dem es erprobt wurde. Von Interesse ist hier der gegenüber der Publikation zu Psicosoma nun veränderte Indikationsbereich des chemisch identischen Arzneistoffs.

Heinze jun. schilderte Psychoverlan als ein Präparat, das aufgrund seiner geringen Toxizität den neuen therapeutischen Anforderungen nach Berücksichtigung des so-

---

219 Klinisches Archiv Novartis Pharma, B 69 1826 3P, Bericht über „Etude Clinique de l'INSIDON en pediatrie", Hôpital Purpan, Toulouse, France, 3.7.1969.
220 E-Mail Verla-Pharm vom 22.3.2018 an Christine Hartig.
221 Heinze (1978), S. 1625.
222 Hähner-Rombach/Hartig (2019), S. 129–132.
223 E-Mail Verla-Pharm vom 22.3.2018 an Christine Hartig.

zialen Umfelds des Kindes besonders genüge. Während er bei Psicosoma als Anwendungsgebiet organisch bedingte Verhaltensauffälligkeiten und mögliche Erleichterungen in der Pflege hervorgehoben hatte, nannte Heinze jun. nun als Indikationsgebiet reaktive Verhaltensauffälligkeit und hob die Rolle des Mediziners als die eines „ärztlichen Freundes"[224] hervor. Dies korrespondiert mit dem neuen Fokus auf das Umfeld des Kindes. Offenbar sollte dem Arzneistoff durch die Publikation Ende der 1970er Jahre ein Platz in einer nun stärker psychotherapeutisch orientierten Therapie zugewiesen werden.

Fazit

Die Analyse des Ausmaßes von Medikamentenstudien an der KJP Wunstorf konnte zeigen, dass seit der Gründung im Jahr 1954 bis Mitte der 1970er Jahre regelmäßig Arzneimittelstudien an dieser Einrichtung durchgeführt wurden. Etwa vier Prozent der aufgenommenen Kinder und Jugendlichen erhielten im Untersuchungszeitraum Versuchspräparate oder waren in eine Studie mit einem auf dem Markt befindlichen Arzneistoff eingeschlossen, zu dem Heinze jun. Fachartikel veröffentlichte. In diesen Publikationen wurden u. a. die Ausweitung des Indikationsbereiches oder die Dosierung behandelt, mithin Aspekte, die heute als Teil von Arzneimittelstudien gelten. Der Schwerpunkt der Studien lag in den 1960er Jahren. Betrachtet man ausschließlich den Tätigkeitszeitraum von Heinze jun., so steigt der Anteil der Minderjährigen, die in Arzneimittelstudien inkludiert waren, auf knapp neun Prozent. Versuche fanden zu unterschiedlichen Arzneistoffen statt: Neuroleptika, Vitaminderivate, Bromverbindungen, Antidepressiva, Barbiturate. Als Indikationsbereich wurden in den 1960er Jahren häufig frühkindliche Hirnschädigungen angegeben, aus den 1970er Jahren ist auch ein Beispiel bekannt, bei dem die Wirkung eines Arzneistoffs bei Verhaltensauffälligkeiten aufgrund von Milieuschädigung untersucht wurde. Ebenfalls thematisiert Heinze jun. in seinen Publikationen den Einsatz von Arzneistoffen zur Erleichterung von Pflege und Unterbringung sowie zur Minimierung von Nebenwirkungen. Mit Sylvia Wagner lässt sich davon sprechen, dass bei den Versuchen eine Medikation aus therapeutischen wie auch aus sozialen Gründen erfolgte. Da die KJP Wunstorf von verschiedenen Institutionen der öffentlichen Erziehung sowie von niedergelassenen Ärztinnen und Ärzten bevorzugt mit Gutachten über Minderjährige mit devianten Verhaltensweisen beauftragt wurde, um zu beurteilen, ob eine organische Störung deren Verhalten bedinge, entwickelte sich die KJP zu einer attraktiven Prüfklinik für Arzneistoffe mit einer solchen Indikation. Eine Bevorzugung bestimmter sozialer

---

224 Heinze (1978), S. 1623.

Gruppen bei der Rekrutierung von Versuchspersonen, wie beispielsweise Heimkinder, konnte hingegen nicht festgestellt werden.

Anders als es die in zeitgenössischen Fachzeitschriften publizierten Berichte nahelegen, wurde in mehr als der Hälfte der aufgefundenen Fälle ein Versuchspräparat verwendet, teils auch nach Markteinführung. Dies unterstreicht, dass Versuche und Standardbehandlung in den 1960er Jahren in der Praxis nicht klar voneinander geschieden waren. Der Wissenschaftshistoriker Arthur A. Daemmrich bezeichnete die Marktzulassung von Arzneistoffen sogar als Voraussetzung, um Versuche an einer größeren Krankengruppe und für erweiterte Indikationsgebiete durchführen zu können.[225]

Bis zum AMG von 1976 war die Ausweitung des Indikationsbereiches eine rechtliche Grauzone, obgleich durch solche Versuche neues Wissen über Dosierungen und Anwendungsgebiete erworben wurde. Erst die Neufassung des Gesetzes in diesem Jahr unterschied zwischen therapeutischen Versuchen und medizinischen Experimenten, definierte verschiedene Versuchsphasen und formulierte wissenschaftliche Standards. Damit setzte der Gesetzgeber auch im internationalen Vergleich erst spät ethische und wissenschaftlich etablierte Standards um. Viola Balz hat darauf hingewiesen, dass die von Rasmussen am Beispiel der USA der 1930er Jahre formulierte Unterscheidung solcher Beziehungen in freie Mitarbeiterinnen und Mitarbeiter, freundliche Expertinnen und Experten sowie tüchtige Mitarbeiterinnen und Mitarbeiter angesichts der rückständigen deutschen Gesetzeslage auch in den 1960er Jahren noch gültig war.

Diese Differenzierungen sind geeignet, um die jeweiligen Interessenslagen der Pharmaunternehmen und der Prüfärztinnen und -ärzte bei der Durchführung von Arzneimittelstudien zu untersuchen und so neben den Zielen der Unternehmen auch die Handlungsräume von Prüfärztinnen und Prüfärzten in den Blick zu nehmen. Das Beispiel Encephabol hebt hervor, dass die Ausweitung des Indikationsbereiches und die Empfehlung einer Dauermedikation nur vor dem Hintergrund einer nahezu fehlenden rechtlichen Regulierung von Arzneimittelstudien und unter Umgehen zeitgenössischer wissenschaftlicher Standards erfolgen konnte. Sowohl bei Merck als auch bei Heinze jun. sind vorrangig ökonomische Interessen anzunehmen, die Versuche mit dem Ziel einer werbewirksamen Veröffentlichung durchzuführen. In diesem Fall existierten demnach enge Absprachen zwischen dem Pharmaunternehmen und dem Prüfarzt über die Art der Prüfung und über die Präsentation der Ergebnisse in einer Publikation, so dass Heinze jun. nach Rasmussen zwischen den Rollen eines ‚freundlichen Experten‘ oder ‚tüchtigen Mitarbeiters‘ chargierte. In einem anderen Fall, bei Insidon, lehnte das Pharmaunternehmen Geigy zunächst die Ausweitung des Indikationsbereiches ab – ebenfalls mit dem Hinweis auf ökonomische Erwägungen. Erst als sich Ende der 1960er Jahre die in der Kinder- und Jugendpsychiatrie entwickelte Diagnose einer kindlichen Depression etwas mehr etabliert hatte und Umwelteinflüs-

225 Daemmrich (2004), S. 116 ff., nach Balz (2010), S. 165.

se anstelle organischer Ursachen als Grund für Verhaltensauffälligkeiten stärkere Akzeptanz fanden, änderte sich die Haltung des Pharmaunternehmens. Von Anfang der 1960er Jahre bis in die zweite Hälfte der Dekade war es in diesem Fall also nicht Geigy, sondern Ärztinnen und Ärzte, darunter auch Schulpsychiater, die eine Ausdehnung des Indikationsbereiches von Insidon vorantrieben. Sie traten von sich aus an Geigy mit der Bitte um Prüfstoffe oder Arzneiproben heran, um damit eigene Fragestellungen zu verfolgen. Ihre Beziehung zum Pharmaunternehmen lässt sich mit Rasmussen als ‚freie Mitarbeit' bezeichnen.

Die Ausweitung der Standardanwendung von Psychopharmaka mit sedierender Wirkung wurde also vor allem dann vorangetrieben, wenn die ökonomischen Interessen der Pharmaindustrie und das institutionelle Interesse der Kinder- und Jugendpsychiatrie zusammentrafen. Dies waren jedoch nicht die einzigen Akteure. Auch Schulen und Heime formulierten Anforderungen an Pharmaunternehmen und die Kinder- und Jugendpsychiatrie, um eine medikamentöse ‚Ruhigstellung' von Kindern zu ermöglichen und so institutionelle Abläufe zu vereinfachen.

Zum Teil erhielten Minderjährige schon vor Aufnahme in der KJP Wunstorf in Heimen oder auch von den Eltern sedierende Medikamente innerhalb der von Lenhard-Schramm beobachteten Einsatzgebiete als Therapeutikum, Erziehungsmittel und Strafmittel. Die Somatisierung und Pathologisierung von abweichendem Verhalten durch psychiatrische Diagnosen besaß demnach eine breite gesellschaftliche Akzeptanz. Die außerhalb von psychiatrischen Einrichtungen mögliche Dosierung wurde oftmals aber als nicht ausreichend empfunden und eine Höherdosierung war aufgrund von starken Nebenwirkungen für das medizinisch nicht genügend geschulte Personal kaum möglich. Die Publikationen von Heinze jun. zu Ciatyl, Psicosoma und Vesparax mite gaben Empfehlungen für eine Anwendung dieser Arzneistoffe, an denen sich niedergelassene Ärztinnen bzw. Ärzte und Kinderheime orientieren konnten. Die fehlenden materiellen und personellen Ressourcen in der Kinder- und Jugendpsychiatrie und eine mangelnde Aufmerksamkeit für die Vulnerabilität von Minderjährigen in Heimen und psychiatrischen Einrichtungen trugen dazu bei, dass soziale Fragen an die Psychiatrie delegiert werden konnten.

Es ist zu erwarten, dass sich die hier beschriebenen Konstellationen und Praktiken in der zweiten Hälfte der 1970er Jahre änderten. Hierzu trugen die Neufassung des AMG von 1976, die zunehmende Kritik an der öffentlichen Erziehung sowie die Psychiatriereform bei. Die Debatten beispielsweise um die Behandlung von Schulkindern mit Ritalin zeigen aber, dass die hier thematisierten Problematiken einer Ausweitung der Indikationsbereiche für Psychopharmaka auf das Feld der Kinder- und Jugendpsychiatrie weiterhin akut sind und dass auch immer noch Anforderungen aus dem Feld der öffentlichen und privaten Erziehung an Pharmaindustrie und Ärzteschaft herangetragen werden.

Bibliographie

Archivalien

Klinisches Archiv Novartis Pharma, Basel
- B 68
- B 69
- B 70
- B 71

Landeskirchliches Archiv Hannover (LkhA)
- D 23 II

Niedersächsisches Landesarchiv, Standort Hannover (NLA H)
- Nds. 330 Wunstorf, Acc. 2004/087, Acc. 2006/087

Niedersächsisches Ministerium für Soziales, Gesundheit und Gleichstellung, Hannover
- Handarchiv Dr. Kersting

Merck-Archiv, Darmstadt
- L 10/65
- L 10/80b

Staatsarchiv des Kantons Thurgau, Frauenfeld (StATG)
- 9'40, 503/26

Veröffentlichte Quellen

Anton, Alfred: Ergebnisse einer klinischen Prüfung des Neuroleptikums Ciatyl. In: Die Medizinische Welt 12 (1962), S. 665–669.

Auhagen, Ute; Breede, G.: Dipiperon bei kindlichen Verhaltensstörungen. In: Acta Psychiatrica Scandinavica 48 (1972), S. 510–532.

Fervers, Josef: Die Behandlung von Erregungszuständen und Delirien bei Suchtkranken mit Clopenthixol (Ciatyl). In: Der Nervenarzt 35 (1964), S. 177 f.

Heinze, Hans: Klinisch-jugendpsychiatrische Erfahrungen mit Ciatyl. In: Medizinische Klinik 62 (1967), S. 426–428.

Heinze, Hans: Schlafmittel in einer jugendpsychiatrischen Klinik. In: Medizinische Klinik 62 (1967), S. 1542–1544.

Heinze, Hans: Klinischer Beitrag zur Langzeitbehandlung endo- und exogener Schwachsinnzustände im Kinder- und Jugendalter. In: Concilium Paedopsychiatricum. Verhandlungen über den 3. Europäischen Kongress für Pädopsychiatrie, Wiesbaden, Mai 1967. Basel; New York 1968, S. 309–315.

Heinze, Hans: Zur Pharmakotherapie bei verhaltensgestörten Kindern und Jugendlichen. Erfahrungen bei verhaltensgestörten Kindern und Jugendlichen. Erfahrungen mit der Magnesium-Bromverbindung Psicosoma. In: Münchner Medizinische Wochenschrift 111 (1969), S. 1006–1009.

Heinze, Hans: Langzeitbehandlung verhaltensauffälliger Kinder und Jugendlicher mit Psychoverlan. In: Fortschritte der Medizin 96 (1978), S. 1623–1625.

Heinze, Hans; Stöckmann, Fritz: Jugendpsychiatrische Erfahrungen über die Wirkung von Pyrithioxin. In: Medizinische Klinik 59 (1964), S. 1913–1915.

Hildebrand, Hans-Joachim: Ergebnisse und Erfahrungen mit dem Neuroleptikum Ciatyl. In: Medizinhistorisches Journal 15 (1964), S. 243–246.

Kiesow, Herbert; Jacobs, Rolf: Über einen Megaphenversuch, gedacht als Beitrag zu dem Thema: Behandlung des nervösen Schulkinds in unseren Tagen. In: Schriftenreihe aus dem Krankenhaus Schleswig (1956), H. 7, S. 1–10.

Kuhn-Gebhardt, Verena: Erfahrungen mit einem neuen Antidepressivum bei der Behandlung von Kindern. In: Kielholz, Paul (Hg.): Depressive Zustände. Erkennung, Bewertung, Behandlung. Bern; Stuttgart; Wien 1972, S. 230–234.

Marx, H.: Über die neuroleptische Behandlung der Psychosen und die Bedeutung der Dauermedikation. In: Die Medizinische Welt 9 (1966), S. 446–450.

Müller, H.; Battegay, R.; Gehring, A.: Die orthostatische Dysregulation, eine Begleiterscheinung der Therapien mit Neuroleptika, und der Versuch ihrer Kompensation mit Effortil-PL und Dihydergot. In: Praxis. Schweizerische Rundschau für Medizin 58 (1969), S. 851–855.

Novartis Pharma Products H. 12 (2000).

Nürnberger Kodex 1947. Abgedruckt in: Mitscherlich, Alexander; Mielke, Fred (Hg.): Medizin ohne Menschlichkeit. Dokumente des Nürnberger Ärzteprozesses. Frankfurt/Main 1960, S. 272 f.

O. T. [Informationen zu Ciatyl]. In: Klinische Wochenschrift 40 (1962), S. 1016.

Pöldinger, Walter: Klinische Erfahrungen mit dem Iminostilbenderivat G 33040. In: Therapeutische Umschau 1 (1962), S. 34–36.

Ravn, J.: Über die Behandlung 60 schizophrener Patienten mit Ciatyl. In: Medizinische Klinik 37 (1962), S. 1227 f.

Rote Liste: Arzneimittelverzeichnis für Deutschland (1953; 1959; 1963; 1965).

Literatur

Balz, Viola: Zwischen Wirkung und Erfahrung – eine Geschichte der Psychopharmaka. Neuroleptika in der Bundesrepublik Deutschland, 1950–1980. Bielefeld 2010.

Castell, Rolf: Einleitung. In: Castell, Rolf (Hg.): Hundert Jahre Kinder- und Jugendpsychiatrie. Biographien und Autobiographien. Göttingen 2008, S. 9–16.

Castell, Rolf u. a.: Geschichte der Kinder- und Jugendpsychiatrie in Deutschland in den Jahren 1937 bis 1961. Göttingen 2003.

Daemmrich, Arthur A.: Pharmacopolitics. Drug Regulation in the United States and Germany. Chapel Hill, NC 2004.

Fehlemann, Silke; Sparing, Frank: Gestörte Kindheiten. Lebensverhältnisse von Kindern und Jugendlichen in Psychiatrischen Einrichtungen des Landschaftsverbandes Rheinland (1945–1975). Berlin 2017.

Fengler, Christa; Fengler, Thomas: Alltag in der Anstalt. Wenn Sozialpsychiatrie praktisch wird. 2. Aufl. Bonn 1994.

Finzen, Asmus: Arzt, Patient und Gesellschaft. Die Orientierung der ärztlichen Berufsrolle an der Wirklichkeit. Tübingen 1969.

Foucault, Michel: Die Macht der Psychiatrie. Frankfurt/Main 2005.

Hähner-Rombach, Sylvelyn: Patientinnen und Patienten der Kinderbeobachtungsstation Innsbruck: Einweisung und Aufenthalt zwischen 1949 und 1989 im Spiegel der Krankenakten. In: Medizinhistorisches Journal 52 (2017), S. 308–351.

Hess, Volker; Hottenrott, Laura; Steinkamp, Peter: Testen im Osten. DDR-Arzneimittelstudien im Auftrag westlicher Pharmaindustrie, 1964–1990. Berlin 2016.

Kaminsky, Uwe: Die Verbreiterung der ‚pädagogischen Angriffsfläche' – eine medizinisch-psychologische Untersuchung in der rheinischen öffentlichen Erziehung 1966. In: Henkelmann, Andreas u. a. (Hg.): Verspätete Modernisierung. Öffentliche Erziehung im Rheinland – Geschichte der Heimerziehung in Verantwortung des Landesjugendamtes (1945–1972). Essen 2010, S. 485–494.

Kersting, Franz-Werner; Schmuhl, Hans-Walter: Psychiatrie- und Gewalterfahrungen von Kindern und Jugendlichen im St. Johannes-Stift in Marsberg (1945–1980). Anstaltsalltag, individuelle Erinnerung, biographische Verarbeitung. Zusammenfassung der Projektergebnisse. Münster 2017.

Klee, Ernst: Was sie taten – Was sie wurden. Ärzte, Juristen und andere Beteiligte am Kranken- oder Judenmord. Frankfurt/Main 1987.

Kraul, Margret u. a.: Zwischen Verwahrung und Förderung. Heimerziehung in Niedersachsen 1949–1975. Opladen; Berlin; Toronto 2012.

Meier, Marietta; König, Mario; Tornay, Magaly: Testfall Münsterlingen. Klinische Versuche in der Psychiatrie, 1940–1980. Zürich 2019.

Rasmussen, Nicolas: The Drug Industry and Clinical Research in Interwar America. Three Types of Physician Collaborator. In: Bulletin of the History of Medicine 79 (2005), S. 50–80.

Rietmann, Tanja; Germann, Urs; Condrau, Flurin: ‚Wenn Ihr Medikament eine Nummer statt eines Markennamens trägt'. Medikamentenversuche in der Züricher Psychiatrie 1950–1980. In: Gnädiger, Beat; Rothenbühler, Verena (Hg.): Menschen korrigieren. Fürsorgerische Zwangsmassnahmen im Kanton Zürich bis 1981. Zürich 2018, S. 201–285.

Schepker, Klaus; Kölch, Michael: Medizinhistorische Stellungnahme zur NDR-Stellungnahme. Mehr Schaden als Nutzen für die Betroffenen? In: Zeitschrift für Kinder- und Jugendpsychiatrie und Psychotherapie 46 (2018), S. 1–5.

Stapel, Ute: Die Arzneimittelgesetze 1961 und 1976. Stuttgart 1988.

Wittrock, Heiner: Niedersächsisches Landeskrankenhaus Wunstorf. Von der Korrektionsanstalt zum modernen Fachkrankenhaus (1880–2005). Wunstorf 2005.

Internet-Quellen

Beyer, Christof: Personelle Kontinuitäten in der Psychiatrie Niedersachsens nach 1945 – Abschlussbericht (2018), URL: http://www.ms.niedersachsen.de/themen/gesundheit/psychiatrie_und_psychologische_hilfen/versorgung-psychisch-kranker-menschen-in-niedersachsen-14025.html (letzter Zugriff: 16.4.2021).

Fangerau, Heiner: Vortrag der Forschergruppe zur „Wissenschaftlichen Aufarbeitung und Anerkennung von Leid und Unrecht" im Rahmen der Veranstaltung „Zeit, über das Leid zu sprechen" am 13.05.2019 in Berlin, URL: http://www.stiftung-anerkennung-und-hilfe.de/SharedDocs/Downloads/DE/vortrag-fangerau.pdf?__blob=publicationFile&v=2 (letzter Zugriff: 16.4.2021).

Germann, Urs: Medikamentenprüfungen an der Psychiatrischen Universitätsklinik Basel 1953–1980. Pilotstudie mit Vorschlägen für das weitere Vorgehen (2017), URL: https://www.img.unibe.ch/unibe/portal/fak_medizin/ber_vkhum/inst_medhist/content/e40437/e547138/

e554300/Bericht_Medikamentenprufungen_PUK_Basel_1953-1980_ger.pdf (letzter Zugriff: 16.4.2021).

Hähner-Rombach, Sylvelyn; Hartig, Christine: Medikamentenversuche an Kindern und Jugendlichen im Rahmen der Heimerziehung in Niedersachsen zwischen 1945 und 1978. Forschungsprojekt im Auftrag des Niedersächsischen Ministeriums für Soziales, Gesundheit und Gleichstellung (2019), URL: https://www.ms.niedersachsen.de/startseite/gesundheit_pflege/ge sundheit/psychiatrie_und_psychologische_hilfen/versorgung-psychisch-kranker-menschen-in-niedersachsen-14025.html (letzter Zugriff: 16.4.2021).

Hartig, Christine: Medikamentenversuche an Kindern und Jugendlichen im Rahmen der Heimerziehung in Niedersachsen zwischen 1945 und 1978. Auswertung von Einzelfallakten zur Vertiefung der in Modul 1 und 2 orientierend beantworteten Fragen (2020), URL: https://www.ms.niedersachsen.de/startseite/gesundheit_pflege/gesundheit/psychiatrie_und_psycholo gische_hilfen/versorgung-psychisch-kranker-menschen-in-niedersachsen-14025.html (letzter Zugriff: 16.4.2021).

Lenhard-Schramm, Niklas: Vorstudie zur Erforschung des Medikamenteneinsatzes in Kinderheimen, Einrichtungen der Öffentlichen Erziehung und heilpädagogischen und psychiatrischen Anstalten. Erstellt im Auftrag des MGEPA NRW (2017), URL: https://www.landtag.nrw.de/portal/WWW/dokumentenarchiv/Dokument/MMI17-20.pdf (letzter Zugriff: 16.4.2021).

Lenhard-Schramm, Niklas; Rating, Dietz; Rotzoll, Maike (unter Mitarbeit von Gitta Reuner): Arzneimittelprüfungen an Minderjährigen im Langzeitbereich der Stiftung Bethel in den Jahren 1949 bis 1975 (2020), URL: https://www.bethel.de/fileadmin/Bethel/aktuelles/2020_07_20_Arzneimittelpruefungen/Arzneimittelpruefung_Bethel_lang_FINAL_13.5.20.pdf (letzter Zugriff: 16.4.2021).

Lienhard, Marina; Condrau, Flurin: Psychopharmakologische Versuche in der Psychiatrie Baselland zwischen 1950 und 1980. Bericht zuhanden der Psychiatrie Baselland, Liestal (2019), URL: https://www.pbl.ch/fileadmin/user_upload/pbl-website/Broschueren_und_Flyers/Unternehmenspublikationen/Medikamententests/Universitaet_Zuerich_Studie_Medika mentenversuche.pdf (letzter Zugriff: 16.4.2021).

Presse-Info: Universität Gießen geht Hinweisen auf Medikamentenversuche nach (2016), URL: https://www.uni-giessen.de/fbz/fb11/institute/histor/aktuelles/aktuellesdownloadsneu/PM24716JLUgehtHinweisenaufMedikamentenversuchenach.pdf (letzter Zugriff: 16.4.2021).

Richli, Paul (unter Mitarbeit von Petros Evangelides): Bericht über den Umgang mit Arzneimittelversuchen in der Luzerner Psychiatrie in den Jahren 1950–1980 aus rechtlicher Sicht. Im Auftrag des Gesundheits- und Sozialdepartements des Kantons Luzern (2018), URL: https://www.lu.ch/-/media/Kanton/Dokumente/GSD/Publikationen/2018_11_23_Bericht_1_Arz neimittelversuche_A4.pdf?la=de-CH (letzter Zugriff: 16.4.2021).

Universität zu Lübeck, Institut für Medizingeschichte und Wissenschaftsforschung: Zusammenfassung Zwischenbericht zur wissenschaftlichen Untersuchung der Praxis der Medikamentenversuche in schleswig-holsteinischen Einrichtungen der Behindertenhilfe sowie der Erwachsenen-, Kinder- und Jugendpsychiatrien in den Jahren 1949 bis 1975 (2020), URL: https://www.schleswig-holstein.de/DE/Fachinhalte/A/aufarbeitung_leid_unrecht/Downloads/Zwischenbericht_Medikamentenversuche_Uni_Luebeck.pdf?__blob=publicationFile&v=2 (letzter Zugriff: 16.4.2021).

Wagner, Sylvia: Ein unterdrücktes und verdrängtes Kapitel der Heimgeschichte. Arzneimittelstudien an Heimkindern. In: Sozial.Geschichte Online 19 (2016), S. 61–113, online unter https://duepublico2.uni-due.de/servlets/MCRFileNodeServlet/duepublico_derivate_00042079/04_Wagner_Heime.pdf (letzter Zugriff: 16.4.2021).

Wagner, Sylvia: Arzneimittelprüfungen an Heimkindern von 1949 bis 1975 in der Bundesrepublik Deutschland unter besonderer Berücksichtigung der Neuroleptika sowie am Beispiel der Rotenburger Anstalten der Inneren Mission. Diss. Düsseldorf 2019, URL: https://docserv.uni-duesseldorf.de/servlets/DerivateServlet/Derivate-54600/Diss%20Sylvia%20Wagner-1.pdf (letzter Zugriff: 16.4.2021).

Wissenschaftliche Aufarbeitung Leid und Unrecht (o. D.), URL: https://www.dlr.de/pt/Portal data/45/Resources/a_dokumente/gesundheitsforschung/AnlageA_Leistungsbeschreibung_WissAufarbeitung.pdf (letzter Zugriff: 16.4.2021).

Christine Hartig, Dr. des.
Universität Paderborn
Institut für Katholische Theologie
Lehrstuhl für Kirchen- und Religionsgeschichte
Warburger Straße 100
33098 Paderborn
christine.hartig@uni-paderborn.de

Zwischen Zwang und Freiheit
Suchttherapien in den USA (1915–1980)*

TIMO BONENGEL

Medizin, Gesellschaft und Geschichte 39, 2021, 169–207

Between Coercion and Freedom: Addiction Therapies in the United States (1915–1980)

Abstract: In this article, the history of therapies for drug addiction in the United States of the 20th century is examined. The focus lies on practices in therapeutic settings oscillating between coercion and freedom, between social disciplining and empowerment. Additionally, addicts' motivations for therapy and adherence to different treatment regimes are analyzed. By combining methods of classical social history and historical anthropology, a closer look is taken at both structural (dis)continuities and patients' subjective experiences and interpretations. This historical perspective shows, firstly, that sociopolitical factors have been crucial to shaping everyday life in therapeutic programs as well as therapy motivations and adherence: Social pressure and the threat of criminal prosecution have been important reasons for addicts to seek treatment throughout the 20th century – this challenges notions of a clear distinction between coercion and voluntariness as treatment motivations. The historical analysis shows, secondly, that therapeutic settings have been undergoing significant changes: The decentralization and liberalization of psychiatry after World War II translated into more freedom for addicts as patients. At the same time, this freedom has continually and carefully been reined in, since addicts are not (or only conditionally) trusted to use freedom rationally and responsibly. Thus, the question of how much freedom and/or coercion should be employed in governing addicts emerges as a prominent historical configuration at the center of medical, societal and political debates on addiction in the 20th and beginning 21st century. Answers to this question, it is concluded, must involve socio-philosophical as well as ethical considerations.

* Für die Lektüre des Manuskripts und wertvolle Anmerkungen danke ich den anonymen Gutachtern/Gutachterinnen sowie Pierre Pfütsch und Monique Gössinger. Für hilfreiche Literaturhinweise zur Psychiatriegeschichte danke ich Elisa Schaarschmidt.

Einführung

Tina möchte nicht länger süchtig sein. Sie lebt in San Francisco, ist obdachlos und kon-
sumiert Heroin und Crack-Kokain. Doch trotz ihrer Entschlossenheit wird sie kurz
nach einer Entgiftung, also einem beaufsichtigten Entzug, wieder rückfällig. Sie fühlt
sich deshalb schuldig und wertlos: „I wanna be clean and sober and get off my ass and
do what I need to do for me. But I don't know why everything changes when I'm on
dope. I never complete a damn thing."[1] Wie Tina ging und geht es vielen Süchtigen,
und ihre Erfahrungen werfen Fragen auf: Wenn sie ihren Konsum beenden wollen,
aber nicht können – verfügen sie dann überhaupt über einen freien Willen? Was ist mit
denjenigen, die sich nicht von selbst in Therapie begeben wollen? Sollte man sie durch
Gesetze und Strafverfolgung nötigen oder gar zwingen? Und schließlich: Wenn sich
für sie „auf Drogen alles verändert", auch die Therapiemotivation, wie weit müssen
Therapieprogramme dann Freiheiten der Patienten[2] einschränken, wie viele Handlungsmöglichkeiten können ihnen zugestanden werden? Diese Fragen werden gegenwärtig umso leidenschaftlicher unter Wissenschaftlern und Therapeuten verhandelt,
als in den beiden letzten Jahrzehnten Sucht vermehrt als chronische neurologische Erkrankung betrachtet wird, die diejenigen Areale bzw. Netzwerke des Gehirns schädigt,
die mit dem Treffen von Entscheidungen und damit dem freien Willen in Verbindung
gebracht werden. Diese neurowissenschaftliche Theorie, das „Brain Disease Model of
Addiction", beeinflusst den gesellschaftlichen, politischen und therapeutischen Umgang mit Süchtigen.[3]
    In diesem Aufsatz wird die Geschichte von Suchttherapien in den USA im 20. Jahr-
hundert nachgezeichnet, um die historische Dimension dieser Konstellation und der
eben umrissenen Fragen zu beleuchten. Es geht darum, wie Suchttheorien den therapeutischen Alltag formten und wie Süchtige als Patienten selbst diesen therapeutischen Alltag wahrnahmen und prägten. Im Zentrum steht dabei die Frage nach dem
Verhältnis von Zwang und Freiheit, von Sozialdisziplinierung und Ermächtigung und
auch nach Therapiemotivationen und Therapietreue: Was bedeuteten Suchttheorien
für die Konzeption von Therapieprogrammen? Wie viel Freiheit wurde Süchtigen als
Patienten gewährt und wie agierten sie im therapeutischen Setting? Begaben sie sich
freiwillig in Behandlung oder wurden sie genötigt, gar gezwungen? Trägt das Individuum die Verantwortung für die erfolgreiche Therapie der Krankheit Sucht oder sind
es soziale und politische Entwicklungen, die die Weichen stellen? Und, quasi als Rah-

---

1 Zit. n. Bourgois/Schonberg (2009), S. 281.
2 In diesem Beitrag wird für die Pluralform das generische Maskulinum verwendet, das als umfassende
Bezeichnung stellvertretend für weibliche und männliche Personen steht.
3 Zur Debatte siehe Leshner (1997), Volkow/Koob/McLellan (2016), N. A.: Animal Farm (2014), N. A.:
Supplementary information (2014) und, einordnend, Courtwright (2010).

men für diese Fragen: Wer waren die Patienten in den verschiedenen Therapieprogrammen, für wen wurden diese konzipiert?

Solchen Fragen geht man sinnvollerweise mit einer Methodenkombination aus
klassischer Sozialgeschichte und Historischer Anthropologie auf den Grund. Nur so
lassen sich die großen Strukturen und Entwicklungen mit dem Alltäglichen, Individuellen und dem Eigen-Sinnigen verbinden[4], mit den verschiedenen Praktiken und
Erfahrungen, die aus idealisierten Therapiekonzepten und -zielen nicht abgelesen werden können: also „Aneignungen des Alltags"[5] und „die eigenen, womöglich fremden
Motive, Rechtfertigungen und Deutungen"[6] der Patienten. ‚Eigen-Sinn' meint dabei
nicht nur Praktiken, die sich in einfacher Akzeptanz oder Ablehnung – in diesem Fall
von Therapiezielen und -methoden – erschöpfen. Der Begriff schließt vielmehr ein
ganzes Spektrum an nicht planbaren, individuellen und alltäglichen kleineren und größeren Abweichungen von Zielen und Normen ein, aber auch deren Umdeutung und
Verinnerlichung zu eigenen Zwecken durch die historischen Akteure.[7] Das Konzept
des Eigen-Sinns scheint mir deshalb auch geeignet zu sein, die Frage nach Therapietreue und -motivationen historisch zu stellen, wobei diese Konzepte freilich selbst his-
torisiert werden müssen.

Mangels eines einheitlichen, großen Korpus an Oral-History-Interviews, Ego-Doku-
menten[8] und Patientenakten braucht es ein Mosaik an verschiedenen Quellen, die eine
sozialgeschichtliche und vor allem historisch-anthropologische Annäherung erlauben: Dazu gehören zeitgenössische medizinische und anthropologische Studien (wie
etwa die eines Soziologen, der als teilnehmender Beobachter eine Therapeutische Gemeinschaft für Süchtige begleitet hat)[9], Reportagen und Interviews mit Psychiatern[10]
oder mit Patienten durch Journalisten (wie etwa diejenigen des *New Yorker*, die die
frühen Methadonprogramme und eine Therapeutische Gemeinschaft porträtierten)[11],
einzelne Oral-History-Interviews mit (ehemaligen) Süchtigen[12] und ein Dokumentar-
film über die Suchttherapie in der „narcotic farm" mit Zeitzeugeninterviews, den die
Filmemacher zusammen mit der Wissenschaftshistorikerin Nancy Campbell in ein
Buch überführt haben[13]. Diese Quellen haben gemeinsam, dass sie mit dem Ziel einer

---

4 Vgl. Lüdtke (1995), Lüdtke (2015), S. 18–40, und Medick (1995).
5 Lüdtke (2015), S. 21.
6 Lüdtke (2015), S. 22.
7 Vgl. Lindenberger (2015).
8 Für den westeuropäischen Raum arbeitet gegenwärtig das Projekt „Governing the Narcotic City: Imagi-
naries, Practices, Discourses and Consequences of Public Drug Use" an einem solchen Archiv von Sucht
und Süchtigen im urbanen Raum: https://narcotic.city/project-research/the-project/ (letzter Zugriff:
18.2.2021).
9 Sugarman (1974).
10 Densen-Gerber (1973).
11 Hentoff (1968) und Casriel/Amen (1971).
12 Courtwright/Joseph/Des Jarlais (2012).
13 Olsen/Walden (2008); Campbell/Olsen/Walden (2008).

Veröffentlichung entstanden sind, anders als etwa Tagebücher oder Patientenakten. Das macht sie nicht weniger „authentisch" – es hält lediglich dazu an, das Material unter der Prämisse zu lesen, dass bei dessen Entstehung bereits ein öffentliches Publikum mitgedacht wurde. Besonders für Erinnerungen gilt zudem, dass sich darin Entwicklungen zwischen der erinnerten Zeit und dem Zeitpunkt der Erinnerung niederschlagen. Diese Quellen sind daher vorrangig als retrospektive Deutungen zu analysieren, nicht als faktische „Berichte". Bei der Auswertung wurden sie deshalb mit anderen Erinnerungen, zeitgenössischen Quellen und geschichtswissenschaftlichen Forschungsergebnissen verglichen, um belastbare Aussagen treffen zu können.

Anhand der Statistiken, zeitgenössischen Studien, Reportagen, Interviews und retrospektiven Erinnerungen lässt sich das lebendige Bild einer Therapielandschaft im Wandel zeichnen: Im Lauf des Untersuchungszeitraums von der Prohibition von Opiaten und Kokain 1914/15 über die ‚Hoch-Zeit' der Suchttherapien bis zum Beginn einer wieder stärker moralisierenden und strafenden Ära der Drogenregulierung ab den 1980er Jahren gewannen Süchtige als Patienten unter dem Strich deutlich an Freiheiten und Handlungsmöglichkeiten in verschiedenen Zusammenhängen – auch wenn diese Entwicklung weder ein historischer Selbstläufer ist noch geradlinig und kontinuierlich verlief. Das wird an drei Beispielen verfolgt: zunächst anhand der zentralisierten „moralischen Behandlung" in zwei großen Gefängnis-Krankenhäusern; zweitens anhand der abstinenzbasierten Therapeutischen Gemeinschaften; und drittens anhand der Substitutionstherapie.

In anderer Hinsicht veränderte sich für Süchtige jedoch nicht viel: Die Beispiele werden auch zeigen, dass die Freiheiten, die man ihnen gewährte, und die Freiwilligkeit, die man ihnen zutraute, stets mehr oder weniger stark eingehegt wurden. Die Frage nach Zwang und Freiheit im Umgang mit Süchtigen kristallisiert sich so als wichtige historische Konfiguration heraus, die im Mittelpunkt medizinischer, gesellschaftlicher und politischer Debatten über Sucht im 20. und beginnenden 21. Jahrhundert steht.[14]

Vom Patienten zum psychopathischen „Junkie": die Neudefinition von Sucht in der ‚Progressive Era'

Drogensüchtige, schrieb der US-amerikanische Arzt und Suchtexperte Lawrence Kolb 1928, ließen sich in zwei Kategorien einteilen: in psychologisch unauffällige Süchtige, die durch ärztliche Verschreibung mit Opiaten in Kontakt gekommen waren – und in Hedonisten, die sich Opiate wie Morphin oder Heroin über Kontakte in der Un-

---

14 Für das Projekt einer Geschichte von Freiwilligkeit als *„modus operandi* gesellschaftlicher und politischer Ordnung" siehe die Forschungsgruppe „Freiwilligkeit" am Historischen Seminar der Universität Erfurt: https://www.uni-erfurt.de/fileadmin/fakultaet/philosophische/Forschungsgruppe_Freiwilligkeit/FW_Kurzbeschreibung_de_eng.pdf (letzter Zugriff: 18.2.2021).

terwelt illegal beschafft hatten und dementsprechend psychopathisch veranlagt sein mussten. Die Gruppe der „medical addicts", erklärte Kolb, stelle inzwischen nur noch die Minderheit der Fälle dar.[15]

Theorien, die Drogen-, vor allem Opiatsucht, als Ausdruck einer gestörten Persönlichkeit beschrieben, dominierten in den USA von den 1920er bis in die 1960er Jahre in Suchtforschung und -therapie, in den Medien und im politischen Diskurs. Lange Zeit hatten Mediziner Opiatabhängigkeit als eine rein organische, meist iatrogene Krankheit betrachtet, die wenig mit der Persönlichkeit der Betroffenen zu tun hatte und die theoretisch jeden treffen konnte. Diese Veränderung des medizinischen und gesellschaftlichen Blicks in den USA war eng an einen Wandel der soziodemographischen Merkmale von Süchtigen geknüpft, der sich vom Anfang des 20. Jahrhunderts bis nach dem Zweiten Weltkrieg vollzog. Der „neue" Typus, der kriminelle „Junkie" wiederum wurde erst durch medizinische und politische Reformvorstöße hervorgebracht, die letztlich zu einer Prohibition von Opiaten und Kokain führten.

Bis zum Anfang des 20. Jahrhunderts waren Opiatsüchtige in den USA überwiegend weiß, wohlsituiert, weiblich und im fortgeschrittenen Alter. Sie lebten in den ländlichen Regionen der Südstaaten und waren durch die Behandlung eines Arztes oder durch Selbstmedikation mit den frei verkäuflichen Opiaten in Berührung gekommen, die als Zutat in zahlreichen Tinkturen und Hausmitteln enthalten waren. Noch 1918 schrieb der Suchtexperte Charles B. Pearson im zeittypischen eugenischen Duktus: „While all classes of people are to be found in the ranks of morphine addiction, the better class of the native American stock seem to be the most susceptible."[16] Und auch wenn Ärzte Opiatsucht zu dieser Zeit als körperliche Erkrankung der ,middle' und ,upper class', nicht als Manifestation einer psychopathischen Persönlichkeit von devianten Außenseitern betrachteten: Sie blickten Anfang des 20. Jahrhunderts mit Sorge auf die wachsende Zahl von Süchtigen, die auch Bürgerkriegsveteranen miteinschloss. Mehr und mehr Ärzte sprachen sich gegen die zu großzügige Verschreibung und freie Verfügbarkeit von Opiaten wie Morphin aus. Sie wurden Teil einer sozialreformerischen progressiven Bewegung aus Aktivisten, Journalisten und Geistlichen, die sich für so unterschiedliche Anliegen wie bessere Lebensumstände, Arbeiter- und Frauenrechte, öffentliche Gesundheit, Sozialhygiene und moralischen Wandel einsetzten und damit nicht nur dem ungebremsten Wachstum des Kapitalismus im ,Gilded Age', sondern auch der zunehmenden Urbanisierung und Industrialisierung Rechnung trugen.[17]

Einen wichtigen Erfolg verzeichneten Hygiene- und Gesundheitsaktivisten, als der Kongress 1906 den „Pure Food and Drug Act" verabschiedete. Das Gesetz verpflich-

---

15 Vgl. Kolb (1928).

16 Zit. n. Courtwright (2001), S. 39.

17 Zu den Charakteristika von Opiatsüchtigen siehe Courtwright (2001), Acker (2006), Musto (1999) und Lewy (2017). Zu Gesundheits-/Hygieneaktivismus in der ,Progressive Era' siehe z. B. die Fallstudie von Graf (2020).

tete Hersteller von Getränken, Speisen, Tinkturen und Hausmitteln, die Zutaten ihrer Produkte anzugeben. Doch Ärzte nahmen nicht nur auf legislativem Weg, sondern auch über die eigene therapeutische Praxis Einfluss auf den Umgang mit Opiaten und deren Konsumenten: Viele begannen, Morphin und Heroin seltener zu verschreiben. Als der Kongress 1914 den „Harrison Act" verabschiedete, zementierte das nur eine Entwicklung, die bereits in vollem Gang war. Das Gesetz regulierte Opiate und Kokain streng und machte sie faktisch illegal – sie waren nur noch auf ärztliche Verschreibung erhältlich. So verlagerten sich Verkauf und Konsum in die weniger angesehenen Viertel der stetig wachsenden Großstädte: Wer Morphin oder das immer populärer werdende, weil potentere Heroin konsumieren wollte, musste Ärzte täuschen, Rezepte fälschen oder in den Kneipen- und Amüsiervierteln Kontakte in die Unterwelt knüpfen. So waren Opiatkonsumenten und -süchtige im Durchschnitt nicht nur urbaner, jünger und häufiger männlich; sie wurden in den Augen der Mehrheitsgesellschaft auch zur Verkörperung von sozialer Devianz und moralischem Laster – ganz anders als ältere Damen aus der ‚middle' und ‚upper class' des ländlichen Südens. Der Archetyp des „Junkies" war geboren.[18]

Es ist jener Wandel der sozialen Merkmale von Süchtigen und des medizinischen Blicks auf diese Menschen, der aus Kolbs Klassifizierung spricht. Seine Gegenüberstellung von psychisch „normalen", schuldlosen medizinischen Süchtigen und psychopathischen, abenteuerlustigen Süchtigen, die anfangs ohne medizinische Indikation Opiate konsumieren, ist auch aus einem weiteren Grund äußerst anschaulich: Kolbs Theorie ist Teil einer bis heute fortdauernden Geschichte, eines Narrativs, das zwischen schuldloser und selbstverschuldeter Drogensucht differenziert, eine Unterscheidung, die in den USA nicht selten entlang sozioökonomischer und ethnischer Linien gezogen wird. Sie war und ist, aus rechts- und sozialphilosophischer Sicht, oft prägend für den gesellschaftlichen, politischen und medizinischen Umgang mit Süchtigen. Die Unterscheidung zeigt zudem, dass es für diesen Umgang ausschlaggebend ist, welche sozialen Gruppen angeblich besonders zu Drogensucht neigen.[19] Und noch ein dritter Punkt lässt sich an Kolbs Beispiel festmachen: Die Frage, ob Süchtige Kriminelle oder Kranke sind, ob Drogenkonsum und -sucht ein strafrechtliches oder ein gesundheitliches Problem sein sollten, beschäftigt die US-amerikanische Gesellschaft seit inzwischen über 100 Jahren. Und obwohl die Rolle von Medizinern und Ärzten in diesem Zeitraum oft von Ambivalenz geprägt war: Auch angesichts der angeblich persönlichkeitsgestörten Süchtigen sprach sich Kolb nicht dafür aus, diese den Strafverfolgungsbehörden zu überantworten, sondern sie zu therapieren. Doch es wird deutlich werden, dass die

---

18 Vgl. Courtwright (2001), Acker (2006) und Lewy (2017).
19 Siehe dazu Courtwright (2001), Bonengel (2020) und Lassiter (2015). Erneut deutlich wird das am Beispiel der Opioidkrise in den USA seit den frühen 2000er Jahren. Dabei geht es primär um weiße Arbeiter und Angehörige der Mittelschicht, die unschuldig, durch ärztliche Verschreibung, in Kontakt mit potenten Opioiden wie Oxycodon kommen und süchtig „gemacht werden". Beispielhaft siehe Barry Meier (2018).

Grenze zwischen Zwang und Freiheit, zwischen Disziplinierung und Ermächtigung von Süchtigen auch in der Suchttherapie keineswegs klar gezogen werden kann.

Nach der Verabschiedung des „Harrison Act" wurden in den USA ab 1919 einige „Morphinkliniken" gegründet. Dort sollten Süchtige legal, günstig und auf medizinischem Weg mit Opiaten versorgt werden, um den Druck von ihnen zu nehmen, sich in zwielichtigen Kreisen um die illegale Beschaffung kümmern zu müssen. Das „Federal Bureau of Narcotics" führte in seinem Register landesweit 44 Kliniken, die jeweils zwischen zwei (Meriden, Connecticut) und mehr als 7.000 Süchtige (New York City, New York) im Jahr behandelten.[20] Bis 1925 schlossen jedoch alle Morphinkliniken nach einem Urteil des Supreme Court unter dem Druck der Strafverfolgungsbehörden.[21] Es sollte zehn Jahre dauern, bis Süchtigen wieder eine Möglichkeit geboten wurde, sich legal in Behandlung zu begeben und nicht nur einen „kalten" Entzug durchzumachen oder früher oder später verhaftet zu werden. Unter Federführung der Bundesregierung wurde innerhalb weniger Jahre eine große, zentrale Einrichtung aus dem Boden gestampft, in der Süchtige therapiert und rehabilitiert werden sollten. In gewisser Weise war diese Entwicklung kennzeichnend für den ‚New Deal': Denn auch wenn in Folge der Weltwirtschaftskrise die Schaffung von Arbeitsplätzen, wohlfahrtsstaatliche Politiken und eine stärker interventionistische Wirtschaftspolitik zentral waren – die neue therapeutische Institution war doch ein Symbol dafür, dass die Bundesregierung in den 1930er Jahren ihren Einfluss- und Zuständigkeitsbereich auch in der Sozial- und Gesundheitspolitik ausdehnte[22] und mehr Verantwortung dafür übernahm, das gesellschaftliche Problem Drogensucht zu bekämpfen. Auch diese neue Einrichtung veranschaulicht das Spannungsfeld zwischen Zwang und Freiheit, zwischen Strafverfolgung und therapeutischer Rehabilitation: Am 25. Mai 1935 wurde die „Public Health Service Narcotic Farm" inmitten der weitläufigen Felder und Weiden Kentuckys, in der Nähe von Lexington, eröffnet. Die zentrale Anlaufstelle für Süchtige in den USA zwischen 1935 und 1965 – danach etablierten sich zunehmend therapeutische Alternativen – war Krankenhaus und Gefängnis in einem.[23]

Entzug und Psychoanalyse hinter Gittern: die „narcotic farm"

Die Patienten, die sich in Lexington und der „Schwestereinrichtung" in Fort Worth, Texas, begegneten, waren eine heterogene Gruppe. Doch es gab auch einige charakteristische demographische Merkmale, die den eben skizzierten gesellschaftlichen Wandel von Sucht widerspiegeln: Zwischen 1935 und 1966 wurden 43.125 Patienten in den

---

20 Vgl. Kolb/Du Mez (1924), S. 1182 f.
21 Vgl. Kolb (1928) und Musto (1999), S. 151–182.
22 Vgl. Patel (2016), S. 3–5.
23 Vgl. Acker (2006) und Campbell/Olsen/Walden (2008).

beiden Einrichtungen behandelt.[24] Die auffälligste Entwicklung betrifft die ethnische Zusammensetzung: Zwischen 1935 und 1948 blieb der Anteil von Afroamerikanern relativ stabil bei 7,3 bis 10,9 Prozent und entsprach damit in etwa dem Anteil an der US-Bevölkerung. Dann stieg er bis 1957 auf 44,7 Prozent und pendelte sich schließlich bis 1966 bei 31,2 Prozent ein. Das belegt, in Verbindung mit der Tatsache, dass 50 Prozent der Patienten in Lexington und Fort Worth zwischen 1935 und 1966 aus nur drei Bundesstaaten kamen – New York, Illinois und Kalifornien mit den Großstädten New York City, Chicago und Los Angeles –, den Trend zur Urbanisierung der Opiatsucht.[25] Denn in den Großstädten lebten inzwischen Millionen Afroamerikaner, die im Zuge der „Great Migration" zwischen dem Ersten Weltkrieg und den 1950er Jahren aus den Südstaaten dorthin gezogen waren, segregiert und in Armut, während die weiße ‚middle class' sich in den 1950er Jahren vermehrt in den Vororten ansiedelte.[26] Ebenso zirkulierten in den Nachkriegsjahren steigende Mengen Heroin in den Großstädten, da der Nachschub nicht länger durch den Weltkrieg unterbrochen war. So waren 1966 in beiden Einrichtungen Afroamerikaner und Hispanics aus den „inner cities" deutlich überrepräsentiert, Weiße hingegen deutlich unterrepräsentiert.[27] Diese Zahlen aus der Patientenpopulation der „narcotic farm" reflektieren freilich nicht eins zu eins die demographische Verteilung von Drogensucht in der US-Bevölkerung. So hat jüngst der Historiker David Herzberg gezeigt, dass zahlreiche Ärzte auch nach Inkrafttreten des „Harrison Act" illegal weiter Opiate an Süchtige verschrieben – und zwar besonders an vermeintlich respektable Weiße mit den entsprechenden finanziellen Mitteln (Kolbs „medical addicts"), die deshalb in zeitgenössischen Statistiken unsichtbar blieben. Währenddessen waren mittellose urbane Süchtige auf die informellen Drogenmärkte angewiesen und landeten dementsprechend sicher häufiger in der „narcotic

---

24 Vgl. Glaser/Ball (1970), S. 283.
25 Vgl. Ball/Chambers (1970), S. 6 f., und Chambers/Moffett (1970), S. 180 f. Zwar lässt sich anhand der Patienten in Lexington nicht unmittelbar auf die soziodemographische Zusammensetzung der Population von Süchtigen insgesamt schließen – schließlich ist es möglich (und wahrscheinlich), dass wohlhabendere und damit in der Regel weiße Opiatsüchtige sich beispielsweise in private psychotherapeutische Praxen begaben und nicht nach Lexington. Doch dass diese Zahlen nennenswert waren, ist unwahrscheinlich: Denn im Fall von Heroinkonsum Ende der 1960er, Anfang der 1970er Jahre, von Marihuanakonsum in den 1970er Jahren und von Kokainkonsum Anfang der 1980er Jahre entstand große öffentliche Aufmerksamkeit, gerade *weil* Ärzte, Medien und Politiker steigende Zahlen von weißen Konsumenten und Süchtigen aus der ‚middle' und ‚upper class' als besonders besorgniserregend beschrieben. Die Angst vor einer Opiat-„Epidemie" unter Weißen aus der ‚middle class' hätte Ärzte wohl auch in den 1930er bis 1960er Jahren dazu gebracht, Alarm zu schlagen, hätten die Zahlen deutlich zugenommen.
26 Vgl. Tolnay (2003) und Schneider (2008), S. 98–100.
27 Afroamerikaner machten 1966 in Lexington und Fort Worth 29,8 Prozent der Patienten aus, in der Bevölkerung der USA (Zensus von 1960) nur 9,5 Prozent; Mexikaner und Puertoricaner 26,3 Prozent der Patienten im Vergleich zu 3,3 Prozent (14 Jahre und älter) in der Bevölkerung; Weiße 44,1 Prozent der Patienten gegenüber 87,2 Prozent der Bevölkerung (gerundete Zahlen). Vgl. Ball/Chambers (1970), S. 13. Je nach Studie divergieren die Einordnungen zu verschiedenen „culture groups", so dass teils unterschiedliche Angaben existieren – ein Hinweis darauf, dass ethnische Kategorien nicht so eindeutig sind, wie es bisweilen den Anschein haben mag.

farm" als Weiße aus der ‚middle' und ‚upper class', die ihre Drogen nicht auf der Straße von Dealern, sondern von einem Privatarzt bezogen.[28] Doch insgesamt sprechen die Quellenlage und sozialhistorische Studien dafür, dass die oben skizzierte demographische Verschiebung von Drogensucht durchaus stattfand und damit auch für die Zusammensetzung der Patientengruppe in Lexington und Fort Worth eine Rolle spielte.[29] Auch anhand der Geschlechterverteilung wird der Wandel des „typischen" Opiatsüchtigen in der ersten Hälfte des 20. Jahrhunderts deutlich: Ab 1941 nahm Lexington auch Frauen auf. Zwischen 1941 und 1965 machten diese aber nur 18 Prozent der Patienten aus, sie lebten separat von den Männern auf der „narcotic farm".[30] Und auch der Trend zur „Verjüngung" spiegelte sich in den Therapieeinrichtungen wider: 1963 waren 66 Prozent der Patienten zwischen 20 und 34 Jahre alt, wobei 46,7 Prozent auf die Altersgruppe zwischen 20 und 29 entfielen.[31]

Wie Lexingtons Charakter als Krankenhaus und Gefängnis war auch die Therapiemotivation der Insassen auf den ersten Blick zweigeteilt: Die Einrichtung, die Raum für 1.500 Patienten bot, sollte für Ruhe in den Gefängnissen der Großstädte sorgen – dort galten Süchtige als Unruhestifter. So wurden ab 1935 diejenigen, die verhaftet und wegen Verstößen gegen die harschen Bundes-Drogengesetze zu Gefängnisstrafen verurteilt worden waren, nach Lexington geschickt. Sie hatten schlicht keine Wahl. Zwischen der Eröffnung und dem Ende der „narcotic farm" 1975 waren etwa zwei Drittel der Patienten dort als Häftlinge oder zur Bewährung untergebracht. Das restliche Drittel begab sich ohne unmittelbaren Zwang dorthin.[32] Doch ihre Erzählungen machen deutlich, wie schwer es ist, Zwang und Freiwilligkeit als Therapiemotivationen klar zu trennen in einem soziopolitischen Rahmen, in dem Drogenkonsum und damit Sucht faktisch mit teils drastischen Strafen belegt werden.

Auch diejenigen, die „freiwillig" nach Lexington gingen, sprachen häufig von großem Druck, den ihnen die Kriminalisierung der Drogen – meist Opiate – auferlegte, aber auch von den Schattenseiten der Sucht selbst. In den Jahren nach dem Zweiten Weltkrieg verzeichneten Behörden und Mediziner steigende Zahlen von Heroinabhängigen, zunehmend auch unter Teenagern.[33] Der steigende Heroinkonsum in den Großstädten wurde in ein Narrativ eingewoben, das die geordnete Welt der weißen Vororte als gefährdet beschrieb. So grenzten deren Bewohner sich von ethnischen Minderheiten und anderen Gesellschaftsteilen ab. Die angebliche Bedrohung durch „subversive" Gruppen (lies: Kommunisten, Intellektuelle, Künstler und ethnische Minderheiten) und durch jugendliche Delinquenz führte schließlich zu einer deutli-

---

28 Vgl. Herzberg (2020), S. 46–83.
29 Vgl. z. B. Courtwright (2001) und Acker (2006).
30 Vgl. Chambers/Hinesley/Moldestad (1970), S. 222.
31 Vgl. Ball/Chambers (1970), S. 8.
32 Vgl. Campbell/Olsen/Walden (2008), S. 62.
33 Vgl. Briesen (2005) und Schneider (2008), S. 51–74.

chen Verschärfung der Drogengesetze zu Beginn des Kalten Kriegs: Die weiße ‚middle class' fürchtete den steigenden Heroinkonsum besonders, weil er mit eben jenen ihr suspekten sozialen Gruppen verknüpft wurde. Das legte den Grundstein für die emotionale Atmosphäre der Nachkriegszeit und die zunehmend strafende Drogenpolitik in den 1950er Jahren, in denen die US-amerikanische Gesellschaft, ausgehend von den hegemonialen sozialen Milieus im Politikbetrieb und in den bürgerlichen Vororten, generell von einer Furcht vor innerer und äußerer Bedrohung geprägt war.[34] Während die „narcotic farm" in der Zeit des ‚New Deal' entstand, kamen die Patienten in der Nachkriegszeit und den 1950er Jahren aus einer veränderten Gesellschaft – die USA waren in der Ära des stramm antikommunistischen (und anti-bürgerrechtlichen) ‚McCarthyism' durch eine besonders hohe Bereitschaft zur Verfolgung und Bestrafung nicht konformer Bürger geprägt.[35]

Zu dieser Zeit, 1949, machte sich Stan Novick aus Brooklyn, einer jener heroinabhängigen Teenager, auf den Weg nach Lexington. Wie er beschrieben viele Süchtige vorige Verhaftungen, Schikanen und Gewalterfahrungen durch die Polizei als zermürbende Erlebnisse, die sie dazu brachten, sich selbst in die „narcotic farm" einzuweisen: „I was arrested five or six times by the same two burglary cops. It was a vicious cycle: going to jail, coming out of jail and going back to the needle. It was hell."[36] John Stallone, der von 1958 bis 1959 als Patient in Lexington war, berichtete emotional über seine Erfahrungen mit der Polizei zuvor: „They didn't give a fuck about beating you up!"[37] Da Ärzte und Krankenhäuser wenig Wert darauf legten, die urbanen „Junkies" zu behandeln, blieben vielen als Rückzugsorte nur die Bundeseinrichtungen in Kentucky und Texas – wenn sie nicht ohnehin früher oder später von einem Richter dorthin geschickt wurden. Der ehemalige Lexington-Patient Bernie Kolb (1964–1965) – nicht verwandt mit Lawrence Kolb – fasste die Motivation der meisten Süchtigen äußerst treffend zusammen: „Most of them did not come there to get rid of their drug habits. They came there because they got busted or because they were in trouble and they wanted to get off the street for some reason or another."[38] Das veranschaulicht, wie fließend die Übergänge zwischen Zwang und Freiwilligkeit, zwischen äußerer Kontrolle und innerer Motivation, zwischen Sozialdisziplinierung und Selbstermächtigung für Süchtige als Patienten waren.

Auch der erste Direktor der „narcotic farm", Lawrence Kolb, tat sich schwer damit, ein aus psychiatrischer Sicht geeignetes Verhältnis aus Zwang und Freiheit im Umgang mit den Patienten zu finden. Starker Zwang erschien ihm schädlich und dem Therapieerfolg abträglich. Zu viel Freiheit konnte man den Patienten seiner Meinung nach aber

---

34 Vgl. Mackert (2014), Schneider (2008), S. 51–74, und Musto (1999), S. 231 f.
35 Vgl. Stieglitz (2013), S. 160–224.
36 Olsen/Walden (2008).
37 Olsen/Walden (2008).
38 Olsen/Walden (2008).

auch nicht gewähren. Trotzdem schien es ihm wichtig, sich von klassischen Gefängnissen abzugrenzen: „Repression and supervision beyond what is necessary create an
atmosphere of suspicion and resentment that is bad psychologically [...]. Our aim is
to give sufficient supervision and be more and more liberal, as the patients deserve
it[.]"[39] Außerdem forderte Kolb mehr medizinische Autorität: Er wollte auch für freiwillige Patienten eine verpflichtende Mindestdauer der Therapie festlegen, doch ein
Bundesgericht erklärte die Praxis für gesetzeswidrig.[40] Aus Kolbs Überlegungen sprechen, wie auch aus dem Aufbau der „narcotic farm", zeitgenössische Entwicklungen in
Psychiatrie und Gesellschaft: Bis ins 20. Jahrhundert hinein war es üblich, dass Patienten in großen, zentralisierten psychiatrischen Anstalten behandelt – das hieß meist
zum Schutz der Gesellschaft isoliert – wurden. Auch der Doppelstatus als Heilanstalt
und Gefängnis fügt sich in die längere Geschichte psychiatrischer „Anstalten" seit dem
18. Jahrhundert ein, in der sich Zwang und Therapie nicht ausschließen mussten.[41]

Doch Lexington stand zugleich im Zeichen der Rehabilitation, eines progressiven
Ideals, das in den aufstrebenden Disziplinen der Psychiatrie und der Sozialwissenschaften Anfang des 20. Jahrhunderts an Bedeutung gewann. Neben der Psychiatrie
beeinflusste dieses Ideal auch die Strafjustiz: Sozialreformer der ‚Progressive Era'
stellten vermehrt die Frage, ob Gefängnisse nicht primär der Rehabilitation statt der
Isolation und Bestrafung der Insassen dienen sollten.[42] Die „narcotic farm" verkörperte als „New Deal für den Süchtigen"[43] also nicht nur das zentralisierte psychiatrische
Gefängnis- und Anstaltswesen, sondern auch die Waage aus Zwang und Freiheit, aus
Bestrafung und Rehabilitation, die sich in den 1920er Jahren zumindest dezent in Rich-
tung Rehabilitation und Freiheit zu neigen begann. Denn bei allem Druck von Strafandrohung, der für viele die Haupt-„Motivation" für die Therapie war, stellte Lexington für Süchtige doch einen Gewinn an Möglichkeiten, einen neuen therapeutischen
Handlungsraum dar, den sie selbst positiver bewerteten als die rein strafende Politik
der zehn Jahre zuvor.

Ehemalige Patienten beschrieben ihren Aufenthalt in Lexington beinahe durchweg
als deutlich angenehmer als in klassischen Gefängnissen. Ein erster Vorteil gegenüber
normalen Strafanstalten war für viele, dass sie dort keinen „kalten" Entzug durchma-
chen mussten, der oft mit Krämpfen, Schmerzen und heftiger Übelkeit einherging.
Stattdessen wurden neu aufgenommenen Patienten über mehrere Tage hinweg schrittweise reduzierte Dosen Morphin (ab 1948 Methadon) injiziert und Barbiturate verab-

39 Kolb/Ossenfort (1938), S. 917.
40 Vgl. Kolb/Ossenfort (1938), S. 918.
41 Zum Klassiker wurde in diesem Zusammenhang „Wahnsinn und Gesellschaft" (1961) von Michel Foucault – die Ergebnisse des vorliegenden Aufsatzes werden am Ende in Bezug zu diesem einschlägigen Werk
gesetzt. Zur Verwandtschaft von Klinik und Gefängnis im Denken Foucaults siehe darüber hinaus Perrot
(2003).
42 Kohler-Hausmann (2017), S. 212–215.
43 So bezeichnet in den zeitgenössischen Medien. Siehe Campbell/Olsen/Walden (2008), S. 12.

reicht, um Entzugserscheinungen so weit wie möglich zu verhindern oder wenigstens abzuschwächen. Außerdem kümmerte man sich dort um die persönliche Hygiene in Form von Maniküre und Pediküre. Auch Entspannungsbäder waren Teil des kontrollierten Entzugs. Für viele Süchtige, die über knappe finanzielle Ressourcen verfügten, mochte ein Aufenthalt in Lexington gar die einzige Möglichkeit gewesen sein, überhaupt eine reguläre ärztliche Behandlung in Anspruch zu nehmen. Eine umfassendere staatliche Gesundheitsfürsorge wurde erst 30 Jahre nach der Eröffnung der „narcotic farm" in Gestalt von ‚Medicare' und ‚Medicaid' eingeführt.[44]

Doch bei aller medizinischen Fürsorge: Lexington blieb in vielen Aspekten ein Gefängnis. Egal ob sie sich selbst eingewiesen hatten oder von einem Gericht verurteilt worden waren – alle Patienten schliefen in Zellen mit Gitterstäben. Für alle galten zudem die gleichen Regeln. Ihre ein- und ausgehende Post wurde kontrolliert, Besuch reguliert, es gab feste Tagesabläufe und Verhaltensregeln. Bei Regelverstößen wurden die Betroffenen in einem Nebengebäude unter intensivere psychiatrische Beobachtung gestellt.[45] Fälle von körperlicher oder psychischer Misshandlung sind in diesem Zusammenhang aber nicht bekannt. Stan Novick erinnerte sich: „Food was very good, the people at work there were not at all brutal, there was no brutality. But you're a kid, you know, you don't wanna be locked up."[46]

Die verordneten Therapien nahmen die Patienten auf unterschiedliche Weise an: Viele nutzten sie zu ihren eigenen Zwecken und gestalteten so den neuen Handlungsraum in ihrem Sinn. Ihr Umgang mit den Therapien zeigt, dass es sinnvoll ist, diese als Set von (Alltags-)Praktiken zu betrachten und sich nicht auf therapeutische Theorien und Konzepte zu beschränken, die aus wissenschaftlicher bzw. medizinischer Sicht einen Idealzustand beschreiben. Denn die Patienten kamen häufig nicht mit dem erklärten Ziel nach Lexington, abstinent zu werden – der äußere Druck der Strafverfolgung scheint ein größerer Faktor gewesen zu sein. So entwickelten sie unterschiedliche Strategien, um ihre Zeit in Lexington abzusitzen, um sich vom prekären Leben als „Junkie" in der Stadt zu erholen, um Kontakte zu knüpfen und sich über Drogenkonsum auszutauschen sowie, nicht zuletzt, um an eine legale Quelle für Drogen und Medikamente zu gelangen. Schon bei seiner Anfangsuntersuchung, erzählte John Stallone, habe er sich für den kontrollierten Entzug bewusst eine zu hohe Dosis Methadon verabreichen lassen, um „high" zu werden: „Like, I told them I was using ten times the amount I was using. So when they gave me my methadone, it knocked me off my ass."[47]

Einige inhaftierte Patienten, die eine längere Suchtgeschichte hinter sich hatten, stellten sich als „Freiwillige" für die Suchtforschung zur Verfügung. In Lexington war auch das „Addiction Research Center" (ARC) untergebracht, die zentrale Forschungs-

---

44 Umfassend zur Geschichte von ‚Medicare' und ‚Medicaid': Cohen u. a. (2015).
45 Vgl. Kolb/Ossenfort (1938), S. 918.
46 Olsen/Walden (2008).
47 Olsen/Walden (2008).

stelle in den USA in Bezug auf Drogen und Sucht.[48] Dort bot man süchtigen Häftlingen Drogen im Gegenzug für ihre Teilnahme an Experimenten an. Diese ethisch
zweifelhafte Praxis führte mit dazu, dass Lexington 1975 als Krankenhaus schloss und
das ARC umzog – denn bei Häftlingen konnte kaum von echter Freiwilligkeit gesprochen werden. Doch bis dahin wussten diese das Angebot durchaus für sich zu nutzen:
Sie konnten weiter konsumieren und dabei noch die Arbeit auf der Farm vermeiden.
So erzählte Eddie Flowers, 1954 bis 1955 auf der „narcotic farm": „I mean, would you
rather lie around in your pajamas and wait for some kinda dope to be shot into you
or work on the farm? [grinst]" Das Setting zwischen Haftanstalt und therapeutischer
Einrichtung führte zwar auch zu einer Kontrolle der Patienten, doch sie fanden offensichtlich häufig Wege, die offiziellen Regeln und Therapieziele zu umgehen: „We used
to come up with some shit, you know what I mean? I mean, if there's a need to find a
way, we found it."[49] Zwischen Zwang und Freiheit versahen sie ihren Aufenthalt auf der
„narcotic farm" so mit Eigen-Sinn.

Die Therapie, die Patienten nach ihrem Entzug begannen, bestand aus zwei Säulen:
In der Tradition der „moralischen Therapie", die der psychiatrische Reformer Samuel
Tuke Anfang des 19. Jahrhunderts mitentwickelt hatte, sollten sie durch Arbeit charakterlich gefestigt und auf das Leben außerhalb der „narcotic farm" vorbereitet werden –
das war die erste Säule. Sie sollten Tätigkeiten erlernen, die sie dazu befähigten, in
ihren Heimatorten Jobs zu finden. Patienten arbeiteten in der Küche, der Wäscherei,
fertigten Kleidung, bearbeiteten Felder, fuhren Traktoren oder molken Kühe. Zumindest die landwirtschaftlichen Arbeiten scheinen bei den Patienten, die meist in Großstädten lebten, jedoch eher Befremden hervorgerufen zu haben. Stan Novick erinnerte
sich: „Here I am, a teenager from New York, milking cows. [...] You're wading through
this cow poop. I said, ‚I gotta get outta here!'"[50]

Besonders skeptisch erinnerten sich manche ehemaligen Patienten an die psychoanalytische Individual- und Gruppentherapie, die zweite Säule. Dieser Ansatz, mit
dessen Hilfe sich Ärzte erhofften, die Probleme der vorgeblich in ihrer Persönlichkeit
gestörten Süchtigen aufzuarbeiten, stieß bei diesen vor allem auf Geringschätzung und
Ablehnung. Besonders deutlich wird die Reaktanz den Psychiatern gegenüber, die in
der Subkultur und Sprache der urbanen „Junkies" unerfahren waren, an einer weiteren Erinnerung von John Stallone: „When you met with a doctor, he asked you what
some of your problems were and how you felt, you know, basic Freudian questions.
[...] That bullshit doctor-patient thing. I'm gonna meet you for the first time and we're
gonna talk about me and my mum's relationship? You know, who the fuck are you?"[51]
Ähnlich wie Eddie Flowers und John Stallone erinnerte sich auch John Ball, der von

---

48 Siehe dazu Campbell (2010).
49 Olsen/Walden (2008).
50 Olsen/Walden (2008).
51 Olsen/Walden (2008).

1962 bis 1968 als Kriminologe in Lexington forschte: „Most of the addicts at Lexington were pretty smart and, uh, what would happen mostly, if not invariably, is that the addicts would play games on the psychiatrists, uh, getting them to prescribe more drugs for them, for medication and so on."[52]

Auch ein prominenter Patient der „narcotic farm" schrieb über „dumme Psychiater" und ihre Fragen an Süchtige: Der Beat-Schriftsteller William S. Burroughs, selbst morphinsüchtig, verarbeitete seine Erfahrungen in seinem halbbiographischen Roman „Junky" mit dem Protagonisten Mr. Lee. „,Why do you *need* narcotics, Mr. Lee?' is a question that stupid psychiatrists ask. The answer is ,I need junk to get out of bed in the morning, to shave and eat breakfast. I need it to stay alive."[53] In Lexington schienen Psychiater und Patienten häufig aneinander vorbeizusprechen. Von einem idealtypischen, vertrauensvollen Arzt-Patienten-Verhältnis war man größtenteils weit entfernt. Conan Cornetsky, von 1948 bis 1952 als Forscher in Lexington, kommentierte die Erfahrungen mit Psychoanalyse für Süchtige daher im Rückblick trocken: „It was a great learning experience because we found psychoanalytical therapy doesn't work very well in drug addicts."[54]

Doch die Patienten in Lexington eigneten sich nicht nur therapeutische Praktiken und Ziele an, unterwanderten sie oder widerstanden ihnen. Sie hatten auch außerhalb der Therapie, im Austausch und Zusammenleben mit anderen Häftlingen, Patienten und dem Personal (wie Ärzten, Wärtern und Krankenschwestern), zahlreiche Möglichkeiten, sich Freiräume zu schaffen, bestehende zu nutzen oder sich dem Gefängnis-/Krankenhausleben subversiv zu widersetzen. Zunächst einmal schienen Patienten, ob Häftlinge oder „Freiwillige", prinzipiell miteinander auszukommen. Noch dazu wussten sie den Kontakt mit anderen Süchtigen zu nutzen, um Wissen über Drogen, deren Qualität, Wirkweisen und Bezugsquellen auszutauschen. Die Erinnerung von Brenda, die zwischen 1953 und 1957 dreimal als Patientin in Lexington war, steht exemplarisch für diese Art des Wissensaustauschs, der den Therapiezielen zuwiderlief und ein weiteres Beispiel für den Eigen-Sinn des therapeutischen Alltags ist:

> [T]hat's all people ever talked about at Lexington. That was the topic of conversation: how much drugs this one used, that one used, where this one got them, how that one got them. I had an introduction to the good heroin, the poor heroin – before I ever got outside I knew all about heroin. [Laughs] But I don't ever remember any being snuck into the hospital.[55]

Wenn die Patienten nicht arbeiteten oder sich in Therapiesitzungen befanden, standen ihnen zahlreiche Freizeitangebote zur Verfügung, die ihnen weit größere Freiräume

---

52 Olsen/Walden (2008).
53 Burroughs (2008), S. 19. Hervorhebung im Original.
54 Olsen/Walden (2008).
55 Courtwright/Joseph/Des Jarlais (2012), S. 308.

eröffneten als in klassischen Gefängnissen. „Lexington", erklärte Robert Maclin, Leiter der Einrichtung von 1951 bis 1968, „was known as a country club. [...] We had inmates playing golf in front of the institution."[56] Golf war jedoch nur eine der zahlreichen Freizeitaktivitäten, die zum ganzheitlichen Therapieansatz gehörten. In den Anfangs-jahren wurden darüber detaillierte Aufzeichnungen geführt: 1937 wurden 12.712 Pa-tientenstunden Baseball, 11.715 Stunden Tennis, 8.842 Stunden Bowling, 7.936 Stunden Volleyball, 4.473 Stunden Hufeisenwerfen und 4.167 Stunden Boxen registriert. Da-rüber hinaus gab es Softball, Kartenspiele, Schreib-, Kunst- und Nähworkshops. Doch regelrecht berühmt wurde Lexington für eine andere Aktivität seiner Patienten: Jazz.[57]

William Burroughs war nicht der einzige berühmte Patient in Lexington. Auch Jazz-Größen wie Chet Baker oder Sonny Rollins verbrachten Zeit auf der „narcotic farm". Die Patienten dort gründeten Jazz-Combos und spielten zum Beispiel an eigens dafür organisierten Abenden. Eddie Flowers erinnerte sich an diese Tanzabende: „We used to put on a big extravaganza with sets and everything. It was one of the good times down there in Lexington, Kentucky. And everybody came to the show – the females, the personnel, the males, you know. For that couple of hours we were just in a whole other space and time."[58] 1964 spielte eine Lexington-Band sogar in Johnny Carsons „The Tonight Show" im nationalen Fernsehen.[59]

Lexington bot seinen Patienten, sowohl denen, die gezwungenermaßen, als auch denen, die mehr oder weniger freiwillig dort waren, durch den therapeutischen, reha-bilitativen Ansatz neue Freiheiten. Die Situation für den zwischen Haftstrafen, Polizei-gewalt und Armut lebenden urbanen „Junkie" wurde so ab 1935 um einen neuen, wenn auch begrenzten Handlungsraum erweitert. Die Therapie selbst lebte zwar auch vom Zwang der Strafjustiz und dem Druck durch die Strafverfolgung; das therapeutische Setting gestaltete sich jedoch relativ frei von Zwängen und Schikane. Nicht zuletzt wussten die Patienten das Leben in Lexington, die Regeln, Kontroll-Mechanismen und das therapeutische Setting in ihrem Sinn umzudeuten und mit Eigen-Sinn zu ver-sehen. Bei all diesen Freiheiten war Lexington jedoch kein „country club", sondern stets auch ein Gefängnis. Und die Patienten waren sich dessen durchaus bewusst, wie etwa David Deitch, der 1951 Zeit auf der „narcotic farm" verbrachte: „Lexington is in large measure equated with a humane effort to rehabilitate drug takers, but it was al-ways a prison where you are being controlled."[60] Dennoch bedeutete die institutiona-lisierte Suchttherapie in Lexington und Fort Worth einen Schritt hin zu mehr Freiheit für Süchtige, besonders angesichts der Alternative eines klassischen Gefängnisaufent-halts. Lawrence Kolb hatte recht, als er 1938 schrieb: „In pursuit of this program we

---

56 Olsen/Walden (2008).
57 Campbell/Olsen/Walden (2008), S. 142–149.
58 Campbell/Olsen/Walden (2008), S. 158.
59 Vgl. Campbell/Olsen/Walden (2008), S. 153.
60 Olsen/Walden (2008).

have found it possible to be much more liberal with addicts than was thought possible in prisons."[61]

Was auch immer Therapiemotivationen und Ziele der Patienten waren: Studien kamen zu dem Ergebnis, dass sie in über 90 Prozent der Fälle schon kurz nach ihrer Entlassung wieder Drogen konsumierten.[62] Manche hatten ohnehin nicht vorgehabt, abstinent zu werden, andere hingegen schon. Arbeitstherapie und psychoanalytische Gespräche, die „Lexington cure", erwiesen sich als unzureichend. Damit wurde Lexington zu einer „Drehtür", denn viele Patienten kamen wieder – teils mehrere Male.[63] Andere gerieten in die Mühlen des regulären Gefängnissystems, zumal mit dem „Boggs Act" (1951) und dem „Narcotic Control Act" (1956) auch Drogengesetze und Strafverfolgung verschärft wurden. Stan Novicks Erfahrungen illustrieren eine solche Rückkehr von der „narcotic farm" in die Großstadt: „After I left Lexington, I got back to New York, got some money, got some more heroin. Wasn't shortly after that I got arrested and wound up back in another institution, and this time not as good an institution as Lexington was, and began a series of in-and-outs of prison for many, many years. [Pause] Many years."[64]

So blieb Lexington in einer Lebenswelt, die für Drogen-, vor allem Opiatsüchtige in vielerlei Hinsicht prekär und von sozialem Druck geprägt war, ein sicherer Rückzugsort, an den sie sich – aufgrund dieses Drucks nur teilweise freiwillig – begeben konnten, um sich neu zu sortieren oder um abstinent zu werden. Wurden sie verurteilt und auf die „narcotic farm" geschickt, eröffnete ihnen das immerhin mehr Freiräume und einen angenehmeren Aufenthalt als in gewöhnlichen Gefängnissen. Denjenigen, die vorhatten, ihre Sucht therapieren zu lassen, boten sich jedoch kaum langfristige Möglichkeiten, den Schattenseiten der Sucht dauerhaft zu entgehen. Jack (geboren 1909), der selbst nie nach Lexington ging oder geschickt wurde, fasste daher sehr treffend zusammen, was der Ort für viele Süchtige bedeutete: „A lot of users go back to heroin immediately, and then use Lexington as a fallback, a port in the storm."[65]

Abstinenz durch Kontrolle: Therapeutische Gemeinschaften

1966 geschah in Lexington etwas äußerst Symbolträchtiges: Kurz nachdem der Kongress den „Narcotic Addict Rehabilitation Act" verabschiedet hatte, entfernte das Personal der „Public Health Service Narcotic Farm" die Gitterstäbe an den Zellen. Schon

---

61 Kolb/Ossenfort (1938), S. 917.
62 Vgl. Courtwright/Joseph/Des Jarlais (2012), S. 297.
63 Von den 925 Patienten in Lexington (im Oktober 1962) hatten dort 60,2 Prozent ihren ersten Aufenthalt. 20,4 Prozent waren zum zweiten Mal dort, 7,1 Prozent zum dritten Mal. Immerhin 16 Patienten hielten sich dort zum 10. bis 19. Mal auf, fünf sogar zum 20. bis 33. Mal. Vgl. Ball/Bates (1970), S. 106.
64 Olsen/Walden (2008).
65 Courtwright/Joseph/Des Jarlais (2012), S. 297.

1962 hatte der Supreme Court geurteilt, dass Sucht eine Krankheit und kein Verbrechen sei. Süchtige, das war nun die Botschaft, waren in erster Linie Patienten, nicht Kriminelle. Das Gesetz fixierte die Rehabilitation von Süchtigen als wichtiges gesellschaftspolitisches Ziel. Gleichzeitig zeigt es einmal mehr, dass es in den Augen der Gesetzgeber nicht genügte, Süchtigen diese Rehabilitation auf rein freiwilliger Basis zu ermöglichen. Denn der „Narcotic Addict Rehabilitation Act" sah auch die Möglichkeit des „Civil Commitment" vor – Süchtige konnten, auch ohne dass sie straffällig geworden waren, von einem Gericht in Behandlung überstellt werden. Denjenigen, die wegen eines Vergehens angeklagt wurden, gewährte man unter bestimmten Umständen Straffreiheit, wenn sie sich dafür in Therapie begaben.[66]

Als verschiedene Statistiken eine stark steigende Zahl von Heroinsüchtigen vermeldeten, machte die Nixon-Regierung die Heroin-„Epidemie" um 1970 zu einem ihrer innenpolitischen Schwerpunkte. Therapieprogramme und Suchtforschung wurden im großen Stil von der Regierung finanziert, zugleich wurde aber auch der Strafverfolgungsansatz ausgebaut. In diesem Zusammenhang etablierten Nixons drogenpolitische Experten Anfang der 1970er Jahre das Programm „Treatment Alternatives to Street Crime" (TASC). Auch hiermit sollten Süchtige, die straffällig geworden waren, mit der Aussicht auf Straffreiheit aus dem überlasteten Strafverfolgungssystem in therapeutische Einrichtungen „umgeleitet" werden. Der Druck der Strafverfolgung also blieb, während das therapeutisch-rehabilitative Ideal weiter an Bedeutung gewann und Süchtigen zaghaft weitere Handlungsräume eröffnete.[67]

Eine wichtige Entwicklung der Suchttherapie betraf deren geographische Zugänglichkeit: Nach dem Zweiten Weltkrieg dezentralisierte sich die Psychiatrie, Behandlungsangebote konnten vermehrt in der Nähe des eigenen Wohn- bzw. Lebensorts wahrgenommen werden. Patienten wurden nicht länger in wenigen großen zentralisierten Anstalten untergebracht und isoliert.[68] Dieser Trend zur „Community Psychiatry" bedeutete, dass auch Süchtige, die sich in Therapie begeben wollten, nicht erst aus dem ganzen Land nach Lexington oder Fort Worth reisen mussten – auch das eröffnete ein Stück Freiheit.

Diese neuen, dezentralisierten Therapie-Institutionen richteten sich, wie schon Lexington und Fort Worth nach dem Zweiten Weltkrieg, überwiegend an Straftäter und ethnische Minderheiten aus den Großstädten. Eine Säule der psychiatrischen Behandlung von Süchtigen in den Großstädten waren Therapeutische Gemeinschaften („Therapeutic Communities", TCs), Häuser, in denen die Betroffenen unter Anleitung eines psychiatrischen Leiters zusammenlebten. In solchen Gemeinschaften wurden nach den Anfangsjahren (Mitte der 1960er bis Anfang der 1970er Jahre) vermehrt auch

66 Vgl. Musto (1999), S. 239, und Courtwright (2001), S. 163.
67 Vgl. Bonengel (2020), S. 69–77.
68 Vgl. Healy (2002), S. 146–151.

weiße „Problemjugendliche" aufgenommen.[69] Tabelle 1 illustriert diesen Trend eines
größeren Anteils Weißer an den Patienten der TCs in den 1970er Jahren (im Vergleich
zu den Methadonkliniken, die ebenfalls in den Innenstädten konzentriert waren).

Tab. 1 Demographie eines Samples von über 12.000 Patienten in vier verschiedenen Therapiemodalitäten in den USA, 1974. Quelle: Hunt (1977), S. 67 (gerundete Zahlen)

	Methadon-substitution	Therapeutische Gemeinschaften	Ambulante & stationäre Behandlung	Ambulante Abstinenz-programme
Regelmäßige Heroin-konsumenten[70]	98,9%	93,1%	98,7%	95,5%
Ethnizität:[71]				
Weiß	33,7%	53,7%	65,8%	44,5%
Schwarz	44,0%	41,2%	27,2%	45,7%
Hispanisch	21,4%	4,1%	6,3%	9,8%
Sonstige	1,0%	1,2%	-	-
Männlich	83,1%	76,0%	61,0%	77,8%
Jemals verhaftet	95,8%	39,3%	94,4%	96,8%

Entworfen wurden die Therapeutischen Gemeinschaften, ebenso wie die zahlreichen
Methadonkliniken in den Innenstädten, ursprünglich jedoch explizit als Maßnahmen
der Verbrechenskontrolle: Die therapeutischen Programme sollten helfen, Verbrechensraten zu senken, indem sie sozial schwache, delinquente Süchtige rehabilitierten
und sie so von der Beschaffungskriminalität fernhielten. Der Ausbau dieser Therapieprogramme mit Bundesmitteln geschah an der Schnittstelle von „War on Poverty"
und „War on Crime", die Präsident Lyndon B. Johnson Mitte der 1960er Jahre begann.
Beide sozialpolitischen Initiativen richteten sich auf die ethnischen Minderheiten, die
segregiert und häufig in Armut in den Zentren der Großstädte lebten.[72]

1974, elf Jahre nachdem die erste Therapeutische Gemeinschaft der „neuen Generation" auf Staten Island ihre Türen für 25 Süchtige auf Bewährung geöffnet hatte,
befanden sich in den USA über 15.000 Patienten in TCs.[73] Diese unterschiedlichen

---

69 Vgl. Hunt (1977) und De Leon/Beschner (1977), S. 8.
70 Regelmäßiger Heroinkonsum wird bei Hunt nicht näher definiert.
71 Für 1974 werden auf Basis der Volkszählungen von 1970 und 1980 folgende Anteile der jeweiligen Be-
völkerungsgruppen an der Gesamtbevölkerung der USA einschließlich der in Übersee stationierten US-
Soldaten geschätzt: Weiße – 87,1 Prozent; Afroamerikaner – 11,4 Prozent. Vgl. U. S. Census Bureau (2016).
72 Zu „War on Poverty" und „War on Crime" siehe Hinton (2016).
73 Vgl. De Leon/Beschner (1977), S. 2.

Einrichtungen hatten gemeinsam, dass sie, in Fortsetzung des Ansatzes von Lexington, Drogensucht als ein Symptom zugrundeliegender Charakter- bzw. Persönlichkeitsstörungen[74] in einem kontrollierten, geschlossenen Setting zu therapieren versuchten. Auch in Lexington wurden 1966 mehrere Therapeutische Gemeinschaften eingerichtet.[75]

Als Vorbild für die TCs galt die „erste Generation", „Synanon", eine Einrichtung in Kalifornien, die der ehemalige Alkoholiker Charles Dederich 1958 gegründet hatte. In diesem Haus lebten Drogenabhängige, die ihre Sucht ohne die Hilfe von Ärzten oder Sozialarbeitern durch gegenseitige Kontrolle und in Gesprächsgruppen, abgeschottet von der Außenwelt, überwinden wollten. Überzeugt von diesem Konzept gründete der Psychiater Daniel Casriel 1963 mit Unterstützung der New Yorker Bewährungsbehörde „Daytop". Kurz darauf wurde die Einrichtung durch eine eigene Stiftung finanziert und begann auch Süchtige aufzunehmen, die nicht unter Bewährung standen. Der ehemalige Lexington-Patient David Deitch wurde Leiter, Casriel war als Psychiater in Teilzeit für „Daytop" tätig. In den folgenden Jahren kamen in New York mit „Odyssey" und „Phoenix House" weitere TCs hinzu, im Rest der USA wurden Ende der 1960er, Anfang der 1970er Jahre zahlreiche weitere gegründet.[76]

Die TCs wurden üblicherweise von Psychiatern geleitet oder betreut, unter deren Anleitung sich die Süchtigen in der „peer group" gegenseitig kontrollieren und durch Arbeitstätigkeiten und Gesprächsgruppen zu abstinenten, selbstverantwortlichen Bürgern entwickeln sollten. Gegenseitige Kontrolle und massiver sozialer Druck sollten, gleich einem „Druckkochtopf", in den Hausgemeinschaften, bestehend aus etwa 30 bis 100 Bewohnern, auf die defizitären Persönlichkeiten der Süchtigen einwirken, als Hilfe zur Selbsthilfe eine möglichst umfassende Verhaltensmodifikation bewirken und sie so rehabilitieren[77] – das war die Fortsetzung von Kolbs Sucht- und Therapiekonzept in Lexington unter den Vorzeichen der „Community Psychiatry" der 1960er Jahre[78]. Wie die Therapie in Lexington erzeugten auch die TCs, vor allem in den Anfangsjahren, hohe Abbruchraten. Da sie zu Beginn jedoch kaum Daten sammelten oder evaluiert wurden, lassen sich hier keine konkreten Zahlen nennen. Klar ist jedoch, dass Psychia-

---

74 Bei Casriel noch „Charakterstörung" („character disorder"), vgl. Casriel/Amen (1971). In der Psychiatrie wurde der Begriff „Charakter" nach dem Zweiten Weltkrieg jedoch zunehmend durch „Persönlichkeit" ersetzt. Beide Konzepte beschrieben eine Einheit, die sich nicht nur in festgelegten Stufen entwickeln sollte, sondern auch in dieser Entwicklung gestört werden konnte. Vgl. Marietta Meier (2011).

75 Vgl. Campbell/Olsen/Walden (2008), S. 103.

76 Vgl. Clark (2012). Entwickelt hatte das Konzept der „Therapeutic Community" maßgeblich der Brite Maxwell Jones in den Jahren nach dem Zweiten Weltkrieg. Vgl. dazu Jones (1979) und Rose (1986), S. 73 f. Die Leiter von „Odyssey" und „Phoenix" beriefen sich neben „Synanon" und „Daytop" auch auf Jones' Konzept. Vgl. Densen-Gerber (1973), S. 37, und Rosenthal (1974), S. 18.

77 Im Original treffend „pressure cooker" bei Sugarman (1974), S. 16 f.

78 So auch bei Clark (2012).

ter und politische Experten hohe Abbruchraten bemängelten und die Programme als verhältnismäßig ineffizient betrachteten.[79]

Die straffe Organisation und die zahlreichen Sanktionen brachten viele Bewohner dazu, ihre Therapie in den ersten drei Monaten abzubrechen. Um als erfolgreich therapiert zu gelten, musste man jedoch zwölf bis 24 Monate lang abstinent in einer TC gelebt haben. Zwischen Januar 1969 und Februar 1971 brachen zum Beispiel mehr als die Hälfte der 900 Süchtigen, die in „Daytops" drei Einrichtungen aufgenommen worden waren, ihre Therapie ab.[80] Doch bei allen Gemeinsamkeiten zur Suchttherapie in Lexington und Fort Worth gab es auch einen entscheidenden Unterschied: So waren in einem repräsentativen Sample von Patienten in Therapeutischen Gemeinschaften 1974 nur 39 Prozent vor der Therapie überhaupt einmal verhaftet worden (was immer noch nicht bedeutet, dass diese 39 Prozent per gerichtlicher Verfügung in Therapie waren).[81] In Lexington waren hingegen zwei Drittel der Patienten zwischen 1935 und 1966 per Gerichtsurteil untergebracht. Das spricht für eine größere Zahl an Süchtigen, die sich zumindest nicht aufgrund eines unmittelbaren Zwangs in die TCs begaben.

Schwieriger wird es, die Deutungsweisen und Praktiken der TC-Patienten einigermaßen repräsentativ zu rekonstruieren und einen Einblick in den empfundenen Grad an Freiwilligkeit als Therapiemotivation zu erhalten: Die zeitgenössischen Interviews, welche Soziologen und Journalisten, aber auch die psychiatrischen Leiter der TCs mit Patienten führten und veröffentlichten, vermitteln einen verzerrten Eindruck, da sie jeweils nur eine „Erfolgsgeschichte" derjenigen präsentieren, die zum Zeitpunkt der Entstehung noch in der Therapeutischen Gemeinschaft lebten. Quellen, in denen die „Abbrecher" systematisch zu Wort kommen und ihre Sichtweisen äußern, fehlen. Dennoch geben die Interviews wertvolle Einblicke in die therapeutischen Mikrokosmen dieser Programme, hier am Beispiel von „Daytop", einer modellhaften Therapeutischen Gemeinschaft Ende der 1960er Jahre.

Vordenker und Mitarbeiter der Therapeutischen Gemeinschaften, meist selbst ehemalige Süchtige und TC-Bewohner, brachten ihr Wissen um die urbane „Junkie"-Subkultur mit in den therapeutischen Alltag ein. Wohl wissend, dass viele Süchtige Psychiatern nicht vertrauten und nicht offen mit ihnen sprachen (was auch die Therapieversuche in Lexington gezeigt hatten), testeten die Mitarbeiter von „Daytop" die Motivation von Neuankömmlingen schon vor deren Aufnahme. Neue Bewohner mussten zunächst mehrere Male zu festgelegten Zeiten in der Aufnahmestelle anrufen. Bekamen sie einen Termin für ein Aufnahmegespräch, mussten sie vor Ort mehrere Stunden

---

79 Vgl. z. B. De Leon/Beschner (1977), S. 14, Casriel/Amen (1971), S. XVf., sowie Memo Jeffrey Donfeld an Bud Krogh, „Different Strokes for Different Folkes [sic!]", 19. Juni 1970, zugänglich per Datenbank/CD-Rom als Beilage zu Musto/Korsmeyer (2002).
80 Vgl. Casriel/Amen (1971), S. XVf.
81 Das Sample bestand aus über 12.000 Süchtigen/Patienten in vier verschiedenen Therapiemodalitäten. Vgl. Tab. 1.

auf einem Stuhl sitzen bleiben und auf das Gespräch warten, während die restlichen Bewohner sie ignorierten. Auch die Aufnahme-Interviews wurden bewusst schroff geführt, denn das Personal wusste, dass besonders in den Anfangsjahren von „Daytop" häufig Bewährungsauflagen oder drohende Haftstrafen die Haupt-„Motivation" der Süchtigen waren, die sich in eine Therapeutische Gemeinschaft begaben. Wie das Beispiel der „narcotic farm" zeigt, nutzten Süchtige Therapieprogramme oft als vorübergehende Rückzugsorte, als Schutzräume vor den eigenen prekären Lebensumständen.[82]

Einen typischen Gesprächsablauf beschrieb der Soziologe Barry Sugarman so: Die Personen aus der Interviewgruppe, die selbst als Ex-Süchtige im Haus lebten, fragten nach der Therapiemotivation. Der Neuankömmling antwortete darauf etwas, das ihm sozial erwünscht schien: das Verlangen, sich zu ändern, die Ausweglosigkeit seiner Situation, die Sucht, die er selbst schrecklich finde. Nach einiger Zeit schrien die Interviewer ihn sinngemäß an: „Knock off that shit, will you! Who do you think you are talking to? We ain't no bleeding heart social workers. The people you see here, were dopefiends themselves, see?"[83] Das Aufnahmeritual ging so lange weiter, bis der Neuankömmling die eigene Charakterschwäche gestand und zugab, sich sein Leben lang verantwortungslos verhalten zu haben und auf Hilfe angewiesen zu sein: „He may be asked to scream at the top of his lungs, ‚help me' or ‚I need help.'"[84] Greg, geboren 1943 und aufgewachsen in South Boston, beschreibt sein Aufnahme-Interview in „Daytop" im Februar 1967 dementsprechend als einschüchternde Erfahrung: „I put on this real tough-guy act. They told me to drop it. It was really scary. They were all screaming at me. There were over two hundred people there then for a retreat. Seeing so many people together scared me. I felt they were all against me."[85]

Der Druck durch die Strafverfolgung spielte, besonders in der ersten Zeit, Mitte bis Ende der 1960er Jahre, tatsächlich eine wichtige Rolle als Therapie-„Motivation" – „Daytop" war schließlich ursprünglich als Bewährungseinrichtung gegründet worden. Doch dass sich der Wunsch, einer Haftstrafe zu entgehen, und die Hoffnung, das eigene Verhalten zu ändern und die Sucht hinter sich zu lassen, nicht ausschließen, veranschaulicht die Erinnerung von Felix Donawa, einem ehemaligen „Daytop"-Bewohner: „I think the reason I decided to give this concept a chance was I was really starting to get scared about going to jail. [...] Two or three times a year I was getting arrested. [...] [N]ow that I had a felony conviction which means that each succeeding time I would get arrested I would get more time."[86] Zugleich motivierten ihn auch Vorbilder in seinem sozialen Umfeld, für die das Therapiekonzept zu funktionieren schien: „I felt some of the guys that had been around 6, 7, 8 months seemed sincere and I thought

---

82 Vgl. Sugarman (1974), S. 11–14; Casriel/Amen (1971), S. XX f.

83 Sugarman (1974), S. 13.

84 Sugarman (1974), S. 14.

85 Casriel/Amen (1971), S. 23.

86 Sugarman (1974), S. 27. Grammatik/Zeichensetzung so im Original.

if they can change and this concept can help them, being from the same background; if I try and apply myself maybe it'll help."[87] Aussagen wie diese verdeutlichen, dass es sehr schwer ist, Zwang und Freiwilligkeit als Therapiemotivationen auseinanderzu-dividieren: Für Felix Donawa flossen der recht unmittelbare Druck einer drohenden langen Haftstrafe und der durch sein soziales Umfeld hervorgerufene Wunsch, sich zu ändern, ineinander.

Ähnlich verhält es sich auch mit den Praktiken sozialer Kontrolle in „Daytop", die Bewohner vor allem anfangs oft als Schikane und Disziplinierung, rückblickend aber teils als notwendig und positiv beschrieben, weil sie ihnen eine Verhaltensänderung und ein besseres, abstinentes Leben erst ermöglichten. Die verhältnismäßig hohen Abbruchraten erklären sich vermutlich auch aus den vielen Sanktionen und dem sehr streng kontrollierten Alltag. Doch für diejenigen, die blieben – und die zugleich die-jenigen sind, die in den Quellen zu Wort kommen –, waren die Grenzen zwischen Zwang und Freiheit in den Therapeutischen Gemeinschaften fließend. Mitunter be-schrieben sie den disziplinierenden Alltag als Mittel zur Selbstermächtigung, zur Be-freiung aus der Sucht.

Die Elemente von Zwang bzw. sozialer Kontrolle nahmen dabei eine wichtige Stel-lung ein: Das therapeutische Konzept, dass Süchtige sich als unfähig erwiesen hat-ten, die eigene Freiheit verantwortungsvoll zu nutzen, formte die Alltagspraktiken in der Therapeutischen Gemeinschaft. Denn wenn die angeblich charakterlich unreifen Süchtigen nicht in der Lage waren, verantwortungsvoll und frei zu handeln, dann musste man ihnen, ebenso wie Kindern, von Grund auf wieder beibringen, was so-ziale Verantwortung bedeutete. Sie mussten sich Freiheit erst verdienen, weshalb in „Daytop" wie in „Odyssey" und „Phoenix House" mit strikten sozialdisziplinierenden Techniken gearbeitet wurde, die eher über starken sozialen Druck denn über Freiwil-ligkeit operierten.

Die Tage in „Daytop" waren streng strukturiert. Die Bewohner wurden verschiede-nen Arbeitsgruppen zugeteilt. Sie kochten, räumten auf und kümmerten sich um die Gartenpflege. Sie durften sich nicht alleine zurückziehen – auch diese Freiheit traute man ihnen nicht zu. Ihre Bewegungsfreiheit wurde streng beschnitten, erst nach Mo-naten erfolgreicher Abstinenz erlaubte man ihnen, in Begleitung anderer Bewohner das Haus zu verlassen. Früheres Zubettgehen war untersagt, ebenso unbeaufsichtig-te Kontakte zwischen Mann und Frau. Wer beispielsweise vergaß, sein Geschirr oder einen Aschenbecher zurückzubringen oder Stühle zurück an ihren Platz zu stellen, dem drohte ein „verbal haircut": In einer Gruppensitzung wurde er von anderen als verantwortungs- und rücksichtslos beschimpft. Das typische Vorgehen dabei gestalte-te sich mitunter als Mischung aus sozialem Druck und Fürsorge: „He will be called a ‚stupid asshole' and similar names. It will be pointed out to him that he is acting like a

---

87 Sugarman (1974), S. 27. Grammatik/Zeichensetzung so im Original.

baby, which is what he came here to change. […] After the haircut is over, he will not be shunned by his fellows. It is made very clear that it is the stupid behaviour which is being rejected and not the person."[88]

Bei drastischeren Verstößen wurde den Männern der Kopf rasiert und Frauen das Nutzen von Make-up untersagt. Es konnte auch zu noch schärferen Sanktionen kommen: Greg beispielsweise brach seinen Aufenthalt in „Daytop" ab und wurde rückfällig. Als er erneut um Aufnahme bat, wurde ihm von den Bewohnern deutlich gemacht, dass er nicht in der Lage war, mit Freiheit verantwortungsvoll umzugehen: „They dressed me up, for a learning experience, in diapers. I wasn't allowed to wear any shirt or pants. I had these diapers made out of torn sheets and I was supposed to carry a doll. This was to show me that I was acting like a baby."[89]

Bei aller Härte der Sanktionen: Diejenigen, die in „Daytop", „Odyssey" oder „Phoenix House" blieben und die Mischung aus Gruppentherapien und strikt durchgesetzter Abstinenz annahmen, beschreiben diese Sanktionen als Voraussetzung, um ihr Verhalten zum Besseren zu ändern. Noch dazu kommt, dass sie den Zusammenhalt und die familiäre Fürsorge, die neben strafenden Sanktionen fester Bestandteil der Therapeutischen Gemeinschaften waren, als befreiend beschrieben. „Responsible concern" lautete das Schlagwort, das besagte, dass man sich um die anderen Bewohner kümmern sollte – auch indem man sie, zu ihrem eigenen Vorteil, kritisierte.[90] Richie Rode, der das „Daytop"-Programm absolvierte und später Mitarbeiter wurde, erklärte hierzu: „People would really take the time to make sure that you understood what was going on. […] Even when I was a new resident and I got into trouble, you know, I always felt the concern, along with whatever I was being reprimanded for."[91] Auch Jimmy Murphy, ein ehemaliger Bewohner von „Odyssey", deutete seine Anfangszeit in der Therapeutischen Gemeinschaft positiv: „For the first time in my life, I was beginning to feel a part of something."[92]

Diese positiven Erinnerungen scheinen für diejenigen, die die TCs nicht vorzeitig verließen, durchaus identitätsstiftend gewesen zu sein. Sie beschrieben ihre Zeit als Süchtige, ihr früheres Selbst, im Nachhinein oft mit Scham und Abscheu. Häufig berichteten sie von Problemen ihrer sexuellen Identität und von Konflikten mit ihren Eltern in Kindheit und Jugend. Sie verwendeten die therapeutische Sprache der Psychiater, die sie in den TCs begleiteten, und übernahmen deren psychoanalytisches „Script". Das macht ihre Erinnerungen nicht unwahr, es zeigt lediglich, dass therapeutisches Konzept und therapeutische Praktiken die Selbstwahrnehmung und -beschreibung der Bewohner formten.

---

88 Zit. n. Sugarman (1974), S. 57. Zu den Regeln Sugarman (1974), S. 23 und S. 41–51.
89 Casriel/Amen (1971), S. 62.
90 Sugarman (1974), S. 21.
91 Sugarman (1974), S. 19.
92 Densen-Gerber (1973), S. 54.

Die Übernahme der therapeutischen Sprache kann aber auch eine Form des Eigen-Sinns darstellen: Anthropologische Studien legen nahe, dass Patienten in derartigen Settings so sprechen, wie es Therapeuten gemäß den Behandlungszielen von ihnen erwarten. Das mag, besonders wenn Leistungen wie der Erhalt von Sozialhilfe oder eine Sozialwohnung an eine erfolgreiche abstinenzbasierte Therapie wie in TCs geknüpft sind, eine Motivation sein, therapeutische Erwartungen scheinbar zu erfüllen, ohne sie tatsächlich zu verinnerlichen. Die Anthropologin E. Summerson Carr spricht hier von „script flippers", also Patienten in abstinenzbasierten Suchttherapien, die sprachlich Offenheit, Ehrlichkeit und Einsicht in die Notwendigkeit von Verhaltensänderung signalisieren, um den Erwartungen von Therapeuten äußerlich zu entsprechen: „[W]e have learned that people can anticipate how they are expected to speak and make use of given scripts, however they invest in the content of what they say. [...] After all, script flippers mobilized expert discourses to their own ends."[93] So setzten möglicherweise auch Bewohner der TCs, die aufgrund von sozialem Druck oder von Strafandrohung eine Therapie begannen, diese Strategie ein, um sich Freiräume im therapeutischen Setting zu schaffen und dieses in ihrem eigenen Sinn zu nutzen.

Therapeutische Gemeinschaften stellten in gewisser Weise eine Fortsetzung der „narcotic farm" dar. Auch dort war Abstinenz das Therapieziel, der Alltag der Süchtigen in einem isolierten Setting streng reguliert, wurde ihnen kein großer Grad an Freiheit zugestanden (und zugetraut); aber auch dort war Raum für das Eigen-Sinnige, schufen sich Patienten Freiräume. Zudem waren die TCs leichter zugänglich, da sie dezentral, vor Ort in den Communities angesiedelt waren, und auch Zellen mit Gitterstäben gab es dort nicht. Doch auch am Beispiel der Therapeutischen Gemeinschaften zeigen sich die fließenden Übergänge zwischen Zwang und Freiheit, zwischen Kontrolle und Freiräumen.

Die TCs veränderten sich in den 1970er Jahren: Sie konkurrierten mit anderen Therapieprogrammen wie der Methadonsubstitution um Fördermittel der Bundesregierung und professionalisierten sich zunehmend.[94] Zudem wurden die Sanktionen weniger drastisch als in den Anfangsjahren, als die TCs sich noch primär an Straftäter und ethnische Minderheiten aus den Großstädten gerichtet hatten. Sie nahmen zunehmend auch Patienten auf, die dem gesellschaftlichen Mainstream entstammten und andere Drogen als das stark stigmatisierte Heroin konsumierten. Tabelle 1 illustriert diesen Trend: Sie zeigt, dass sich bereits 1974 deutlich mehr Weiße, Frauen und Personen, die noch nie verhaftet worden waren, in diesen Einrichtungen therapieren ließen als in Methadonkliniken. Denn Letztere waren und sind in erster Linie Therapieprogramme, die sich an arme Menschen aus den vernachlässigten Vierteln der Großstädte richten, an den prototypischen urbanen „Junkie".[95]

---

93 Carr (2011), S. 225.
94 Vgl. De Leon/Beschner (1977).
95 Vgl. Bourgois (2000) und Hunt (1977), S. 64–66.

Freiheit durch Medikation? Substitutionstherapie

Während Daniel Casriel auf Staten Island die abstinente Therapeutische Gemein-schaft „Daytop" aufbaute, forschten wenige Kilometer entfernt Marie Nyswander und Vincent Dole in Manhattan an einem ganz anderen Ansatz der Suchttherapie. Die Psychoanalytikerin und der Stoffwechselspezialist verabreichten in einer klinischen Studie zwei Opiatsüchtigen Morphin, um diese zu „stabilisieren". Das Opiat dämpf-te die beiden Patienten jedoch in ihrem Verhalten, und um Entzugserscheinungen zu verhindern, mussten Nyswander und Dole ihnen steigende Dosen verabreichen. Deshalb griffen sie versuchsweise auf das synthetische Opiat Methadon zurück. Die Amerikaner hatten die Formel zur Synthese des Analgetikums im Zweiten Weltkrieg von der deutschen IG Farben beschlagnahmt. Nach dem Krieg setzten die Ärzte in Lexington und Fort Worth Methadon in niedrigen Dosen zum graduellen Entzug bei Opiatsüchtigen ein, um Entzugserscheinungen so gering wie möglich zu halten. Für Dole und Nyswander, die in den 1950er Jahren auch in Lexington gearbeitet hatte, war Abstinenz jedoch nicht das vorrangige Therapieziel. Sie beobachteten, dass ihre Patienten bei regelmäßiger Gabe hoher, aber gleichbleibender Dosen Methadon aktiv wurden und sich zu beschäftigen begannen, und auch ihr Verlangen nach Heroin war verschwunden. Die Studie wurde ausgeweitet, Dole, Nyswander und zunächst 22 Pa-tienten zogen in das „Beth Israel Hospital" um.[96]

Aus ihren ersten Beobachtungen schlossen die beiden Forscher, dass Sucht keine Manifestation einer Persönlichkeitsstörung sei, sondern auf pathologische, irreversi-ble Veränderungen im Stoffwechsel des Gehirns zurückging. Sie schlussfolgerten da-raus, dass es nötig sei, Opiatsüchtigen dauerhaft das ähnlich wie Heroin und Morphin, aber länger wirksame Methadon zu verabreichen – dann könnten sie ein Leben nach den Regeln der Mehrheitsgesellschaft leben. Doles und Nyswanders klinischer An-satz war Teil der Entwicklung der Psychopharmakologie, die in der Psychiatrie ab den 1950er Jahren an Bedeutung zu gewinnen begann und neben klassische psychoanaly-tische Ansätze trat. Psychischen Erkrankungen wurde in diesem Zusammenhang eine neurologische, organische Basis zugeordnet, wie etwa im Fall der Schizophrenie. Das Neuroleptikum Chlorpromazin, das ab den 1950er Jahren erfolgreich zur Behandlung der Krankheit eingesetzt wurde, markierte diesen psychopharmakologischen Um-bruch in der Psychiatrie.[97]

Die Vorstellung, dass pathologische Verhaltensweisen und psychische Erkrankun-gen durch die Gabe von Medikamenten zu therapieren waren, verfestigte sich in diesem Zusammenhang. Der Soziologe Nikolas Rose spricht bei dieser Pharmakologisierung der Psychiatrie von der Entstehung des „neurochemischen Selbst", also des medizi-

---

96 Vgl. Dole/Nyswander (1965) und Hentoff (1968), S. 113–116.
97 Vgl. Healy (2002) und Rose (1986), S. 68–73.

nischen Bildes eines freien, gesunden Menschen, dessen „normales" Funktionieren durch die Gabe von Psychopharmaka (wieder-)hergestellt und gesichert werden kann und der mitunter erst dadurch frei in seinem Handeln wird.[98] In diese Entwicklung ordnete sich auch Nyswanders und Doles Ansatz der „Methadone Maintenance Therapy" (MMT) ein, der eine dauerhafte medikamentöse Therapie der chronischen, organischen Krankheit Opiatsucht ermöglichen sollte. Um die organische, metabolische Basis von Sucht zu veranschaulichen, nutzten die beiden Forscher als Analogie Diabetes Typ 1, der nur durch die dauerhafte Gabe von Insulin zu therapieren war.[99]

In den ersten Jahren wurde die Methadonsubstitution in New York City vielversprechend in die urbane Sozial- und Gesundheitspolitik integriert. Doch der rapide Ausbau von Substitutions-Therapieplätzen Anfang der 1970er Jahre resultierte erst aus der politischen Aufmerksamkeit, die die neue Behandlungsmethode bei Richard Nixons innenpolitischen Beratern hervorrief (siehe Abb. 1). Dole und Nyswander beschrieben die Patienten als sozial niedrig gestellt. Sie gehörten ethnischen Minderheiten an, finanzierten ihre Sucht mit Diebstählen und verfügten aufgrund von struktureller Diskriminierung über keine Perspektiven. Alles in allem schienen sie „schlechte Kandidaten für eine soziale Rehabilitation"[100] zu sein. In den Augen der beiden Forscher mussten deshalb soziale Dienste, etwa Hilfe bei der Arbeits- und Wohnungssuche, integrale Bestandteile der MMT sein, denn ein Medikament konnte in ihren Augen die strukturelle Diskriminierung der Süchtigen aus den „inner cities" nicht lösen.[101] Doch politisches Interesse weckte die MMT vor allem, weil sie versprach – nur scheinbar rein medikamentös –, schnell die Verbrechensraten zu senken, die Ende der 1960er Jahre in den Großstädten nach oben schnellten und die andere Forscher mit der Heroin-„Epidemie" in Verbindung brachten.[102] Die simple Formel schien zu lauten, die in Armut lebenden Heroinsüchtigen mit Methadon zu substituieren und sie so von der Beschaffungskriminalität abzubringen. Nixon, der als Law-and-Order-Präsident angetreten war, zeigte sich davon überzeugt, und so finanzierte die Bundesregierung Anfang der 1970er Jahre im großen Stil Therapieplätze. Die Entwicklung und der schnelle Ausbau von suchttherapeutischen Programmen Ende der 1960er, Anfang der 1970er Jahre reflektieren zeitgenössische gesellschaftliche und politische Entwicklungen in den USA: Unter den Präsidenten John F. Kennedy und Lyndon B. Johnson wurden Forderungen des ‚Civil Rights Movement' zumindest in Teilen politisch umgesetzt. Vor allem Johnson verkörperte mit seiner Vision der „Great Society" die Vorstellung einer star-

---

98 Vgl. Rose (2003).
99 Vgl. Dole/Nyswander (1965), Dole/Nyswander (1967), Dole/Nyswander/Kreek (1966) und Dole/Nyswander/Warner (1968).
100 Vgl. Dole/Nyswander/Kreek (1966), S. 309.
101 Vgl. hierzu die spätere Aussage von Vincent Dole: „The stupidity of thinking that just giving methadone will solve a complicated social problem is to me beyond comprehension." Courtwright/Joseph/Des Jarlais (2012), S. 338.
102 Vgl. DuPont/Katon (1971).

ken Bundesregierung, die mit sozialstaatlichen Mitteln („War on Poverty"), aber auch Law-and-Order-Politik („War on Crime") für eine Verbesserung grundlegender sozialer Probleme eintrat und maßgebliche Bürgerrechts- und Wahlrechtsreformen verantwortete (z. B. den „Civil Rights Act" 1964 und den „Voting Rights Act" 1965).

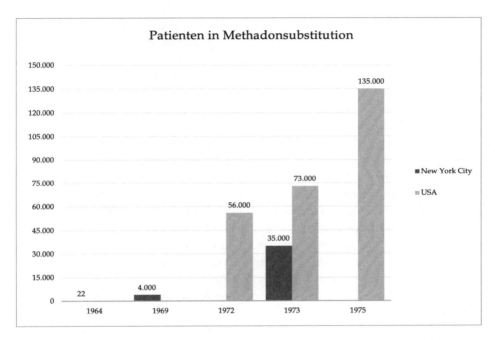

Abb. 1 Von der klinischen Studie zur wichtigen Säule der Suchttherapie in den USA: Zahl der Methadonpatienten in New York City / den USA zwischen 1964 und 1975. Quellen: Dole/Nyswander (1965), S. 646, und Dole/Nyswander (1976), S. 2118; Strategy Council (1973), S. 81, 83; Bourne (1975), S. 3

Zahlreiche Experten, darunter auch die Entwickler der Substitutionstherapie, Dole und Nyswander, sowie Nixons wichtigster drogenpolitischer Experte Jerome Jaffe, identifizierten Rassismus und strukturelle Diskriminierung als Ursachen für solche sozialen Probleme (wie Drogensucht) – sie verkörperten, was der Historiker Daryl Michael Scott als „race-conscious liberalism" bezeichnet.[103] Dieser Liberalismus weißer Experten und Politiker ging häufig damit einher, dass die meist afroamerikanischen oder hispanischen Bewohner der urbanen Zentren als besonders zu pathologischem Verhalten neigend beschrieben wurden. Der „race-conscious liberalism" war also ein zweischneidiges Schwert. Auch die liberale Forderung nach Rehabilitation und dem

---

103 Vgl. Scott (1997), S. 137–144, Zitat S. 139.

Ausbau therapeutischer Kapazitäten durch die Bundesregierung fand gerade deshalb politischen Anklang beim Republikaner Richard Nixon, weil die Programme als Mittel der Verbrechensbekämpfung und damit als ordnungwahrende Maßnahmen zur Kontrolle einer vermeintlich besonders defizitären Bevölkerungsgruppe in den „inner cities" konzipiert wurden. Das traf generell auf die Erweiterung suchttherapeutischer Kapazitäten zu, insbesondere aber auf die Methadonprogramme, die Nixons politische Berater bevorzugten: So schrieb Egil „Bud" Krogh, im Beraterstab des Präsidenten zuständig für Drogenpolitik, am 27. Mai 1971 an Nixon: „[I]t should be made clear that the preferred treatment is methadone until research projects come up with a more desirable technique."[104]

Wichtig für den Charakter der therapeutischen Settings in den Substitutionsprogrammen ist, dass diese sich besonders an Süchtige aus den Großstädten wandten, die mittellos waren und ethnischen Minderheiten angehörten. Mit zunehmender Finanzierung und Evaluierung durch die Politik wurden die Therapieprogramme zugleich als Mittel der Verbrechensbekämpfung entworfen, während ihre Entwickler Dole und Nyswander ursprünglich die soziale Rehabilitation und die Unterstützung für ausgegrenzte Minderheiten in den Vordergrund gestellt hatten. Diesen Trend verstärkten auch erste positive Evaluationen der New Yorker Substitutionsprogramme, die hohe Erfolgsraten angaben, gemessen am Rückgang von Verhaftungsraten und dem Anstieg der Erwerbstätigkeit.[105] Auch Dole und Nyswander berichteten 1968 von der „erfolgreichen Therapie von 750 kriminellen Süchtigen": 59 Prozent der insgesamt etwa 900 Patienten gingen inzwischen einer Arbeit nach und weitere 29 Prozent verhielten sich „sozial akzeptabel".[106]

Wohl wissend um das schwierige Verhältnis zwischen Arzt und Patient, gerade wenn Letzterer aufgrund von Strafandrohung in Therapie war, nahmen Dole und Nyswander keine Patienten auf, die gerichtlich zu einer Therapie verpflichtet wurden. Auch unter den „Freiwilligen" in den frühen Methadonprogrammen in New York variierten aber die Therapiemotivationen: Ein möglicher Grund war, dass sie ihre Sucht und ihr Leben als Süchtige selbst als äußerst negativ empfanden. Doch auch eine zu schlechte Qualität des Straßen-Heroins konnte eine Motivation sein, sich für die Substitution zu entscheiden. So erinnerte sich etwa Red (geboren 1916) aus New Jersey, dem bei der illegalen Beschaffung wiederholt stark gestrecktes Heroin oder falsche Substanzen verkauft worden waren: „I'm sure that bad dope was one of the things that turned my mind around about heroin. I'd thrown so much money away on junk, absolute horse junk. I said, ‚I'm not going to spend any more. I'm going to quit this thing.'"[107] Auch

---

104 Vgl. Memo Bud Krogh an Richard Nixon, „Meeting with John Ehrlichman and Bud Krogh", 27. Mai 1971, zugänglich per Datenbank/CD-Rom als Beilage zu Musto/Korsmeyer (2002).
105 Vgl. Gearing (1970).
106 Vgl. Dole/Nyswander/Warner (1968), S. 2708.
107 Courtwright/Joseph/Des Jarlais (2012), S. 326.

Jerry aus Brooklyn (geboren 1915) nutzte die Substitution, um dem Druck der illegalen Beschaffung aus dem Weg zu gehen: „I felt that, if I can get it legitimately, why do I have to run late at night to get it?"[108]

Die Zahlen sprechen ebenfalls dafür, dass der Druck von Beschaffung und Strafverfolgung auch in dieser Therapieform, die sich besonders an den prekär lebenden urbanen „Junkie" richtete, eine große Rolle gespielt haben dürfte. So waren aus dem Sample einer Studie der Johns Hopkins University (Tab. 1) 95,8 Prozent der Patienten in Methadonsubstitution zuvor schon mindestens einmal verhaftet worden. Diese hohe Zahl wiederum reflektierte möglicherweise die Auswirkungen der restriktiven „Rockefeller Drug Laws" (1973) und von verstärkten polizeilichen Aktivitäten in den segregierten Vierteln New Yorks.[109] Anders als im begrenzten Programm von Nyswander und Dole beabsichtigt, begaben sich wohl mit dem Ausbau der Methadonprogramme auch viele Süchtige hauptsächlich aus Angst vor der verstärkten Strafverfolgung in Therapie.

Doch der Konstante des Drucks durch die Strafverfolgung seit 1915 steht eine Entwicklung hin zu mehr Flexibilität, und damit mehr Freiheit für die Patienten, gegenüber: Dole und Nyswander konzipierten die Substitution ursprünglich als zweiphasige Therapie; zunächst eine stationäre „Stabilisierungsphase", anschließend die ambulante Phase, in welcher sich die Patienten ihr Medikament jeden Tag abholten und, bei entsprechender Zuverlässigkeit, auch Dosen für mehrere Tage mit nach Hause nehmen konnten.[110] Mit dem rapiden Ausbau der Substitutionstherapie verschwand die stationäre Phase jedoch zunehmend. Damit mussten Süchtige nicht mehr nur nicht durch das ganze Land nach Lexington (oder Fort Worth) reisen, wo sie hinter Gittern saßen, oder für Monate in eine isolierte Therapeutische Gemeinschaft ziehen – die pragmatischere ambulante Behandlung eröffnete ihnen deutlich mehr Freiheiten bei der Gestaltung des eigenen Alltags als andere Therapieformen der vorigen 50 Jahre. Diesen Freiheiten wurden jedoch bald wieder engere Grenzen gesetzt; Süchtigen, zumal wenn sie wie in den Methadonprogrammen ganz überwiegend ethnischen Minderheiten aus den verarmten „inner cities" angehörten, wurden auch in modernen, flexibleren therapeutischen Settings wie der Methadonsubstitution Freiheiten nur zögerlich gewährt und mitunter schnell wieder entzogen.

Aus Furcht, die Patienten würden ihr Methadon weiterverkaufen und sich nicht in ausreichendem Maß therapietreu zeigen, wurden Behörden und Gesetzgeber tätig und belegten den therapeutischen Alltag der Methadonsubstitution mit strengen Auflagen. Die American Medical Association (AMA) gab hierfür Empfehlungen ab, die die „Food and Drug Administration" (FDA) 1972 verbindlich machte. 1974 wurde der „Narcotic Addict Treatment Act" verabschiedet. Ärzte in Privatpraxen durften kein

---

108 Courtwright/Joseph/Des Jarlais (2012), S. 331.
109 Vgl. Kohler-Hausmann (2010).
110 Vgl. Dole/Nyswander (1965).

Methadon mehr verschreiben. Das war nun speziellen „Methadonkliniken" vorbehalten, die ein festgeschriebenes Verhältnis von Personal zu Patienten gewährleisten mussten. Ebenso musste dokumentiert werden, dass neue Patienten tatsächlich opiatabhängig waren, Rehabilitationsdienste wie Beratungsgespräche mit Sozialarbeitern wurden verpflichtend und die Kontrolle der Programme in die Hände der Strafverfolgungsbehörden gelegt.[111] Das beschränkte die Therapieangebote wieder ein Stück weit, ebenso wie die Praktiken sozialer Kontrolle im therapeutischen Alltag, wo Patienten oft von vornherein unter Generalverdacht gestellt wurden. Sie mussten vor Ort Urinproben abgeben (bei fortgesetztem Drogenkonsum drohte der Therapieabbruch) und ihr Methadon unter Aufsicht des Personals austrinken, das mitunter „geschützt" und von den Patienten getrennt hinter Scheiben oder Gittern saß. Vorratsdosen für mehrere Tage wurden häufig nur bei hinreichender „Therapietreue" oder überhaupt nicht gewährt und bei Verstößen wieder gestrichen, so dass die Patienten täglich erscheinen mussten. Das wiederum war eine erhebliche Hürde für die Arbeitssuche. Ein solches Misstrauen empfanden die Patienten oft als entwürdigend.[112]

Im therapeutischen Alltag ergab sich auch Eigen-Sinniges, nicht Beabsichtigtes. Diese Praktiken lassen sich bei einer Zahl von 135.000 MMT-Patienten 1975 (Abb. 1) jedoch nicht annähernd umfassend beleuchten. Zum Beispiel waren, vor Verabschiedung der FDA-Regularien, Mitarbeiter in der Methadonsubstitution teils nicht entsprechend ausgebildet: In einigen Ausgabestellen arbeiteten ehemalige Süchtige, die abstinenzbasierte Programme wie Therapeutische Gemeinschaften durchlaufen hatten und die Gabe von Methadon moralisch abwerteten. Sie verabreichten deutlich zu niedrige Dosen und ließen die Patienten ihre Abneigung spüren.[113] Und auch jüngere Studien zu Methadonprogrammen berichten davon, dass Patienten lange warten müssen, abschätzig behandelt werden oder dass zur Strafe für Verstöße ihre Dosen reduziert werden, mitunter ohne ihr Wissen.[114]

Solche soziologischen und (medizin-)anthropologischen Studien sind enorm wertvoll, weil sie therapeutische Settings kritisch analysieren und die Perspektiven der Patienten sichtbar machen. Wenn diese Studien aber nur die Elemente und Praktiken in den Blick nehmen, die Freiheit einschränken und Druck ausüben, blenden sie die Seiten der Therapien aus, die Patienten teils selbst als befreiend und ermächtigend beschreiben und die gerade in der historischen Perspektive einen klaren Zuwachs an

---

111 Vgl. AMA Council on Mental Health and Committee on Alcoholism and Drug Dependence (1972) und Bourne (1975), S. 4.
112 Vgl. dazu auch Bourgois (2000).
113 Vgl. Brecher, Edward M.: „Report on Visits to Methadone Maintenance Centers in New York, Connecticut, California, Oregon, Minnesota, and Illinois", 23. Oktober 1972, Ordner „Brecher, Edward", Box 2, Subject Files, 1971–1973, Records of the Special Action Office For Drug Abuse Prevention, Records of the Treatment & Rehabilitation Division. National Archives, RG 429: Records of Organizations in the Executive Office of the President.
114 Vgl. Bourgois (2000) und Fraser/Valentine (2008), insbes. S. 120–128.

Freiheiten für Süchtige als Patienten bedeuten. Das übersehen beispielsweise die Anthropologen Philippe Bourgois und Jeff Schonberg im Fall der Substitution, wenn sie schreiben: „The ‚birth of the methadone clinic' in the late twentieth century offers an interesting case study of the emergence of an expensive, conflictive, and *humiliating* apparatus of governmentality for regulating heroin addicts."[115]

Zweifelsohne konnte und kann der therapeutische Alltag in der Substitution (und, in unterschiedlichem Maß, in anderen Therapien) für die Patienten auch solche Züge tragen; Studien belegen außerdem wie dieser Aufsatz, dass auch in liberaleren Therapieformen der Freiheit von Patienten enge Grenzen gesteckt werden, weil ihnen ein verantwortungsvoller Gebrauch davon nicht zugetraut wird. Bourgois und Schonberg beziehen sich in ihrer anthropologischen Mikrostudie auf Michel Foucaults „Die Geburt der Klinik", doch eine postmoderne, relativistische Blickweise auf die Geschichte von Psychiatrie und Therapien entwarf Foucault bereits 1961 maßgeblich in „Wahnsinn und Gesellschaft". Wenngleich er in dieser Geschichte des „Wahnsinns" bis zum 19. Jahrhundert Drogensucht nicht miteinschloss, so weisen die sich über die Zeit wandelnden Problematisierungen und Definitionen von Drogensucht doch Ähnlichkeiten zu Foucaults Untersuchungsgegenstand auf: Wie „Wahnsinnigen" wurden und werden, wie zu sehen war, auch Drogensüchtigen ein freier Wille und die Fähigkeit zum rationalen Handeln oft abgesprochen.

Auf Foucault verweisende kulturgeschichtliche Theorien und Methoden sind durchaus wichtige Instrumente, um der Verführung heroisierender, teleologischer Fortschrittserzählungen zu widerstehen, auch was die historische Analyse von Suchttherapien anbelangt. Sie stoßen aber an eine Grenze, wenn sie von vornherein jegliche Verbesserung im therapeutischen Kontext – hin zu humaneren Methoden und zu mehr Freiheit für Patienten – ausschließen oder als neutrale Paradigmenwechsel betrachten. In „Wahnsinn und Gesellschaft" schrieb Foucault zu den Reformen des Psychiaters Samuel Tuke (1784–1857), Mitbegründer der „moralischen Behandlung" in ländlichen „retreats" (wie sie in einer modifizierten Form auch auf der „narcotic farm" praktiziert wurde): „Man muß die Bedeutung, die man dem Werk von Tuke zuweist, neu herausarbeiten: Befreiung der Irren, Beseitigung der Zwänge, Errichtung eines menschlichen Milieus – dies sind nur Rechtfertigungen."[116] Tukes Reformen stellten in Foucaults Augen keinen Zuwachs an Freiheit und keine humanere Form der Therapie dar, sondern veränderten nur äußerlich die Art des „therapeutischen Eingriff[s] in die Existenz des Irren".[117] Dieser blieb in jedem Fall bloßes Objekt ärztlicher Macht und gesellschaftlicher Exklusion – als handelndes Subjekt mit entsprechenden, sich verändernden Freiheiten existiert der psychiatrische Patient in dem Frühwerk Foucaults

---

115 Bourgois/Schonberg (2009), S. 284. Hervorhebung T. B. Eher positiv zur Substitution z. B. Tanner (2007).
116 Foucault (2020), S. 506.
117 Foucault (2020), S. 506.

nicht. Diese Sichtweise hat durchaus Spuren in jüngeren sozial- und kulturwissen-schaftlichen Studien hinterlassen; und zwar insofern, als Suchttherapien vor allem als problematische und unterdrückende Machtgefüge beschrieben werden.[118] Eine solche Perspektive erscheint jedoch unvollständig, wenn man die vielfältigen Handlungen, Deutungen und Wahrnehmungen von Patienten in suchttherapeutischen Settings ernst nimmt.

Postmoderne sozial- und kulturwissenschaftliche Perspektiven auf Suchttherapien bringen also durchaus analytische Vorteile mit sich, verdecken aber unter Umständen positive Deutungsweisen und Erinnerungen wie die des Methadonpatienten Jerry: „With methadone, like, I [...] take the drink. I feel, after about fifteen, twenty minu-tes, a half-hour [...] I start to feel that I'm coming to life. I feel normal, I get up, I go to work, I do whatever I have to do.“[119] Auch Red bewertete seine Erfahrungen mit der Methadonsubstitution positiv, obwohl er lieber ohne die Substanz auskomme: „I think this program's been wonderful for me. It's actually almost a miracle. I find only one fault: the fact that it just won't absolutely cure me, so I can just say, ‚Make that forty milligrams I'm taking zero.‘ I still have to hang on. It's the only thing that I know will keep me hurting as little as I am now.“[120] Nach den Anfangsjahren gingen Ärzte, auch das war Teil der AMA-Empfehlungen, vermehrt dazu über, die Substitution nicht in jedem Fall unbefristet fortzuführen, sondern je nach Patientin und Patient letztlich Abstinenz anzustreben.

Als eine Journalistin der *New York Times* 1967 Methadonpatienten interviewte, deuteten zwei ihrer Gesprächspartner, bewusst oder nicht, die gesamte Bandbreite an Möglichkeiten an, wie Süchtige die Methadonsubstitution – ebenso wie andere Thera-pieformen – bewerteten: So hatte sich ein Patient nur aus Angst vor einer Verhaftung in ein Methadonprogramm begeben. Er begann die Therapie nicht wirklich freiwillig und betrachtete sie als Form der Sozialdisziplinierung, die ihn in seiner Freiheit ein-schränkte: „The main idea is that we're able fo function *properly* on methadone – as human beings with responsibilities. The way society wants us to conform.“ John, ein anderer Patient, beschrieb die Substitution hingegen als befreiendes, ermächtigendes Mittel, um dem prekären Leben als urbaner „Junkie“ und den Schattenseiten der Sucht zu entkommen. Er wollte sich nun einem Hobby widmen, das schon im Alltag der Lexington-Patienten eine große Rolle gespielt hatte: „Methadone makes me feel nor-mal. [...] You don't have to steal to get money for it. What's my first project now? Not to look for a fix. To get a set of drums – jazz drums.“[121]

---

118 Siehe für den Bereich von Sucht und Suchttherapien die Studien von Bourgois (2000), Fraser/Valen-tine (2008), Bourgois/Schonberg (2009) und Carr (2011).
119 Courtwright/Joseph/Des Jarlais (2012), S. 331.
120 Courtwright/Joseph/Des Jarlais (2012), S. 327.
121 Beide Zitate in Samuels (1967), S. 255. Hervorhebung im Original.

Fazit

Die unterschiedlichen Therapiemodalitäten nahmen schließlich ebenso unterschiedliche Entwicklungen: Lexington, das Symbol für die zentrale Institutionalisierung und die „moralische Behandlung", wurde 1975 als Krankenhaus geschlossen. Die Therapeutischen Gemeinschaften professionalisierten sich seit Mitte der 1970er Jahre und richteten sich in den 1980er Jahren vermehrt an andere soziale Gruppen von Süchtigen: Dort wurden nicht länger hauptsächlich urbane Heroinsüchtige therapiert, die ethnischen Minderheiten angehörten, sondern zunehmend weiße Jugendliche und Erwachsene aus der ‚middle class', die Probleme mit Marihuana, Kokain, Amphetaminen oder Benzodiazepinen hatten. Die Substitutionsprogramme wiederum blieben gesundheitspolitische Instrumente, die sich in erster Linie an den urbanen „Junkie" richteten. Sie erhielten, als Teil des erstarkenden Ansatzes der pragmatischen „harm reduction" während der HIV/Aids-Krise, einen neuen Aufmerksamkeitsschub und griffen neben Methadon nun auch auf andere Opioide wie Levo-α-acetylmethadol (LAAM) und Buprenorphin zurück.[122] Mit dem Rückbau des Sozialstaats unter den Präsidenten Ronald Reagan, George H. W. Bush und Bill Clinton verschwand jedoch die Finanzierung von Therapieplätzen für Süchtige von der drogenpolitischen Prioritätenliste – das betraf in erster Linie marginalisierte Gruppen, die nicht über die nötigen Ressourcen verfügten, eine private Therapie zu bezahlen.[123]

Der historische Blick auf die Entwicklung dieser Suchttherapien in den USA ermöglicht drei Erkenntnisse: Erstens lässt sich eine Tendenz zu mehr Freiheiten für Süchtige festhalten, wenn auch nicht geradlinig oder stetig. Schon die „narcotic farm" bot ihnen die Möglichkeit, dem prekären Leben in den Großstädten und damit der Strafverfolgung zumindest vorübergehend zu entfliehen. Dennoch waren die meisten von ihnen gezwungenermaßen dort, da sie eine Strafe absitzen mussten. Und bei aller Bedeutung des rehabilitativen Ideals und der humanen Behandlung der Patienten: Die Einrichtung war auch ein Gefängnis. Mit der Dezentralisierung der Psychiatrie boten sich ihnen in den Therapeutischen Gemeinschaften weitere Handlungsräume: Sie konnten sich in den Städten selbst in Therapie begeben und lebten nicht länger in einem Gefängnis, sondern unter ihresgleichen in gewöhnlichen Häusern – blieben aber, wollten (oder mussten) sie die Behandlung „erfolgreich" abschließen, monate- bis jahrelang relativ isoliert in einem Setting, das besonders in den 1960er und frühen 1970er Jahren durch strikte soziale Kontrolle und verschiedene Sanktionen geprägt war. Doch in den 1980er Jahren wurden auch die Therapeutischen Gemeinschaften in der Regel professioneller und liberaler und zunehmend um ambulante Abstinenzprogramme wie die „Narcotics Anonymous" und stationäre Entgiftungen als Alternativen oder be-

---

122 Siehe beispielsweise Ball u. a. (1988).
123 Vgl. Bonengel (2020), S. 296–369.

gleitend ergänzt. Die Substitutionsprogramme schließlich versorgten Opiatsüchtige legal mit einem Ersatz für Drogen wie Heroin, die sonst unter prekären Umständen illegal beschafft werden mussten. Zudem wurde die Substitution ambulant durchgeführt, den Patienten blieb also deutlich mehr Freiheit in der Gestaltung ihres Alltags.

Zweitens zeigt ein Blick in die Geschichte der Suchttherapien eine Konstante seit 1915: den Druck oder sogar unmittelbaren Zwang, eine Therapie zu beginnen, durch Kriminalisierung und Strafverfolgung. Die tatsächliche Aufmerksamkeit der Strafverfolgungsbehörden und die Schärfe von Gesetzen variierten zwar. Aber der Druck durch drohende oder der Zwang durch erfolgte Verhaftungen und das „Civil Commitment" waren für einen bedeutenden Anteil der Patienten aller Therapieprogramme ein gewichtiger Grund, sich in Therapie zu begeben, und brachten so auch widerständige und eigen-sinnige Praktiken hervor.

Das wirft die Frage nach Therapiemotivationen und Therapietreue – also Adhärenz – auf, die nur durch sozialwissenschaftliche, psychologische und medizinische Studien beantwortet werden kann. Doch ein historischer Vergleich legt zumindest nahe, dass die Lebenswelt von Süchtigen und deren soziopolitische Rahmung eine große Rolle für den therapeutischen Alltag spielen. Therapiemotivationen und Adhärenz scheinen deshalb in diesem Zusammenhang nicht nur an therapeutisches Setting und individuelles Verhalten geknüpft zu sein, sondern auch maßgeblich durch externe, strukturelle Faktoren bestimmt zu werden.[124] Das wiederum verweist auf die brisante Frage, ob nur „echte" Freiwilligkeit als Motivation dazu führt, dass Therapieziele auf Augenhöhe vermittelt und nachhaltig erreicht werden können.[125]

Die historische Entwicklung der Suchttherapien in den USA zeigt drittens, dass die Frage, welche Freiheiten, welcher Grad an Freiwilligkeit Süchtigen zugetraut und zugestanden werden kann, auf unterschiedliche Arten den therapeutischen Alltag strukturiert(e). Das wird aktuell vor dem Hintergrund der neurowissenschaftlichen Theorie verhandelt, die Sucht mitunter als chronische Erkrankung des Gehirns definiert, die mit Verlust oder Einschränkung des freien Willens einhergeht. Verfügen Süchtige also überhaupt nicht über einen freien Willen? Können sie demzufolge gar nicht verantwortungsvoll mit Freiheit(en) umgehen? Das Eingangs-Zitat von Tina, die ihren freien Willen durch die Sucht eingeschränkt sieht, deutet an, dass diese Fragen auch die Selbstwahrnehmungen von Süchtigen strukturieren. Sie bleiben also aktuell und sind noch unbeantwortet. Letztlich lassen sie sich jedoch auch nicht allein in einem medizinischen bzw. wissenschaftlichen Referenzrahmen klären. Denn diese Fragen berühren tiefgreifende sozialphilosophische und medizinethische Überlegungen, die

---

124 Vgl. dazu Maskovsky (2005) am Beispiel der Adhärenz in der Therapie von HIV/Aids. Zur in der Sozial- und Gesundheitspolitik stets präsenten Diskussion, ob Individuum oder „soziale Umstände" verantwortlich für Krankheit und Gesundheit (oder Reichtum und Armut) sind, siehe am Beispiel der Adhärenz bzw. „compliance" Whitmarsh (2013).
125 Vgl. zu dieser Position Wild/Cunningham/Ryan (2006).

beim gesellschaftlichen und therapeutischen Umgang mit Süchtigen berücksichtigt werden müssen.

Bibliographie

Archivalien

National Archives, College Park, MD
– RG 429: Records of Organizations in the Executive Office of the President

Literatur

Acker, Caroline Jean: Creating the American Junkie: Addiction Research in the Classic Era of Narcotic Control. [Erstaufl. 2002] Baltimore 2006.

AMA Council on Mental Health and Committee on Alcoholism and Drug Dependence: Oral Methadone Maintenance Techniques in the Management of Morphine-Type Dependence. In: Journal of the American Medical Association 219 (1972), H. 12, S. 1618 f.

Ball, John C.; Bates, William M.: Nativity, Parentage, and Mobility of Opiate Addicts. In: Ball, John C.; Chambers, Carl D. (Hg.): The Epidemiology of Opiate Addiction in the United States. Springfield, IL 1970, S. 95–111.

Ball, John C.; Chambers, Carl D.: Overview of the Problem. In: Ball, John C.; Chambers, Carl D. (Hg.): The Epidemiology of Opiate Addiction in the United States. Springfield, IL 1970, S. 5–21.

Ball, John C. u. a.: Reducing the Risk of AIDS Through Methadone Maintenance Treatment. In: Journal of Health and Social Behavior 29 (1988), Sept., S. 214–226.

Bonengel, Timo: Riskante Substanzen. Der „War on Drugs" in den USA (1963–1992). Frankfurt/Main; New York 2020.

Bourgois, Philippe: Disciplining Addictions: The Bio-Politics of Methadone and Heroin in the United States. In: Culture, Medicine and Psychiatry 24 (2000), H. 2, S. 165–195.

Bourgois, Philippe; Schonberg, Jeff: Righteous Dopefiend. (=California Series in Public Anthropology) Berkeley, CA u. a. 2009.

Bourne, Peter G.: Methadone: Benefits and Shortcomings. Washington 1975.

Briesen, Detlef: Drogenkonsum und Drogenpolitik in Deutschland und den USA: Ein historischer Vergleich. Frankfurt/Main; New York 2005.

Burroughs, William S.: Junky: The definitive text of ,Junk'. London u. a. 2008.

Campbell, Nancy D.: Discovering Addiction: The Science and Politics of Substance Abuse Research. [Erstaufl. 2007] Ann Arbor, MI 2010.

Campbell, Nancy; Olsen, J. P.; Walden, Luke: The Narcotic Farm. The Rise and Fall of America's First Prison for Drug Addicts. New York 2008.

Carr, E. Summerson: Scripting Addiction: The Politics of Therapeutic Talk and American Sobriety. Princeton, NJ; Oxford 2011.

Casriel, Daniel; Amen, Grover: Daytop. Three Addicts and Their Cure. New York 1971.

Chambers, Carl D.; Hinesley, R. Kent; Moldestad, Mary: The Female Opiate Addict. In: Ball, John C.; Chambers, Carl D. (Hg.): The Epidemiology of Opiate Addiction in the United States. Springfield, IL 1970, S. 222–239.

Chambers, Carl D.; Moffett, Arthur D.: Negro Opiate Addiction. In: Ball, John C.; Chambers, Carl D. (Hg.): The Epidemiology of Opiate Addiction in the United States. Springfield, IL 1970, S. 178–201.

Clark, Claire: „Chemistry is the new hope": Therapeutic Communities and Methadone Maintenance, 1965–1971. In: Social History of Alcohol and Drugs 26 (2012), H. 2, S. 192–216.

Cohen, Alan B. u. a. (Hg.): Medicare and Medicaid at 50: America's Entitlement Programs in the Age of Affordable Care. Oxford 2015.

Courtwright, David T.: Dark Paradise: A History of Opiate Addiction in America. [Erstaufl. 1982] Cambridge, MA; London 2001.

Courtwright, David T.: The NIDA Brain Disease Paradigm: History, Resistance and Spinoffs. In: BioSocieties 5 (2010), H. 1, S. 137–147.

Courtwright, David T.; Joseph, Herman; Des Jarlais, Don: Addicts Who Survived. An Oral History of Narcotic Use in America before 1965. [Erstaufl. 1989] Knoxville, TN 2012.

De Leon, George; Beschner, George M.: The Therapeutic Community: Proceedings of Therapeutic Communities of America Planning Conference January 29–30, 1976. Rockville, MD 1977.

Densen-Gerber, Judianne: We Mainline Dreams. The Odyssey House Story. New York 1973.

Dole, Vincent P.; Nyswander, Marie: A Medical Treatment for Diacetylmorphine (Heroin) Addiction: A Clinical Trial with Methadone Hydrochloride. In: Journal of the American Medical Association 193 (1965), H. 8, S. 646–650.

Dole, Vincent P.; Nyswander, Marie: Heroin Addiction – A Metabolic Disease. In: Archives of Internal Medicine 120 (1967), H. 1, S. 19–24.

Dole, Vincent P.; Nyswander, Marie: Methadone Maintenance Treatment: A Ten-Year Perspective. In: Journal of the American Medical Association 239 (1976), H. 19, S. 2117–2119.

Dole, Vincent P.; Nyswander, Marie; Kreek, Mary Jeanne: Narcotic Blockade. In: Archives of Internal Medicine 118 (1966), H. 4, S. 304–309.

Dole, Vincent P.; Nyswander, Marie; Warner, Alan: Successful Treatment of 750 Criminal Addicts. In: Journal of the American Medical Association 206 (1968), H. 12, S. 2708–2711.

DuPont, Robert L.; Katon, Richard M.: Development of a Heroin-Addiction Treatment Program: Effect on Urban Crime. In: Journal of the American Medical Association 216 (1971), H. 8, S. 1320–1324.

Foucault, Michel: Wahnsinn und Gesellschaft. [Erstaufl. Paris 1961] Frankfurt/Main 2020.

Fraser, Suzanne; Valentine, Kylie: Substance & Substitution: Methadone Subjects in Liberal Societies. New York 2008.

Gearing, Frances R.: Evaluation of Methadone Maintenance Treatment Program. In: International Journal of the Addictions 5 (1970), H. 3, S. 517–543.

Glaser, Frederick B.; Ball, John C.: Death Due to Withdrawal from Narcotics. In: Ball, John C.; Chambers, Carl (Hg.): The Epidemiology of Opiate Addiction in the United States. Springfield, IL 1970, S. 263–287.

Graf, Rüdiger: Truth in the Jungle of Literature, Science, and Politics: Upton Sinclair's *The Jungle* and Food Control Reform during the Progressive Era. In: Journal of American History 106 (2020), H. 4, S. 901–922.

Healy, David: The Creation of Psychopharmacology. Cambridge, MA; London 2002.

Hentoff, Nat: A Doctor Among the Addicts. Chicago 1968.

Herzberg, David: White Market Drugs: Big Pharma and the Hidden History of Addiction in America. Chicago; London 2020.

Hinton, Elizabeth: From the War on Poverty to the War on Crime: The Making of Mass Incarceration in America. Cambridge, MA; London 2016.

Hunt, Leon Gibson: Prevalence of Active Heroin Use in the United States. In: Rittenhouse, Joan Dunne (Hg.): The Epidemiology of Heroin and Other Narcotics. (=NIDA Research Monograph 16) Rockville, MD 1977, S. 61–86.

Jones, Maxwell: Therapeutic Communities, Old and New. In: American Journal of Drug and Alcohol Abuse 6 (1979), H. 2, S. 137–149.

Kohler-Hausmann, Julilly: „The Attila the Hun Law": New York's Rockefeller Drug Laws and the Making of a Punitive State. In: Journal of Social History 44 (2010), H. 1, S. 71–95.

Kohler-Hausmann, Julilly: Getting Tough: Welfare and Imprisonment in 1970s America. Princeton, NJ; Oxford 2017.

Kolb, Lawrence: Drug Addiction. A Study of Some Medical Cases. In: Archives of Neurology & Psychiatry 20 (1928), H. 1, S. 171–183.

Kolb, Lawrence; Du Mez, A. G.: The Prevalence and Trend of Drug Addiction in the United States and Factors Influencing It. In: Public Health Reports 39 (1924), H. 21, S. 1179–1204.

Kolb, Lawrence; Ossenfort, W. F.: The Treatment of Drug Addicts at the Lexington Hospital. In: Southern Medical Journal 31 (1938), H. 8, S. 914–922.

Lassiter, Matthew D.: Impossible Criminals: The Suburban Imperatives of America's War on Drugs. In: Journal of American History 102 (2015), H. 1, S. 126–140.

Leshner, Alan I.: Addiction Is a Brain Disease, and It Matters. In: Science 278 (1997), H. 3, S. 45–47.

Lewy, Jonathan: Two Addictions: Drugs in Germany and the United States, 1819–1945. Baden-Baden 2017.

Lindenberger, Thomas: Eigen-Sinn, Domination and No Resistance. In: Docupedia-Zeitgeschichte (3. August 2015), DOI: http://dx.doi.org/10.14765/zzf.dok.2.646.v1 (letzter Zugriff: 18.2.2021).

Lüdtke, Alf: Introduction: What is the History of Everyday Life and Who Are Its Practitioners? In: Lüdtke, Alf (Hg.): The History of Everyday Life. Reconstructing Historical Experiences and Ways of Life. Princeton, NJ 1995, S. 3–40.

Lüdtke, Alf: Eigen-Sinn. Fabrikalltag, Arbeitererfahrungen und Politik vom Kaiserreich bis in den Faschismus. [Erstaufl. Hamburg 1993] Neuaufl. Münster 2015.

Mackert, Nina: Jugenddelinquenz: Die Produktivität eines Problems in den USA der späten 1940er bis 1960er Jahre. Konstanz; München 2014.

Maskovsky, Jeff: Do People Fail Drugs or Do Drugs Fail People? The Discourse of Adherence. In: Transforming Anthropology 13 (2005), H. 2, S. 136–142.

Medick, Hans: „Missionaries in the Rowboat"? Ethnological Ways of Knowing as a Challenge to Social History. In: Lüdtke, Alf (Hg.): The History of Everyday Life. Reconstructing Historical Experiences and Ways of Life. Princeton, NJ 1995, S. 41–71.

Meier, Barry: Pain Killer. An Empire of Deceit and the Origin of America's Opioid Epidemic. New York 2018.

Meier, Marietta: Stufen des Selbst: Persönlichkeitskonzepte in der Psychiatrie des 20. Jahrhunderts. In: Historische Anthropologie 19 (2011), H. 3, S. 391–410.

Musto, David F.: The American Disease: Origins of Narcotic Control. [Erstaufl. 1973] New York; Oxford 1999.

Musto, David F.; Korsmeyer, Pamela: The Quest for Drug Control: Politics and Federal Policy in an Age of Increasing Substance Abuse, 1963–1981. New Haven, CT; London 2002.

N. A.: Animal Farm. In: Nature 506 (2014), H. 6, S. 5.

N. A.: Supplementary information to: Addiction: not just brain malfunction: Full list of co-signatories to a correspondence published in Nature 507, 40 (2014), URL: http://dx.doi.org/10.1038/507040e (letzter Zugriff: 18.2.2021).

Olsen, J. P.; Walden, Luke: The Narcotic Farm. King Love Films 2008.

Patel, Kiran Klaus: The New Deal: A Global History. Princeton, NJ; Oxford 2016.

Perrot, Michelle: Lektion der Finsternis. Michel Foucault und das Gefängnis. In: Comparativ. Leipziger Beiträge zur Universalgeschichte und vergleichenden Gesellschaftsforschung 13 (2003), H. 5/6 (Themenheft „Gefängnis und Gesellschaft. Zur (Vor-)Geschichte der strafenden Einsperrung"), S. 50–66.

Rose, Nikolas: Psychiatry. The Discipline of Mental Health. In: Miller, Peter; Rose, Nikolas (Hg.): The Power of Psychiatry. Cambridge 1986, S. 43–84.

Rose, Nikolas: The Neurochemical Self and Its Anomalies. In: Ericson, Richard V.; Doyle, Aaron (Hg.): Risk and Morality. Toronto u. a. 2003, S. 407–437.

Rosenthal, Mitchell: The Phoenix House Therapeutic Community: An Overview. In: De Leon, George (Hg.): Phoenix House: Studies in a Therapeutic Community (1968–1973). New York 1974, S. 12–24.

Samuels, Gertrude: Methadone – Fighting Fire With Fire. In: New York Times (15. Oktober 1967), S. 255.

Schneider, Eric C.: Smack. Heroin and the American City. Philadelphia 2008.

Scott, Daryl Michael: Contempt and Pity: Social Policy and the Image of the Damaged Black Psyche. Chapel Hill, NC; London 1997.

Stieglitz, Olaf: Undercover: Die Kultur der Denunziation in den USA. Frankfurt/Main 2013.

Strategy Council: Federal Strategy for Drug Abuse and Drug Traffic Prevention 1973. Washington 1973.

Sugarman, Barry: Daytop Village. A Therapeutic Community. (=Case Studies in Cultural Anthropology) New York u. a. 1974.

Tanner, Jakob: Drogen, Abhängigkeit und Substitution: historischer Rückblick und Überlegungen zur aktuellen Situation. In: Abhängigkeiten 3 (2007), S. 6–21.

Tolnay, Stewart E.: The African American „Great Migration" and Beyond. In: Annual Review of Sociology 29 (2003), S. 209–232.

U. S. Census Bureau: National Intercensal Tables 1900–1990: National Characteristics, Population by Age, Sex, and Race. PE-11 [2016], URL: https://www.census.gov/data/tables/time-series/demo/popest/pre-1980-national.html (letzter Zugriff: 18.2.2021).

Volkow, Nora D.; Koob, George F.; McLellan, A. Thomas: Neurobiologic Advances from the Brain Disease Model of Addiction. In: New England Journal of Medicine 374 (2016), H. 4, S. 363–371.

Whitmarsh, Ian: The Ascetic Subject of Compliance: The Turn to Chronic Diseases in Global Health. In: Biehl, João; Petryna, Adriana (Hg.): When People Come First: Critical Studies in Global Health. Princeton, NJ; Oxford 2013, S. 302–324.

Wild, T. Cameron; Cunningham, John A.; Ryan, Richard M.: Social pressure, coercion, and client engagement at treatment entry: A self-determination theory perspective. In: Addictive Behaviors 31 (2006), S. 1858–1872.

Internet

https://narcotic.city/project-research/the-project/ (letzter Zugriff: 18.2.2021)
https://www.uni-erfurt.de/fileadmin/fakultaet/philosophische/Forschungsgruppe_Freiwillig
    keit/FW_Kurzbeschreibung_de_eng.pdf (letzter Zugriff: 18.2.2021)

Timo Bonengel, Dr.
tbonengel@web.de

Die EHEC-Epidemie von 2011
Reaktionen der Bevölkerung zwischen Panik und Pragmatismus

KARL-HEINZ REUBAND

Medizin, Gesellschaft und Geschichte 39, 2021, 209–238

Between panic and pragmatism: responses to the EHEC epidemic of 2011

Abstract: During an epidemic in Germany in 2011 the number of infections rose at a fast and dangerous rate, while the cause of the outbreak remained unknown for some time. Drawing on surveys conducted among the German population, the paper examines how the population responded to the situation, how concerned people were about getting infected and what precautions were taken. Contrary to what may have been expected given the media reports, the population responded mostly moderately and with pragmatism. While concern about contracting EHEC increased temporarily, this did not impact significantly on the general concern about getting ill or on feelings of diffuse uncertainty. The fact that previous epidemics had proved less dangerous than initially expected may have contributed to the pragmatic approach, as may the fact that few people knew anyone personally who had been affected by the epidemic.

Einleitung

Epidemien und Pandemien sind seit langem ein klassisches Thema der Medizingeschichte, in den letzten Jahren vermehrt auch der Sozial-, Wirtschafts- und Kulturgeschichte.[1] Dabei stehen vor allem Geschehnisse im Vordergrund, die sich im Mittelalter, in der Frühen Neuzeit oder im 18. und 19. Jahrhundert abspielten. Wenn Ereignisse aus dem 20. Jahrhundert in den Fokus rückten, war es vor allem die „Spanische Grippe" der Jahre 1918–1920. Das passierte freilich erst in relativ jüngeren Jahren, was an-

---

1 Vögele (2016), S. 3.

gesichts der Dramatik des damaligen Geschehens erstaunt, aber einen wesentlichen Grund darin hat, dass dieses Ereignis im öffentlichen Bewusstsein bereits vor langer Zeit verblasste und durch andere Vorfälle überlagert wurde.[2]

Davon unabhängig sind in den letzten Jahren in der Wissenschaft noch andere Epidemien des 20. Jahrhunderts punktuell in das Blickfeld gerückt – weniger als Gegenstand eingehender Forschung, sondern als Beispiel für das Verhältnis von objektiver Bedrohung und gesellschaftlichen Reaktionen.[3] So lässt sich zeigen, dass es in Deutschland nach dem Zweiten Weltkrieg zu einer Reihe von Pandemien mit höheren Infektions- und Todeszahlen kam, die zu ihrer Zeit und später kaum öffentliche Aufmerksamkeit erfuhren, während andere Epidemien mit geringen Infektions- und Todeszahlen Anlass zu heftigem Alarmismus waren.

An der „Asiatischen Grippe" von 1957/58, die seinerzeit wenig Beachtung fand, starben weltweit rund vier Millionen Menschen, in Deutschland rund 29.000, und an der „Hongkong-Grippe" von 1968 bis 1970 weltweit rund zwei Millionen, in Deutschland rund 30.000.[4] Im Kontrast dazu steht u. a. die SARS-Epidemie des Jahres 2003. Sie ging in Deutschland in den Medien und der Öffentlichkeit mit einem Alarmismus einher; manche Autoren sprachen gar von einer „SARS-Hysterie".[5] Die Infektions- und Todeszahlen jedoch erwiesen sich als ausgesprochen niedrig: Weltweit galten rund 8.000 Menschen als infiziert, 800 starben. In Deutschland gab es zehn registrierte Infektionen und keine Todesfälle.[6] Selbst die Schweinegrippe (H1N1) von 2009/10, die in der Öffentlichkeit heftige Erregung hervorrief[7] – einige Wissenschaftler warnten gar vor einer Pandemie vom Ausmaß der „Spanischen Grippe" mit mehreren Millionen Toten[8] –, brachte es in Deutschland auf nicht mehr als 250–350 Todesfälle (wobei gemutmaßt wird, dass der wahre Wert um das Zehnfache höher gelegen haben dürfte)[9].

Der Kontrast zwischen objektiver Bedrohung und öffentlicher Reaktion macht deutlich, dass sich die objektive Bedrohung nicht notwendigerweise im staatlichen Handeln und im öffentlichen Bewusstsein niederschlagen muss – dass nämlich gesellschaftliche Sensibilitäten[10], das Handeln politischer Instanzen und die Medien[11]

---

2 Zu den jüngeren historischen Arbeiten siehe u. a. Witte (2008); Michels (2010); Salfellner (2018). Zu einer Übersicht unter Einbeziehung vor allem angloamerikanischer Studien siehe Spinney (2018). Eine erneute Aufmerksamkeit erfuhr die „Spanische Grippe" in jüngster Zeit durch die Corona-Epidemie.
3 Vgl. u. a. Vögele (2016), S. 7; Fangerau/Labisch (2020).
4 Vögele (2016), S. 8; Fangerau/Labisch (2020).
5 Zylka-Menhorn (2013), S. A 1025.
6 Ewig (2003).
7 Vögele (2016), S. 11.
8 Schadwinkel/Lüdemann (2010).
9 Fangerau/Labisch (2020). Ein Problem des Zahlenvergleichs ist, dass manche sich auf Todesursachenstatistiken stützen, andere auf Berechnungen der Übersterblichkeit. Die genannte Anzahl an Verstorbenen beruht im Fall von SARS und der Schweinegrippe auf den offiziell gemeldeten Zahlen.
10 Fangerau/Labisch (2020).
11 Vgl. auch Thießen (2016).

intervenierend einwirken sowie soziale und subjektive Prozesse dazwischengeschaltet sind. Danach ist entscheidend, wie die Bedrohungslage wahrgenommen und gedeutet wird, wie sehr sie als gesundheitliches Problem sozial konstruiert wird und welche Handlungsfolgen daraus erwachsen.[12] Die emotionale Reaktion auf die epidemiologische Lage ist aus dieser Sicht ein eigenständiger Tatbestand des epidemiologischen Geschehens; Jörg Vögele spricht in diesem Zusammenhang von einer „emotionalen Epidemiologie", die einer eigenen Betrachtung bedarf.[13]

Dass Epidemien in der Bevölkerung ganz unterschiedliche Reaktionen hervorrufen können, sowohl auf der Ebene staatlichen Handelns als auch unter den Bürgern, dafür gibt es zahlreiche Beispiele. Sie lassen sich im Umgang mit der Pest und den Cholera-Epidemien des 19. Jahrhunderts ebenso nachweisen wie bei der „Spanischen Grippe". Nicht selten wird unter den gegebenen Bedingungen staatlicherseits verharmlost und bagatellisiert, ehe sich eine andere Sichtweise durchsetzt und Maßnahmen ergriffen werden. Und ebenfalls nicht selten schwankt die Reaktion der Bevölkerung zwischen Panik und Normalität. Mitunter wechselt sich auch beides ab, abhängig von staatlichem Handeln oder Nichthandeln, von Gerüchten und von Veränderungen in der Deutung medizinischer und sozialer Realität.[14]

In der Vergangenheit hat sich die historische Forschung im Wesentlichen den größeren, schwerwiegenden Epidemien und Pandemien zugewandt, die weniger bedrohlichen – mit geringerer Zahl an Betroffenen und marginaler staatlicher Reaktion – wurden weithin außer Acht gelassen.[15] Dabei können Letztere – wie im Fall von SARS – in den Medien wie auch der Bevölkerung heftige Reaktionen hervorrufen, auch wenn die zeitliche Spanne, in der sie sich entfalten, nicht so lange hält wie bei den größeren Epidemien. Wenn sich aber die subjektive Reaktion mit der objektiven Situation nicht notwendigerweise decken muss, ist es vorstellbar, dass auch kleinere, eher harmlose Epidemien größere Erschütterungen in der Bevölkerung auslösen können. Wenn Menschen eine Situation als real definieren, so das in der Soziologie vielzitierte Thomas-Theorem, ist sie real in ihren Konsequenzen.[16]

Welche Quellen kann man heranziehen, um die subjektiven Reaktionen auf Seiten der Bevölkerung in der jüngeren und heutigen Zeit zu erfassen? Mediale Darstellun-

---

12 Für das Plädoyer, eine Konstruktionsperspektive bei der historischen Forschung über Epidemien anzulegen, siehe – mit weiteren Ausführungen – Dinges (1995). In der Soziologie findet sich eine solche Konstruktionsperspektive u. a. in den klassischen und z. T. recht elaborierten Arbeiten auf der Mikroebene bei Berger/Luckmann (1967) und auf der Makroebene bei Spector/Kitsuse (1977). An beide Untersuchungen knüpfen viele andere Studien an.

13 Vögele (2016); Vögele (2020), S. 24.

14 Vgl. u. a. Evans (1990); Michels (2010); Snowden (2019).

15 Dies gilt z. B. auch für die Analyse der Cholera-Epidemien des 19. Jahrhunderts, wo sich die historische Forschung auf die dramatischeren Epidemien richtete und die weniger dramatischen vernachlässigte – was zum Teil der Tatsache geschuldet sein mag, dass diese für den Forscher interessanter sind, zum anderen aber auch eine bessere Quellenlage existiert. Vgl. Evans (1990), S. 597.

16 Thomas (1965).

gen (ebenso wie Berichte von Behörden) spiegeln zwar ein bestimmtes Bild der Reaktion von Bürgern wider, aber sie tun es selektiv, und es muss mit der Realität nicht oder nur begrenzt übereinstimmen. Selbst die Erfahrungen, die Ärzte in ihrer täglichen Praxis machen, eignen sich für generalisierende Aussagen nur bedingt. Ein Beispiel dafür ist die Reaktion auf die Schweinegrippe, in deren Rahmen in einer Ärztebefragung von einer weitverbreiteten Verunsicherung der Patienten berichtet wird; diese hätten teilweise geradezu „hysterisch" reagiert.[17] Demgegenüber gaben in einer bundesweiten Telefonumfrage des Robert Koch-Instituts im Januar 2010 61 Prozent der Befragten an, dass sie die saisonale Grippe für schlimmer hielten als die neu aufgetretene Schweinegrippe. Und in einer zwei Wochen später durchgeführten Umfrage stuften gar 90 Prozent die persönliche Gefahr durch das Virus für ihre Gesundheit als niedrig bzw. eher niedrig ein.[18] In einer weiteren Erhebung, die am Ende der Epidemie stattfand, äußerten 70 Prozent die Meinung, sie hätten sich zu keiner Zeit besonders durch die Schweinegrippe bedroht gefühlt.[19] Dass sich nur eine Minderheit in dieser Zeit als gefährdet sah, belegen ebenfalls Umfragen, die im Auftrag der DAK[20], im Rahmen der „Eurobarometer"-Serie der Europäischen Union[21] und vom Institut für Demoskopie durchgeführt wurden[22].

Umfragen als Quelle für Aussagen über die Bevölkerung

Umfragen, die repräsentative Aussagen über die Bevölkerung erlauben, gibt es in Deutschland seit der Nachkriegszeit.[23] Sie sind in der historischen Forschung bislang wenig rezipiert worden. Das ist zum einen Folge einer partiell begrenzten Sichtbarkeit der Ergebnisse (nur ein Teil ist veröffentlicht), zum anderen auch Auswirkung eines mangelnden Vertrautseins mit den Methoden der empirischen Sozialforschung

---

17 Eisele u. a. (2014), S. 689.
18 Robert Koch-Institut: Telefonische Querschnittserhebung (2010), S. 115.
19 Robert Koch-Institut: Repräsentative telefonische Erhebung zur Impfung gegen die pandemische Influenza (2010), S. 237.
20 Vgl. Geissel (2009).
21 The Gallup Organization (2010).
22 Auf die Frage „Glauben Sie, dass wir in Deutschland durch die Schweinegrippe gefährdet sind, oder ist das Risiko nicht so groß?" meinten in einer bundesweiten Erhebung des Instituts für Demoskopie im Mai 2009 26 Prozent und im August 35 Prozent der Befragten, man sei in Deutschland gefährdet. Mit Bezug auf die eigene potentielle Betroffenheit waren es im Mai 2009 gar nur acht Prozent und im August 14 Prozent, die von sich sagten, sie würden sich persönlich durch die Schweinegrippe gefährdet sehen. Nicht viel anders die Verhältnisse im Fall der Vogelgrippe-Epidemie: Gefragt, ob man in der Bundesrepublik dadurch gefährdet sei, meinten im November 2005 37 Prozent, dies wäre der Fall. Die Frage, ob man sich persönlich durch die Vogelgrippe gefährdet fühle, bejahten im März 2006 20 Prozent. Siehe Köcher (2009), S. 717 f.
23 Vgl. u. a. Meyen (2000); Meyen (2002). In den USA und Großbritannien gab es bereits in den 1930er Jahren nationale Umfragen, methodisch nicht immer ganz den heutigen Standards entsprechend, aber gleichwohl aussagekräftig genug.

und der Schwierigkeit, die Aussagekraft und Qualität ihrer Ergebnisse einzuschätzen.[24] Dabei bieten Umfragen ein durchaus gewichtiges Erkenntnispotential. Sie erlauben es, die Reaktion der Bevölkerung zu unterschiedlichen Themen näher zu analysieren, sowohl auf der Verhaltens- als auch auf der Einstellungsebene – und dies unabhängig von den Berichten staatlicher und sonstiger Institutionen oder von (sozial selektiv verfügbaren) Tagebüchern oder Lebenserinnerungen. Sie ermöglichen es zudem, das Bündel der Einflussfaktoren in ihren jeweiligen Effekten auf Einstellungen und Verhalten näher zu bestimmen. In dem Maße, wie sich die geschichtswissenschaftliche Forschung der Nachkriegszeit zuwendet, werden Umfragen als Quellengattung – auch in Bezug auf Epidemien – für Historiker an Bedeutung gewinnen.

Erhebungen, die Fragen zu Epidemien enthalten, waren in Deutschland allerdings bislang relativ selten und bieten oft nur eine begrenzte Zeitperspektive. Sie unterliegen – ähnlich wie bei anderen Themen – einem Aktualitätszyklus, der von der Realität abgehoben sein kann. Je nach öffentlicher, medialer Aufmerksamkeit variiert das Interesse sowohl staatlicher Behörden als auch der Massenmedien, Fragen dazu in Erhebungen einzuschalten oder eigenständige Umfragen in Auftrag zu geben. Dies kann im ungünstigen Fall zur Folge haben, dass mit Umfragen auf Ereignisse zu spät reagiert wird oder zu früh das Interesse daran abbricht. Und es kann dazu führen, dass je nach Fokus der Debatte und des jeweiligen institutionellen Interesses die Fragestellungen thematisch mal enger, mal breiter, zu punktuell oder zu global ausgerichtet sind.

Im Fall der Schweinegrippe z. B. galt das Interesse des Robert Koch-Instituts ebenso wie das der Massenmedien, die sich mit einzelnen Fragen in bundesweite Erhebungen einschalteten[25], nahezu ausschließlich der Impfbereitschaft der Bürger. Wie sehr sich die Befragten durch die Schweinegrippe selbst bedroht fühlten, war sekundär, wurde

---

24 In den Lehrbüchern zu Quellen und Werkzeugen für Historiker werden Umfragen üblicherweise nicht in einem eigenen Teil, mit einer Diskussion methodischer Besonderheiten (wie Stichprobenziehung, Erhebungsmethoden, Frageformulierungen etc.), aufgeführt. Es gibt auch sonst keine speziellen Darstellungen für Historiker, was zweifellos eine Rezeption dieser Quellengattung, die ihrem Erkenntnispotential entspricht, verzögert hat. In seinem Plädoyer, die Bandbreite der Quellen zu Epidemien für Historiker zu erweitern, lässt Dinges (1995) Umfragen aus dem von ihm genannten Spektrum leider aus. Was bei ihm unter dem Etikett „öffentliche Meinung" aufgeführt wird, umfasst sowohl die Medien als auch die Bevölkerung, wird aber auf der Quellenebene nur begrenzt ausdifferenziert. Dabei stellen Umfragen eine bedeutsame und oft leicht verfügbare Quelle dar, Ergebnisse sind teilweise in Publikationen der Umfrageinstitute – wie z. B. den Jahrbüchern des Instituts für Demoskopie – veröffentlicht. Im GESIS-Datenarchiv in Köln stehen Originaldatensätze gar für erneute Analysen zur Verfügung. Im Übrigen sei auch auf die Möglichkeit – je nach Thema – retrospektiver „Oral History"-Interviews verwiesen: eine Praxis, die in der Vergangenheit im Fall von Epidemien eher journalistisch als wissenschaftlich vom amerikanischen Schriftsteller Richard Collier genutzt wurde, um die Zeit der „Spanischen Grippe" zu rekonstruieren. Insgesamt, so schreibt Witte (2008), S. 91, hätte der Autor rund 1.500 Interviews dazu durchgeführt.

25 Vgl. Robert Koch-Institut: Repräsentative telefonische Erhebung zur Impfung gegen die Neue Influenza (2010); Robert Koch-Institut: Telefonische Querschnittserhebung (2010); Robert Koch-Institut: Repräsentative telefonische Erhebung zur Impfung gegen die pandemische Influenza (2010); Infratest Dimap (2009); Focus (2013).

oft nicht mal ermittelt.[26] Auf Seiten der Massenmedien, die häufig Fragen in Erhebungen einschalten oder eigene Erhebungen initiieren, ist die Interessenlage oftmals ebenfalls eingeschränkt. Es steht der Wunsch im Vordergrund, kurzfristig aktuelle Zahlen zu einem öffentlich prominenten Thema in die Hand zu bekommen. Umfrage-Institute, die pro Tag 500 oder 1.000 Telefoninterviews durchführen oder durchführen können[27] oder sich sogenannter Access-Panels bedienen, sind in der Regel in der Lage, entsprechende Daten kurzfristig zu erheben. Aber für die Analyse dynamischer Entwicklungen hat eine starke zeitliche Beschränkung in der Erhebungsphase den Nachteil, dass man lediglich eine mehr oder minder tagesbedingte Momentaufnahme abbildet.

Dass man sich bei Epidemien des Themas „Reaktionen in der Bevölkerung" in der ganzen Breite annimmt – in emotionaler und kognitiver ebenso wie in handlungsbezogener Hinsicht –, und dies in kontinuierlicher Weise über einen längeren Zeitraum hinweg, gibt es erst seit kurzem. Erst die Corona-Pandemie hat dazu geführt, dass man den thematischen Fokus erheblich erweiterte und Studien initiierte, die auch den Langzeitwandel unter dem Einfluss der Ereignisse miteinbeziehen. Und es sind diesmal nicht mehr allein medizinische Einrichtungen – wie das Robert Koch-Institut – oder die Massenmedien, die sich den Einstellungen und Verhaltensweisen der Bürger mittels der Umfrageforschung zuwenden, sondern in maßgeblicher Weise auch universitäre Einrichtungen.[28] Damit ist eine längerfristige, stärker auf Forschung ausgerichtete Perspektive in gewissem Umfang vorprogrammiert.

Im Folgenden soll am Beispiel der EHEC-Epidemie von 2011 der Frage nach den Reaktionen der Bevölkerung unter dem Einfluss sich ändernder Rahmenbedingungen anhand bundesweiter Umfragen nachgegangen werden. Zu den Rahmenbedingungen zählen dabei die Ereignisse, so wie sie von den Massenmedien vermittelt werden und wie sie in die Realitätsdefinitionen der Bürger mit eingehen. Von besonderem Interesse ist, wie sehr die Bürger durch die Ereignisse beunruhigt wurden und wie sie mit den Gefahren im Zeitverlauf umgingen. Wie wurde die Entwicklung der Epidemie in der medialen Berichterstattung abgebildet und wie schlägt sich dies auf der Ebene der Bevölkerung nieder?

---

26 In der Tat war die Impfung in der Öffentlichkeit und in der Bevölkerung höchst kontrovers, am Schluss lag die bundesweite Impfquote – trotz Verfügbarkeit großer Mengen – im Jahr 2010 nur bei 7,5 Prozent, in Bremen gar nur bei 4,3 Prozent. Dabei hatte es an bedrohlichen Szenarien in den Medien nicht gefehlt. Als sich Ende Oktober die Pandemiewelle dem Höhepunkt näherte, prognostizierte der frühere Leiter des niedersächsischen Gesundheitsamtes in der *Bild*-Zeitung ca. 30 Millionen Erkrankte und bis zu 35.000 Tote in Deutschland – ein Szenario, so hieß es, „das die schlimmsten Befürchtungen übersteigt". Vgl. Gesundheitsamt Bremen (2011), S. 4, 21.

27 Manche Institute, wie Forsa, geben an, sie könnten jeden Tag 1.000 Telefoninterviews durchführen.

28 Eine aktuelle Übersicht über die verschiedenen Studien zum Thema Corona gibt es (wenn auch nicht ganz vollständig) auf der Homepage des „Rats für Sozial- und WirtschaftsDaten": https://www.ratswd.de/themen/corona (letzter Zugriff: 19.4.2021).

Wie auch bei manchen anderen Epidemien wurde EHEC in den Massenmedien zu einem prominenten, zum Teil auch etwas reißerischen Thema.[29] Dass deren Berichterstattung in der Bevölkerung nicht ohne Einfluss blieb, zeigt u. a. eine Analyse für Bremen in Zeiten der Schweinegrippe, wo der Verlauf der lokalen Zeitungsmeldungen mit dem Verlauf der Hotline-Anfragen beim Gesundheitsamt wegen der Epidemie und mit der Zahl der Impfungen korrespondierte. Es wurde aber auch deutlich, dass es sich um einen komplexen Zusammenhang handelt – die Leser bestimmter Zeitungen, die für bestimmte Inhalte stehen, sind nämlich nicht notwendigerweise diesen Inhalten in ihrem Verhalten, was die eigene Impfung betrifft, gefolgt.[30]

Die EHEC-Krise und die Öffentlichkeit

In der Zeit vom Mai bis Juli 2011 kam es in Deutschland zu einem massiven Ausbruch von Erkrankungsfällen des hämolytisch-urämischen Syndroms (HUS) und blutiger Diarrhöen durch enterohämorrhagische *Escherichia coli* (EHEC) des Serotyps O104:H4. In der Schnelligkeit der Ausbreitung, der großen Zahl und Art der betroffenen Personen (Erwachsene und nicht Kleinkinder) hatte es Vergleichbares zuvor nicht gegeben. Es handelte sich in Deutschland um den größten Krankheitsausbruch durch EHEC-Infektionen und um den größten weltweit beschriebenen Ausbruch von HUS-Fällen.[31] Die Komplikationen und Folgen des Krankheitsgeschehens erwiesen sich als schwerwiegend: Mehrere der erkrankten Patienten mussten für längere Zeit auf die Intensivstation, entwickelten Organschäden oder starben. Insgesamt wurden vom Robert Koch-Institut nach Abschluss der Infektionswelle 855 Erkrankungen an HUS und 2.987 Fälle an akuter Gastroenteritis, die dem Ausbruch zuzurechnen sind, gezählt. 53 Menschen verstarben infolge der EHEC-Erkrankung.[32]

Die Dramatik des Geschehens, wie sie sich in der Ausbreitungsphase darstellte, bestand nicht allein in der Tatsache, dass sich die Erkrankung so schnell ausbreitete und schwerwiegende gesundheitliche Folgen mit sich brachte. Sie zeigte sich auch darin, dass das Bakterium zwar früh identifiziert wurde, jedoch die Infektionsquelle lange Zeit unbekannt blieb und es völlig ungewiss war, wie und wann die rasante Ausbreitung gestoppt werden könnte. Hinzu kam, dass das Gesundheitssystem überfordert schien: So mussten z. B. aufgrund des Mangels an Behandlungsplätzen Erkrankte aus Hamburg in benachbarte Bundesländer verlegt werden.

---

29 Zur Frage, wie reißerisch die Medien waren, gab es z. T. auch eine Diskussion in Medienzeitschriften. Vgl. Medium Magazin (2011); Horizont (2011); MEEDIA (2011).
30 Gesundheitsamt Bremen (2011). Eine kurze Darstellung findet sich ebenfalls bei Schmidt/Tempel (2010).
31 Robert Koch-Institut (2011).
32 Robert Koch-Institut (2011).

In einer Frühphase der Entwicklung, die bereits durch schnell anwachsende Infektionszahlen geprägt war, wurden spanische Gurken als vermeintliche Quelle identifiziert. Diese Annahme erwies sich bald als falsch. So konnten die Behörden zunächst als allgemeine Präventionsmaßnahme nur generell vor dem Verzehr von Gurken und Tomaten warnen und die Empfehlung geben, noch gründlicher als sonst üblich hygienische Regeln zu beachten. Dass es importierte Sprossensamen waren, die als Infektionsquelle in Frage kamen, stellte sich erst in einer Spätphase des Krankheitsausbruchs heraus.

Die ersten Meldungen über EHEC in den Massenmedien datieren aus der zweiten Hälfte des Mai 2011. Am 20. Mai ist noch relativ vage von einer „Durchfall-Welle im Norden" die Rede (so z. B. im *Kölner Express*). Einen Tag später wird bereits von einer „lebensgefährlichen" Durchfall-Welle geschrieben (*Kölner Express*, 21. Mai 2011) und am Folgetag heißt es, dass sich die Infektionswelle nun von Norddeutschland auf ganz Deutschland ausbreite. Als wenig später die ersten Todesfälle mit der Epidemie assoziiert wurden, gewann die Berichterstattung – zumal in der Boulevardpresse – rasch an Dramatik. Es kam zu einem Alarmismus, der durch steigende Infektions- und Todeszahlen vorangetrieben wurde und durch das fehlende Wissen um die Erreger der Krankheit.

So hieß es am 24. Mai 2011 bei *Bild*: „Horror-Keime töten drei Menschen. Schon 400 Menschen infiziert" und wenig später, am 28. Mai: „Horror-Keime wüten immer schlimmer [...] EHEC-Seuche droht außer Kontrolle zu geraten". Ähnlich der Tenor im *Kölner Express*: „EHEC außer Kontrolle? Blut-Durchfall. Immer mehr Tote" (28. Mai 2011). Doch nicht nur wer die Boulevardmedien verfolgte, muss den Eindruck einer dramatischen Entwicklung gewonnen haben. Auch wer die überregionale, seriöse Presse – wie die *Süddeutsche Zeitung* – las, dürfte sich der Annahme einer wachsenden Bedrohung kaum erwehrt haben. So wurde dort am 30. Mai berichtet: „13 Tote, 1.200 bestätigte oder mutmaßliche Fälle, und die Zahl wird weiter steigen." Am 1. Juni hieß es: „Hoffnung auf ein absehbares Ende hat sich nicht erfüllt. Dabei hat es am Montag noch so ausgesehen, als gäbe es Hoffnung auf ein baldiges Ende." Am 4. Juni: „Zahl der Erkrankten steigt weiter an, im Norden werden die Blutvorräte knapp." Am 5. Juni: „EHEC bringt Kliniken in Not. Engpässe für die Versorgung der Bevölkerung", am 8. Juni: „Inzwischen zweifelt die EU daran, dass Deutschland die Krise allein bewältigen kann." Und am 9. Juni hieß es, es sei „nach wie vor unklar, woher die gefährlichen EHEC-Bakterien stammen. Die Krankenhäuser sind überfüllt."

Einen Tag später, am 10. Juni, zeichnete sich eine Entspannung ab. „Es sind die Sprossen", berichtete die *Süddeutsche Zeitung*. „Die Behörden sind sich sicher: Sprossen haben die EHEC-Epidemie in Deutschland ausgelöst." Am gleichen Tag wurde von den Behörden die Warnung vor Gurken, Tomaten und Salat (nicht aber Sprossen) aufgehoben, und wenige Tage später – am 15. Juni – gab das Robert Koch-Institut bekannt, dass sich immer weniger Menschen anstecken würden. Nachdem drei Wochen lang keine neuen, offensichtlich der Epidemie zugehörigen Erkrankungsfälle übermittelt wurden, erklärte das Robert Koch-Institut schließlich am 26. Juli den Ausbruch offiziell für beendet.

Von dem Tag an, an dem verkündet wurde, man habe die Ursache der Epidemie identifiziert, verlor die mediale Berichterstattung nicht nur an Dramatik, sondern auch an Volumen. Die Zahl der Meldungen über EHEC in den verschiedenen Online-Ausgaben der Tageszeitung *Die Welt*[33] z. B. reduzierte sich in den folgenden sieben Tagen um mehr als die Hälfte und halbierte sich in den darauffolgenden sieben Tagen noch mal, bis sie schließlich gegen null tendierte. Ähnlich war die Entwicklung bei überregionalen Medien wie der *Süddeutschen Zeitung*, bei Zeitschriften wie *Der Spiegel* und bei lokalen Zeitungen wie dem *Hamburger Abendblatt*.[34]

Reaktionen der Bevölkerung auf Epidemien: offene Fragen und Forschungsbedarf

Vom Ausbruch der Infektionswelle bis zur offiziellen Erklärung, sie sei beendet, dauerte es rund drei Monate. Nimmt man die öffentliche Wahrnehmung des Problems, von den ersten Meldungen in den Massenmedien bis zum deklarierten Ende der Infektionswelle, sind es jedoch gerade mal zwei Monate – eine Zeit, in der sich tagtäglich dramatische Meldungen in den Zeitungen fanden und deren Titelseiten beherrschten. Die Bürger blieben davon nicht unberührt: Der Absatz von Gurken und Tomaten ging drastisch zurück. Ein Zusammenbruch des Gemüsemarktes zeichnete sich ab.[35] Die Zahl der Suchanfragen bei Google zum Thema EHEC stieg stark an.[36] Wie aber reagierten die Bürger im Einzelnen: Wie viele sorgten sich und versuchten sich zu schützen? Und in welcher Weise taten sie es?

Im Fall der EHEC-Epidemie war die Situation bezüglich der Umfrageforschung nicht viel besser als bei früheren Epidemien. Die Erhebungen, maßgeblich durch die Medien initiiert, beschränkten sich in ihren Daten auf einige wenige Tage[37] – was be-

---

33 Gezählt wurden *Welt aktuell, Welt kompakt* und *Welt Online* (z. T. identische Meldungen oder Berichte auf den unterschiedlichen Plattformen, teilweise handelt es sich um im Lauf des Tages mehrfach aktualisierte Meldungen). Erschienen in der Zeit vom 25. Mai bis 10. Juni über alle Ausgaben und Plattformen hinweg täglich durchschnittlich 19,5 Meldungen, waren es in der Woche nach dem 10. Juni durchschnittlich 9,4 und in der darauffolgenden Woche 4,4 (Basis der Auswertung jeweils Volltextsuche bei Lexis Nexis; eigene Auswertung).

34 Beim *Hamburger Abendblatt* wurden im Online-Auftritt oder in den Papierausgaben bis einschließlich 10. Juni täglich durchschnittlich 17,6 Meldungen gezählt, in der Folgewoche 11,1 und der darauffolgenden Woche 5,4 (Basis: Suche bei Lexis Nexis; eigene Auswertung). Nach Fischer u. a. (2014), S. 150, gibt es im zeitlichen Verlauf eine hohe Übereinstimmung zwischen der Anzahl der Zeitungsmeldungen und den vom RKI gemeldeten Infektionszahlen.

35 Müller (2011).

36 MEEDIA (2011). Man kann dies auch heutzutage noch retrospektiv feststellen, wenn man bei Google Trends (https://trends.google.de, letzter Zugriff: 19.4.2021) den entsprechenden Zeitraum und den Begriff „EHEC" eingibt. Man kann der Übersicht überdies entnehmen, dass die Suche besonders häufig in Norddeutschland stattfand – dem Gebiet, wo sich EHEC auch am frühesten und am weitesten ausgebreitet hat.

37 Z. B. Infratest Dimap (2011); Stern (2011).

deutet, dass tagesaktuelle Reaktionen, die durch die Medienberichterstattung mitge-
prägt sind, das erfasste Meinungsbild maßgeblich bestimmten und dass die Verlaufs-
prozesse nicht abgebildet wurden. Die einzige Studie, die im Fall von EHEC einen
längeren Vergleich der Bevölkerungsreaktionen über die Zeit hin erlaubt (erstellt im
Auftrag des Robert Koch-Instituts im Hinblick auf Verzehrgewohnheiten), basiert auf
einem Online-Access-Panel der GfK.[38] Solche Panels sind allerdings methodisch nicht
unproblematisch. Sie stützen sich auf Personen, die über einen Internet-Zugang verfügen und sich zu wiederholten Befragungen bereitgefunden haben. Es werden diejenigen nicht angemessen repräsentiert, die gar nicht oder nur selten online sind. Das trifft
ebenso auf jene zu, die zwar über einen Internet-Zugang verfügen, aber kein Interesse
an wiederholten Befragungen haben und sich nicht zur Teilnahme an der Erhebung
bereitfinden.[39]

Im Gegensatz dazu stützt sich die Erhebung, die im Folgenden im Vordergrund
steht, auf eine telefonisch durchgeführte bundesweite Befragung der Bevölkerung mit
längerer Laufzeit. Es handelt sich um die einzige Umfrage, die zur EHEC-Krise Aussagen über die Reaktion der Bürger im zeitlichen Verlauf erlaubt. Sie profitiert davon,
dass – anders als bei den anderen telefonischen Erhebungen zu EHEC – die Feldphase
mehrere Wochen umfasste. Sie setzte vor der EHEC-Epidemie ein und erstreckte sich
bis in die Zeit, als das Problem als gelöst galt. Man kann daher nicht nur ermitteln, wie
sich der Beginn der Infektionswelle auf das Erleben auswirkte, sondern auch, wie sich
dieses im Verlauf der Epidemie änderte.

Drei Themen sollen im Folgenden diskutiert werden: (1) Wie sehr wurden die Bürger durch die Infektionswelle beunruhigt? Wie sehr fand der Alarmismus der Medien
ein Pendant in der Reaktion der Bevölkerung? (2) Welche Präventionsmaßnahmen
wurden durch die Bürger ergriffen? Wie sehr wurden sie durch die wahrgenommene
Bedrohung mit beeinflusst? (3) Wie sehr stieg die allgemeine Besorgtheit um körperliche Unversehrtheit in der Bevölkerung an, wie sehr kam es zu einer Welle diffuser
Verunsicherung? Und wie sehr hatte die Epidemie Auswirkungen auf die Kohäsion
der Gesellschaft, gemessen am generalisierten Vertrauen in andere Menschen?

Methodische Grundlagen[40]

Grundlage ist eine Stichprobe von zufällig generierten Festnetz-Telefonnummern.
Diese wurden nach dem Gabler/Häder-Verfahren[41] gezogen und durch GESIS zur

---

38 Robert Koch-Institut (2011).
39 Vgl. u. a. Couper/Coutts (2006).
40 Die Daten der ausgewerteten Erhebung sind Teil des Bestandes eigener Umfragen des Autors und werden zu einem späteren Zeitpunkt beim Datenarchiv für Sozialwissenschaften GESIS archiviert werden.
41 Häder/Gabler (1998).

Verfügung gestellt. Aufgrund der Zufallsgenerierung der Nummern haben auch die Personen eine Chance, in die Befragung einbezogen zu werden, die nicht im Telefonbuch oder anderen Verzeichnissen enthalten sind. Dieser Kreis stellte zur Zeit der Erhebung einen großen Teil, wenn nicht gar die Mehrheit der Bevölkerung dar. Die Auswahl der Befragten im Haushalt erfolgte zufällig, auf der Basis der „last birthday"-Methode. Einbezogen wurden Personen ab 18 Jahren.

Durch die Beschränkung auf Festnetznummern bleibt ein kleinerer Teil der Bürger, der lediglich über einen Mobilfunkanschluss verfügt, aus der Erhebung ausgeklammert. Dies ist für die Aussagekraft der Befragung jedoch kein Problem, denn der Anteil dieser Personen lag zur Zeit der Erhebung bundesweit in der Bevölkerung lediglich bei Werten zwischen zehn und zwölf Prozent[42], und die Unterschiede im Antwortverhalten zwischen Personen mit Festnetzanschluss und mit ausschließlichem Mobilfunkanschluss hielten sich seinerzeit in Grenzen[43]. Angesichts dieser Konstellation sind nennenswerte Verzerrungen, die aus der Beschränkung auf Festnetzanschlüsse erwachsen, im vorliegenden Fall nicht zu erwarten.

Die Erhebungsphase der Umfrage begann vor Einsetzen der EHEC-Krise. Als es zu den ersten Meldungen über EHEC und die dramatische Entwicklung der Infektionszahlen kam, wurde der Fragebogen im Sinne des „Stand-by-Research"[44] kurzfristig erweitert und Fragen zur Sorge um EHEC-Erkrankungen und zu Vorsichtsmaßnahmen zusätzlich eingebracht. Die Gesamterhebung fand ihren Abschluss, kurz nachdem der EHEC-Ausbruch offiziell für beendet erklärt wurde. Damit fällt das zentrale Geschehen in die Feldphase der Umfrage. Angelegt war sie als Mehrthemenerhebung. Gegenüber den Zielpersonen wurde sie als eine Studie zu „Lebensbedingungen und aktuellen Fragen" deklariert. Eine solche allgemein gehaltene Kennzeichnung ist sinnvoll, um eine überproportionale Rekrutierung thematisch Interessierter zu vermeiden.[45]

Studenten der Sozialwissenschaften, die einer Interviewer-Schulung unterzogen waren, führten die Befragungen vom CATI-Telefonlabor des Instituts für Sozialwissenschaften der Heinrich-Heine-Universität Düsseldorf aus durch. Begonnen wurde mit der Erhebung am 3. Mai 2011, abgeschlossen wurde sie am 27. Juli. Dadurch, dass die Nummern in der Erhebungsphase blockweise[46] nach und nach eingegeben

---

42 Hüfken (2010); Europäische Kommission (2011), S. 29; vgl. Reuband (2014).

43 Hüfken (2010).

44 Biderman (1966).

45 Groves/Presser/Dipko (2004). Im Gegensatz zu postalischen Befragungen können die Bürger bei „face-to-face" und telefonischen Erhebungen den Fragebogen mit seinem Programm vorher nicht ansehen; gleichwohl ist es auch hier geraten, ihn so zu gestalten, dass er thematisch einen Querschnitt der Bürger anspricht und dies auch im Einleitungstext deutlich macht – und nicht etwa eine irgendwie geartete thematische Selektion begünstigt.

46 Die Zufallsgenerierung von Telefonnummern stellt die einzige Möglichkeit dar, auch Personen zu erfassen, die nicht im Telefonbuch stehen. Die so generierte Nummernbasis (in unserem Fall 10.000 Nummern) wurde nach Zufallsverfahren in mehrere Sub-Stichproben – „Blöcke" von Telefonnummern – unterteilt,

wurden, kann man die Umfrage zeitlich in verschiedene Abschnitte unterteilen und der Entwicklung der EHEC-Epidemie Rechnung tragen. Die einzelnen Erhebungsabschnitte umfassten also nicht nur Personen, die bisher nicht erreicht und erneut kontaktiert wurden, sondern vor allem solche, die über einen neuen Nummernblock in das computergestützte Telefonsystem eingegeben worden waren. Fragen zu EHEC wurden in die laufende Befragung ab dem 25. Mai eingeschaltet und waren bis zum Schluss Bestandteil der Erhebung.

Die Zahl der Personen, die im Verlauf der gesamten Erhebungsphase befragt wurden, liegt bei 638.[47] Bezogen auf die Personen, mit denen ein Kontakt am Telefon hergestellt werden konnte und bei denen die formalen Voraussetzungen für eine Befragung gegeben waren (N=2.383), entspricht dies einer Ausschöpfungsquote von 27 Prozent.[48] Eine solche Quote ist in einer Zeit, für die allgemein sinkende Ausschöpfungsquoten bei Erhebungen kennzeichnend sind[49], für Telefonumfragen in Deutschland nicht untypisch[50]. Heutzutage dürfte die Quote oftmals eher noch niedriger liegen. Auf die Fragen zu EHEC entfallen (da diese erst im Verlauf der Erhebung eingebracht wurden) 323 Personen. Für die Aussagen über die Verbreitung von Sorgen und gewählten Vorsichtsmaßnahmen der Bürger wird im Folgenden der gewichtete Datensatz verwendet (gewichtet auf der Grundlage des Mikrozensus 2010 nach den Merkmalen Altersgruppen, Bildung und Geschlecht).[51]

---

die in der Erhebungsphase sukzessiv in größeren zeitlichen Abständen in den Nummernpool eingegeben wurden.

47 In einigen Fällen gab es nach den ersten Fragen einen technisch bedingten Ausfall. Die Zahl der Befragten, die in die Analyse eingehen und für die bis zum Schluss der Erhebung Angaben vorliegen (einschließlich Soziodemographie etc.), liegt daher etwas niedriger. Sie beläuft sich, bezogen auf die Gesamterhebung, auf 585 Personen, im Fall der Fragen zu EHEC auf 313 Personen. Die Fallzahlen können leicht variieren, da sich die Zahl fehlender Antworten je nach Frage etwas unterscheidet.

48 Grundlage der Berechnung sind die Personen, bei denen ein Kontakt zwecks Interview hergestellt wurde und das Interview entweder realisiert oder von der Ziel- bzw. Kontaktperson verweigert wurde. Personen, bei denen ein neuer Termin vereinbart wurde, dieser aber – vom Interviewer oder Befragten – nicht eingehalten werden konnte und kein neuer Kontakt zustande kam, bleiben ausgeklammert, ebenso Anrufe, bei denen lediglich ein Anrufbeantworter erreicht wurde und die Frage der Kooperationsbereitschaft damit ungeklärt bleiben musste. Bis zu acht Kontaktversuche wurden unternommen. Zur Bedeutung der Kontaktzahl für die Zusammensetzung vgl. Reuband (2012).

49 Vgl. u. a. Wasmer/Scholz/Blohm (2010).

50 Vgl. z. B. Schneiderat/Schlinzig (2012).

51 Wie auch in anderen Telefonumfragen üblich, waren hier Jüngere unterrepräsentiert und höher Gebildete im Vergleich zur Bevölkerung überrepräsentiert. Hinweise dafür, dass die Durchführung von Seiten der Universität einen höheren Anteil besser Gebildeter als in Telefonumfragen kommerzieller Umfrageinstitute erbringt, ergaben sich im Vergleich mit anderen Erhebungen nicht. Durch die Gewichtung der Daten werden die leichten Verzerrungen in der Zusammensetzung der Befragten ausgeglichen.

Reaktionen der Bevölkerung

Gefühle persönlicher Bedrohung

Wie sehr ging die EHEC-Epidemie auf Seiten der Bürger mit Beunruhigung und Furcht einher? Nimmt man die Berichterstattung der Medien mit ihrer täglichen Steigerung von Schreckensmeldungen als Maßstab, würde man unter den Bürgern in hohem Maße Panik erwarten. Und in der Tat haben manche Beobachter eine derartige Entwicklung zu erblicken gemeint. Zum Teil wurde gar die Ansicht vertreten, dass das Gefährliche an den Keimen nicht diese selbst seien, sondern die vorherrschende Hysterie davor.[52] Wie aber sah es mit den Reaktionen tatsächlich aus?

Gemessen wurde die subjektive Bedrohung durch EHEC über die Sorge, daran selbst zu erkranken. Damit ist nicht nur die personale, sondern auch die affektive Dimension von Einstellungen angesprochen. Die personale Dimension bezieht sich auf den Befragten selbst, die soziale Dimension auf die Gesellschaft. Die persönliche Bedrohung wird im Allgemeinen geringer veranschlagt als die soziale Bedrohung durch das jeweilige Problem.[53] Was die affektive Dimension angeht, so hat sich diese bei der Erklärung individueller Reaktionen als bedeutsamer als die kognitive Dimension erwiesen (welche die subjektive Kalkulation von Wahrscheinlichkeiten umfasst). Die affektive Dimension ist als ein Resultat der kognitiven Abschätzung anzusehen und ist ihr im Prozess, der zur Handlung führt, kausal nachgeordnet.[54]

Anders als es die Dramatik der medialen Berichterstattung und das kritische Urteil über Panik in der Bevölkerung nahelegen, äußerte sich nur ein kleiner Teil der Befragten ernsthaft besorgt, selbst an EHEC zu erkranken. So gaben lediglich sieben Prozent an, „sehr stark" besorgt zu sein, elf Prozent bezeichneten sich als „stark" besorgt, 19 Prozent als „mittel" besorgt, 25 Prozent als „wenig" und 39 Prozent als „überhaupt nicht besorgt". Natürlich stellt sich die Frage, wie sehr der geringe Grad an Besorgtheit eine Folge des Erhebungszeitpunktes ist. Die Tatsache, dass die Befragung auch noch in der Zeit durchgeführt wurde, in der sich die Lage allmählich zu entspannen schien, könnte eine Ursache sein.

Um die Frage von Periodeneffekten zu klären, wird im Folgenden die Erhebungsphase ereignisbezogen in drei Abschnitte untergliedert: Der erste bezieht sich auf die Zeit von Beginn der Erhebung bis zum 9. Juni – es sind die Wochen unmittelbar nach Ausbruch der EHEC-Infektion, als sich die Meldungen über dramatisch steigende

---

52 Bodderas (2011).
53 So wird die Bedrohung durch Kriminalität oder durch eine ungünstige wirtschaftliche Lage auf der sozialen Ebene im Allgemeinen weitaus höher eingestuft als auf der personalen Ebene. Manche der Bedrohungsszenarien entwickeln sich zudem auch eher auf der sozialen als auf der personalen Ebene. Vgl. am Beispiel Kriminalität Reuband (1994).
54 Vgl. etwa Rubin u. a. (2009); Reuter/Renner (2011).

Zahlen tagtäglich in den Medien häuften. Erst am 10. Juni gab es eine erste Entwarnung, wurde die Mahnung zur Vorsicht bei Gurken und Tomaten (nicht aber bei Sprossen) vom Robert Koch-Institut aufgehoben. Die zweite Periode setzt nach dieser Zeit am 10. Juni ein und währt bis zum 6. Juli. Der dritte Abschnitt reicht vom 7. bis zum 27. Juli, einen Tag nach der offiziellen Verkündung, dass die Infektionswelle beendet sei.

Tab. 1 Sorge, an EHEC zu erkranken, nach Datum der Erhebung (in Prozent, gerundet)

	25.5.–9.6.	10.6.–6.7.	7.7.–27.7.	Insgesamt
Sehr stark	5	8	6	7
Stark	20	10	5	11
Mittel	19	21	16	19
Wenig	28	25	23	25
Überhaupt nicht	28	35	50	39
	100	100	100	100
(N=)	(82)	(131)	(106)	(319)

Frageformulierung: „Zum Schluss noch ein ganz aktuelles Thema: In Deutschland hat sich ja in den letzten Tagen der Darmerreger EHEC ausgebreitet, der mit Durchfall einhergeht und teilweise gar zum Tode geführt hat. Wie sehr machen Sie sich Sorgen, dass Sie persönlich an EHEC erkranken könnten? Sehr stark – stark – mittel – wenig oder überhaupt nicht?"

Gliedert man die Ergebnisse nach diesen drei Perioden auf (Tab. 1), ergeben sich nur geringe Schwankungen im Ausmaß der Besorgtheit über die Zeit: Selbst in der Hochphase der Infektionswelle, als sich in den Medien die Meldungen über die EHEC-Bedrohung tagtäglich überschlugen, zeichnete sich die Mehrheit der Bürger als wenig besorgt aus: Nur 25 Prozent bekundeten eine „sehr starke" oder „starke Sorge". Dies ist zwar ein höherer Anteil als in der folgenden Phase, und in dieser wiederum liegt der Wert höher als in der Endphase der Infektionswelle (elf Prozent), aber das grundlegende Muster geringer Besorgtheit bleibt bestehen.[55]

Im Verlauf der Zeit, so wird weiterhin ersichtlich, nimmt nicht nur das Ausmaß sehr starker oder starker Besorgtheit ab. Es nimmt parallel dazu auch der Anteil derer zu, die sich überhaupt keine Sorgen machen. Der größte Sprung zeichnet sich von der vorletzten zur letzten Phase ab, als der entsprechende Anteil von 35 auf 50 Prozent ansteigt. Es gibt danach also durchaus eine Dynamik im Erleben, die von der Entwicklung der Epidemie nicht unabhängig ist, sondern ihr in gewissem Maße folgt.

---

55 Korreliert man das Ausmaß der Sorge, an EHEC zu erkranken, mit dem Datum der Erhebung, kommt man für den gesamten Umfragezeitraum lediglich auf r=.18 (p< 0,01), was bedeutet: Das Ausmaß an Besorgtheit nimmt im Zeitverlauf längerfristig ab, aber der Zusammenhang mit der Zeit ist nicht sonderlich stark.

Vorsichtsmaßnahmen

Bedeutet der geringe Grad an Besorgtheit, dass die Bürger von der EHEC-Krise in ihrer Alltagspraxis nahezu unberührt blieben? Die Tatsache, dass – wie zuvor erwähnt – der Gurkenverkauf in Deutschland in dieser Zeit einen Einbruch erlitt, spricht dagegen, ebenso der Anstieg in der Zahl der Google-Suchanfragen zu EHEC. Aber beides besagt nichts über die Anzahl der Personen, die entsprechend handeln, und auch nichts über die sonstigen Aktivitäten, die womöglich ergriffen wurden. Schließlich stehen den Bürgern ebenso gut andere Optionen zur Verfügung als eine Google-Suche oder der Verzicht auf Gurken.

Gefragt, ob sie „besondere Vorsichtsmaßnahmen" ergriffen hätten, „um sich vor EHEC zu schützen, oder ist das nicht der Fall?", zeigt sich, dass ein großer Teil der Bevölkerung sich sehr wohl mit dem Problem auseinandersetzte und Konsequenzen für den Alltag zog. Der Anteil der Personen, die sich besonderer Vorsichtsmaßnahmen bedienten, um sich vor EHEC zu schützen, beläuft sich über den gesamten Zeitraum gerechnet auf rund 58 Prozent.

Tab. 2 Vorsichtsmaßnahmen, um sich vor EHEC zu schützen, nach Datum der Erhebung (in Prozent)

	25.5.–9.6.	10.6.–6.7.	7.7.–27.7.	Insgesamt
Vorsichtsmaßnahmen	61	64	48	58
Keine Vorsichtsmaßnahmen	39	36	52	42
	100	100	100	100
(N=)	(83)	(130)	(106)	(319)

Frageformulierung: „Gibt es besondere Vorsichtsmaßnahmen, die Sie ergriffen haben, um sich vor EHEC zu schützen, oder ist dies nicht der Fall?"

Differenziert man nach Erhebungsperiode, so erkennt man, dass der Anteil derer, die Maßnahmen ergriffen, bis in die zweite Periode hinein bei über 60 Prozent lag und erst dann absank (Tab. 2). Dieser Anteil lag in dem Zeitraum, in dem sich die Situation bereits etwas entspannt hatte und sich die Befragten weniger sorgten, sogar noch etwas höher als zu Beginn – was bedeutet, dass sich auch nach dem Nachlassen eines Bedrohungsgefühls Vorsichtsmaßnahmen noch etwas weiter ausbreiten können. Selbst in der letzten Periode des Zeitvergleichs, als das Ende der Epidemie selbst offenkundig war, belief sich der Anteil noch auf 48 Prozent und lag damit beträchtlich höher, als die Zahlen zur Besorgtheit nahelegen. Offenbar legten viele Menschen eine pragmatische Haltung an den Tag: Sie gingen auf „Nummer Sicher", indem sie Vorsichtsmaßnahmen wählten, auch wenn sie selbst nicht sonderlich beunruhigt waren.

Welche Vorsichtsmaßnahmen wurden ergriffen? Anders als in den wenigen Erhebungen, in denen dazu Fragen gestellt wurden, wurden die Vorsichtsmaßnahmen
nicht über vorgegebene Antwortkategorien, sondern über eine offene Frage erfasst.
Mit einer solchen kann das Spektrum an Handlungsweisen differenzierter ermittelt
werden. Zwar kann es sein, dass manche Bürger sich zum Zeitpunkt der Befragung
nicht an alle Maßnahmen erinnern, die sie jemals praktizierten. Aber die wichtigsten
dürften genannt werden, die peripheren – allenfalls sporadisch, vorübergehend praktizierten – dürften (anders als bei einer Listenvorgabe) eher unerwähnt bleiben.[56]

Tab. 3 Art der Vorsichtsmaßnahmen (Mehrfachnennungen, in Prozent)

Keine Gurken	14
Keine Tomaten	8
Keine Sprossen	4
Kein Gemüse	22
Kein Gemüse aus Supermarkt	1
Kein Obst	7
Kein Salat	16
Keine Rohkost	5
Gurken/Lebensmittel nach Herkunftsland selektiert	4
Lebensmittel aus eigenem Garten	5
Lebensmittel aus der Region	2
Nur Bio-Lebensmittel	1
Verändertes Kaufverhalten	2
Kein Restaurantbesuch	1
Selbst kochen	1
Lebensmittel waschen	9
Erhöhte Hygiene, Hände waschen	28
Sonstige Nennungen, spezifisch	8
Sonstige Nennungen, unspezifisch	4
(N=)	(187)

Frageformulierung (falls vorherige Frage – siehe Tab. 2 – bejaht): „Was für Vorsichtsmaßnahmen
sind es, die Sie ergriffen haben?" (offene Frage)

Das Ergebnis ist in Tab. 3 zusammengestellt. Es zeigt sich eine breite Palette an Reaktionen – wobei die häufigsten denen entsprechen, die staatlicherseits zeitweise empfohlen wurden, wie der Verzicht auf Gurken, Tomaten und Gemüse bzw. der sorgfälti-

---

56 Zum Verhältnis von offenen und geschlossenen Fragen vgl. auch Schuman (2008).

ge Umgang mit ihnen (etwa durch intensiveres Waschen oder Abkochen). Außerdem erkennt man ein allgemein gestiegenes Bewusstsein für Hygiene – so wird z. B. des Öfteren genannt, sich häufiger die Hände zu waschen etc.

Setzt man die Besorgtheit um die Bedrohung durch EHEC mit den Reaktionen auf der Handlungsebene in Beziehung, so wird erwartungsgemäß[57] deutlich: Je mehr sich die Befragten Sorgen machten, desto eher neigten sie zu Vorsichtsmaßnahmen. Unter denen mit „sehr starker" Sorge waren es 84 Prozent, unter denen mit „mittlerer" Sorge 47 Prozent und unter denen, die sich „überhaupt nicht" sorgten, 40 Prozent. Bemerkenswert ist, dass selbst unter denen, die sich „wenig" oder „überhaupt nicht" sorgten, viele Personen Vorsichtsmaßnahmen praktizierten. Dies kann zweierlei bedeuten: Sie sind weniger beunruhigt, weil sie entsprechende Maßnahmen ergriffen haben und sich daher als ungefährdet wahrnehmen. Oder es handelt sich um Personen, die sich wenig Sorgen machten, aber aus rationalen Erwägungen heraus meinten, sich präventiv schützen zu müssen. Sie gingen gewissermaßen „auf Nummer Sicher".

Gesundheitssorgen und Anzeichen von Anomie

Gemessen an der Sorge um die eigene Gefährdung durch EHEC war Panik, so die bisherige Analyse, nicht die typische Reaktion der Bürger. Dennoch ist denkbar, dass sich auf einer anderen Ebene – derjenigen gesundheitlicher Sorgen und des Gefühls diffuser Verunsicherung – unterschwellig einschneidende Veränderungen vollzogen. Schließlich entschied sich die Mehrheit, Vorsichtsmaßnahmen walten zu lassen. Dies könnte sich, da bisherige Alltagsroutinen durchbrochen wurden, zum Teil in anderen, eher diffusen Formen der Verunsicherung niedergeschlagen haben.

Man kann diese Annahme prüfen, weil die Befragung den Vorteil hat, dass sie *vor* Beginn der Krise einsetzte und sich bis auf die Zeit nach deren Beendigung erstreckte. Betrachtet man als Erstes die Sorge, zu erkranken, lassen sich jedoch keine einschneidenden Veränderungen erkennen (vgl. Tab. 4). Der Anteil derer, die sich „sehr stark" sorgten, nahm zwar leicht nach Eintritt der EHEC-Krise und medialer Fokussierung zu (von 14 auf 17 Prozent), fasst man jedoch „sehr stark" und „stark" zusammen, gibt es sogar einen leichten Rückgang. Statistisch signifikante Veränderungen lassen sich über den gesamten Zeitraum der Erhebung gerechnet, anders als man erwarten könnte, nicht feststellen.

---

57 Rubin u. a. (2009).

Tab. 4 Allgemeine Sorge, zu erkranken, nach Datum der Erhebung (in Prozent, gerundet)

	3.5.–24.5.*	25.5.–9.6.	10.6.–6.7.	7.7.–27.7.	Insgesamt
Sehr stark	14	17	13	10	14
Stark	19	11	20	15	17
Mittel	37	46	36	35	38
Wenig	19	13	22	19	18
Überhaupt nicht	12	13	10	21	13
	100	100	100	100	100
(N=)	(224)	(119)	(129)	(106)	(578)

* Zeit vor Ausbruch der EHEC-Epidemie

Frageformulierung: „Was bereitet Ihnen zurzeit persönlich Sorgen? Was bedrückt Sie, wenn Sie an Ihre Zukunft denken [...] Wie sehr sorgen Sie sich, krank zu werden?"

Bezüglich der Anomie, verstanden als allgemeine Verunsicherung, stehen in der Umfrage drei Indikatoren zur Verfügung.[58] Sie setzen etwas unterschiedliche Akzente, aber gehören – wie vertiefende Analysen gezeigt haben – doch einer gemeinsamen Dimension an. Gleichwohl können sie auch einer eigenen Dynamik unterliegen. Die unterschiedlichen Akzente zeigen sich darin, dass mal eher ein Bezug zur Zukunft hergestellt wird, mal eher zur Gegenwart, mal eher zur eigenen Person, mal allgemein zur Gesellschaft. Wie am Beispiel der Reaktion der Hamburger Bevölkerung auf den Terroranschlag auf das World Trade Center in New York 2001 zu sehen ist[59], kann es sehr wohl geschehen, dass einzelne Anomie-Indikatoren aufgrund ihrer spezifischen Akzentsetzung stärker auf Ereignisse hin ausschlagen als andere. Daher wird hier der Verlauf sowohl auf der Ebene einer Gesamtskala, welche die Zahl zustimmender Antworten zu den drei Statements erfasst, als auch auf der Ebene der einzelnen Indikatoren betrachtet.

---

58 Die Statements wurden verschiedenen Umfragen entnommen, in denen sie als Indikator für Anomie verwendet werden. Das erste Statement stammt ursprünglich aus der Srole-Skala (vgl. Srole (1956)) und wird u. a. in der „Allgemeinen Bevölkerungsumfrage der Sozialwissenschaften" (ALLBUS) verwendet, das zweite entspringt ursprünglich einer Anomie-Skala von McClosky/Schaar (1965) und wurde u. a. in Studien von Wilhelm Heitmeyer zur „Gruppenbezogenen Menschenfeindlichkeit" eingesetzt; das dritte findet im Sozioökonomischen Panel (SOEP) Anwendung. Die Entscheidung, nicht die Srole-Skala im vorliegenden Fall zu verwenden, resultiert aus der Tatsache, dass diese Dimensionen einbezieht, die – etwa in Bezug auf Politik – eher als Folge denn als Ursache von Anomie anzusehen sind. Der Themenbezug ist zu breit.
59 Reuband (2010).

Tab. 5 Ausmaß diffuser Verunsicherung/Anomie nach Datum der Erhebung (Zustimmung in Prozent, gerundet)

	3.5.–24.5.*	25.5.–9.6.	10.6.–6.7.	7.7.–27.7.	Insgesamt
0 (keine)	37	28	42	29	35
1	34	35	23	36	32
2	19	23	27	21	22
3 (stark)	10	14	9	15	12
	100	100	100	100	100
(N=)	(224)	(119)	(129)	(106)	(578)

Zahl der bejahten Items für Anomie, 0=keine Anomie, 3=starke Anomie

Frageformulierungen: „So wie die Zukunft aussieht, kann man es kaum noch verantworten, Kinder auf die Welt zu bringen" – „In diesen Tagen ist alles so unsicher geworden, dass man auf alles gefasst sein muss" – „Das Leben ist heute so kompliziert geworden, dass ich mich fast nicht mehr zurechtfinde"

Antwortkategorien: „Stimme voll und ganz zu – stimme eher zu – stimme eher nicht zu – stimme überhaupt nicht zu"

Skala hier=Zahl zustimmender Antworten auf die drei Statements („stimme voll und ganz zu", „stimme eher zu")

* Zeit vor Ausbruch der EHEC-Epidemie

Wie man Tab. 5 entnehmen kann, gab es keine nennenswerten Veränderungen beim Ausmaß der Anomie im Verlauf der EHEC-Krise. Zwar nahm nach Einsetzen der Krise die Zahl derer, die keinerlei Gefühle der Verunsicherung empfanden, ab (von 37 auf 28 Prozent) und der Anteil derer, die Verunsicherung empfanden, zu (zwei oder drei zustimmende Antworten: von 29 auf 37 Prozent), doch ist diese Veränderung nicht nur schwach, sondern auch statistisch nicht signifikant. Vergleichbare Werte für fehlende Beunruhigung finden sich ebenso in späterer Zeit, in der die Sorge um eine EHEC-Erkrankung am Abklingen war.

Tab. 6 Anzeichen von diffuser Verunsicherung/Anomie nach Datum der Erhebung (Mehrfachnennungen, Zustimmung in Prozent)

	3.5.–24.5.*	25.5.–9.6.	10.6.–6.7.	7.7.–27.7.	Insgesamt
Keine Kinder in die Welt setzen	33	36	30	38	34
Alles unsicher	49	62	54	60	55
Leben kompliziert	21	25	19	24	22

Frageformulierungen: siehe Tab. 5. Aufgeführt hier die (zusammengefassten) Antworten „stimme voll und ganz zu" und „stimme eher zu"; der verbleibende Anteil bedeutet Ablehnung der Aussage

* Zeit vor Ausbruch der EHEC-Epidemie

Auch bei der gesonderten Betrachtung der einzelnen Indikatoren, die in die Anomie-Skala eingehen (Tab. 6), finden sich keine Hinweise auf Veränderungen, die als Effekte der EHEC-Krise verstanden werden können: Die Abweichungen sind zu schwach, nicht systematisch und statistisch nicht signifikant. Dies gilt selbst für das Statement, das sich auf die Wahrnehmung der allgemeinen aktuellen Lage bezieht und besagt, dass heutzutage alles so unsicher sei, dass man auf alles gefasst sein müsse. Unter den drei genannten Anomie-Indikatoren war es allein dieser, der in der Zeit des Anschlags auf das World Trade Center in Deutschland statistisch signifikante Effekte verzeichnet hatte.[60]

Und wie verhält es sich mit der Kohäsion der Gesellschaft? Dass Epidemien diese sowohl stärken als auch schwächen können, hat sich in der Vergangenheit gezeigt. Dabei dürften Ausmaß, Schwere und Dauer der Epidemie ebenso eine Rolle spielen wie die Möglichkeit der Schuld-Attribution auf soziale Gruppen und Minderheiten.[61] Dass äußerer sozialer Druck – etwa bei sozialen Konflikten – den Gruppenzusammenhalt stärken kann, steht außer Zweifel. Aber die Frage ist, wie sich dies in Zeiten von Epidemien darstellt, bei denen eine soziale Schuld-Attribution nicht stattfindet (eine Mensch-zu-Mensch-Übertragung war bei EHEC nie ein Thema).

Man kann der Frage des sozialen Zusammenhalts in unserer Erhebung am besten anhand des Statements „Den meisten Menschen kann man vertrauen" nachgehen. Auf der vorgegebenen fünfstufigen Antwort-Skala waren jeweils die Endpunkte benannt (1=„stimme überhaupt nicht zu", 5=„stimme voll und ganz zu"). Mit den dazwischenliegenden Werten konnte die Meinung abgestuft werden. Für die Zeit vor Beginn der EHEC-Epidemie kommt man auf einen durchschnittlichen Wert (arithmetisches Mittel) von 2,96, nach Einsetzen der Epidemie (25. Mai bis 9. Juni) auf 2,93, in der dann folgenden Zeit (10. Juni bis 6. Juli) auf 2,76 und nach Beendigung der Epidemie auf 2,90. Die Unterschiede sind minimal und statistisch nicht signifikant. Dies gilt auch dann, wenn man ähnliche Statements heranzieht und in die Analyse einbezieht.[62] Hinweise darauf, dass in der Zeit der Epidemie das Vertrauen in andere Menschen, mithin das Ausmaß sozialer Kohäsion, erhöht oder reduziert wurde, finden sich also nicht.

Vergleich mit anderen Erhebungen

Die bisherige Analyse hat erbracht, dass selbst in der Hoch-Zeit der EHEC-Epidemie – der Zeit unmittelbar nach deren Entdeckung und mit täglicher Dramatisierung

---

60 Reuband (2010).
61 Vgl. u. a. Thießen (2015); Evans (1988); Evans (1990).
62 Die entsprechenden Statements lauten „Die meisten Menschen denken nur an sich und nicht an andere" und „Wer auf andere Menschen Rücksicht nimmt, ohne seine eigenen Interessen zu bedenken, zieht den Kürzeren".

in den Massenmedien – sich nur ein kleiner Teil der Bevölkerung nennenswert beunruhigt fühlte. Von Panikreaktionen, die auf einen bedeutsamen Teil übergegriffen haben, kann nicht die Rede sein. Auch zeichneten sich im allgemeinen Lebensgefühl, im Vergleich mit der Zeit vor Ausbruch von EHEC, keine nennenswerten Veränderungen ab – weder in Bezug auf die allgemeine Sorge, zu erkranken, noch im Hinblick auf das Gefühl von Anomie oder das Vertrauen in andere Menschen.

Die gestiegene Sorge ging mit dem Ergreifen von Vorsichtsmaßnahmen einher. Diese blieben auch dann bestehen, als die Sorge um die eigene Erkrankung wieder gesunken war. Dass jemand, der die Angst vor der Infektionsquelle verliert, auch schnell wieder Vorsichtsmaßnahmen vergisst – wie im Zusammenhang mit Corona vermutet wurde[63] –, trifft offenbar nicht notwendigerweise generell zu. Unter welchen Bedingungen dies der Fall ist und wie sehr auch das sichtbare oder kommunizierte Verhalten anderer Menschen einen Anteil daran hat, bedarf weiterer Forschung.

Wohl am meisten muss erstaunen, wie wenig sich die Bürger selbst in der Hochphase durch die EHEC-Krise bedroht fühlten und sich sorgten, an dem Erreger zu erkranken. Dass dies kein Spezifikum unserer Untersuchung ist und auch nicht den relativ niedrigen Befragtenzahlen in den einzelnen Erhebungsperioden geschuldet ist, darauf verweisen Umfragen, die sich auf eine größere Befragtenzahl (meist um die 1.000) stützen und in etwa den gleichen Zeitraum fallen wie die hier dargestellte Umfrage (sich in der Erhebungszeit allerdings auf kurze Zeiträume, meist ein bis zwei Tage, beschränkten). Mögen auch die Frageformulierungen im Einzelnen differieren und unterschiedliche Akzente gesetzt werden, der Gesamtbefund erweist sich gleichwohl als recht ähnlich.

So gaben in einer bundesweiten Online-Befragung von OmniQuest vom 24. bis 25. Mai 2011 73 Prozent der Teilnehmer an, sie seien sicher, dass sie nicht mit dem Erreger in Berührung kommen würden.[64] In einer Forsa-Telefonumfrage vom 30. bis 31. Mai machten sich sechs Prozent der Bürger „sehr große" Sorgen, dass sie sich mit dem EHEC-Erreger infizieren könnten, 19 Prozent „große" Sorgen, 40 Prozent „weniger große" Sorgen und 34 Prozent „so gut wie keine" Sorgen.[65] Und in einer Infratest-Umfrage, etwas später vom 6. bis 7. Juni durchgeführt, machten sich wegen EHEC um ihre Gesundheit fünf Prozent „sehr große" Sorgen, 26 Prozent „große Sorgen", 49 Prozent „geringe" und 20 Prozent „gar keine Sorgen".[66] Der Anteil derer, die sich besorgt zeigen, umfasst über alle Studien hinweg also eine Minderheit zwischen einem Viertel und einem Drittel.

---

63 Endt/Müller-Hansen (2020).
64 OmniQuest (2011).
65 Forsa (2011).
66 Infratest Dimap (2011).

Eine Erhebung aus späterer Zeit, in der retrospektiv – mehrere Wochen nach offiziellem Ende der Epidemie – vom 8. bis 20. August die Frage zur Besorgtheit gestellt wurde („Haben Sie oder ihre Familie sich durch EHEC bedroht gefühlt?"), bestätigt diesen Befund. Hier gaben (auf einer fünfstufigen Skala) 42 Prozent an, sich überhaupt nicht bedroht gefühlt zu haben, weitere 28 Prozent äußerten, sich nur etwas bedroht gefühlt zu haben.[67] Alles in allem sind dies über die verschiedenen Erhebungen hinweg ziemlich ähnliche Werte, variierend allenfalls in den jeweiligen Anteilen aufgrund zeitlicher Unterschiede und dadurch, dass mal eine vier- oder eine fünfstufige Skala verwendet wurde (und sich bei Vierer-Skalen mehr Befragte gezwungen sehen, sich entweder der Gruppe der Besorgten oder der Unbesorgten zuzurechnen). Das Meinungsbild bleibt letztlich das Gleiche: Es ist eine Minderheit, die sich beunruhigt fühlte.

Trotz des relativ geringen Grades an Besorgtheit entschied sich eine Mehrheit der Bürger für Vorsichtsmaßnahmen. Dies zeigte sich nicht nur in unserer, sondern ebenso in den anderen Untersuchungen. Wie viele Menschen Vorsichtsmaßnahmen ergriffen, differiert allerdings je nach Studie. Dies ist zum Teil der Tatsache geschuldet, dass das Verhalten mit etwas anderen Formulierungen oder in unterschiedlichen Kombinationen abgefragt wurde, mal globaler und mal spezifischer, und dass nicht immer ein Gesamtwert mitgeteilt wurde.[68] Aber auch auf der Ebene der gleichen relativ konkret formulierten Maßnahmen gibt es Differenzen.

Dass sie ihr Ernährungsverhalten seit Bekanntwerden der Berichte über den EHEC-Erreger umgestellt hätten, berichteten in einer Forsa-Umfrage vom 30. bis 31. Mai 50 Prozent der Befragten – und 27 Prozent, dass sie sich seither häufiger und gründlicher die Hände waschen würden.[69] In einer rund eine Woche später durchgeführten Infratest-Umfrage (Erhebung vom 6. bis 7. Juni) gaben 55 Prozent an, auf Tomaten zu verzichten, und 64 Prozent meinten auf ein entsprechendes Statement hin, sie würden sich häufiger die Hände waschen.[70] Dass der Verzicht auf Tomaten eine Änderung des Ernährungsverhaltens umfasst und die Werte fast identisch sind (auch wenn die Umstellung des Ernährungsverhaltens mehr beinhalten kann), mag Ähnlichkeiten des Umgangs nahelegen und muss per se noch nicht irritieren. Dass sich aber der Anteil derer, die sich häufiger die Hände waschen, zwischen den beiden Erhebungen mehr als verdoppelt hat, überrascht.

---

67 Appel u. a. (2011), S. 127.
68 So ist es nicht immer sicher, ob Unterschiede in den Frageformulierungen – mögen sie auch relativ subtil sein – oder zeitspezifische Effekte differierende Antwortverteilungen bedingen. Dass sie ihre Essgewohnheiten geändert hätten, äußerten in einer EMNID-Erhebung Anfang Juni 58 Prozent (Stern (2011)), im Unterschied zu den oben genannten Zahlen. Unterstellt, es wäre jeweils das Gleiche gemeint, könnte dies auf Verhaltensänderungen hindeuten. Aber sicher ist dies nicht. Der Begriff ‚Essgewohnheiten' könnte etwas mehr umfassen als allein das Ernährungsverhalten.
69 Forsa (2011).
70 Infratest Dimap (2011).

Doch muss dies kein Widerspruch sein. Der Befund könnte (neben etwaigen Unterschieden in der Fragekonstruktion)[71] auch vorübergehende, zeitspezifische Effekte widerspiegeln – wie etwa ein durch Ereignisse und öffentliche Verlautbarungen kurzfristig erhöhtes Bewusstsein um die Notwendigkeit, sich durch das Händewaschen vor Infektionen zu schützen. Jedenfalls weist eine Umfrage von EMNID, die wenige Tage später, vom 8. bis 9. Juni, durchgeführt wurde, für das häufigere Händewaschen mit 40 Prozent wieder einen niedrigeren Wert auf[72] – niedriger auch als der Wert einer anderen, später durchgeführten Umfrage: So gaben in einer im Juli realisierten (Online-) Erhebung 46 Prozent an, sie würden sich aufgrund von Warnungen vor der Schweinegrippe oder EHEC häufiger die Hände waschen[73].

Ansonsten zeigt sich über die verschiedenen Erhebungen hinweg, dass ein Großteil der Befragten – auf der Ebene mancher Praktiken auch eine Mehrheit – sich in seinem Verhalten über das Händewaschen hinaus auf die Gefährdung einstellte, etwa durch den Verzicht auf bestimmte Lebensmittel (wie Tomaten) oder die Abkehr vom rohen Verzehr von Obst, Gemüse oder Sprossen etc.[74] Wie viele Bürger überhaupt Vorsichtsmaßnahmen ergriffen, wird nicht immer in den Publikationen mitgeteilt oder kann nicht bestimmt werden, weil lediglich spezifische Verhaltensweisen abgefragt wurden.

Einer Erhebung vom August zufolge, in der rückblickend gefragt wurde, ob man sein Verhalten während des EHEC-Ausbruchs „verändert habe, um sich vor dem Keim zu schützen", gaben 51 Prozent an, sie hätten ihr Verhalten verändert.[75] Andererseits erbrachten zuvor durchgeführte Umfragen, in denen nicht global, sondern auf der Ebene konkreter Maßnahmen die aktuelle Praxis erfasst wurde, zum Teil höhere Werte – so wie die Infratest-Umfrage von Anfang Juni, der zufolge 55 Prozent „derzeit auf rohe Tomaten, Gurken und Blattsalat" verzichteten und 64 Prozent sich häufiger die Hände wuschen.[76]

Auch wenn es sich im letzteren Fall, beim Händewaschen, um eine zeitspezifische Sondersituation gehandelt haben mag – es bleibt als Tatbestand, dass der Wert höher liegt als der Globalwert von 51 Prozent, der sich auf die *jemals* gewählten Maßnahmen in der EHEC-Zeit bezieht. Das bedeutet: Der reale Wert für jemals ergriffene

---

71 In der Forsa-Umfrage ist die Rede von „häufiger und gründlicher" waschen, in der Infratest-Umfrage nur von „häufiger waschen". Allerdings geht es in den anderen Erhebungen, die niedrigere Werte als in der Infratest-Umfrage erbringen, ebenfalls nur um „häufiger" waschen, so dass der unterschiedliche Sprachgebrauch nur die Differenz zwischen der Forsa-Umfrage und den anderen Erhebungen erklären könnte, nicht aber den hohen Wert der Infratest-Umfrage.
72 Stern (2011).
73 YouGov (2011).
74 Infratest Dimap (2011); Ketchum Pleon Deutschland (2011); Robert Koch-Institut (2011).
75 Appel u. a. (2011), S. 128. Nachgefragt zeigt sich, dass am häufigsten auf den Verzehr „bestimmte[r] Lebensmittel" und auf den rohen Verzehr von „Obst, Gemüse oder Sprossen" verzichtet wurde. Dies deckt sich mit den Ergebnissen der früheren Umfragen zur Zeit der EHEC-Epidemie.
76 Infratest Dimap (2011).

Maßnahmen muss höher liegen als bei 51 Prozent. Der von uns ermittelte Gesamtwert von 58 Prozent – sowie der zeitweise erhöhte Wert von 64 Prozent – dürfte eher
der jeweils aktuellen, realen Praxis zum Zeitpunkt der Erhebung entsprechen. Dass
der rückblickend erhobene Wert darunterliegt, ist vermutlich eine Folge der seit Ende
der EHEC-Epidemie verstrichenen Zeit. Denn in dem Maße, wie ein Ereignis zeitlich weiter zurückliegt, verblasst gewöhnlich auch die Erinnerung.[77] Einschneidende,
wiederholt praktizierte Maßnahmen dürften am ehesten noch im Bewusstsein präsent
sein, seltener dagegen sporadisch oder nur vorübergehend praktizierte Handlungen
von trivialerer Form.

Auffällig ist bei der hier näher dargestellten Umfrage, dass selbst in der Spätphase der EHEC-Krise im Juli, als der Höhepunkt der Entwicklung bereits überschritten
war, es immer noch eine große Zahl von Bürgern gab, die Vorsichtsmaßnahmen praktizierten. Auch in einer bundesweiten Online-Mehrthemenerhebung von „YouGov"
von Ende Juli fand sich noch ein recht hoher Anteil mit Vorsichtsmaßnahmen: Danach
gaben 40 Prozent der Befragten an, seit der Erkrankungswelle auf mehr Küchenhy-
giene zu achten. Und knapp die Hälfte bekundete, sich seit der Warnung vor EHEC
und der Schweinegrippe häufiger die Hände zu waschen.[78] Zusammengenommen legen diese Ergebnisse einen weniger abrupten als vielmehr allmählichen Rückgang von
Vorsichtsmaßnahmen nahe.

Dem GfK-Online-Panel des Robert Koch-Instituts lässt sich demgegenüber ein
deutlicherer Rückgang von Vorsichtsmaßnahmen entnehmen als den zuvor genannten Befunden[79] – was möglicherweise Folge der Tatsache ist, dass sich die Erhebung
auf Norddeutschland bezieht, wo die EHEC-Infektionen zuerst aufgetreten waren und
besonders heftig gewütet hatten. Umso mehr mussten Meldungen über ein Abebben
der Infektionswelle dort als Entspannung verstanden worden sein und – in Hinblick
auf das hohe Ausgangsniveau – größere Änderungen im Verhalten bewirkt haben.
Möglicherweise spielte auch eine Rolle, dass die Fragen im Kontext einer Studie gestellt wurden, in der die Teilnehmer aufgrund der Thematik der Erhebung für Fragen
zu Verzehrgewohnheiten besonders sensitiv waren.

---

77 Dies ergibt sich z. B. auch aus dem Vergleich der Nennungen auf unsere Frage mit den Antworten auf
Fragen, die explizit bestimmte Maßnahmen wie das Händewaschen erfassen.
78 YouGov (2011).
79 Robert Koch-Institut (2011), S. 29 ff.

Schlussbemerkungen

Als wohl wichtigstes Ergebnis der Analyse kann gelten, dass von Panik und Hysterie seitens der Bevölkerung trotz dramatischer Entwicklungen und deren Widerspiegelung in den üblicherweise genutzten Medien[80] im Fall der EHEC-Epidemie nicht die Rede sein kann. Dies gilt auch dann, wenn man gesundheitliche Sorgen oder Anzeichen von Anomie heranzieht. Offenbar führt eine Medienberichterstattung, auch wenn sie dramatische Gefahren beschwört, nicht zwangsläufig zu einer vergleichbar starken emotionalen Erschütterung auf Seiten der Rezipienten dieser Meldungen. In manchen Fällen mag der Grund dafür sein, dass die Leser der Meinung sind, dass Medien oft etwas überdramatisieren und sie die Berichte deshalb als weniger schwerwiegend beurteilen. In anderen Fällen mag eine psychologische Abwehrhaltung den Berichten ihre Dramatik nehmen – eine Abwehrhaltung, die aus dem Bemühen heraus erwächst, sich vor einer allzu großen bewussten Angst zu schützen.[81]

Und möglicherweise hat zur entkrampften, eher pragmatischen Haltung der Bürger auch mit beigetragen, dass sie kaum jemanden kannten, der davon betroffen war. So bejahten in einer Erhebung vom August 2011 – also nach Beendigung der EHEC-Epidemie – lediglich 0,5 Prozent die Frage, ob sie selbst, ein Mitglied der Familie oder des Freundes- und Bekanntenkreises an EHEC erkrankt gewesen seien.[82] Zusätzlich könnte Einfluss genommen haben, dass es in den letzten Jahren in Deutschland Epidemien gegeben hatte, die zunächst besonders bedrohlich schienen, sich später aber als weniger gefährlich erwiesen (wie zuvor SARS und die Schweinegrippe). Die Erkenntnis, dass das Bedrohungspotential von Epidemien in der Vergangenheit des Öfteren überschätzt wurde, könnte eine skeptische Haltung der Bürger begünstigt haben.

Völlig neu ist die Beobachtung nicht, dass sich die Befürchtungen in Grenzen halten und eher Pragmatismus als Panik vorherrscht. Die EHEC-Epidemie teilt diese Reaktionen auf Seiten der Bevölkerung Umfragen zufolge mit den Erfahrungen, die während der Schweinegrippe und der Vogelgrippe gemacht wurden. Auch dort galt, dass die Mehrheit sich eher gemäßigt besorgt zeigte. Dies muss, wie das Beispiel EHEC deutlich macht, Vorsichtsmaßnahmen auf der Handlungsebene nicht ausschließen, genauso wenig, dass – im Einklang mit der realen Entwicklung des Epidemiegeschehens – das Ausmaß der Beunruhigung im Zeitverlauf Schwankungen unterliegt.

Inwieweit fehlende Besorgtheit in der Bevölkerung bei aufkommenden Bedrohungen, die durch Infektionen ausgelöst sind, eine sinnvolle Reaktion darstellt oder nicht, ist eine andere Frage und wird in der Literatur zum Teil kontrovers diskutiert. So mag

---

80 Gefragt nach den Quellen, die sie persönlich genutzt hätten, um sich über EHEC zu informieren, wurde von 85 Prozent das Fernsehen genannt, von 69 Prozent Zeitungen/Zeitschriften, von 60 Prozent das Radio und von 30 Prozent das Internet; siehe Appel u. a. (2011), S. 132.
81 Spree (2016), S. 221; vgl. auch Göckenjan (1988), S. 69.
82 Appel u. a. (2011), S. 124.

eine sorglose Haltung dazu führen, die Gefährdungen, denen man selbst und die Gesellschaft ausgesetzt ist, zu verkennen. Umso mehr wird unter diesen Umständen eine angemessene Reaktion verzögert und wertvolle Zeit geht verloren. Ebenso ist es eine offene Frage, wie die Reaktionen bei anderen Epidemien ausfallen – solchen, die zeitlich länger gestreckt sind, bei denen unterschiedliche und zum Teil widersprüchliche Deutungen über sinnvolle Maßnahmen vorherrschen, Anzeichen eines (partiellen) Kontrollverlusts existieren und die Hoffnung, über ein Mittel gegen die Epidemie zu verfügen, in der fernen Zukunft liegt.

Bibliographie

Appel, Bernd u. a. (Hg.): EHEC-Ausbruch 2011: Aufklärung des Ausbruchs entlang der Lebensmittelkette. (=BfR-Wissenschaft (2011), H. 4) Berlin 2011.

Berger, Peter; Luckmann, Thomas: The social construction of reality. A treatise in the sociology of knowledge. Garden City, NY 1967.

Biderman, Albert D.: Anticipatory studies and standby research capabilities. In: Bauer, Raymond (Hg.): Social indicators. Cambridge, MA 1966, S. 272–301.

Bodderas, Elke: Wir müssen mit der Gefahr einer Epidemie leben. Veröffentlicht auf Die Welt Online (24.5.2011), URL: https://www.welt.de/debatte/kommentare/article13391777/Wir-muessen-mit-der-Gefahr-einer-Epidemie-leben.html (letzter Zugriff: 19.4.2021).

Couper, Mick P.; Coutts, Elisabeth: Online-Befragung. Probleme und Chancen verschiedener Arten von Online-Erhebungen. In: Diekmann, Andreas (Hg.): Methoden der Sozialforschung. (=Kölner Zeitschrift für Soziologie und Sozialpsychologie, Sonderheft 44) Wiesbaden 2006, S. 217–243.

Dinges, Martin: Neue Wege in der Seuchengeschichte? In: Dinges, Martin; Schlich, Thomas (Hg.): Neue Wege in der Seuchengeschichte. Stuttgart 1995, S. 7–24.

Eisele, Marion u. a.: Epidemien und Pandemien in der hausärztlichen Praxis. Was können wir aus dem Schweinegrippe (H1N1)- und EHEC-Ausbruch lernen? In: Bundesgesundheitsblatt – Gesundheitsforschung – Gesundheitsschutz 57 (2014), H. 6, S. 687–693.

Endt, Christian; Müller-Hansen, Sören: Das Virus schlägt zurück. In Deutschland steigen die Neuinfektionen mit Corona wieder deutlich an – eine Zahlenanalyse. In: Süddeutsche Zeitung vom 29.7.2020, S. 14.

Europäische Kommission, Generaldirektion Informationsgesellschaft und Medien: E-Communications Haushaltsumfrage (=Eurobarometer Spezial 362) (2011), URL: https://ec.europa.eu/commfrontoffice/publicopinion/archives/ebs/ebs_362_sum_de.pdf (letzter Zugriff: 19.4.2021).

Evans, Richard J.: Angst in den Zeiten der Cholera. In: Kursbuch 94 (1988), S. 89–106.

Evans, Richard J.: Tod in Hamburg: Stadt, Gesellschaft und Politik in den Cholera-Jahren 1830–1910. Reinbek bei Hamburg 1990.

Ewig, S.: SARS – ein Lehrstück der Infektionsepidemiologie und ein Meisterstück moderner Infektionskontrolle. In: Der Pathologe 24 (2003), H. 5, S. 335–337.

Fangerau, Heiner; Labisch, Alfons: Pest und Corona. Pandemien in Geschichte, Gegenwart und Zukunft. Freiburg/Brsg. 2020.

Fischer, Florian u. a.: Themensetzung in der journalistischen Gesundheitskommunikation: Presseberichterstattung über den EHEC-Ausbruch 2011 in Deutschland. In: Baumann, Eva u. a. (Hg.): Gesundheitskommunikation als Forschungsfeld der Kommunikations- und Medienwissenschaft. Baden-Baden 2014, S. 150–161.

Focus: Schweinegrippe: Impfbereitschaft steigt. Veröffentlicht auf Focus Online (15.11.2013), URL: https://www.focus.de/gesundheit/ratgeber/schweinegrippe/schweinegrippe-impfbereitschaft-steigt_aid_454062.html (letzter Zugriff: 19.4.2021).

Forsa: Umfrage zum Thema EHEC. Veröffentlicht auf Forsa Online (3.6.2011), URL: https://www.wissenschaftsjahr.de/2011/fileadmin/Hauptseite/images/presse/Aktuelles/ehec/Forsa_EHEC.pdf (letzter Zugriff: 19.4.2021).

Geissel, Wolfgang: Schweinegrippe-Impfung: Sinnlose Umfragen, falsche Prognosen. Veröffentlicht auf Ärzte Zeitung online (9.11.2009), URL: https://www.aerztezeitung.de/Medizin/Schweinegrippe-Impfung-Sinnlose-Umfragen-falsche-Prognosen-373739.html (letzter Zugriff: 19.4.2021).

Gesundheitsamt Bremen: „Schwein gehabt?" Die pandemische Influenza A/H1N1 (Schweinegrippe) 2009/2010. Zur Nutzung der Impfstelle im Bremer Gesundheitsamt und zur Rolle der Berichterstattung in den Bremer Tageszeitungen (2011), URL: https://www.gesundheitsamt.bremen.de/sixcms/media.php/13/3_GBE_%20Bericht%20Influenza.pdf (letzter Zugriff: 19.4.2021).

Göckenjan, Gerd: Das Pest-Regiment: Zu welchem Zweck Seuchen über die Menschen kommen. In: Kursbuch 94 (1988), S. 68–88.

Groves, Robert M.; Presser, Stanley; Dipko, Sarah: The role of topic interest in survey participation decisions. In: Public Opinion Quarterly 68 (2004), H. 1, S. 2–31.

Häder, Sabine; Gabler, Siegfried: Ein neues Stichprobendesign für telefonische Umfragen in Deutschland. In: Häder, Sabine; Gabler, Siegfried; Hoffmeyer-Zlotnik, Jürgen (Hg.): Telefonstichproben in Deutschland. Opladen 1998, S. 69–88.

Horizont: „Killer-Keim!" – Wie Medienexperten die Ehec-Berichterstattung einschätzen. Veröffentlicht auf Horizont Online (3.6.2011), URL: https://www.horizont.net/medien/nachrichten/-Killer-Keim--Wie-Medienexperten-die-Ehec-Berichterstattung-einschaetzen-100493 (letzter Zugriff: 19.4.2021).

Hüfken, Volker: Public opinion polls and estimates in some European countries. Non-coverage bias in telephone surveys. In: JSM Proceedings (2010), online unter http://www.asasrms.org/Proceedings/y2010/Files/400092.pdf (letzter Zugriff: 19.4.2021).

Infratest Dimap: Schweine-Grippe: Deutsche bleiben gelassen. Veröffentlicht auf Infratest Dimap Online (2009), URL: https://www.infratest-dimap.de/umfragen-analysen/bundesweit/umfragen/aktuell/schweine-grippe-deutsche-bleiben-gelassen/ (letzter Zugriff: 19.4.2021).

Infratest Dimap: ARD-Deutschland-Trend im Juni 2011. Eine Umfrage zur politischen Stimmung im Auftrag der ARD-Tagesthemen und drei Tageszeitungen. Veröffentlicht auf Infratest Dimap Online (2011), URL: https://www.infratest-dimap.de/fileadmin/_migrated/content_uploads/dt1106_bericht.pdf (letzter Zugriff: 19.4.2021).

Ketchum Pleon Deutschland: EHEC: Verbraucher ändern Verhalten meist nur kurzfristig. Veröffentlicht auf PresseBox (8.6.2011), URL: https://www.pressebox.de/inaktiv/ketchum-pleon-bonn/EHEC-Verbraucher-aendern-Verhalten-meist-nur-kurzfristig/boxid/428875 (letzter Zugriff: 19.4.2021).

Köcher, Renate (Hg.): Allensbacher Jahrbuch der Demoskopie 2003–2009. Berlin; New York 2009.

McClosky, Herbert; Schaar, John H.: Psychological dimensions of anomie. In American Sociological Review 30 (1965), S. 14–40.

Medium Magazin: Panik durch „Killer-Keim": EHEC und die Medien. Veröffentlicht auf Medium Magazin (11.7.2011), URL: https://www.mediummagazin.de/panik-durch-killer-keim-ehec-und-die-medien/ (letzter Zugriff: 19.4.2021).

MEEDIA: Medien & EHEC: vom Erreger zum Aufsteiger. Veröffentlicht auf MEEDIA (26.5.2011), URL: https://meedia.de/2011/05/26/medien-ehec-vom-erreger-zum-aufreger/ (letzter Zugriff: 19.4.2021).

Meyen, Michael: Die Quelle Meinungsforschung: historische Datenanalyse als Weg zu einer Geschichte der Mediennutzung. In: ZA-Information 46 (2000), S. 39–57.

Meyen, Michael: Die Anfänge der empirischen Medien- und Meinungsforschung in Deutschland. In: ZA-Information 50 (2002), S. 59–80.

Michels, Eckard: Die „Spanische Grippe" 1918/19. In: Vierteljahrshefte für Zeitgeschichte 58 (2010), H. 1, S. 1–33.

Müller, Julia: Angst um Ehec lässt den Gemüsemarkt zusammenbrechen. Veröffentlicht auf Neue Rhein / Neue Ruhr Zeitung (26.5.2011), URL: https://www.nrz.de/staedte/kleve-und-umland/angst-um-ehec-laesst-den-gemuesemarkt-zusammenbrechen-id4691896.html (letzter Zugriff: 19.4.2021).

OmniQuest: Kölner Stadt-Anzeiger: Mehrheit der Bürger fühlt sich sicher vor EHEC. Veröffentlicht auf presseportal.de (27.5.2011), URL: https://www.presseportal.de/pm/66749/2053081 (letzter Zugriff: 19.4.2021).

Reuband, Karl-Heinz: Steigende Kriminalitätsfurcht – Mythos oder Wirklichkeit? Objektive und subjektive Bedrohung durch Kriminalität. In: Gewerkschaftliche Monatshefte 45 (1994), H. 4, S. 214–220.

Reuband, Karl-Heinz: How people learned about the September 11 Terrorist attack and how it affected them. A study in news diffusion and psychosocial reactions in Germany. In: Beckers, Tilo u. a. (Hg.): Komparative empirische Sozialforschung. Wiesbaden 2010, S. 437–466.

Reuband, Karl-Heinz: Einflüsse der Kontaktversuche auf die Struktur der Befragten. In: Stadtforschung und Statistik. Zeitschrift des Verbandes deutscher Städtestatistiker (2012), H. 1, S. 28–38.

Reuband, Karl-Heinz: Vom Festnetz zum Mobiltelefon. Veränderungen im Kommunikationsverhalten und öffentliche Sichtbarkeit. In: Stadtforschung und Statistik. Zeitschrift des Verbandes deutscher Städtestatistiker (2014), H. 2, S. 51–55.

Reuter, Tabea; Renner, Britta: Who takes precautionary action in the face of the new H1N1 influenza? Prediction of who collects a free hand sanitizer using a health behavior model. In: PLOS ONE 6 (2011), H. 7, S. 1–10.

Robert Koch-Institut: Repräsentative telefonische Erhebung zur Impfung gegen die Neue Influenza A/H1N1. In: Epidemiologisches Bulletin (2010), H. 4, S. 34 f.

Robert Koch-Institut: Telefonische Querschnittserhebung zur Impfung gegen die pandemische Influenza (H1N1). Ergebnisse aus den Befragungen bis Februar 2010. In: Epidemiologisches Bulletin (2010), H. 13, S. 114 f.

Robert Koch-Institut: Repräsentative telefonische Erhebung zur Impfung gegen die pandemische Influenza (H1N1) 2009. Ergebnisse aus Befragungen bis April 2010. In: Epidemiologisches Bulletin (2010), H. 25, S. 237 f.

Robert Koch-Institut: Abschließende Darstellung und Bewertung der epidemiologischen Erkenntnisse im EHEC O104:H4 Ausbruch Deutschland 2011. Berlin 2011, online unter https://

www.rki.de/DE/Content/InfAZ/E/EHEC/EHEC_O104/EHEC-Abschlussbericht.pdf?__
blob=publicationFile (letzter Zugriff: 19.4.2021).

Rubin, G. James u. a.: Public perceptions, anxiety, and behavior change in relation to the swine
flu outbreak: cross sectional telephone survey. In: The BMJ – Online First 339 (2009), URL:
https://doi.org/10.1136/bmj.b2651 (letzter Zugriff: 19.4.2021).

Salfellner, Harald: Die Spanische Grippe: Eine Geschichte der Pandemie von 1918. Prag 2018.

Schadwinkel, Alina; Lüdemann, Dagny: Neue Saison für die Schweinegrippe. Veröffentlicht auf
ZEIT ONLINE (30.6.2010), URL: https://www.zeit.de/wissen/gesundheit/2010-06/schwei
negrippe-umfrage-impfung/komplettansicht (letzter Zugriff: 19.4.2021).

Schmidt, Frank; Tempel, Günter: Medienanalyse zur pandemischen Influenza (H1N1) 2009. In:
Epidemiologisches Bulletin (2010), H. 25, S. 239–241.

Schneiderat, Götz; Schlinzig, Tino: Mobile- and Landline-Onlys in Dual-Frame-Approaches:
Effects on Sample Quality. In: Häder, Michael; Häder, Sabine (Hg.): Telephone Surveys in
Europe: Research and Practice. Heidelberg 2012, S. 121–143.

Schuman, Howard: Method and meaning in polls and surveys. Cambridge, MA 2008.

Snowden, Frank M.: Epidemics and Society: From the Black Death to the Present. London 2019.

Spector, Malcolm; Kitsuse, John I.: Constructing social problems. Menlo Park, CA 1977.

Spinney, Laura: 1918 – Die Welt im Fieber: Wie die Spanische Grippe die Gesellschaft veränderte.
München 2018.

Spree, Reinhard: Seuchen in historischer Perspektive: Wissen – Moral – Politik. In: Vögele, Jörg;
Knoll, Stefanie; Noack, Torsten (Hg.): Epidemien und Pandemien in historischer Perspektive.
Wiesbaden 2016, S. 221–234.

Srole, Leo: Social integration and certain corolleries. In: American Sociological Review 21 (1956),
H. 6, S. 709–716.

Stern: Schlechte Zensuren für die Ehec-Krisenmanager. Veröffentlicht auf Stern online (15.6.2011),
URL: www.stern.de/politik/deutschland/umfrage-des-stern-schlechte-zensuren-fuer-die-
ehec-krisen-manager-1695665.html (letzter Zugriff: 19.4.2021).

The Gallup Organization: Influenza H1N1. Analytical Report (=Flash EB Series 287) (2010), URL:
https://ec.europa.eu/commfrontoffice/publicopinion/flash/fl_287_en.pdf (letzter Zugriff:
19.4.2021).

Thießen, Malte: Infizierte Gesellschaften: Sozial- und Kulturgeschichte von Seuchen. In: Aus
Politik und Zeitgeschichte 65 (2015), H. 20–21, S. 11–18.

Thießen, Malte: Pandemics as a Problem of the Province: Urban and Rural Perceptions of the
„Spanish Influenza", 1918–1919. In: Vögele, Jörg; Knoll, Stefanie; Noack, Torsten (Hg.): Epidemien und Pandemien in historischer Perspektive. Wiesbaden 2016, S. 163–174.

Thomas, William I.: Person und Sozialverhalten. Hg. von Edmund H. Volkart. Neuwied; Berlin
1965.

Vögele, Jörg (unter Mitarbeit von Ulrich Koppitz und Ideharu Umehara): Epidemien und Pandemien in historischer Perspektive. In: Vögele, Jörg; Knoll, Stefanie; Noack, Torsten (Hg.):
Epidemien und Pandemien in historischer Perspektive. Wiesbaden 2016, S. 3–27.

Vögele, Jörg: Cholera, Pest und Innovation. In: Die Volkswirtschaft. Plattform für Wirtschaftspolitik 83 (2020), H. 6, S. 22–25.

Wasmer, Martina; Scholz, Evi; Blohm, Michael: Konzeption und Durchführung der „Allgemeinen Bevölkerungsumfrage der Sozialwissenschaften" (ALLBUS) 2008. (=GESIS technical
reports (2010), H. 4) Bonn 2010, online unter https://www.gesis.org/fileadmin/upload/for
schung/publikationen/gesis_reihen/gesis_methodenberichte/2010/TechnicalReport_10-4.
pdf (letzter Zugriff: 19.4.2021).

Witte, Wilfried: Tollkirschen und Quarantäne: Die Geschichte der Spanischen Grippe. Berlin 2008.

YouGov: EHEC-Folgen für Hygiene und Essverhalten. Veröffentlicht auf YouGov Online (1.8.2011), URL: https://yougov.de/news/2011/08/01/ehec-folgen-fur-hygiene-und-essver halten/ (letzter Zugriff: 19.4.2021).

Zylka-Menhorn, Vera: SARS: Hysterie. In: Deutsches Ärzteblatt 100 (2013), H. 16, S. A 1025.

Karl-Heinz Reuband, Prof. Dr.
Heinrich-Heine-Universität Düsseldorf
Institut für Sozialwissenschaften
Universitätsstraße 1
40225 Düsseldorf
reuband.kh@gmail.com

II. Zur Geschichte der Homöopathie und alternativer Heilweisen

The Zetterling Grant Controversy
An Emblematic Case Study of the History of Homeopathy in Sweden

MOTZI EKLÖF

Medizin, Gesellschaft und Geschichte 39, 2021, 241–262

Der Zetterling-Schenkungs-Streit. Eine symbolische Fallstudie in der Geschichte der Homöopathie in Schweden

Kurzfassung: Im Jahr 1872 schenkte Per Olof Christoffer Zetterling (1815–1888) der medizinischen Fakultät der Universität Uppsala 5.000 Riksdaler (Vorläufer der schwedischen Krone). Dabei war eine der Bedingungen, die er stellte, dass die Zinsen aus dem Fonds der Förderung der medizinischen Wissenschaft dienen sollten, „mit der Verpflichtung, die aufgelaufenen Zinsen zur Deckung der Gebühren von Vorlesungen über die homöopathische Gesundheitslehre zu verwenden, solange diese Wissenschaft an ausländischen Universitäten vertreten ist". Die Fakultät nahm das Geld dankend an. Allerdings wurde die Absicht des Geldgebers im 20. Jahrhundert mehrmals von der medizinischen Fakultät umgangen, die versuchte, die Bedingungen für die Spende zu ändern – was sie 2008 schließlich auch erreichte. Das Amt für Recht, Finanzen und Verwaltung änderte Bedingungen und Zweck dahingehend, dass ausschließlich die medizinische Wissenschaft gefördert wurde.

Die vorliegende Arbeit untersucht das Schicksal der Zetterlingschen Schenkung zwischen 1872 und 2020 im medizinischen und gesellschaftlichen Zusammenhang und beleuchtet die unterschiedlichen Faktoren, die zu dieser Entwicklung beigetragen haben. Das Schicksal der Schenkung wirft auch Fragen bezüglich der Beziehung zwischen Staat und Universitäten sowie nach dem Sinn und Zweck der Hochschulbildung auf.

Homeopathy introduced in Sweden

The earliest mention of homeopathy in Sweden was in an article written by the Royal Doctor Sven Hedin, in 1797[1], published the year after Hahnemann first presented homeopathy and the principle of *similia* in writing. Homeopathy was more properly introduced in the 1820s by Göran Wahlenberg (1780–1851), a professor of medicine and botany at Uppsala University. Wahlenberg, best known for his botanical work and appointed to the Linnaean chair, included the subject in his university courses, despite opposition from his faculty colleagues.[2]

Among Wahlenberg's students was Pehr Jacob Liedbeck (1802–1876), who was an active member of the circle around Pehr Henrik Ling (1776–1839), the creator of Swedish gymnastics and physical therapy, in German also called 'Heilgymnastik.' Liedbeck was also married to Pehr Henrik Ling's daughter Jetta Ling.[3] P. H. Ling and his followers were adamantly against the use of medications and considered gymnastics a form of natural medicine.

Liedbeck was the primary advocate and practitioner of homeopathy in Sweden during the 19th century, translating Hahnemann's seminal book, "Organon of medicine," in 1835, works on homeopathic treatment of cholera and also publishing several papers of his own on the subject.[4] Liedbeck's son-in-law, Carl August Georgii (1808–1882), travelled to Berlin, Paris, and London, where he taught Swedish gymnastics and practised homeopathy.

Zetterling at Uppsala University

During the mid-19th century decades, homeopathy gained a few followers among the university students of the time in Sweden. Per Olof Christoffer Zetterling (1815–1888) was one of them. Born in Linköping, as the son of a contract dean, he enrolled at the university in 1836. After a philosophical-theological dissertation in 1838[5] he continued with philosophical studies at the university until his death[6]. According to his will from August 1872, he stipulated that the interest from the donated money should go toward furthering medical science, "with the obligation to use the accrued interest for lecture

---

1 Hedin (1797).
2 Eklöf (2003), p. 204; Eklöf: The homeopathic hospital (2007), p. 171.
3 Eklöf: The homeopathic hospital (2007), p. 171; Ottosson (2005).
4 E. g. Liedbeck (1854); Liedbeck (1869).
5 Zetterling (1838).
6 Pontén (1954), p. 53.

fees on homeopathic health doctrine, as long as this science has representatives at foreign universities."[7]

The Faculty of Medicine decided, at a meeting in September 1872, to "humbly" receive this gift "with the conditions attached to it."[8] Present at the meeting was, among others, Dean August Almén, professor of medicine and physiological chemistry and later the head of the National Medical Board. The Faculty of Medicine accepted the donation but has on several occasions tried to have the conditions for the donation revoked.

It is not uncommon for a donation's original description of purpose to be changed via a legal decision in line with societal changes that make the original purpose obsolete, even if it takes a lot to go against the donor's wishes. What is special in this case is the long-running battles surrounding the donation. Since 1872 there has been a struggle between different parties at different stages of the process: Uppsala University, medical authorities, representatives of homeopathy, the government, the Legal, Financial and Administrative Services Agency and other judicial bodies. One key issue for the authorities has been whether homeopathy is to be considered a science, another if homeopathy can be considered part of medical science.

From other perspectives, other issues are of greater relevance. The controversy surrounding the Zetterling donation does not only illustrate the position of a Swedish Faculty of Medicine regarding homeopathy. It is also an example of how the wardens of medical, and with time also the pharmacological sciences, asserted interpretative prerogative, not only in terms of what is to be regarded as medical or pharmacological science but also regarding the dominance of medicine and pharmacology within the university as a whole with all its scientific fields, as well as to legal regulations. The Faculty of Medicine's argumentation for not following the donor's intentions sheds light on how homeopathy was defined in Sweden during the 20th century and to date, and the consequences that the battle over homeopathy has had, and can have, for the scientific basis of higher education.

First attempt: Unworthy and not honourable

By 1907, the funds from the donation had grown to such a level that the interest was available for the stated purpose.[9] The Faculty of Medicine had been informed that ho-

---

7 "[…] över homeopatisk hälsolära så länge denna vetenskap har representanter vid utländska universitet." UU, copy of the letter from Zetterling, received from the Faculty of Medicine.
8 § 2, Minutes from the Faculty of Medicine at Uppsala University, September 11, 1872, in: Kant (1946), p. 22.
9 § 311, Minutes from the Faculty of Medicine, Uppsala University, April 24, 1907. UUL, Faculty of Medicine Uppsala Minutes 1907–09, AI:16.

meopathy was represented at a handful of universities in North America, but did not consider that this should prevent the faculty from using the fund's interest rates for other purposes.[10] In their request to the government, they motivated this partly by the fact that only one of the Faculty of Medicine members had been present at the meeting when the donation was received, and partly that the donation was based on the erroneous assumption that homeopathy was a science. It was argued that "it would hardly be worthy of the Faculty of Medicine, nor lend honour to the university if lectures on homeopathic health education would be organized by the faculty."[11] Furthermore, it was also implied that such lectures were not held "at any strictly scientific university." They requested a "clarification" of the regulations for the donation so that the faculty's obligation to use the funds for lectures in homeopathy would cease.

A first draft of the letter had formulated an even sharper rejection of homeopathy, while at the same time it was suggested in the final paragraph that the funds could be used as a fee for lectures on homeopathic health sciences *if* it were to be recognized as a science by the guardians of the medical sciences and obtain representatives at strictly scientific universities. This addition was deleted in the final letter.[12]

The University Chancellor told the faculty to redo their homework. A review of the faculty's records showed that all the faculty members at the time, except the professor of psychiatry, had unanimously approved receipt of the donation, including its terms, and signed the decision. There were still representatives of homeopathy at North American universities, and the conditions of the donation were still valid. Even if the faculty was of the view that homeopathy had no scientific value, the Chancellor believed that its historical significance could not be denied. He suggested that teaching could be arranged regarding "the historical rise and position of the homeopathic health doctrine regarding the medical research of the time, its basic features and development, and its relationship to modern medical science."[13] This was considered, in an editorial comment by a major daily newspaper, to indicate a complete and unacceptable elusiveness of the donor's intentions.[14]

The following year the Chancellor of Justice approved that the yield was still being added to the capital.[15] And so the government's decision was made.

---

10 § 311, Minutes from the Faculty of Medicine, Uppsala University, April 24, 1907. UUL, Faculty of Medicine Uppsala Minutes 1907–09, AI:16.
11 Letter dated May 31, 1907, from the Faculty of Medicine to the University Council, in: Kant (1946), pp. 23–24.
12 Appendix to § 36, Minutes from the Medical Faculty, Uppsala University, May 31, 1907. UUL, Faculty of Medicine Uppsala Minutes 1907–09, AI:16.
13 Letter dated November 5, 1907, from the University Chancellor to the Government, in: Kant (1946), pp. 25–26.
14 *Göteborgs Handels- och Sjöfartstidning* (November 5, 1907), in: Kant (1946), pp. 27–30.
15 Letter dated March 3, 1908, from the Chancellor of Justice to the Government, in: Kant (1946), p. 30.

Tailwinds for homeopathy

At this time, what can be called the "golden age" of homeopathy in Sweden began.[16] The effective "introduction" of homeopathy in Sweden took place in the early decades of the 20th century, especially through the work of the physicians Adolf Grundal (1841–1920), the founder of the first Swedish association of homeopathic doctors, in 1912, Hjalmar Helleday (1844–1922), and Hjalmar Selldén (1849–1922), and the lay homeopath Klara Fransén (1862–1943). In the 1920s, Carl Sundberg (1859–1931), professor emeritus of anatomical pathology at Karolinska Institute, turned to homeopathic practice after an apprenticeship with Klara Fransén.[17] The period between the 1910s and the 1930s included the creation of different associations of medical and lay practitioners, journals and public debates. Successful lobbying in parliament resulted in amendments to the legislation on pharmaceuticals: The pharmacy statutes of 1913 state that homeopathic medicines from the sixth decimal potency could be sold freely without a prescription. The abolition of the monopoly of healing by academically trained physicians in 1916 paved the way for legal layman practice of medical treatment with only a few restrictions.[18]

What contributed to the support of treatment by laymen, was that internal medicine still had no radically effective therapies to offer, and that the number of licensed doctors in the country was still relatively low both in rural areas and in the population as a whole.

Between 1907 and 1926 homeopaths requested several times that homeopathy be taught at medical faculties. For example, four homeopathic physicians suggested in 1926 that Dr Ernst Bastanier (1870–1953) be hired as a lecturer at the Faculty of Medicine in Uppsala; Bastanier who two years later received a teaching assignment at the Friedrich Wilhelm University in Berlin.[19] The requests were rejected by all faculties with the justification that homeopathy was contrary to the progress of scientific medicine for the past 100 years, that it was "humbug" and scientifically "dead," and that there would be no general need for homeopathic medicine in the country. The Zetterling money was mothballed without being used in accordance with its purpose. At an international homeopathy congress in Budapest in 1935, the Swedish homeopathic delegate complained that the 30,000 kronor accumulated in the fund at that time were not used for its intended purpose.[20]

---

16 Eklöf (2003); Waisse/Eklöf: Homeopathy (2019).
17 Eklöf (2003), pp. 210–211, 212–219; Eklöf (2011), pp. 93–101.
18 Svensk författningssamling: Lag (1915:362) om behörighet att utöva läkarkonsten [Authorisation to Practice the Art of Doctoring Act]; Eklöf (2001), pp. 106–108.
19 Letter dated March 25, 1926, to the Faculty of Medicine, UU, in: Kant (1946), pp. 32–33.
20 Jütte (2006), p. 20, with reference to Donner (1931), p. 238.

Second attempt: Facultative regulation for the faculty to decide

During the 1930s, homeopathy began to lose its momentum in Sweden. Several of the doctors who advocated for homeopathy, such as Professor Carl Sundberg, had died.[21] All references to the stronger position of homeopathy among physicians in e. g. Germany, Britain and North America fell flat to the ground as they had done during the 19th century; that homeopathy was widely spread in other countries only proved that medical science was at a much higher level in Sweden. The fact that the National Socialist leadership in Germany for a period cherished natural medicine and homeopathy within the framework of the 'Neue Deutsche Heilkunde' was critiqued by the Swedish press. Some Swedish doctors considered racial biological measures and prevention of what were considered inferior offspring, etc. completely adequate, but were opposed to professorships in homeopathy.[22] Some homeopaths in Sweden in the early 1930s welcomed a stronger position for homeopathy in the Third Reich[23], while others did not favour that context at all. The political associations with Nazism survived after the end of the war and did not help the position of homeopathy in Sweden.

In 1945 a new attempt was made by the Faculty of Medicine to change the conditions of the Zetterling fund. A novel interpretation of the donor's intentions was presented with the implication that it was up to the faculty to decide how much of the funds would be used for homeopathy lectures. The time had come to consider using the fund's return solely "for the advancement of medical science."[24] It was also pointed out that the professor of pharmacology had been lecturing for four hours about homeopathy and its position on pharmacotherapy for 20 years, without the return of the funds being charged, so the donor's wishes had thus been fulfilled.

An extensive protest letter was written by homeopathic associations. The Chancellor of Justice could not see that any conditions had surfaced that motivated a change of the donation rules this time either. Instead, the 1908 decision would still apply; the interest rate was to be added to the capital until further notice.[25] The government and Prime Minister Tage Erlander also found no reason to change the conditions.[26]

In 1946, the prominent homeopath layman Herbert Kant published a paper on the Zetterling donation. The paper was composed of documentation in the case up until

---

21 Eklöf (2003); Eklöf (2011). For Sundberg before turning homeopathic, see Eklöf (2018).
22 E. g. Jäderlund (1938); Vetenskap (1936).
23 E. g. Ramme (1933).
24 Appendix to § 9 in the minutes from October 11, 1945, AQI:43. UU, OMP, Archive of the Faculty of Medicine.
25 Letter dated February 28, 1946, from the Chancellor of Justice to the Government, in: Kant (1946), pp. 35–36.
26 Official letter dated April 26, 1946, from the Government to the universities of the country, in: Kant (1946), pp. 35–36.

then, from both homeopaths and the university. The publisher justified the publication by saying that the issue stirred great interest even in non-homeopathic circles.[27]

The homeopathic "pill scandal"

During the latter part of the 1940s, rumours began to spread in homeopathic circles that some manufacturers of homeopathic remedies in Sweden cheated with the manufacturing process. In the summer of 1951, news broke in the press that certain private manufacturers of homeopathic remedies in the Stockholm area had partially ignored the prescribed potentiation process and sold pure sugar pills under the pretence that they were homeopathic medicines.

The directors and others responsible for manufacturing and sales were charged with, among other things, gross fraud and tax offences.[28] During the trial, the prosecutor claimed that homeopathy was in itself a major fraud because even correctly potentiated homeopathic remedies could have nothing other than a suggestive effect, which was also attested by the National Medical Board. Consequently, all manufacture and sale of homeopathic medicines should be considered fraudulent practice. As part of their defence, several defendants chose to agree – it could not be considered fraud to sell pills that were generally considered ineffective. However, one of the accused, the above-mentioned Herbert Kant, did not agree. He had been one of the central figures in Swedish layman homeopathy since the 1930s and was prosecuted in his capacity as a sales manager at one of the companies in question.[29] Kant put a lot of effort into trying to convince the court that he believed in homeopathy. The courts chose not to follow the prosecutor's line and take a position on homeopathy per se but considered it sufficiently fraudulent to falsely issue the preparations to be pharmaceuticals.

The homeopathic pill scandal of the 1950s contributed to the fact that the few remaining interested physicians abandoned homeopathy, and that the subject was surrounded by relative silence for several decades. The turbulent events in court, with the key issue of whether Kant or the general public had faith in homeopathy, as well as some controversy surrounding non-conformist healers at the time, contributed to parallels between religion and alternative therapies.

A large state investigation in the 1950s that examined unauthorized activities in the field of medicine was generally called the "quackery" investigation.[30] It stated that ho-

---

27 Preface from the publisher "Adrons förlagsaktiebolag", in: Kant (1946), pp. 3–4.
28 Eklöf: Outdated fraudulent healing (2007); Eklöf (2011).
29 Herbert Kant was at this time chairman of the Swedish Homeopathic Association, secretary of the Swedish Association for Scientific Homeopathy, chairman of the Gothenburg Homeopathic Association and editor of the journal *Tidskrift för Homeopati*, which in connection with these events in the early 1950s had a couple of years of publishing hiatus.
30 Statens Offentliga Utredningar [The government's official investigations] (1956).

meopaths were the largest category of "quacks," equated with non-authorized practitioners of doctoring ("läkarkonst"). In 1960, new laws were passed. The 1915 Au-
thorization Act was then replaced by two new laws which dealt with the activities of
doctors and unauthorized activities, respectively – the latter also commonly known
as the "Quackery Act." The new law still allowed treatment by laymen, but now with
slightly more restrictions. Doctors now received a protected professional title; i. e. only
licensed doctors were allowed to call themselves "doctors" ("läkare"). In 1971, the pharmacy system was nationalized, which meant that homeopathic medicinal products
were discarded from the range of products for good.

The Zetterling fund was dormant, and during the 1960s and 70s, the return from the
fund continued to be invested in capital. In 1985, a parliamentary committee was set
up to investigate what was now commonly called "alternative medicine," to which area
homeopathy belonged. There was now hardly any licensed doctor who dared to also
treat homeopathically. The committee was active until 1989 and contributed to greater
attention to the field of alternative medicine.[31] The committee included two leading
representatives of Swedish medicine, from the Swedish Medical Association and the
Swedish Society of Medicine, respectively, who opposed political control in the direc-
tion of increased acceptance of alternative therapies. Despite this, both chiropractors
and naprapaths became licensed.[32] Homeopathy – in Sweden at this time practised
almost exclusively by laymen with a very varied degree of education – on the other
hand, was still considered to belong to the alternative undergrowth.

Third attempt: Clinical drug research

In 1986, following a proposal from the Faculty of Medicine board, the vice-chancellor
office at Uppsala University requested a permutation of the fund – i. e. a formal and
legally valid change of its purpose – with the Legal, Financial and Administrative Services Agency. It was stated that advances in medical science had continued for more
than 100 years since the donation was made and that the purpose stated by the donor
was not in harmony with contemporary medical science.[33] The university's principal at
this time was Martin H:son Holmdahl (1923–2015), doctor of medicine and professor
of anaesthesiology. The National Board of Health and Welfare supported the university's letter. The board found that comparing homeopathy with placebo, as the university

---

31 Statens Offentliga Utredningar (1989) is the main publication from the investigation.
32 Those with a university degree in chiropractic from abroad received a license in 1989, those with a
Swedish education in 1999. Naprapaths have been licensed since 1994.
33 Statement dated April 27, 1998, from the Vice-Chancellor at Uppsala University to the Unit for Universities and Colleges at the Ministry of Education and Research, Dnr 2308 Doss E9, U97/873/UH. UU, OMP,
Registrar at the Faculty of Medicine (faculty chancellery).

had done, was "relatively relevant"[34]: "Homeopathic remedies have now been sepa-rated from the therapeutic arsenal because they are no longer considered to meet the requirements for effective medical treatment." The Legal, Financial and Administrative Services Agency agreed that the return from the fund should be used to promote clini-cal pharmaceutical drug research and teaching in that field.

In May 1987, the Faculty of Medicine issued regulations on the use of the fund re-garding the Legal, Financial and Administrative Services Agency's decision.[35] The Na-tional Association of Swedish Homeopathic Practitioners later appealed the decision. The university was of the view that the permutation should apply, alternatively that the interest should once again be added to the capital.[36]

When the government later considered the appeal, in 1991, the Legal, Financial and Administrative Services Agency's decision was overturned. After that, the Faculty of Medicine board's regulations regarding the use of the fund were not followed. How-ever, before that, money from the fund was both distributed to clinical drug research for two years and to a book project.

Fourth attempt: placebo effects

The Faculty of Medicine did not give up and raised the issue of permutation again the following year, 1992, in a letter to the vice-chancellor's office. It was argued that the pur-pose of the return was not consistent with the activities of the faculty, and they wanted to transfer the management mandate to an "independent" administrator. The proposal was not met by the principal's office.

The faculty board then chose on its own accord – after what was called a further investigation – in September 1992 to use the fund's return for research and lectures on placebo effects.

The inquiry, which had been appointed by the faculty board, meant that they had asked the then acting professor of history of ideas and learning Karin Johannisson (1944–2016) and Martin H:son Holmdahl, now professor emeritus, to investigate the status of homeopathy at the time of the donation and suggest how the fund's assets could be used.

Karin Johannisson's two-page letter to the principal's office described the posi-tion of homeopathy in Sweden in the 19th century and its relationship to other nat-

---

34 Statement from the National Board of Health and Welfare, October 16, 1986, Dnr 2308 Doss E9, U97/873/UH. UU, OMP, Registrar at the Faculty of Medicine (faculty chancellery).
35 The Faculty of Medicine's regulations for the Zetterling fund from May 22, 1987. UU, OMP, in the faculty board's folder on Zetterling's fund, faculty chancellery.
36 Statement dated May 18, 1990, from Uppsala University to the Legal, Financial and Administrative Services Agency. Documents handed out from the Legal, Financial and Administrative Services Agency (Kammarkollegiet).

ural medicine, and she considered it reasonable that knowledge of it was integrated into medical education. She pointed out that it was historically unique that a medical culture monopolized medical knowledge, and from a humanistic point of view it was reasonable not to categorically reject medical pluralism. Karin Johannisson suggested that the Zetterling fund be used for its original purpose, with the extension to include natural medicine methods in general: "A good university should be open, dare to try and discuss."[37]

Martin H:son Holmdahl, on the other hand, submitted a half-page statement, in which he expressed without further investigation that the effects of homeopathy "seem to be mainly of so-called placebo nature. I, therefore, propose that the Faculty of Medicine use funds from the Zetterling donation to *cover costs for research and lectures on placebo effects.*"[38]

A proposal that was thus complied with. A later faculty board overturned this decision – it was described as "unfortunate"[39] and "unfortunately incorrect" and Dean Uno Erikson stated that he regretted what had happened[40]. But before that, for two years (1993/94 and 1994/95), money from the Zetterling fund had been distributed to research on placebo and expectancy effects.[41]

Fifth attempt: First teaching – then the permutation

In 1995, a call for grants to the sum of 136,000 SEK was announced from the Zetterling fund. Three applications were submitted. The entire sum was granted to a conference on traditional medicine. Both homeopathic organizations and individuals protested to the University, the County Administrative Board and the Prosecutor's Office. No action was taken.[42]

In 1997, the Swedish (Layman) Association for Scientific Homeopathy submitted a report to the Parliamentary Ombudsman with the requirement that the conditions of the donation should be fulfilled, or that the management of the fund should be transferred to the society. The Faculty of Medicine stated that, from the autumn of 1998, it

---

37 Appendix § 33 to the minutes of September 25, 1992. Statement by Karin Johannisson, August 21, 1992, to the Rectorate, Uppsala University. UU, OMP, faculty chancellery.

38 Another appendix to § 33, same date and place as above. Statement by Martin H:son Holmdahl, September 2, 1992. Uppsala University. UU, OMP, faculty chancellery. Emphasis in original.

39 Statement April 27, 1998, from the Vice-Chancellor at Uppsala University to the Unit for Universities and Colleges at the Ministry of Education and Research, Dnr 2308 Doss E9, U97/873/UH. UU, OMP, faculty chancellery.

40 Memorandum October 24, 1995. UU, OMP, Faculty of Medicine.

41 110,000 SEK according to statement April 27, 1998, from the Vice-Chancellor at Uppsala University to the Unit for Universities and Colleges at the Ministry of Education and Research, Dnr 2308 Doss E9, U97/873/UH. UU, OMP, faculty chancellery.

42 § 18 in the minutes for the Budget Committee at the Faculty of Medicine, September 15, 1997. UU, OMP.

would provide teaching on homeopathic health education and thus fulfil the requisites, and the principal – who at this time was not from the Faculty of Medicine – agreed.[43] In the fall of 1998, the faculty organized a theme day on homeopathy funded by the Zetterling donation. One lecturer was a specialist in anthroposophical medicine, other lecturers were known opponents of homeopathy and critics of what was called pseudoscience and quackery. Among them were Dan Larhammar, professor of molecular cell biology at Uppsala University, and professor of philosophy Sven Ove Hansson. No one was a practising homeopath.[44]

At the turn of the 21st century, the donation's capital amounted to multi-million sums, with a six-digit interest rate on the return. A smaller survey study conducted by the Stockholm County Council in the year 2000 on the public's experiences and perceptions of complementary medicine, showed that homeopathy was not a commonly used method in the region; manual therapy methods were instead in a leading position. Similar to the 1950s, about one-fifth of the population said they had experience with complementary medicine. When asked how the respondents themselves wanted to categorize different therapy methods, homeopathy ended up in categories of therapies not acquainted with (45 %) and supposedly having nothing to do with medicine and care (20 %); only 1.4 % had used homeopathy during the last year.[45] The study received special attention among those who opposed increased societal support for complementary medicine.

In April 2001, professors Dan Larhammar and Lars Bohlin – the latter a professor in pharmacognosy – proposed that the distributable amount of the grant in 2001–2003 should go to lectures on homeopathic healthcare, but thereafter one would apply for permutation,

> so that the return is used in the areas of knowledge that have helped to elucidate homeopathy, namely pharmacology and pharmacognosy. To maintain a connection with Zetterling's original wish, we suggest that lectures in pharmacology and pharmacognosy should be able to include alternative medicine (which homeopathy nowadays usually counts as).[46]

They also outlined a possibility of observing the donor's intentions in the future – if it turned out that the theory and practice of homeopathy could be verified scientifically. The proposal was accompanied by a history of science background, without source references. Homeopathy was here stated to have been a relatively harmless form of treatment compared to the treatments of the time, which included bloodletting and

---

43 Statement November 24, 1997, to the Parliamentary Ombudsman, by Bo Sundqvist, at that time principal of UU. UU, OMP.
44 According to documents at UU, OMP, Faculty of Medicine.
45 Stockholmare (2001), pp. 37, 39, 51.
46 Proposal on the use of returns of P. O. Chr. Zetterling's fund. From Dan Larhammar and Lars Bohlin to the Medical and Pharmaceutical Faculty Board's working committee on April 10, 2001. UU, OMP, Medfarm chancellery.

vomiting therapy, during an age when doctors were said to have killed more patients than they cured. Larhammar and Bohlin stated that during the 1860s, experimental and systematic medicine had been developed as a result of, among other things, that Professor Magnus Huss had "made epoch-making methodological improvements including placebo controls and statistical evaluation." These successes, together with modern pharmacology, contrasted with homeopathy, which was said to have struggled to show any kind of reproducible effect beyond placebo at all. "There is still no evidence that homeopathic products are effective against any single disease." They referred to Klaus Linde et al.'s meta-analysis in the *Lancet* from 1997. Homeopathy's total lack of progress, or even confirmation, of the original idea should be compared to the outstanding revolution brought about by the scientifically based methods of development and evaluation of modern pharmacology. The relatively widespread use of homeopathic remedies in some countries such as Germany, Switzerland, India, Brazil, etc., has more to do with cultural, traditional or socio-economic explanations. Other explanations are that doctors do not always have adequate knowledge of scientific methodology or that they simply use homeopathic remedies as a kind of placebo treatment.[47] Zetterling's wording, that lectures on homeopathic health education should be held as far as "this science has representatives at foreign universities," was, according to Larhammar and Bohlin, "a questionable and by no means binding criterion."

After this, Dan Larhammar organized a few half days on, and for, a critical review of homeopathy for students in medicine and pharmacy, with homeopaths participating as well. Thus, for a few years, funds from Zetterling's donation were used to pay for homeopathy lectures, although the content was certainly different from what the donor had intended.

Sixth attempt: Inappropriate purpose

In 2006, the sixth, last, and finally successful, attempt to permute the Zetterling donation began. In the course of the case, both the motivation for a permutation and the proposed new wording of the donation regulations were changed, and this after the intervention of Uppsala University's senior administration. The university's actions are of fundamental importance for how the requirement for science in higher education can be interpreted.

Dan Larhammar and Lars Bohlin again proposed a permutation with the motivation that the position of homeopathy had become even more debated through a series

---

47 Proposal on the use of returns of P. O. Chr. Zetterling's fund. From Dan Larhammar and Lars Bohlin to the Medical and Pharmaceutical Faculty Board's working committee on April 10, 2001. UU, OMP, Medfarm chancellery.

of scientific studies.[48] Students had also requested more competent homeopaths as lecturers, and it was difficult to find lecturers among homeopathy practitioners who met the requirements of the Higher Education Act; that education should be based on science and proven experience. It was also being questioned why homeopathy, in particular, should be given so much attention in academic education in relation to other areas of alternative medicine. Referring to that the use of the Zetterling donation should be in line with modern medical knowledge, both professors suggested that the purpose of the donation be changed to: "For the advancement of medical science, however, with the obligation to use the interest in question for lectures on homeopathy and other complementary/alternative medicine."[49]

Again, a letter was attached stating that science has made great strides which have shown that both basic concepts of homeopathy are dubious, if not unreasonable (referring to the *similia* principle and the potentiation process). Proponents of the method were also criticized, among other things, due to many of them "not accepting clinical trials or other scientific methods as a way to investigate the effectiveness of treatments."[50]

The executive committee of the Faculty of Medicine and Pharmacy Board approved the proposal and decided to proceed with the matter.[51] The issue was forwarded to the Board of Foundations affiliated with Uppsala University (SSAUU). The principal there proposed in March 2007 that SSAUU should apply to the Legal, Financial and Administrative Services Agency for the Zetterling foundation to be permuted[52], and the board referred to the decision in a meeting in April[53]. The principal at this time (2006–2012) was Anders Hallberg (born in 1945), professor of pharmaceutical chemistry who had worked at the pharmaceutical company Astra. Previously, during 2002–2005, he was vice-principal of the medical and pharmaceutical sciences at the university. What happened after the meeting at SSAUU is to some extent shrouded in obscurity, as the documents from the activities of this board are not public.

---

48 Proposal for permutation of P. O. Chr. Zetterling's donation letter. From Dan Larhammar and Lars Bohlin to the Principal of Uppsala University on December 1, 2006. UU, OMP, Medfarm chancellery.
49 Proposal for permutation of P. O. Chr. Zetterling's donation letter. From Dan Larhammar and Lars Bohlin to the Principal of Uppsala University on December 1, 2006. UU, OMP, Medfarm chancellery.
50 Proposal for permutation of P. O. Chr. Zetterling's donation letter. From Dan Larhammar and Lars Bohlin to the Principal of Uppsala University on December 1, 2006. UU, OMP, Medfarm chancellery.
51 Excerpts from memoranda on January 17, 2007, from the working committee of the Faculty of Medicine and Pharmacy. UU, OMP, Medfarm chancellery.
52 The Board of Foundations affiliated with Uppsala University. Summons to meeting March 6, 2007. Subject: Application for permutation by the P. O. Zetterling foundation. UU, OMP, Medfarm chancellery.
53 SSAUU. Memoranda from meeting March 6, 2007. Resolution: For a meeting with SSAUU April 24, 2007. UU, OMP.

But in April 2007, principal Hallberg and Per Abrahamsson, of the legal department (SSAUU), applied for a permutation of the donation from the Legal, Financial and Administrative Services Agency.[54] The two argued that the basic concepts of homeopathy were questionable; that advocates of homeopathy usually relied on descriptions of individual patients' improvement, which made it difficult to take placebo effects and spontaneous improvements into account; that many homeopathy practitioners did not accept clinical studies or other scientific methods as a means of investigating the effectiveness of treatments, and that it was unreasonable that donations for an obsolete hypothesis could apply for all time. "Donations for alchemy, phlogiston, or spontaneous generation would similarly be perceived as incompatible with today's scientific knowledge."

The use of the foundation should still be aligned as close to the original intention as possible. Homeopathy was considered a method of alternative and complementary medicine, and there were therapies with a certain scientific basis within that field that would be compatible with the basic requirements of science and proven experience of the Swedish Higher Education Act.[55]

The proposed new purpose of the donation should be: "[…] for the advancement of medical science, however, with the obligation to use the current interest for <u>lectures on homeopathy and other alternative or complementary medicines</u>."[56]

In conversations with the Chamber of Deputies, Per Abrahamsson is said to have admitted that there were representatives of homeopathic science at foreign universities. The grounds for the application are not that it cannot be fulfilled, but that the purpose seems inappropriate.[57]

The Legal, Financial and Administrative Services Agency told Per Abrahamsson that there were "certain contradictions between the cited reasons and the requested amendment in the application" and asked for a corrected amendment or new reasons for the application.

---

54 Uppsala University, Department of Law, to the Legal, Financial and Administrative Services Agency. Application for permutation of the P. O. Zetterling foundation, identity number 817603–6302. Dated April 24, 2007, signed by principal Anders Hallberg and rapporteur Per Abrahamsson. Documents handed out from the Legal, Financial and Administrative Services Agency (Kammarkollegiet).

55 Svensk författningssamling: The Swedish Higher Education Act (1992:1434), Kap. 2, § 10.

56 Uppsala University, Department of Law, to the Legal, Financial and Administrative Services Agency. Application for permutation of the P. O. Zetterling foundation, identity number 817603-6302. Dated April 24, 2007, signed by principal Anders Hallberg and rapporteur Per Abrahamsson. Documents handed out from the Legal, Financial and Administrative Services Agency (Kammarkollegiet). Emphasis in original.

57 Legal, Financial and Administrative Services Agency, official note June 19, 2007, a telephone conversation between attorney general ("advokatfiskal") Helen Blomberg and Per Abrahamsson. Documents handed out from the Legal, Financial and Administrative Services Agency (Kammarkollegiet).

The university submitted a supplementary letter, in which it had adjusted its claim.[58] The connotations to the terms of the donation previously proposed by Larhammar and Bohlin had now been completely deleted.

Principal Hallberg and Abrahamsson, the latter now titled Deputy Academic Ombudsman, wrote that the central part of Zetterling's donation is "the advancement of medical science," but homeopathy cannot be considered to be included within the concept of science.

Therefore, the purpose of Zetterling's donation is wrong. Zetterling wanted to promote medical science. To achieve the central intention of Zetterling's donation, to advance medical science, the purpose must be changed according to the amendment below. Uppsala University requests that the Legal, Financial and Administrative Services Agency agree that the wording is changed from: "[...] for the advancement of medical science, however, with the obligation to use the accrued interest for lecture fees on homeopathic health doctrine, as long as this science has representatives at foreign universities" to: "[...] for the advancement of medical science."[59]

The Legal, Financial and Administrative Services Agency asked the Royal Academy of Sciences, the National Board of Health and Welfare and the Swedish Society of Medicine if homeopathy could be considered a part of medical science.

The Academy of Sciences briefly announced that homeopathy was "**not**" considered to be included in medical science. "Please contact us again if the statement is unclear." The National Board of Health and Welfare considered that there was no documented research to support the use of homeopathic medicines in accordance with science and proven experience. With its statement, the authority attached an article in the *Lancet* on homeopathy from 2005[60], an article in a Swedish newspaper that commented on the aforementioned article[61], an excerpt from Wikipedia about homeopathy[62], and what the Swedish Medical Products Agency had written on their website about homeopathic medicines[63].

The Swedish Society of Medicine stated, among other things, that the theory of homeopathy is obviously unreasonable, that the method does not represent a unified tradition, that the degree of evidence of homeopathy is so low that it lacks relevance

---

58 Regarding the P. O. Zetterling Foundation. Letter from principal Anders Hallberg and Per Abrahamsson, sent from the university's legal department to the Legal, Financial and Administrative Services Agency on October 22, 2007, event at Legal, Financial and Administrative Services Agency, record no. 430-11036-07.
59 Regarding the P. O. Zetterling Foundation. Letter from principal Anders Hallberg and Per Abrahamsson, sent from the university's legal department to the Legal, Financial and Administrative Services Agency on October 22, 2007, event at Legal, Financial and Administrative Services Agency, record no. 430-11036-07.
60 Shang et al. (2005).
61 Atterstam (2005).
62 http://sv.wikipedia.org/wiki/Homeopati (last accessed on 2020-12-02).
63 https://www.lakemedelsverket.se/sv/global-sok?q=homeopatiska%20l%C3%A4kemedel (last accessed on 2021-03-09).

for evidence-based medicine, and that homeopathy today cannot be considered a part of medical science. They concluded with the following reasoning:

> One can study unscientific phenomena scientifically. A medical method is not scientific, it only has different degrees of evidence from scientific criteria.
>
> The Swedish Society of Medicine thus believes that homeopathy today cannot be considered part of medical science.[64]

That several homeopathic organizations and one homeopathically active physician opposed permutation didn't help. In March 2008, the Legal, Financial and Administrative Services Agency decided per the wishes of the principal:

> Given *that* the overall purpose of the fund is the promotion of medical science, and *that* the interest should be used by the Faculty of Medicine at Uppsala University, and *that* Zetterling referred to homeopathy as "this science," the Legal, Financial and Administrative Services Agency, is of the view that Zetterling's ordinance rested on the assumption that homeopathy was a scientifically accepted method in medical science and that homeopathy lectures would thus promote this science.[65]

The circumstances had now changed to such an extent that conditions for permutation existed. Thus, it follows that lectures in homeopathy do not promote medical science in the way Zetterling has intended, which is why the ordinance has become contrary to Zetterling's intentions. Permutation should, therefore, be granted under the claim.[66]

In June of the same year, the decision of the Legal, Financial and Administrative Services Agency was discussed by the executive committee of the Faculty of Medicine and Pharmacy Board, and they first chose to act differently. Per Dan Larhammar's previous proposal, it was decided that the return from the fund would continue to be used for seminars and lectures on alternative medicine, and an investigation would be launched into how the available accumulated amount could be used.[67] When checking with the university's legal department after the meeting, however, the result was that it was decided that the return instead should go to the promotion of medical science.

---

64 Swedish Society of Medicine. Re: Event 430-11036-07, response to Legal, Financial and Administrative Services Agency December 17, 2007, signed by Mats Bauer, Associate Professor and CEO. Documents handed out from the Legal, Financial and Administrative Services Agency (Kammarkollegiet).

65 Permutation of P. O. Zetterling's foundation. Decision 2008-03-05, signed by General Counsel Bertil Kallner and Attorney General Helen Blomberg. Legal, Financial and Administrative Services Agency, record no. 430-11036-07. Emphases in original.

66 Permutation of P. O. Zetterling's foundation. Decision 2008-03-05, signed by General Counsel Bertil Kallner and Attorney General Helen Blomberg. Legal, Financial and Administrative Services Agency, record no. 430-11036-07.

67 Excerpts from memorandums from the Medical and Pharmaceutical Faculty Board's working committee June 4, 2008. UU, OMP.

The Faculty of Medicine decided to announce funding for the advancement of medical science once a year starting in November 2008. In May of that year, Zetterling's donation had an available return of more than SEK 3,300,000 (more than 300,000 Euro).

At this first application deadline, hundreds of applications were received.[68] Three people from the relevant fields of science were given SEK 1,800,000 to share, all with the same motivation: "To a scientifically well-qualified person whose continued scientific activity is dependent on temporary support in the form of their salary for a limited time."[69] The Legal, Financial and Administrative Services Agency's decision was once again appealed by, among others, the Swedish Association for Scientific Homeopathy. The government did not consider the appeal, because the matter did not concern the association in such a way that they had the right to appeal the decision.[70]

Since 2008, millions of SEK have been awarded from the Zetterling foundation to the advancement of medical science. In 2017, Uppsala University announced the availability of a grant of nearly SEK 4.5 million (424,000 Euro). At the announcement in September 2019, SEK 2,145,000 (200,000 Euro) was distributed among 12 researchers at the university's scientific field of medicine and pharmacy.

Medicine, law and science

The Zetterling sequel raises several questions. To begin with, a question no one has addressed: What did Zetterling mean by homeopathic health doctrine? Did he refer to the general health care advice that Hahnemann promoted and Liedbeck forwarded? Such as medicine is to be given in the smallest possible dosage, orderly living with reduced intake of coffee, tea and alcohol, fresh air and an adequate dose of body movement etc.?[71] Or did he refer to the principles of homeopathic pharmacology and/or its practical application, and in that case: Was he referring to low potency remedies with analysable active substances or high potency principles? We will never know, but it is the latter that has incarnated the concept of "homeopathy" and first and foremost produces strong reactions within medicine and pharmacology, as in this case.

Further, Zetterling did not claim that homeopathy belonged to medical science or that it at this time was an *accepted* method of medical science. Instead, he described homeopathic health doctrine as "this science" and as something possibly other than "medical science" at the time. The question of whether homeopathy can be consid-

---

68 Documents at the faculty office. UU, OMP.

69 Minutes January 27, 2009, from the Science Field for Medicine and Pharmacy. Present Deans Göran Magnusson and Fred Nyberg, Vice-Dean Olle (Olof) Nilsson and a representative from the chancellery. UU, OMP.

70 Government Decision II:4/U2008/3450/RS, according to Lomnäs (2011), footnote 34, p. 42.

71 E. g. Liedbeck: Då Homeopathisk Medicin brukas, undvikes följande (1853). National Archives, P. H. Liedbeck's archive, SE/RA/721451/-/9.

ered a part of medical science or not – then or now – is not a key point. Furthermore, "medical science" cannot have been regarded as a uniform science in a definite form in 1872. The agency's reasoning – that Zetterling assumed that homeopathy was accepted in medical science, that homeopathic lectures would promote medical science, and that permutation could be granted because homeopathy today is not part of medical science and that homeopathic lectures can therefore not be considered to promote medical science – does not, in summary, stand on a completely solid foundation. There is here room for other interpretations and other decisions.

One question is, of course, why the Faculty of Medicine accepted the donation, including its terms, when the resistance to homeopathy within the Swedish medical academy was already solid in 1872. One explanation could precisely be the fact that homeopathy was in a bottom position in Sweden in the 1870s compared to other countries.[72] The Swedish Parliament had rejected a proposal for a homeopathic hospital ten years earlier.[73] Pehr Jacob Liedbeck was at this time the only known homeopathically active physician besides laymen, and an aged man. (At the end of the century a few other physicians followed in his footsteps.) The Faculty of Medicine could hardly have anticipated that homeopathy, a few decades later, would gain a significantly stronger position in Sweden as a widely used and discussed form of treatment in the public debate, which in 1915 contributed to a liberalized legislation in the field of health care and opened the door for treatment by laymen. That the Zetterling donation would cause a battle that stretched over two centuries could hardly be foreseen in 1872. It is likely that, at this time, representatives of Swedish medicine thought that homeopathy would be eradicated as medical science progressed. There was probably never any intention of executing the donor's intentions.

Uppsala University was founded in 1477 as the first university in Sweden. As early as 1907, the Faculty of Medicine at the university outlined an argument that it would be a disgrace for the entire university if homeopathy lectures were to be arranged. Even a hundred years later, the argument of inappropriateness is put forward, but this time from the university's central management.

This approach raises questions not only about the controlling function of the medical and pharmacological sciences over other sciences. What are the consequences if university lectures exclusively should deal with theories and practices that are considered scientific in certain fields of science?

According to the Swedish Higher Education Act, higher education under the auspices of the state must be based on science and proven experience.[74] It is from the medical field that the central concept of "science and proven experience" originates

---

72 Haller (2005); Waisse/Eklöf: Spread of homeopathy (2019).
73 Burius (1979); Eklöf: The homeopathic hospital (2007).
74 Svensk författningssamling: The Swedish Higher Education Act (1992:1434), Kap. 1, § 2: "Staten ska som huvudman anordna högskolor för 1. Utbildning som vilar på vetenskaplig eller konstnärlig grund samt på

in several Swedish laws. It was a requirement that from the beginning only applied to doctors, stipulated in the previous professional oath for physicians in Sweden and in 1890 transferred to the first general instructions for doctors. Since then, it has become a first clause in the laws that regulate the duties of health care personnel.[75]

In Sweden, since the 1960s, homeopathy has almost exclusively been practised by people without an authorized profession as a basis. A notable exception was the physician who in the years 2003–2011 was subject to scrutiny by the National Board of Health and Welfare, the Medical Responsibility Board and administrative courts.[76] The reason was that this general practitioner, with specialist qualifications in skin diseases, prescribed homeopathic remedies when patients so wished.[77] The story began with the National Board of Health and Welfare intervening with the argument that the doctor's activities were not in accordance with the law's requirement that those who belong to the health care staff must perform their work in accordance with "science and proven experience." The National Board of Health and Welfare's arguments in court: "From the perspective of conventional medicine ['skolmedicin'], it is not in accordance with science and proven experience to prescribe ineffective drugs to a patient. On those grounds, there is hardly any room for doctors to provide homeopathic remedies in their regular professional practice."[78]

The story ended in the Supreme Administrative Court, where the risk to patient safety was considered too vague and hypothetical to be considered.[79] But, homeopathy in regular health care is limited to patient-initiated last-resort treatments.

The trial against this doctor had begun and attracted attention when the final successful attempt at the permutation of the Zetterling foundation was underway.

Regarding the paragraph on "science and proven experience" in the Higher Education Act, it is reasonable to interpret that it is the *lectures* that should, as far as possible, rest on scientifically produced knowledge – not the *subjects* of the research and lectures. Zetterling also stipulated lectures on, not teaching of, homeopathic health education. It can be argued that academic freedom requires independent choices regarding the content of lectures. However, this is not the argument that the university management has chosen to assert. The history of homeopathy ends up as a question of interpretative precedence regarding what constitutes science and scientific.

Anthroposophical remedies have ended up in the same firing line as homeopathic remedies. In 2019, the anthroposophical hospital Vidarkliniken in Järna outside Stockholm, run by authorized doctors and nurses, was forced to close, as well as their

beprövad erfarenhet [...]" ["The state shall, as principal, arrange universities for 1. Education that rests on a scientific or artistic basis and proven experience"].

75 The development is described by Eklöf (2011), pp. 185–188.
76 Extensively described in Eklöf (2011), pp. 171–190.
77 Some shortcomings in his record-keeping played a minor role.
78 Administrative Court of Appeal, judgment in case #3760–09 (2010), pp. 4–5.
79 Supreme Administrative Court, verdict in case no 6634–10, Stockholm, September 23, 2011, dep. II, p. 5.

well-attended health centre. The reason was partly that the public health service completely stopped referring patients there (mainly for pain and fatigue rehabilitation and aftercare following conventional cancer treatment) and partly because the anthroposophical remedies had difficulty passing both the political and pharmaceutical needle's eye.

When historian Robert Jütte in his book "The Hidden Roots" writes that homeopathy in many countries is still fighting for official recognition[80], that struggle can be said to be over in Sweden. Today, it is more a question of whether homeopathic practice should be able to exist at all and with what restrictions.

Like current referrals to anthroposophical care, the case with the Zetterling donation is of course also about finances. An opportunity to redirect the big money bag has been seen, the chance has been taken and it succeeded. The conditions of the gift from the eternal student Zetterling dated 1872 were subordinated to other purposes.

Homeopathy does not pose a serious threat to either public health care and the state budget or the health and personal finances of individual patients. The constant tension between science and practical medicine in the field of medicine can contribute to an increased understanding of the development of health care. The outrage over the existence of homeopathy in certain scientific circles is probably mainly due to a feared lack of faith and trust in science in general.

Bibliography

Archival sources

National Archives, Stockholm
– P. H. Liedbeck's archive, SE/RA/721451/-/9
Uppsala University Library (UUL)
– Faculty of Medicine Uppsala Minutes 1907–09, AI:16
Office for Medicine and Pharmacy (OMP), Uppsala University (UU)
– Documents previously at the Faculty of Medicine chancellery, now most probably at the University Archives, although no further information can be obtained
Legal, Financial and Administrative Services Agency, Stockholm
– Documents with record number 430-11036-07
Administrative Court of Appeal, Stockholm
– Judgment in case #3760–09 (2010)
Supreme Administrative Court, Stockholm
– Verdict in case no 6634–10, Stockholm, September 23, 2011, dep. II

---

80 Jütte (2006), p. 8.

Literature

Atterstam, Inger: Homeopatin har ingen verkan [Homeopathy has no effect]. In: Svenska Dagbladet (August 26, 2005), p. 6.

Burius, Anders: Homeopatien i Sverige. 150 års kamp för erkännande. In: Sydsvenska medicinhistoriska sällskapets årsskrift (1979), pp. 16–53.

Donner, Fritz: Über die gegenwärtige Lage der Homöopathie in Europa. In: Allgemeine Homöopathische Zeitung 179 (1931), pp. 229–271.

Eklöf, Motzi: Doctor or Quack. Legal and lexical definitions in Twentieth-Century Sweden. In: Jütte, Robert; Eklöf, Motzi; Nelson, Marie Clark (eds.): Historical Aspects of Unconventional Medicine. Approaches, concepts, case studies. (=European Association for the History of Medicine and Health, Network Series 4) Sheffield 2001, pp. 103–117.

Eklöf, Motzi: "... ein staubiges Spinnennetz am frischen Baum der medizinischen Wissenschaft". Homöopathie in Schweden. In: Medizin, Gesellschaft und Geschichte 22 (2003), pp. 201–232.

Eklöf, Motzi: The homeopathic hospital that never was. Attempts in the Swedish Riksdag (1853–1863) to obtain support for the establishment of a homeopathic hospital, and the issue of theory versus empiricism in medicine. In: Medizin, Gesellschaft und Geschichte 26 (2007), pp. 167–206.

Eklöf, Motzi: Outdated fraudulent healing? Homeopathy on trial. The homeopathic 'pill scandal' in the 1950s and modernization of health care in Sweden. In: Hygiea Internationalis. An Interdisciplinary Journal for the History of Public Health 6 (2007), no. 2, pp. 151–176.

Eklöf, Motzi: Homeopati i Sverige. En kontroversiell medicinhistoria. Stockholm 2011.

Eklöf, Motzi: Fallet Blända. Statens serumtillverkning, en skandal och vetenskaplig krishantering. Malmköping 2018.

Haller, John S.: The History of American Homeopathy. The academic years, 1820–1935. New York 2005.

Hedin, Sven: Versuch über eines neues princip zur auffindung der Heilkräfte der arzneisubstanzen, nebst einigen Blicken auf die bisherigen, von Doct. Sam. Hahneman [sic!]. In: Vetenskaps-Handlingar för Läkare och Fältskärer 5 (1797), no. 2, pp. 35–51.

Jäderlund, Christer: Tyska läkarkåren som en man mot nya homeopatlagen [The German medical profession as one man against the new homeopathy law]. In: Stockholms-Tidningen (December 17, 1938).

Jütte, Robert: The Hidden Roots. A history of homeopathy in Northern, Central and Eastern Europe. (=Kleine Schriften zur Homöopathiegeschichte 2) Stuttgart 2006.

Kant, Herbert: Zetterlingska donationen. En homeopatisk fond vid Uppsala universitet. Stockholm 1946.

Liedbeck, Pehr Jacob: Homöopathiens närvarande ställning i främmande länder. 2nd ed. Stockholm 1854.

Liedbeck, Pehr Jacob: Homöopathiska Polykliniken i Stockholm Oktober–December 1868. Vol. 1. Stockholm 1869.

Lomnäs, Erling: Liten vitbok om homeopati – medicinens fula ankunge? 2nd revised ed. Stockholm 2011.

Ottosson, Anders: Sjukgymnasten – vart tog han vägen? En undersökning av sjukgymnastyrkets maskulinisering och avmaskulinisering 1813–1934. Diss. Göteborg 2005.

Pontén, Åke: Studentöverliggare i Uppsala. In: Årsboken Uppland (1954), pp. 47–69.

Ramme, S. H.: Minnen och intryck från en resa i Tyskland [Memories and Impressions from a journey in Germany]. In: Husläkaren. Organ för homeopati och naturläkekonst 11 (1933), pp. 153–158.

Shang, Aijing et al.: Are the clinical effects of homoeopathy placebo effects? Comparative study of placebo-controlled trials of homoeopathy and allopathy. In: Lancet 366 (2005), no. 9487, pp. 726–732.

Statens Offentliga Utredningar: Lag om rätt att utöva läkekonsten. Förslag avgivet av kvacksalveriutredningen. SOU 1956:29. Stockholm 1956.

Statens Offentliga Utredningar: Alternativmedicin 1. Huvudbetänkande från alternativmedicinkommittén. SOU 1989:60. Stockholm 1989.

Stockholmare och den komplementära medicinen. Befolkningsstudie angående inställning till och användning av komplementär medicin genomförd under år 2000 i Stockholms läns landsting. Eklöf, Motzi; Tegern, Gunilla. (=SLL 12) Stockholm 2001.

Svensk författningssamling [Swedish Code of Statutes]: SFS 1915:362; SFS 1992:1434.

Vetenskap eller svagsint övertro? Är homeopatien blott en historisk företeelse eller har den berättigande? [Science or feebleminded superstition? Is homeopathy just a historical phenomenon or does it have a justification?] Prof. J. Tillgren och Å. Berglund uttala sig för N. D. A. i den ömtåliga frågan. In: Nya Dagligt Allehanda (July 5, 1936), pp. 4–5.

Waisse, Silvia; Eklöf, Motzi: Spread of homeopathy in the early nineteenth century. The comparative approach – the cases of Sweden and Brazil. In: História, Ciências, Saùde – Manguinhos 26 (2019), no. 4, pp. 1281–1297.

Waisse, Silvia; Eklöf, Motzi: Homeopathy in Sweden and Brazil, 1880–1930. 'Golden ages' with radically different implications. In: Lychnos. Annual of the Swedish History of Science Society (2019), pp. 175–197.

Zetterling, Petrus Ol. Chr.: Quaestionis de auctoritate veteris testamenti in ecclesia christiana agitatae, expositio historica. Diss. Upsaliae 1838.

Motzi Eklöf, Ph. D.
Exempla
Box 92
SE-642 06 Malmköping
me@exempla.se

Clemens von Bönninghausen's Modalities in Annette von Droste-Hülshoff's Poem "Durchwachte Nacht"

ALICE KUZNIAR

Medizin, Gesellschaft und Geschichte 39, 2021, 263–289

Clemens von Bönninghausens Modalitäten in Annette von Droste-Hülshoffs Gedicht „Durchwachte Nacht"

Kurzfassung: An der Schnittstelle von Medizin und Literatur befasst sich diese Arbeit mit der Frage, wie sich die homöopathischen Richtlinien, wie der Patient den Körper wahrnehmen und wie der Arzt die Fallaufnahme interpretieren soll, in poetische Produktion umsetzen. Die Methodik von Clemens von Bönninghausen ist für die künstlerische Entwicklung der führenden deutschen Dichterin Annette von Droste-Hülshoff von Bedeutung, die sich fast 20 Jahre lang von Bönninghausen beraten ließ. Dessen Aufmerksamkeit für bestimmte Arten von Symptomen, um sie in den Vordergrund zu rücken, wird für Drostes eigene Wahrnehmungs- und Schreibweise wichtig. Ihre Gedichte konzentrieren sich mit Laserpräzision auf Stimmungsschwankungen und Witterungszeichen. Die Homöopathie diktiert Droste, wie sie zu beobachten hat, wobei sie die Reihenfolge und Intensität ihrer somatischen Empfindungen genau unter die Lupe nimmt. Bönninghausen sagt ihr auch, wie man sie aufnehmen soll. Sowohl seine Empfehlungen für die Fallaufnahme als auch seine Repertorien enthalten detaillierte Formeln oder Tabellen für die Reihenfolge und Arten der Wahrnehmung, die Droste ausfüllen kann. Kurz gesagt, Droste übernimmt die diskursive, serialisierte Praxis der Homöopathie. Unter Bönninghausens Anleitung trainierte sie eine erfahrungsgeleitete Praxis der akuten Aufmerksamkeit in Hinsicht auf Vergänglichkeit, sowohl bei sich selbst als auch in der Natur. Drostes eigenes Schreiben wird dadurch zu einer Erweiterung der Anamnese. Diese Poetik, wie man das Eigenartige wahrnimmt, wird unter Bezugnahme auf Drostes Gedicht „Durchwachte Nacht" illustriert.

Introduction

In a 11 July 1843 letter to her friend Sibylle Mertens-Schaffhausen, Annette von Droste-Hülshoff (1797–1848) writes that her head

> den ganzen Tag summt und siedet wie eine Theemaschine – Ohr – Zahn – Gesichts – Schmerz – Ich möchte mich zuweilen, wie jener Halbgeköpfte, (Kindermährchen von Grimm) bey den Haaren nehmen, und mein weises Haupt in den Fischteich unter meinem Fenster werfen, wo es ihm wenigstens kühl werden würde. [...] ich bin halb sympel vor Duseligkeit.[1]

Droste had used the image of boiling water previously in a 7 July 1842 letter to her close friend, Levin Schücking, where she excused the delay in writing because of terrible facial pains that caused her, every time she bent over, to feel "als wenn ich den Kopf in siedendes Wasser steckte."[2] In a 19 January 1846 letter to her cousin Sophie von Haxthausen, Droste again sighs "ich bin auch halb simpel," but this time the cause is a bad 14-day-long swelling in the left ear that has left it closed up almost entirely: "es braußt mir darin wie ein Mühlenwehr."[3] A week later Droste then writes to her friend Elise Rüdiger that her ear "macht einen Lärm wie drey Pulke Cosacken, und mich nebenbey so dumm, daß man Mauern mit mir einrennen könnte. [...] Stocktaub auf Einem Ohre [...] mir immer wie unter dem Schaffhauser Wasserfalle ist."[4] These metaphors that illustrate roaring – made by a mill weir, three regiments of Cosacks, or the Schaffhausen waterfall – indicate how exactly Droste writes about her frailties, indeed with a meticulousness that would have delighted her homeopath, Clemens von Bönninghausen (1785–1864). Coincidentally, the letter to Sophie mentions that she is being treated again homeopathically.[5]

Situated at the juncture of medicine and literature, this study examines how Germany's foremost female poet was deeply influenced by her almost 20-year long preoccupation with homeopathy. Droste's stature in German life and letters cannot be underestimated: she even formerly graced the 20 DM banknote. Apart from her poetry, her most celebrated work is the 1842 novella "Die Judenbuche." Droste was renowned

---

1 Droste-Hülshoff (1978–2000) [henceforth abbreviated as HKA], vol. X.1, p. 64: "boils and bubbles like a tea kettle – ear – tooth – face – pain – Now and then I feel like grabbing myself by my hair, like that semi-decapitated man (Grimms' fairy tale), and toss my wise head into the fish pond under my window, where it would cool off at least [...] I'm a dimwitted half-simpleton."

2 HKA, vol. IX.1, p. 320: "as if I were sticking my head into boiling water."

3 HKA, vol. X.1, p. 345: "I'm a half-simpleton [...] it is throbbing in there like a mill weir."

4 HKA, vol. X.1, p. 348: "makes a noise like three regiments of Cosacks, and incidentally makes me so thick-headed that you could bash down walls with me. [...] deaf as a post in one ear [...] all the time I feel as if I were under the Schaffhausen waterfall."

5 Bönninghausen noted on 17 November 1845 that Droste suffered from hearing loss and a growth in the ear canal. He treated her as well on 19 February 1846: IGM, P 1.

for her exquisite attention to mood changes, meticulous observations of nature, and heightened sense of ephemerality. All these characteristics, I would like to argue, stem from homeopathy's distinctive demands about how to observe, record, and communicate illness. Droste's homeopath, Clemens von Bönninghausen, was the main disciple of the founder of homeopathy, Samuel Hahnemann, whose work he systematized and popularized, even though he was a lay physician. His legacy extends into the present; since the 1990s homeopaths have rediscovered his method of selecting remedies.[6] Given the eminence of Bönninghausen, not to mention that of Droste herself, it is remarkable that the literary discipline has not examined the relation between these two thinkers.[7] Here I wish to suggest a way in which one can begin to analyze the conjuncture of medicine and literature by paying attention to how medical notation during the case taking dictates perception of the body and subsequently how medical writing translates into poetic production. Bönninghausen demanded vigilant self-introspection of his patient: Droste was required to observe and notate daily if not hourly sensations and feelings of the ill body in order to communicate them. The remedy she received would be based on the precise nature of her symptoms, including time of day or side of the body in which they appeared and disappeared. Droste was the first entry in Bönninghausen's very first 'Krankenjournal' or casebook; he rewrote this and subsequent entries on her as a case study entitled "Homöopathische Heilungen." For this present contribution, however, I wish to investigate less Bönninghausen's documentation of her maladies than his prescribed procedure for case taking as well as to consider the structure of symptom repertories he compiled. I wish to suggest that Bönninghausen's writing in turn generated Droste's own – not just her letters, to him and others, but also her poetry. Both writers assembled textual "bodies," in the sense not simply of bodies of writing governed by discursive practices but of bodies configured by notated perceptions, sensations, and weakness.

I want to operate on two fronts here. One tack is to highlight Bönninghausen's uniqueness in the history of homeopathy. The other is to see how this innovation dovetails with Droste's poetics. He develops a singular approach to homeopathy, of refining Hahnemann's thought, and improving on the accuracy of determining a remedy. But it cannot be ignored that Bönninghausen's so-called methodology is signifi-

---

6 See Goldmann (2003), Gypser's introduction to Bönninghausen (2012), Klunker (1995), Möller (2002), Wegener (2011), and the contributions by Lucae, Minder, and Frei to the September 2019 special issue of the *Allgemeine Homöopathische Zeitung* on Bönninghausen, especially Lucae's article that reviews other publications on the topic.

7 Biographies on Droste, such as Beuys (2009), have not taken into account the manifold implications of her association with her homeopath. Only historians of homeopathy have researched their interaction and hence do not involve her poetry. See Kottwitz's biography (1983 and 1985); Dinges and Holzapfel's comparison of Bönninghausen's patient journals on Droste and their redaction as an anonymous case study (2004); Baschin's documentation of Droste's care of sick friends and relatives (2014). Recent works on Bönninghausen in the context of medical history are few: Baschin (2010).

cant to Droste's artistic development. The physician's attentiveness to specific kinds of symptoms, to drawing them to the fore, in short, his method of reading signs, becomes consequential for her own ways of perceiving and writing. Her poetry focuses with laser precision on minute shifts in mood, time of day, her own bodily movements and sensations, even suffering in nature. Nature is full of the energy that Bönninghausen saw residing as well in each manifestation of disease and, correspondingly, in each plant remedy.[8] But Bönninghausen was also a prodigious writer who must have been aware that linguistic command increases the ability to perceive. Homeopathy dictates to Droste how she is to observe, closely scrutinizing sequence and intensity; it also tells her how to record. She adopts a discursive practice and its specifications for serialization. Her own writing is an extension of the anamnesis.

Case Taking in Homeopathy and the Characteristic Symptom

Hahnemann's instructions for the case taking can be found in paragraphs 82–104 of the "Organon der Heilkunst," and it is on these that Bönninghausen builds.[9] The procedures for the patient interview are the most precise with regard to the chronically ill. Hahnemann recommends that the attending physician listen to the smallest detail (§ 95), especially because the chronic illness is the most strange and its symptoms can be transitory. The patient's past must be registered thoroughly. Hahnemann recommends that the physician copy down verbatim the patient's wording, remain silent, and desist from interrupting the flow of his or her narrative or asking leading, suggestive questions (§ 84). As he wrote in 1818, "Die Krankheit als Eigenschaft kann ja nicht selbst reden, sich nicht selbst erzählen; der daran leidende Kranke allein kann seine Krankheit aussprechen durch die mancherlei Zeichen seines Uebelbefindens."[10] He also recommended that the family and friends of the patient be consulted for their narrative (§§ 218 and 220).[11] The patient's recollection demands on the part of the physician "nur Unbefangenheit und gesunde Sinne, Aufmerksamkeit im Beobachten und Treue im Aufzeichnen des Bildes der Krankheit."[12] Hahnemann's terms 'Krankheits-Bild' and its 'Aufzeichnen' suggest first and foremost a sketch or painterly portrait of the disease. The word 'Bild' points, in addition, to how homeopathy aims to crystal-

---

8 Bönninghausen (1834), p. 158, notes how the homeopathic curative power works energetically corresponding to how amplified the malady is. Crucial here is the concept of dynamism.
9 For more on the history of case taking, from Hahnemann and Bönninghausen onward, see Jütte (1998).
10 Hahnemann (2001), p. 704: "The illness as a condition cannot speak for itself, cannot talk about itself; only the patient inflicted by it can articulate his illness through various signs of his ill state of health."
11 Dinges (2010), p. 1357, notes how unusual consultation of family members was at the time, given that physicians preferred to avoid unwanted lay suggestions for treatment.
12 Hahnemann (2006), p. 109, § 83: "Only impartiality and healthy intuition, attentiveness to observe and faithfulness in recording the image of the illness."

lize an image in order to capture the essential element in a disease that would point to the remedy, just as a metaphor would convey singularity and embodiment at the same time it points to a universality. Hahnemann also uses the term "Zeichen-Inbegriff."[13] 'Inbegriff,' which translates as essence, epitome, sum, total, or aggregate, is a concept Bönninghausen also utilizes.[14]

Recent studies in the history of homeopathy, with their detailed analyses of Hahnemann's patient records and correspondence, confirm the pre-eminence accorded to the individual.[15] Martin Dinges, for instance, in analyzing patient letters to the founder of homeopathy between 1830 and 1835, summarizes the importance of the homeopathic individualization process: "No other large-scale source offers this kind of detailed self-observation and discursive self-constitution in medical discourse."[16] Furthermore, "the discourse allows the patient as the discourse object to become a person who has a body and, of course, also is a body."[17] Other physicians at the time would merely jot down one line or give a Latin diagnosis as a record of the consultation, whereas Hahnemann at the midpoint in his career wrote between ten and thirty lines per patient.[18] As Robert Jütte summarizes, "[i]t is a unique feature of homeopathic case histories that they contain more verbatim reports of patients' complaints than any other similar record of medical practice."[19]

Since Droste was an avid reader, it is not out of the question that she would have been familiar with most of Bönninghausen's major publications during her lifetime, although we cannot reconstruct her library or know what books she would have borrowed. Friedrich Regensburg, a publisher in Droste's home town of Münster, issued many of Bönninghausen's titles. "Die Homöopathie. Ein Lesebuch für das gebildete, nicht-ärztliche Publikum," written, as the subtitle suggests, for a lay audience, appeared in 1834 with Münster's famous house of Coppenrath. One of its chapters, "Die Aufnahme des Krankheitsbildes," stipulates that a single symptom, especially when it is a general or common symptom, such as headache, cannot belong to what he calls the characteristic symptoms of an illness.[20] Here Bönninghausen follows Hahnemann's dictum in § 153 of the "Organon der Heilkunst": "Dabei sind die *auffallenderen, sonderlichen,* ungewöhnlichen und *eigenheitlichen* (charakteristischen) Zeichen und Symp-

---

13 Hahnemann (2006), p. 140, § 153: "Essence of signs."
14 Bönninghausen (1833), p. 20; Bönninghausen (1834), p. 251.
15 See the transcriptions and commentaries for Hahnemann's casebooks, 'Krankenjournale' D 2–6 (1801–1807), D 16 (1817–1818), D 22 (1821), D 34 (1830), and D 38 (1833–1835). Also for Bönninghausen (2011).
16 Dinges (2002), p. 108.
17 Dinges (2002), p. 107. For more on patient letters at the time see Stolberg (1996 and 2007). On the history of case taking, see Geyer-Kordesch (1990).
18 Dinges/Holzapfel (2004), p. 150.
19 Jütte (1998), p. 41.
20 Bönninghausen (1834), p. 251.

tome des Krankheitsfalls besonders und fast einzig fest ins Auge zu fassen."[21] Bönninghausen regards headache or toothache to be a naming that indicates nothing specific; such medical nomenclature is useless to the homeopath who individualizes illness.[22] Quoting Hahnemann, he says that if the homeopath uses the name of an illness, it must be phrased as a kind of hydrophobia, a kind of febrile nerves.[23] Only in rare cases will the experienced homeopath after just a few questions and answers be able to determine with certainty the correct remedy, but only because he perceives therein what is characteristic.

What does Bönninghausen, elaborating upon Hahnemann, mean by characteristic? Bönninghausen explains that, in order to select a remedy with certitude, the homeopath needs to search out

> die sonderlichen, charakteristischen, dem vorliegenden Falle eigenthümlichen Symptome. […] Hierher gehört alles, was in Betreff der Zeit oder der Umstände auf Erhöhung oder Linderung der Beschwerden Einfluß übt, die Gemüthsbeschaffenheit des Kranken und jede sonstige Erscheinung, welche zur vollständigen Individualisirung […] dienlich ist.[24]

Bönninghausen later repeats that the complete case taking must avoid "alle unbestimmte und daher nichtssagende Wörter, wie Schmerz, Wehthun, Kopfweh, Zahnweh, u. s. w." and stipulate precisely where the pain lies and what makes it better or worse, for instance, heat or cold.[25] If we return to Droste's description of her headache, we notice not just the precise metaphor of the tea kettle, but what parts of the head hurt, how hot and in need of cooling it feels, that the pain is there all day, and that its effect is to leave her a semi-simpleton. Droste, incidentally, addresses the letter not to Bönninghausen but her dear friend and fellow writer, Sibylle Mertens. On the one hand, we can surmise that with her particular, metaphoric language she would make the selection of a remedy easy for her homeopath. On the other, the scrupulous diction required by the medical practice migrates into her other writing, including, as we shall see, her poetry.

It bears highlighting that however much "Die Homöopathie" was designed and used as a general reader for patients, Bönninghausen's prescription for how to determine a remedy is much more pointed than Hahnemann's and central to what has recently been

---

21 Hahnemann (2006), p. 140: "Here, special and nearly sole attention should be given to the *more striking, more particular*, unusual and *idiosyncratic* (characteristic) signs and symptoms of the event of illness." All emphases in this article in original.
22 Bönninghausen (1834), p. 252.
23 Bönninghausen (1834), p. 252.
24 Bönninghausen (1834), p. 254: "*the particular, characteristic, distinctive symptoms in the present case.* […] This includes everything that, with regards to time and circumstances, affect the progress or relief of the illness, the patient's mental state, and any other phenomenon conducive to the complete individualization […]."
25 Bönninghausen (1834), pp. 256–257: "all vague and therefore meaningless words, such as pain, hurt, headache, toothache etc."

termed Bönninghausen's methodology. Even though his writings span several decades, they represent a remarkable consistency in messaging. As in "Die Homöopathie," in numerous shorter essays Bönninghausen stresses the significance of the characteristic symptoms. In "Idee eines Systema nosologicum" of 1850, for instance, he writes that, although allopaths cannot distinguish between the numberless species and varieties of disease, homeopaths can via their "Kenntniß der Charakteristik" and "d[er] unterscheidenden Momente" peculiar to each remedy.[26] In a similar comparison, he later writes in the 1860 "Beitrag zur Beurtheilung des charakteristischen Werths der Symptome" that homeopaths cannot take advantage of common medical diagnostics because their "Allgemeinheit jede specielle Hinweisung auf das passendste Heilmittel ausschliesst."[27] The homeopath must render instead, just like an artist, a complete portrait of an individual, above all carefully representing and emphasizing "die mehr oder stärker ausgeprägten Abnormitäten mit der grössten Treue und Wahrheit."[28] This essay begins by quoting § 153 of "Organon der Heilkunst" and specifies further: "Was in allen diesen Eigenthümlichkeiten von dem gewöhnlichen Naturzustande wenig oder gar nicht verschieden ist, verdient keine besondere Beachtung; eine um so grössere aber Alles, was in auffallender oder seltener Weise davon abweicht."[29] And in the 1863 essay entitled "Das Krankenjournal," Bönninghausen speaks of the necessity of the "Individualisiren aller charackteristischen Zeichen jedes einzelnen Krankheitsfalls."[30] This essay, incidentally, offers an illustration how Bönninghausen constructed a table for the physician's record book.

The 1859 essay "Die Wahl des Heilmittels" offers an example of the characteristic symptom: it was a fleeting intimation of a fever that appeared "bei dem Patienten in einer ungewöhnlichen, daher unbeachteten Eigenthümlichkeit." What one notices is that the symptom is "nur flüchtig angedeutet."[31] In terms of a medical narrative, Bönninghausen is interested less in the course, development, or arc of an illness as in inconsistencies or digressions. "Characteristic" does not mean typical or representative but distinctive and anomalous. One way to single out irregularity is to pay attention to the time of day symptoms appear. Two of Bönninghausen's most important essays, and ones Droste herself would have most certainly have known because published together for a lay audience, is "Die homöopathische Diät und die Entwerfung eines

---

26 Bönninghausen (1984), p. 414: "Knowledge of their characteristics […] the distinctive moments."
27 Bönninghausen (1984), p. 622: "commonality precludes any particular designation of the most appropriate remedy."
28 Bönninghausen (1984), p. 627: "the more distinct abnormalities with the greatest faithfulness and truth."
29 Bönninghausen (1984), p. 618: "Anything that hardly deviates from the common natural state, or not at all, does not deserve special attention; however, particular consideration should be given to anything that diverges in a striking and rare way."
30 Bönninghausen (1984), p. 745: "individualization of all characteristic signs of each event of illness."
31 Bönninghausen (1984), p. 595: "in the patient in an uncommon and therefore unnoticed peculiarity […] only fleetingly referred to."

vollständigen Krankheitsbildes behufs homöopathischer Heilung."[32] "Die Entwerfung" traces how the homeopath is to take down the "complete image": as previously noted, diagnostic names, such as headache, were to be avoided as much as possible.[33] Bönninghausen lists the sequence the homeopath was to follow: first, the constitution, occupation, and temperament of the patient in healthy times; second, previous illnesses; third, the present illness, emphasizing the most prominent symptoms; and fourth, while avoiding repetition and such imprecise words as "pain," every feeling and sensation in their entirety which do not appear in healthy persons. He lists the sequence for a possible 48 categories, from head to toe, starting with vertigo. For most of these, for example, internal headache or sight, the first category is that of sensations, 'Empfindungen.' Bönninghausen clearly outlines what comprehensiveness entails for him – where on the body; what time of day, including periodic improvements or aggravations; and under what circumstances it appears, such as hot or cold, sitting or lying down, wet or dry weather ("Witterung"), and daylight or candlelight, to name a few. He concludes by saying that the homeopathic physician must regard symptom complexes as if they had never existed before, and appear now for the very first time.

Bönninghausen's Modality of Time

This attention to the present moment is perhaps the distinguishing attribute of Bönninghausen's contribution to homeopathy and takes various forms.[34] And it is an attention to actual sensation that Droste shares. Time belongs to what Bönninghausen classified under "modalities," and they are the key to discerning the remedy. In the repertory "Therapeutisches Taschenbuch" (written between 1840 and 1843) the final, arguably most important chapter is devoted to modalities, that is to say, what causes a patient's condition to change. Repertories are organized according to symptoms, unlike the *materia medica* ('Arzneimittellehre') according to remedy. Bönninghausen's unique contribution to the repertory was what he undertook in "Therapeutisches Taschenbuch," namely to facilitate the combination of characteristic symptoms according to sensation (i. e., if pains burn or stab, or seem to move inwardly or outwardly) and modality (i. e., improve at night or worsen with rest), in order to properly choose a

---

32 In a letter dated 24 April 1831 Hahnemann thanks Bönninghausen for copies of this work. Especially the second essay is highly necessary for patients unfamiliar with the "Organon," since they come to a homeopath as a last resort, after visiting allopaths who only want from patients the name of a disease so that they can write a prescription. Stahl (1997), pp. 45–47.
33 Bönninghausen (1833), pp. 20, 22.
34 Gypser glosses pointedly in his introduction to Bönninghausen's "Therapeutisches Taschenbuch" (2012), p. xxvi: "Alles *vor* dem gegenwärtigen Hauptsymptom schon Gewesene – es mag jetzt noch andauern oder auch nicht – bleibt unberücksichtigt." ("Anything present *before* the current main symptoms – whether it persists or not – shall be disregarded.")

remedy. For instance, the key to selecting *Rhus toxicodendron* would be improvement with motion, regardless of the ailment.[35] The first section of Bönninghausen's "Therapeutisches Taschenbuch" is devoted to time, under the categories mornings, before noon, noon, afternoon, between 4 and 8pm, evenings, nighttime, before midnight, after midnight, periodically, during the same hour, and yearly. For each category, there is a long list of remedies, subdivided in different grades of usage (into which I will not delve here). Each listing is therewith embedded within further, complex listings. Compare this extensiveness to Hahnemann, who himself did not use the word modality in "Organon der Heilkunst." What he writes there about time is brief: in § 86 he instructs the physician to ask: "Zu welcher Zeit ereignete sich dieser Zufall? In der Zeit vor dem bisherigen Arzneigebrauch? Während der Einnahme der Arznei? Oder erst einige Tage nach Absetzen der Arzneien?"[36] Then in § 133 the physician's questions should include: "zu welcher Tages- und Nachtzeit es sich vorwiegend einstellt."[37]

Bönninghausen's preoccupation with determining characteristic symptoms via temporal modalities widens into the other modal category of variable circumstance. In the 1862 essay "Ueber Bewegung und Ruhe" Bönninghausen tallies a roster of whether amelioration or aggravation arises with the beginning of movement, after continual movement, or subsequent to movement, as well as determined by the level of effort or exertion. This movement is also categorized according to whether it occurs walking in fresh air, if it is windy, stormy, foggy, or dry at the time, if one sits in the sun, hence modifications due to shifting weather patterns, in addition to type of movement, such as travelling by sea, horse, or carriage, or if one is tossing and turning in bed, lying with the head lower than body, on one's back, side, right or left side, crooked, or side that hurts.[38] An inventory according to time also is a hallmark of the 1855 essay "Über die Wirkungsdauer der Arzneien," where Bönninghausen classifies remedies from those with the briefest effectiveness (*Acon., Camph., Coff., Ipec.,* etc.)[39] to those that require considerable time to develop their full powers (*Cal. Carb., Kali carb., Phosph., Sep., Sil.,* and *Sulph.,* etc.).[40] In another essay, he mentions how it can take more than five weeks to see the sensation of cold appearing with the use of a particular remedy.[41]

As indicated, this consideration of temporal shifting can be intimately linked to meteorological changes. In fact, Bönninghausen collected a volume of aphorisms on natural phenomenon, such as the appearance of the sun, moon, and stars, even of am-

---

35 For further explanation, see Wegener (2011).
36 Hahnemann (2006), p. 110: "At what time did this incident occur? During the time before the previous medicine usage? During the intake of the medicine? Or not until a few days after discontinuation of the medicine?"
37 Hahnemann (2006), p. 131: "At what time during day and night did it predominantly occur?"
38 Bönninghausen (1984), pp. 735–743.
39 Bönninghausen (1984), p. 491.
40 Bönninghausen (1984), p. 494.
41 Bönninghausen (1984), p. 513.

phibians and birds, and what they forecast in terms of weather. "Denksprüche über die Witterung, oder Meteorologische Aphorismen unserer Vorfahren" (1848) in its sheer concatenation and plentitude appears, like the repertories, similar to a series of incantations or spells. Each line of the "Witterungs-Zeichen" begins with the anaphora "Wenn." For instance, good weather occurs,

> Wenn die Sonne ganz klar und rein, ohne Wolken, Flecken, oder Verdüsterung aufgeht.

> Wenn vor Sonnen-Aufgang eine kleine, dünne Wolke erscheint, die bald wie ein Nebel verschwindet, oder in Streifen sich auflöst.

> Wenn die aufgehende Sonne gegen Westen einen Regenbogen bildet.[42]

There are nine such 'Wenn'-listings for positive solar signs, followed by 39 solar signs for rain. Entries for seasonal and harvest forecasting occupy the second half of the collection. The German word 'Witterung' (weather and atmospheric conditions) is dependent on 'wittern' (to sense, perceive, scent). Thus, despite the seemingly random linkage of natural phenomena that suggest a magical reading, Bönninghausen took pains to stress the strict empirical nature of these statements. The opening quotation reads: "Der Empiriker sieht nichts, als was er mit Händen greifen kann; der Philosoph glaubt zu greifen, was er nicht einmal sehen kann."[43] Bönninghausen's preface then invokes the words observation and experience.[44] Even his attention in the repertories to aural and visual afflictions testify to how empirical perception and its modification were of vital importance to him. This striking emphasis on experiential veracity, bolstered by the effect of exhaustive listing, allows Bönninghausen to then claim that the homeopathic cure, too, is verified by self-provings. Although against experimentation on sick persons,[45] he states: "Alle unsere bewährten Kurmethoden sind empirischen Ursprunges und werden empirisch angewendet."[46] Homeopathy, according to Bönninghausen, is based on not just accurate observation but a "reinere Beobachtung."[47] Another performance of temporal exactitude can be seen in his directions for conducting the provings: in searching for a remedy's peculiarity the prover should consider not the totality of symptoms all at once but piecemeal over time. "So verschlimmern sich, um nur ein Beispiel zu geben, von (und für) **Ammonium muriaticum** *die Brust- und*

---

42 Bönninghausen (1848), p. 1: "When the sun rises very clear and pure, without clouds, spots or darkening. When a small thin cloud appears before sunrise, that soon disappears like fog or dissolves into streaks. When the rising sun forms a rainbow in the west."
43 Bönninghausen (1848), p. ii: "The empiricist sees nothing but what he can touch with his hands; the philosopher believes to touch what he cannot even see."
44 Bönninghausen (1848), pp. vi, ix.
45 Bönninghausen (1834), p. 47.
46 Bönninghausen (1834), p. 48: "All of our tried treatment methods are of empirical origin and are applied empirically."
47 Bönninghausen (1834), p. 226: "purer observation."

*Kopf*beschwerden *Morgens, die Unterleibs*-Beschwerden Nachmittags und *die Glieder-schmerzen, Hautübel* und *Fieberzustände Abends.*"[48]

Bönninghausen's and Droste's Correspondence

Much more can be said about Bönninghausen's methodology, but the point here is not to thoroughly reconstruct it, as others have done,[49] but to highlight and illustrate what then becomes important for Droste's own writing practice. A point of clarification here is necessary, a warning, if you will, against dismissing Droste's comprehensive letters to him as hypochondria. Bönninghausen cautions the homeopath in "Die Homöopa-thie" against registering a patient's superfluous verbiage, as distinct from the totality of symptoms; the more verbose the patient, the muddier the picture becomes for the ho-meopath.[50] The problem, of course, for the homeopath is the difficulty in singling out a characteristic sensation from the myriad ones the patient is encouraged to commu-nicate. Thus, in his preface to "Therapeutisches Taschenbuch" Bönninghausen speaks of "der Werth oder Unwerth der meisten Zeichen" as well as "die Zerstreuung vieler, mehr oder weniger wichtiger Zeichen unter verschiedenen Rubriken."[51] In studying the correspondence between Annette von Droste-Hülshoff and Clemens von Bön-ninghausen, I by no means wish to suggest that she was a hypochondriac, in other words, that her illnesses were feigned or malingering, a judgement that should not concern the literary scholar. On the contrary, just as Bönninghausen distinguishes be-tween precise and verbose language, so too Droste's linguistic meticulousness must never be dismissed. Although there are examples among 19th-century literary scholars to the contrary,[52] Droste scholars have overlooked her ailments as if they were inciden-tal to her artistic production. Some have diagnosed via her writings – in addition to hy-pochondria – melancholy, myopia, and even presumed opium-use.[53] Either a dismissal or a reconstructed diagnosis of Droste's condition, however, is foreign to this present investigation.

---

48 Bönninghausen (1984), p. 335: "For **Ammonium muriaticum**, just to name an example, the *chest and head* troubles deteriorate *in the morning, abdominal pains* in the afternoon, and *joint pain, skin problems* and *fevers get worse in the evening*." In yet another example of how temporality plays a role in Bönninghausen's methodology, according to Möller (2002), p. 9, he classifies secondary symptoms according to whether they arise simultaneously, before, or after the primary symptom.
49 See note 6. These homeopaths address such concepts as *Causa occasionalis*, polarity analysis and the importance of counterindications, grades ('Rangordnung'), and the genius symptom in Bönninghausen's methodology.
50 Bönninghausen (1834), p. 256.
51 Bönninghausen (2012), p. XIII: "Worth and worthlessness of most signs [...] the scattering of many, more or less important signs under different categories."
52 See Bailin (1994), Lawson (2014), Schmaus (2009), and Vrettos (1995).
53 Böschenstein (2007); Buddenberg (2015); Reiter (2003); Terhechte (1951); Wallenhorst (1950).

By the same token, the literary scholar would be erroneous to dismiss Droste's physical condition as indicating hypochondria on the basis of the accompanying descriptions she provides of her mental state. As previously noted, Bönninghausen mentions that the homeopath was first to notate in the casebook the constitution, occupation, and temperament of the patient in healthy times. But mood as it shifts during an illness is a special characteristic that demanded his attention. Bönninghausen writes: "Die grössten und wichtigsten Verschiedenheiten finden sich hier meistens in den Geistes- und Gemüthszuständen, die dann um so sorgfältiger ins Auge gefasst werden müssen, wenn solche [...] seltener vorkommen."[54] Thus, when Droste records her states of mind for Bönninghausen, she follows his directions for what is important in the anamnesis. It would be incorrect to separate psyche from soma, as contemporary medical diagnostic practice might encourage, and consequently assume that somatic symptoms are the result of an over-imaginative, anxious disposition.

How, then, did their correspondence read? First and foremost, Bönninghausen communicates his expectation of a thorough report. When it wasn't comprehensive, Droste would go away empty-handed: he writes in 1831 that he could "nach dem Mitgetheilten unmöglich etwas wählen."[55] Or, as with the remedy he encloses for another family member, he says that on the basis of a couple of "Charakteristika" its choice was made easier, despite her "sehr mangelhaften Krankheitsbildes."[56] On another occasion, he writes that he was in doubt which breast the "Stiche" were.[57] 'Stiche,' incidentally, can signify anything from stabbing pain to mild stitches. With regard to the temporal effectiveness of remedies, he would let her know when to experience improvement – up to eight days afterwards – and how long the remedies would work.[58] In short, he specifies the temporal duration of illness and health. He also told her what foods to avoid given their medicinal effects, such as watercress and all uncooked herbs.[59] On another occasion, she was to avoid coffee but otherwise her diet needn't be strict with the new prescription.[60] If her symptoms worsened, he would explain it as either the primary effects of the correctly chosen remedy or as the results of allopathic medicine, regardless of how long ago it was taken.[61] In this letter he also informs her that the exponentiation is 200x. She was, in sum, thoroughly apprised by him of how homeopathy operated. Droste, in turn, was an enthusiastic supporter: she exclaims to her sister

---

54 Bönninghausen (1984), p. 618: "The greatest and most important differences are most often to be found in spiritual and mental states that need to be probed the more carefully the less frequently they occur."
55 HKA, vol. XI.1, p. 39: "impossibly choose something based on what was communicated."
56 HKA, vol. XI.1, p. 35: "very inadequate clinical picture."
57 HKA, vol. XI.1, p. 59.
58 HKA, vol. XI.1, pp. 26–27.
59 HKA, vol. XI.1, p. 26.
60 HKA, vol. XI.1, p. 59.
61 HKA, vol. XII.1, p. 157.

that Bönninghausen was the only one who could help her.[62] Possibly, she assisted his growing practice.[63] She seemed quite aware that she was a model patient; how else to explain her words in 1846 to Elise Rüdiger that it was a pity Bönninghausen was already married, otherwise he would have taken her for a wife, had he only a spark of thanks and nobility.[64]

But how does Droste put into practice his recommendations? Her descriptions are fascinating to read because of their detail and sequencing. Her first two letters of November 1829 number the symptoms. As reported by Bönninghausen in the redacted case study that appeared in the *Archiv für die homöopathische Heilkunst*, he had visited the patient on 6 November and she had provided him with a list of her present symptoms. It is unclear why several numbers are skipped (they start with 5a; 38 to 49 are absent), leading one to surmise that Droste had her own complete list (at least up to 53!) but handed Bönninghausen a condensed version. Number 53 concludes: "Große Schwermuth, mit Furcht vor einer Gemüthskrankheit, Todesgedanken, Verzweiflung an der Genesung, und den Kopf voll Sterbescenen u. d. gl."[65] The historical critical edition of Droste's works compares in a table an earlier version of Droste's epos "Des Arztes Vermächtniss" with the case notes and her letter. The table categorizes symptoms according to depression and anxiety, headaches and fever, dizziness, impaired sleep, cold, and tinnitus.[66] The comparison provides an example of how her medical condition found its way into her writing. What interests me, however, is not so much the individual ailments themselves but the *form* or *sequencing* of their transcription – how the medical practice offers precise directions for perceiving and transcribing pain. Another example of enumeration is the second letter of 22 November where the symptoms are listed one through thirteen, from head to toe, as the homeopathic anamnesis prescribes.

More extensive than the November letters is the letter of 13 February 1830, where Droste's attention to modalities, especially time, is most notable. She begins with the last days of January, where she compares her state of well-being to the previous fortnight. She then enumerates in sequence her condition over 13 days, though in this case the symptoms are not numbered but form one breathless, contiguous string with no complete sentence structure. The indicators for poor health go on and on. For instance, on the 10th day her observations include

---

62 HKA, vol. X.1, p. 394.

63 HKA, vol. IX.1, p. 26.

64 HKA, vol. X.1, p. 388.

65 HKA, vol. VIII.1, p. 102: "Great melancholia, with fear of a mental illness, thoughts of death, despair for recovery, and the mind full of death scenes and so forth."

66 HKA, vol. III.2, pp. 649–651.

ein paar Stunden lang auch wieder *Zahnschmerzen an der rechten* Seite (bemerken Sie dieses wohl! – früher warf sich mir immer Alles auf die linke Seite des Körpers) ein *krimmelndes* und zugleich *schmerzliches Ziehen* in den Armen bis *in die Fingerspitzen,* ECHAUFFEMENT *im Gesichte, Brennen der Lippen, Brennen in den Händen, Neigung zum Verheben Knacken der Kinnladen,* ein paarmal *Knacken im Nacken,* auch die *gewohnten* mich bis jetzt noch nie ganz verlassen habenden Beklemmungen, *stärker* wie *gewöhnlich,* mit vielem *beängstigenden Zwang* zum leeren Aufstoßen, – ein paarmal *Stiche in der Brust,* an der *linken Seite* und eine halbe Stunde lang *etwas Druck* an derselben Seite, *doch beides nicht stark,* (überhaupt sind diese zwey Uebel Diejenigen, die am auffallendsten abgenommen haben …)[67]

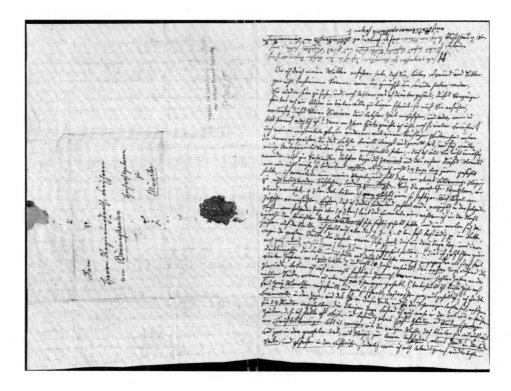

67 HKA, vol. X.1, pp. 445–446: "a few hours of *tooth ache on the right* side (be well aware of this! – everything used to be thrown to the left side of the body) with a *prickly* and at the same time *aching pull* in the arm up *into the fingertips,* ECHAUFFEMENT *in the face, burning of lips, burning in the hands, tendency to overstretch and crunch the jaw,* a few times *a cracking in the back of the neck,* also *common anxiety* that has never completely left me, stronger than usual, with a *distressing compulsion* for empty eructation, -- a few times stabbing pain in the chest, on the left side, and for half an hour *a bit of pressure* on the same side, *however neither strong,* (generally, those two ailments are the ones that have ceased the most considerably …)"

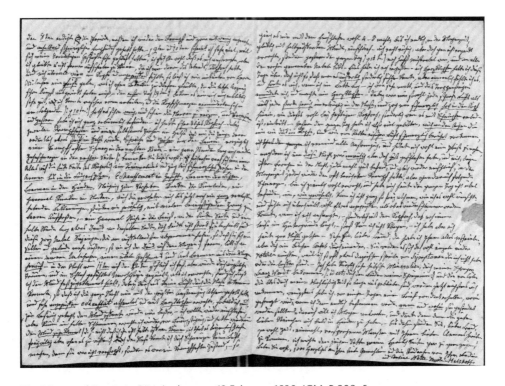

Fig. 1 Letter of Droste to Bönninghausen, 13 February 1830. IGM, P 202–5

She records the duration of her symptoms, their comparative intensity to previous occasions, their frequency or intervals, pointing out what most notably has diminished. Her thoroughness is evidenced by the capitalization and incessant underlining. She also describes the quality of her sleep, dreams, and then awakening: "den Mund *fest zugeklemmt* [...] durchaus *keine Luft durch die Nase*."[68] All these symptoms appear at first glance overwhelmingly helter-skelter, the accumulation of several disjointed moments of a dis-equilibriated body. Her body houses chaotic, isolated, nonstratified ailments that appear to tyrannize it as incomprehensible. This bewildering cacophony is a writing of a body without any unifying systems, be they digestive, respiratory, nervous, or circulatory. The only way in which she appears to create emphasis or organization is through the underlining or temporal succession.

It is important to highlight that Droste scribbles both in the composed letter as well as upside-down in the margin to the first page the remark "I forgot to note ..." Additionally, she points out that she's written between the lines symptoms she does not

---

68 HKA, vol. X.1, p. 447: "the mouth squeezed *tightly shut* [...] decidedly *no air through the nose*."

have or that are better. Thus, in a way, she follows Bönninghausen's instructions to the homeopath to start a new line with each complaint during the anamnesis in case the patient subsequently adds information.[69] This gesture of supplementation is crucial because it signals that Droste is aware that her listing of symptoms could go on and on, necessitating redaction. Of course, it is not simply that the sensations are unending, variable, and diverse, but the way in which they can be conveyed is as well. The letter in its breathless enumeration and through its dashes demonstrates the paroxysms not just of the body but of language itself. Droste is intent to fill up every corner of the paper, as if anxious not to omit the crucial characteristic symptoms that would allow the law of homeopathy to work – *similia similibus curentur*. For only once the proper remedy is found would she find amelioration, at least temporarily, for Bönninghausen's records tell that she received successively different ones. True to Bönninghausen's fidelity to Hahnemann's rule of the single remedy, only one remedy was dispensed at a time. In their article on how Bönninghausen revised the case journal entries for the published case study, Dinges and Holzapfel constructed a table of the remedies administered, including when prescribed, the potency, amount, and, when necessary, antidote. She was instructed solely to smell the first remedy *Nux vomica*. The other remedies from September 1829 to July 1830 are *Lycopodium, Calcarea, Phosophor, Mur. magnesiae, Sepia, Bryonia,* and *Silicea*.[70] In short, the medicinal treatment itself, not just the anamnesis, is a constant, unending process of redaction, recalibration, and refinement.[71] Indeed, her attempt at supplementation and completion is a writing process similar to Bönninghausen's own; he constantly revised the repertories.[72]

One final point: in her letter of 13 February 1830, via its parenthetical comments and italics, it seems as if Droste is trying to read her body in advance of Bönninghausen – to guide him, as if she were aware that the physician may not read the signs of the patient correctly. For indeed, the signs seem arbitrary and isolated, the body irredeemably ill and anxious, held hostage to the indefinite duration and succession of ailments. Which signs, in other words, are important? Which combination will be significant? How can she, the poet, make the seemingly irrelevant relevant? As we have seen, on the one hand, in the unending flow this letter provides, Droste seems immersed in the act or process of utter enumeration, of a concatenated writing for writing's sake,[73] much in

---

69 Bönninghausen (1834), p. 261.
70 Dinges/Holzapfel (2004), p. 157.
71 Bönninghausen's entries for Droste in the casebooks become sparser after 1830, probably because he records only the decisive symptoms for the prescriptive choice.
72 Various versions of his repertories include "Systematisch-Alphabetisches Repertorium der homöopathischen Arzneien" (1832), "Versuch einer Homöopathischen Therapie der Wechsel- und anderer Fieber" (1833), "Therapeutisches Taschenbuch" (1846), "Systematisch-Alphabetisches Repertorium der homöopathischen Arzneien" (1846), "Der homöopathische Hausarzt" (1853), "Die Körperseiten und Verwandtschaften" (1853).
73 On Droste's listing, see Wortmann (2015–2016) and Wortmann (2015).

the same way that Bönninghausen's repertories and his "Denksprüche über die Witterung" are collections of sheer observational listings, translating empirical observation into as vibrant a language as possible. Both writers seem to obey Walter Benjamin's characterization of the "fanaticism of the collection."[74] On the other hand, writing the body becomes not just a process of perceiving and then registering sensations with empirical precision but of singling out characteristic signs, that is, those laden with symbolic value. As Dinges and Holzapfel remark, only with introduction of such diagnostic tools as auscultation and percussion does the knowledge and power relationship between the physician and patient tip in favor of the scientific expert; but when written or verbal communication determines the therapy, physician and patient are on equal footing.[75] Can it be that such parity gives rise to a different transfer of equivalents – that physician and author are on level pegging in terms of textual production? Droste is not so much an instrument in the service of a physician but an experimenter in her own right. At this juncture, we turn to an example of how the homeopathic writing of body patterns poetic production.

"Durchwachte Nacht"

One of Annette von Droste-Hülshoff's most famous poems is "Durchwachte Nacht." Every other strophe concludes with the clock striking the hour, from 10pm to 4am at which point the sun rises in the east. The chiming of the hours evokes the vigil of the night watchman yet also resembles how Droste carefully recorded the passage of time along with ever shifting sensations in her 13 February 1830 letter. Like Bönninghausen in his "Denksprüche über die Witterung" Droste pays extraordinary attention to nature. "Denksprüche" began with the signs of the sun, and so too "Durchwachte Nacht" begins "Wie sank die Sonne glüh und schwer!"[76] From its seared waves, scattering the fog, the starry night appears. Bönninghausen believed one could read natural signs to predict shifts in the weather and, indeed, his observations match hers: "Wenn nach dem klaren Untergange der Sonne einige röthliche Wolken aufkommen, so bleibt wenigstens die folgende Nacht klar."[77] Or, clear skies are called for "Wenn Abends die Sonne in dünnen röthlichen Wolken untergeht, die sich ausbreiten und nachher ver-

---

74 Benjamin (1980), p. 364.
75 Dinges/Holzapfel (2004), p. 150. Still, by carefully studying linguistic shifts, they conclude that in redacting the case journal for publication, Bönninghausen makes considerable changes in characterizing his patient, stylizing her stereotypically as a woman lacking in reflection (p. 154). In addition, he smooths out the trajectory of her illness, admitting a misdirection in dispensing, and explaining that new symptoms are a sign of an aggravated first response.
76 HKA, vol. I.1, p. 351. Please refer to the appendix for the poem and its translation.
77 Bönninghausen (1848), p. 1: "If a few red-tinged clouds appear after a clear sunset, the following night, at least, remains clear."

schwinden."[78] Bönninghausen, too, in "Denksprüche über die Witterung" spoke of how various species of birds predict the weather, as if their sensitivity could detect changes. In this poem that begins and ends with a description of a fiery horizon birds play a special role – a nightingale, swallows, doves, falcons, and, of course, the rooster, whose cry at 3am announces the approaching dawn.

The striking of the hour marking the speaker's wakefulness is also conceivably inspired by the homeopathic attentiveness towards variations of sleeplessness. Droste composed the poem in 1845, which coincides with Bönninghausen's completion of "Therapeutisches Taschenbuch," the preface signed Münster, October 1845. In it Bönninghausen devotes a section to sleep and dreams, including sleeplessness in general but also before midnight and after midnight. There are also lists of remedies for the categories "Schlafwachender Zustand" and "wachende Träume,"[79] both of which characterize the wakeful insomnia or restlessness in the poem, or what Droste calls "wunderliches Schlummerwachen" despite the strong desire to sleep ("Jetzt möcht ich schlafen, schlafen gleich").[80]

The historical critical edition of Droste's work dates the poem between the 5th and middle of March 1845, with some material dating back to 1 October 1844.[81] In February 1845, Droste had consulted again with Bönninghausen. In his own records he jots down that he prescribed first *Nux vomica* 200× and then *Sepia* 200×.[82] In his letter to her dated 21 February he explains that he is currently using the 200× dilution and that for the *Sepia* she is to dilute the powder in water and to drink a teaspoon once for two evenings. She needs to do so only if the enhanced symptoms continue, in which case they were the result of taking allopathic medicine previously, for which she was to send him their prescriptions.[83] A case record entry for 5 March indicates she is to start the *Sepia*. In several essays, Bönninghausen justifies his controversial choice of such high attenuations or potencies.[84] From 1845 through 1846 he prescribed for her almost exclusively dilutions of 200x. In the previous year, he quotes Hahnemann saying the dose can hardly be made small enough;[85] if they are too large, especially in high dilution, they can annul the effect of the simile.[86] Furthermore, the dose needs to be adapted to

---

78 Bönninghausen (1848), p. 1: "when the sun sets in thin red clouds that expand and then dissolve."
79 Bönninghausen (2012), pp. 279 and 293: "Somnambulant state", "wakeful dreams".
80 HKA, vol. I.1, pp. 351–352: "wondrous slumbering wakefulness".
81 HKA, vol. I.3, p. 1934.
82 This casebook (P 1 in the IGM archive), organized according to patient's name, starts in 1835. What Bönninghausen calls the X-potency today means the C-potency.
83 HKA, vol. XII.1, p. 157.
84 Their titles include: "Die Erfahrung und die Hochpotenzen," „Die Hochpotenzen," „On the use of high attenuations in homeopathic practice," „Nervenfieber und Hochpotenzen," „Die Vorzüge der Hochpotenzen," „Die *Jenichen*schen Hochpotenzen," and „Zur Würdigung der Hochpotenzen." They are included in the collection "Kleine medizinische Schriften."
85 Bönninghausen (1984), p. 318.
86 Bönninghausen (1984), p. 362.

the susceptibility of the patient.[87] Droste would have been thoroughly aware that, for Bönninghausen, her body would be exquisitely calibrated to respond to the infinitesimal amount of a toxin, whose dynamic powers are enhanced through serial dilution.

What "Durchwachte Nacht" illustrates as well is how finely calibrated she is to register the infinitesimal and vitalism in nature. Throughout the night the speaker has a heightened attentiveness to wafts of scent, to distant as well as faint close sounds, and to the play of shadow and moonlight, as if nature portended something. As numerous scholars have pointed out,[88] Droste was extraordinarily perceptive not just of the ephemerality of her own moods and bodily sensations but of the nature around her.[89] In the poem, the heaviness the speaker senses is one she shares with nature: "Matt bin ich, matt wie die Natur!"[90] Droste refers to the throbbing of the head – "Wie mir das Blut im Hirne zuckt!"[91] – here too, a similitude is established between the speaker and nature: "Im Blute Funken, Funk' im Strauch."[92] Thus, when the swallow "Zirpt leise, leise auf im schweren Traum",[93] is it the swallow who is dreaming, or the insomniac finally falling into a dream state? The repetition of the word "leise" moreover points to the reverberation of the smallest quantity, of the infinitesimal. For Droste, the liminal state of a strange wakefulness is either an infirmity – the curse of delicate nerves ("Der zartren Nerve Fluch") – or a blessing.[94] Disability allows for heightened sensory perception, leading the speaker to feel darkness synaesthetically like a fine cool rain on her cheeks.

"Durchwachte Nacht" resembles in many ways the poem "Doppeltgänger," composed a year earlier in April-May 1844, where the speaker is in a state between sleep and wakefulness. Here Droste similarly records bodily sensations: "Doch war im Haupt mir leises Summen wach" and "Verlorne Funken zündeten mein Blut."[95] What is almost identical is the vision of a child sitting at the speaker's feet. The historical critical edition attributes this image to the Antique evocation of death.[96] Bönninghausen lists remedies for premonitions of death under the first section of "Therapeutisches Taschenbuch" devoted to mood and then under the section for dreams remedies for visions of dead people. "Doppeltgänger" ends with a strophe about the haunting by departed spirits:

---

87 Bönninghausen (1984), p. 364.
88 See Braungart (2017); Grywatsch/Kloster (2017); Kittstein (2009); Schwarzbauer/Woesler (2017).
89 The 2011–2012 issue of the *Droste-Jahrbuch* is dedicated to her poetics of temporality. See in particular, the contributions by Fauser and Blasberg.
90 HKA, vol. I.1, p. 351.
91 HKA, vol. I.1, p. 351.
92 HKA, vol. I.1, p. 352.
93 HKA, vol. I.1, p. 353.
94 HKA, vol. I.1, p. 351.
95 HKA, vol. II.1, p. 67: "Still, a soft hum stirring in my head. [...] doomed glimmer sparked my blood."
96 HKA, vol. I.3, p. 1947.

Doch nur mein Herz ist ihre stille Gruft,
Und meine Heilgen, meine einst Geweihten
Sie leben Alle, wandeln Allzumahl –
Vielleicht zum Segen sich doch mir zur Qual.[97]

In fact, in the earlier letters of 1829 and 1830 Droste had communicated to Bönning-hausen her thoughts of death.[98]

The image of the 'doppelgänger,' prevalent in German Romantic literature, is one Droste deploys in several other poems, "Der Todesengel," "Das Spiegelbild," "Das Fräulein von Rodenschild," and "Kurt von Spiegel." The double is traditionally a mani-festation of how appallingly strange one appears to oneself. In narrating her ailing body to Bönninghausen, Droste also creates an incomprehensible body. The self she describes is a mere collection of symptoms, a succession or 'Nacheinander' of distinct moments that belie the unity of self. The subject registering itself within time, which Bönninghausen's modalities demanded, is constantly changing and no longer a con-tinuous, whole entity. In a letter to her mother in 30 January 1831 Droste writes: "ich habe mein Nichtsthun so künstlich eingetheilt, daß mir keine Minute übrig bleibt und ich den ganzen Tag wie auf der Flucht bin. [...] ich lebe so sehr nach der Uhr, daß ich mich selbst ganz DESORIENTIRT fühle."[99] I wish to suggest that it is not coinci-dental that Droste writes these lines once she has started homeopathic treatment, just as "Durchwachte Nacht" with its division of the hours, is composed during renewed therapy with Bönninghausen. Even though homeopathy trains the registering of an ex-quisite empirical attunement to the present, this present is one hollowed out by pain. In the words of "Durchwachte Nacht," delicate nerves may be a blessing as they enable heightened sensitivity, but they are also a curse.

Conclusion

In locating such parallels between Bönninghausen's repertories and Droste's creations, I am not claiming that the former are the sole source of the latter. The striking parallels, however, call out for interrogation and they supplement previous Droste scholarship. It is clear that I am not weighing the efficacy of homeopathy as a medical therapy for Droste. Nor am I pursuing the traditional literary approach of disease as a theme.[100]

---

97 HKA, vol. II.1, p. 68: "My heart alone offers them a muted tomb, / and my hallows, once my sacred, / they all live, they all drift, / a blessing to them for all one knows, and yet a torment to me."
98 HKA, vol. VIII.1, pp. 102 and 113.
99 HKA, vol. VIII.1, p. 118: "I have artificially organized my idleness, so I don't have a minute to spare, and I feel all day as if I'm on the run. I live so diligently by the clock that I feel completely DISORIENTED."
100 Rütten et al. (2013).

But I am examining how homeopathy operates as a vehicle for perceiving, recording, ordering, and selecting symptoms. The medical discourse seeps into the literary: only once one considers what the homeopath pays attention to in the anamnesis does homeopathic protocol allow itself to become a model for Droste's own writing, that is, for how she registers hour by hour shifting moods and sensations. Often, as in "Durchwachte Nacht" and "Doppeltgänger," these ephemeral sensations culminate in a beckoning signal, as if one particular, fleeting instant announces itself as portentous. Similarly, Bönninghausen's theory of the characteristic is a method for singling out a portent sign, though not in the sense of a diagnostic indicator for a specific malady. Operative here is what I would call a 'Wahrnehmungspoetik' – a poetics of how to perceive the singular. Under Bönninghausen's guidance Droste trained in an experiential practice of acute attentiveness to ephemerality, both in herself and in nature. Bönninghausen's recommendations for case taking and his repertories even provide extraordinarily detailed formulae or tables for the sequencing and types of perception that she can fill in. Various literary scholars have aligned Droste's minute-by-minute writing style with the modernism of, say, Rainer Maria Rilke or Robert Musil.[101] But rather than situating her poetic style as 20th-century modernism *avant la lettre*, I prefer to locate it in its actual time and place, as a result of an exercise in perceiving, monitoring, and isolating signs as dictated by the practice of homeopathy that she was respecting.

Bibliography

Archives

Archives of the Institute of the History of Medicine of the Robert Bosch Foundation, Stuttgart (IGM)
- P 1 (Patient journal of Clemens Bönninghausen after 21 April 1835)
- P 202–5 (Letter of Droste-Hülshoff to Bönninghausen dated 13 February 1830)

Internet Links

https://www.droste-portal.lwl.org/media/filer_public/77/39/77390b18-0f4c-4c7e-843a-0e667ff5a3fb/web-text-durchwachte-nacht1-swan-lv.pdf (last accessed on 2 December 2020)

---

101 On Droste's modernity, see Blasberg (2011–2012) and Wortmann (2014).

Literature

Bailin, Miriam: The Sickroom in Victorian Fiction. The Art of Being Ill. Cambridge 1994.

Baschin, Marion: Wer lässt sich von einem Homöopathen behandeln? Die Patienten des Clemens Maria Franz von Bönninghausen (1785–1864). (=Medizin, Gesellschaft und Geschichte, Beiheft 37) Stuttgart 2010.

Baschin, Marion: Fighting for one's own health – care as a cause of illness. In: Medizin, Gesellschaft und Geschichte 32 (2014), pp. 35–49.

Benjamin, Walter: Gesammelte Schriften. Ed. by Rolf Tiedemann and Hermann Schweppenhäuser. Vol. I.1. Frankfurt/Main 1980.

Beuys, Barbara: "Blamieren mag ich mich nicht". Das Leben der Annette von Droste-Hülshoff. Berlin 2009.

Blasberg, Cornelia: Erzählen im Stundentakt. Zur Poetik der Flüchtigkeit in Annette von Droste-Hülshoffs Romanfragment *Ledwina*. In: Droste-Jahrbuch 9 (2011–2012), pp. 249–269.

Bönninghausen, Clemens von: Homöopathische Heilungen. In: Archiv für die homöopathische Heilkunst 10 (1831), pp. 86–105.

Bönninghausen, Clemens von: Systematisch-Alphabetisches Repertorium der homöopathischen Arzneien. Münster 1832.

Bönninghausen, Clemens von: Die homöopathische Diät und die Entwerfung eines vollständigen Krankheitsbildes behufs homöopathischer Heilung, für das nichtärtliche Publikum. Münster 1833.

Bönninghausen, Clemens von: Die Homöopathie. Ein Lesebuch für das gebildete, nicht-ärztliche Publikum. Münster 1834.

Bönninghausen, Clemens von: Denksprüche über die Witterung, oder Meteorologische Aphorismen unserer Vorfahren. Münster 1848.

Bönninghausen, Clemens von: Der homöopathische Hausarzt in kurzen therapeutischen Diagnosen. Ein Versuch. Münster 1853.

Bönninghausen, Clemens von: Versuch einer Homöopathischen Therapie der Wechsel- und anderer Fieber, zunächst für angehende Homöopathiker. [1st ed. 1833] 2nd ed. Leipzig 1864.

Bönninghausen, Clemens von: Die Körperseiten und Verwandtschaften. [1st ed. 1853] Heidelberg 1967.

Bönninghausen, Clemens von: Kleine medizinische Schriften. Ed. by Klaus-Henning Gypser. Heidelberg 1984.

Bönninghausen, Clemens von: Das erste Krankenjournal (1824–1830). Ed. by Luise Kunkle. (=Quellen und Studien zur Homöopathiegeschichte 14) Essen 2011.

Bönninghausen, Clemens von: Therapeutisches Taschenbuch für Ärzte zum Gebrauch am Krankenbett und beim Studium der reinen Arzneimittellehre. [1st ed. Münster 1846] Revised 4th ed. by Klaus-Henning Gypser. Stuttgart 2012.

Böschenstein, Renate: Idylle, Todesraum und Aggression. Beiträge zur Droste-Forschung. Bielefeld 2007.

Braungart, Georg: Luftdruck. "Ein großer Seufzer die Natur" – Die Poetik des Atmosphärischen bei Annette von Droste-Hülshoff. In: Büttner, Urs; Theilen, Ines (eds.): Phänomene der Atmosphäre. Ein Kompendium Literarischer Meteorologie. Stuttgart 2017, pp. 364–378.

Buddenberg, Doris: Opium in "Durchwachte Nacht". In: Opium. Basel 2015, pp. 150–155.

Dinges, Martin: Men's Bodies "Explained" on a Daily Basis in Letters from Patients to Samuel Hahnemann (1830–35). In: Dinges, Martin (ed.): Patients in the History of Homeopathy. Sheffield 2002, pp. 85–118.

Dinges, Martin: Hahnemanns Falldokumentation in historischer Perspektive. In: Naturheilpraxis 11 (2010), pp. 1356–1362.

Dinges, Martin; Holzapfel, Klaus: Von Fall zu Fall. Falldokumentation und Fallredaktion Clemens von Bönninghausen und Annette von Droste-Hülshoff. In: Zeitschrift für klassische Homöopathie 48 (2004), pp. 149–167.

Droste-Hülshoff, Annette von: Historisch-kritische Ausgabe. Werke, Briefwechsel. Ed. by Winfried Woesler. 26 vols. Tübingen 1978–2000.

Fauser, Markus: Zu früh oder spät geboren? Annette von Droste-Hülshoff und die Zeit der Epigonen. In: Droste-Jahrbuch 9 (2011–2012), pp. 71–97.

Frei, Heiner: Wie Gemütssymptome entstehen: Aktuelle Erkenntnisse der Neurowissenschaften – ein Polaritätsanalyse-Beitrag. In: Allgemeine Homöopathische Zeitung 264 (2019), no. 5, pp. 31–35.

Geyer-Kordesch, Johanna: Medizinische Fallbeschreibungen und ihre Bedeutung in der Wissenschaftsreform des 17. und 18. Jahrhunderts. In: Jahrbuch des Instituts für Geschichte der Medizin der Robert Bosch Stiftung 9 (1990), pp. 7–19.

Goldmann, Robert: Bönninghausens Methode der Arzneifindung. In: Allgemeine Homöopathische Zeitung 248 (2003), no. 5, pp. 229–234.

Grywatsch, Jochen; Kloster, Jens (eds.): Sehnsucht in die Ferne. Reisen und Landschaften der Annette von Droste-Hülshoff. Bielefeld 2017.

Hahnemann, Samuel: Gesammelte kleine Schriften. Ed. by Josef M. Schmidt and Daniel Kaiser. Heidelberg 2001.

Hahnemann, Samuel: Organon der Heilkunst. Neufassung mit Systematik und Glossar von Josef M. Schmidt. 2nd ed. Munich 2006.

Jütte, Robert: Case taking in homeopathy in the 19th and 20th Centuries. In: British Homeopathic Journal 87 (1998), pp. 39–47.

Kittstein, Ulrich: Deutsche Naturlyrik. Ihre Geschichte in Einzelanalysen. Darmstadt 2009.

Klunker, Will: Zu Bönninghausens Methodik der Mittelwahl. In: Zeitschrift für Klassische Homöopathie 39 (1995), pp. 91–104.

Kottwitz, Friedrich: Clemens Maria Franz von Bönninghausen (1785–1864). Diss. Berlin 1983.

Kottwitz, Friedrich: Bönninghausens Leben. Hahnemanns Lieblingsschüler. Berg am Starnberger See 1985.

Lawson, Kate: History in the Sickroom: Charlotte Brontë's Shirley. In: Victorians 126 (2014), pp. 23–45.

Lucae, Christian: Bönninghausen-Forschung im Spiegel der ZKH und AHZ seit 1985. Eine Übersicht. In: Allgemeine Homöopathische Zeitung 264 (2019), no. 5, pp. 4–11.

Minder, Peter: 25 Jahre Bönninghausen: Die Bönninghausen-Methode in der Grundausbildung der sahp (Schweizerische Aerztegesellschaft für Homöopathie). In: Allgemeine Homöopathische Zeitung 264 (2019), no. 5, pp. 20–26.

Möller, Bernhard: Die Methodik Clemens von Bönninghausens, dargestellt anhand seines Therapeutischen Taschenbuchs. In: Homöopathie-Zeitschrift (2002), Sonderheft, pp. 6–25.

Reiter, Anette: "Mein wunderliches verrücktes Unglück". Melancholie bei Annette von Droste-Hülshoff. Regensburg 2003.

Rütten, Thomas et al. (eds.): Contagionism and Contagious Diseases. Medicine and Literature 1880–1933. Berlin 2013.

Schmaus, Marion: Psychosomatik. Literarische, philosophische und medizinische Geschichten zur Entstehung eines Diskurses (1778–1936). Tübingen 2009.

Schwarzbauer, Franz; Woesler, Winfried (eds.): Natur im Blick. Über Annette von Droste-Hüls-hoff, Goethe und Zeitgenossen. Bern 2017.

Stahl, Martin: Der Briefwechsel zwischen Samuel Hahnemann und Clemens von Bönninghausen. (=Quellen und Studien zur Homöopathiegeschichte 3) Heidelberg 1997.

Stolberg, Michael: "Mein äskulapisches Orakel!" Patientenbriefe als Quelle einer Kulturgeschichte der Körper- und Krankheitserfahrung im 18. Jahrhundert. In: Österreichische Zeitschrift für Geschichtswissenschaften 7 (1996), pp. 385–404.

Stolberg, Michael: Patientenbriefe in vormoderner Medikalkultur. In: Dinges, Martin; Barras, Vincent (eds.): Krankheit in Briefen im deutschen und französischen Sprachraum. 17.–21. Jahrhundert. (=Medizin, Gesellschaft und Geschichte, Beiheft 29) Stuttgart 2007, pp. 23–33.

Terhechte, Margret: Konstitution und Krankheitsschicksal in ihrer Bedeutung für Leben und Werk der Annette von Droste-Hülshoff. Diss. Düsseldorf 1951.

Vrettos, Athena: Somatic Fiction. Imagining Illness in Victorian Fiction. Stanford 1995.

Wallenhorst, Josef: Die Augenbeschwerden der Annette von Droste-Hülshoff und ihre Auswirkungen auf Psyche und Schaffen der Dichterin. Diss. Münster 1950.

Wegener, Andreas: Mittelfindung mit dem Therapeutischen Taschenbuch von Bönninghausen. In: Genneper, Thomas; Wegener, Andreas (eds.): Lehrbuch Homöopathie. Grundlagen und Praxis der klassischen Homöopathie. 3rd ed. Stuttgart 2011, pp. 118–130.

Wortmann, Thomas: Literatur als Prozess. Drostes *Geistliches Jahr* als Schreibzyklus. Constance 2014.

Wortmann, Thomas: Vom Leben und Sterben der Sammler. Annette von Droste-Hülshoffs *Bei uns zu Lande auf dem Lande*. In: Brunner, José (ed.): Erzählte Dinge. Mensch-Objekt-Beziehungen in der deutschen Literatur. Göttingen 2015, pp. 71–87.

Wortmann, Thomas: Sammeln und Sortieren, Auflisten und Irritieren. Annette von Droste-Hülshoffs biedermeierliche Buchführung. In: Droste-Jahrbuch 11 (2015–2016), pp. 205–228.

Appendix

Durchwachte Nacht

Wie sank die Sonne glüh und schwer!
Und aus versengter Welle dann
Wie wirbelte der Nebel Heer,
Die sternenlose Nacht heran!
Ich höre ferne Schritte gehn,
Die Uhr schlägt Zehn.

Noch ist nicht alles Leben eingenickt,
Der Schlafgemächer letzte Türen knarren,
Vorsichtig in der Rinne Bauch gedrückt
Schlüpft noch der Iltis an des Giebels Sparren,
Der schlummertrunkne Färse murrend nickt,
Und fern im Stalle dröhnt des Rosses Scharren,
Sein müdes Schnauben, bis, vom Mohn getränkt,
Es schlaff die regungslose Flanke senkt.

Betäubend gleitet Fliederhauch
Durch meines Fensters offnen Spalt,
Und an der Scheibe grauem Rauch
Der Zweige wimmelnd Neigen wallt.
Matt bin ich, matt wie die Natur! –
Elf schlägt die Uhr.

O wunderliches Schlummerwachen, bist
Der zartren Nerve Fluch du oder Segen?
's ist eine Nacht vom Taue wach geküßt,
Das Dunkel fühl ich kühl wie feinen Regen
An meine Wange gleiten, das Gerüst
Des Vorhangs scheint sich schaukelnd zu bewegen,
Und dort das Wappen an der Decke Gips,
Schwimmt sachte mit dem Schlängeln des Polyps.

Wie mir das Blut im Hirne zuckt!
Am Söller raschelt es und ruckt
Als drehe sich der Schlüssel um,
Und – horch! Der Seiger hat gewacht,
's ist Mitternacht.

A sleepless night

How glowing and weighty sank the sun!
And then from scorched water
How the wreaths of mist swirled up
Into the starless night!
I hear distant footsteps walking;
The clock strikes ten.

Not all life has yet nodded off,
The last doors of bedrooms creak.
Squeezing carefully in the belly of the gutter
The marten slithers along the gable's rafters,
The heifer, drunk with slumber nods grumbling,
Away in the stall the horse's pawing and
Sleepy snorting thuds until, satiated with poppy seed,
It languidly lowers its motionless flank.

Lilac scent glides, stupefying, through
The gap of my open window,
And the busy nodding of the branches
Waves on the pane's grey haze.
Jaded am I, jaded as Nature!
The clock strikes eleven.

O whimsical dozing-waking, are you
The curse of tender nerves or their blessing?
'Tis a night kissed awake by dew.
Like fine rain, I feel the darkness sliding
On my cheek; the curtain's frame
Seems to move as if swinging

And up there the shield in ceiling's plaster,
Is floating gently with the writhing of an octopus.

How the blood races in my head!
It is rustling and jerking at the balcony
As though the key is turning
And listen! The hand has been on watch,
'Tis midnight.

War das ein Geisterlaut? So schwach und leicht
Wie kaum berührten Glases schwirrend Klingen,
Und wieder, wie verhaltnes Weinen, steigt
Ein langer Klageton aus den Syringen,
Gedämpfter, süßer nun, wie tränenfeucht
Und selig kämpft verschämter Liebe Ringen;
O Nachtigall, das ist kein wacher Sang,
Ist nur im Traum gelös'ter Seele Drang.

Da kollerts nieder vom Gestein!
Des Turmes morsche Trümmer fällt,
Das Käuzlein knackt und hustet drein.
Ein jäher Windesodem schwellt
Gezweig und Kronenschmuck des Hains;
Die Uhr schlägt eins.

Und drunten das Gewölke rollt und klimmt;
Gleich einer Lampe aus dem Hünenmale
Hervor des Mondes Silbergondel schwimmt,
Verzitternd auf der Gasse blauem Strahle
An jedem Fliederblatt ein Fünkchen glimmt,
Und hell gezeichnet von dem blassen Strahle
Legt auf mein Lager sich des Fensters Bild,
Vom schwanken Laubgewimmel überhüllt.

Jetzt möcht ich schlafen, schlafen gleich,
Entschlafen unterm Mondeshauch,
Umspielt vom flüsternden Gezweig,
Im Blute Funken, Funk' im Strauch,
Und mir im Ohre Melodei;
Die Uhr schlägt Zwei.

Und immer heller wird der süße Klang
Das liebe Lachen, es beginnt zu ziehen,
Gleich Bildern von Daguerre, die Deck' entlang,
Die aufwärts steigen mit des Pfeiles Fliehen;
Mir ist als seh' ich lichter Locken Hang,
Gleich Feuerwürmen seh ich Augen glühen,
Dann werden feucht sie, werden blau und lind,
Und mir zu Füßen sitzt ein schönes Kind.

Es sieht empor, so froh gespannt,
Die Seele strömend aus dem Blick,
Nun hebt es gaukelnd seine Hand,
Nun zieht es lachend sie zurück,
Und – horch! des Hahnes erster Schrei!
Die Uhr schlägt Drei.

Was that a ghostly sound? So weak and light
Like the buzzing ring of a glass barely touched
And again, like subdued weeping,
A long plaintive sound rises out of the syringas,
Suppressed, sweeter now, like the struggling
of bashful love, damp with tears and blissful.
O nightingale, that is no wakeful song,
It's only soul's yearning set free in a dream.

There from the tower's brittle rubble
comes stonework clattering down
A little owl screeches and coughs therein.
A sudden breath of wind sets in motion
Branches and crowns in the grove.
The clock strikes one.

And down below the clouds roll and climb.
Like a lamp from the giant's monument
Moon's silver crescent floats into view,
Trembling on the lane's blue beam
On every lilac leaf gleams a little spark,
And the window's image, brightly marked by
The pale beam, lays itself on my bed,
Overlaid by the merry leafy throng.

Now I'd like to sleep, sleep right now,
Fall asleep beneath the moon's bloom
the whispering branches playing around me.
In the blossom flickers, flickers in the bush,
And melody in my ears.
The clock strikes two.

And ever brighter grows the sweet sound
The dear laughter, it begins to draw, like
Pictures by Daguerre, across the ceiling,
Which climb upwards with arrow's flight.
It is as if I see golden locks hanging,
Eyes, like fireflies, I see glowing,
Then they moisten, turn blue and gentle,
And at my feet sits a beautiful child.

It looks up at me, so joyfully eager,
The soul streaming from the gaze,
Now it raises its hand deceptively,
Laughing, now it draws it back,
And, listen! The cock begins its crowing!
The clock strikes three.

Wie bin ich aufgeschreckt – o süßes Bild
Du bist dahin, zerflossen mit dem Dunkel!
Die unerfreulich graue Dämmrung quillt,
Verloschen ist des Flieders Taugefunkel,
Verrostet steht des Mondes Silberschild,
Im Walde gleitet ängstliches Gemunkel,
Und meine Schwalbe an des Frieses Saum
Zirpt leise, leise auf im schweren Traum.

Der Tauben Schwärme kreisen scheu,
Wie trunken in des Hofes Rund,
Und wieder gellt des Hahnes Schrei,
Auf seine Streue rückt der Hund,
Und langsam knarrt des Stalles Tür,
Die Uhr schlägt Vier.

Da flammts im Osten auf – o Morgenglut!
Sie steigt, sie steigt, und mit dem ersten Strahle
Strömt Wald und Heide vor Gesangesflut,
Das Leben quillt aus schäumendem Pokale,
Es klirrt die Sense, flattert Falkenbrut,
Im nahen Forste schmettern Jagdsignale,
Und wie ein Gletscher, sinkt der Träume Land
Zerrinnend in des Horizontes Brand.

How startled I was – you sweet picture
You are gone, melted with the darkness!
Unpleasant grey dawning breaks out,
Lilac's dew sparkle is extinguished,
Moon's silver disc stands rusted,
Fearful gossiping spreads through the forest
And my swallow on the edge of the frieze
Starts to chirp softly, softly in a deep dream.

The dove flocks circle shyly,
As if drunk, in the courtyard round,
And the cock's cry rings out again.
The dog shifts on his straw
And slowly creaks the stall's door.
The clock strikes three.

In the East the sky flares up – morning glory!
It climbs, it climbs and with the first ray
Forest and heath fill with a flood of song,
Life bursts forth from a foaming goblet,
The scythe clinks, falcon's brood flutters,
Hunting signals ring out in the nearby forest,
And, like a glacier, the land of dreams sinks
Dissolving in the horizon's fire.

Droste-Hülshoff, Annette von: Durchwachte Nacht. In: Producte der Rothen Erde. Gesammelt von Mathilde Franziska, verehelicht gewesene v. Tabouillot geb. Giesler. Münster 1846, pp. 522–525. See also https://www.droste-portal.lwl.org/media/filer_public/77/39/77390b18-0f4c-4c7e-843a-0e667ff5a3fb/web-text-durchwachte-nacht1-swan-lv.pdf (last accessed on 2 December 2020).

Alice Kuzniar, Prof. Dr.
University of Waterloo
Dept. of Germanic and Slavic Studies
200 University Avenue West
Waterloo ON N2L 3G1
Canada
akuzniar@uwaterloo.ca

Demoskopie und Alternativmedizin

Meinungsforschung zur Nutzung und Akzeptanz
von „Naturheilmitteln", Homöopathie
und holistischen Praktiken in Deutschland
und Österreich (ca. 1970–2010)

ANDREAS WEIGL

Medizin, Gesellschaft und Geschichte 39, 2021, 291–313

Opinion polls and alternative medicine. Opinion research on the use and acceptance
of 'natural remedies', homeopathy and holistic practices in Germany and Austria
(ca 1970–2010)

Abstract: In the 1970s, the Allensbach Institute for Public Opinion Research started systematic research on the use of alternative medicine in the Federal Republic of Germany, at a time when older concepts of "natural medicine" still dominated in the population. In the following decades, the surveys conducted by this renowned Institute as well as those in market research not only reflected the steadily increasing popularity of alternative medicine – complementary to allopathy – but also its diversification and differentiation up to the holistic practices that became increasingly important. Unlike in the FRG, the number of alternative physicians in the GDR dropped radically because of a failure to reappoint positions. Opinion polls conducted after the German reunification show a rapid catching-up process, however, that was completed around the turn of the millennium. Opinion polls in Austria focused comparatively late on alternative medicine, a fact that was not least due to the ambiguous legal situation of the practitioners. Overall, opinion polls show that the entire German-speaking region was a zone with high acceptance of alternative medicine, with a pronounced gradient in favour of higher levels of education and a gender gap in favour of the female population.

Einleitung

Aufbau und Ausweitung von Sozialversicherungssystemen in Wohlfahrtsstaaten skandinavischer oder mitteleuropäischer Prägung haben in der zweiten Hälfte des 20. Jahrhunderts dazu geführt, dass die Inanspruchnahme medizinischer Leistungen und bis zu einem gewissen Grad auch die Medikation von den Versicherten als nicht über den Markt vermittelt wahrgenommen wurden. Zwar ist ihre (Teil-)Finanzierung über Beitragszahlungen der Sozialversicherten offenkundig, doch stellten diese im Alltag eine Beziehung zum Gesundheitsmarkt wohl nur im Fall von über die Versicherung hinausgehenden Leistungen her. Besonders in der Phase des raschen Ausbaus des Sozialstaates bis etwa Mitte der 1970er Jahre präsentierte sich der Gesundheitssektor als von Kassenärzten und öffentlichen Spitälern dominiert. Patientinnen und Patienten firmierten im öffentlichen Diskurs als solche und nicht als „Kundinnen" und „Kunden". Dies sollte sich in der Folge allmählich, wenngleich nicht grundsätzlich ändern. Aus dem „Diktat knapper Kassen" resultierte zwar keine wirkliche Rücknahme der Sozialquote in den europäischen Wohlfahrtsstaaten[1], aber medizinischer Fortschritt begünstigte unzweifelhaft die weitere Ausdifferenzierung von inkludierten und exkludierten Versicherungsleistungen. Damit wurde der „Gesundheitsmarkt" auch für jene moderne Form der Marktforschung interessant, die sich nach 1945 in Westeuropa nach amerikanischem Vorbild etabliert hatte: die Demoskopie.

Vor dem Hintergrund der geschilderten Veränderungen im Gesundheitssektor verfolgt dieser Beitrag zwei Ziele. Zum einen wird den Gründen für die Rezeption der Naturheilkunde und anderer alternativmedizinischer Praktiken in der Demoskopie seit den 1970er Jahren nachgegangen und die Inhalte einschlägiger Befragungen näher beleuchtet. Die Beschränkung auf Erhebungen des Instituts für Demoskopie in Allensbach, ergänzt durch eine solche des Wiener IFES-Instituts, erklärt sich aus dem dadurch möglichen Langzeitvergleich und der ähnlichen Methodik in der demoskopischen Sozialforschung, im Gegensatz zu der marktbezogenen Konsumauftragsforschung. Der Langzeitvergleich bietet zumindest für die Bundesrepublik Deutschland auch die Chance, der Frage nachzugehen, inwieweit sich gesellschaftlicher und gesundheitspolitischer Wandel in den Inhalten der Untersuchungen widerspiegelt. Zum anderen werden im Beitrag zentrale Ergebnisse der demoskopischen Forschung der letzten Jahrzehnte zur Alternativmedizin vorgestellt und die daraus erkennbaren Trends analysiert. Geographisch fokussiert der Beitrag auf die Bundesrepublik Deutschland. Vergleichend werden aber auch Studien zum übrigen deutschsprachigen Raum mit Ausnahme der Deutschschweiz herangezogen. Dies gilt auch für Auswertungen der Patientendaten von Krankenkassen, der Fachverbände, der universitären Forschung oder aber auch der Auftragsforschung von Arzneimittelkonzernen.

---

1 Kaelble (2007), S. 342.

Zwischen Fortschrittsoptimismus und Medizinkritik

Wie in anderen Industriestaaten zeigte sich in den deutschsprachigen Ländern in den 1970er und 1980er Jahren eine scheinbar paradoxe Entwicklung. Nachdem sich der Aufwärtstrend der Lebenserwartung etwa im Zeitraum 1960–1975 deutlich verlangsamt hatte, ja teilweise zum Stillstand kam, stieg sie nun wieder deutlich.[2] Einem langen Leben für einen überwiegenden Teil der Bevölkerung schien nichts mehr im Wege zu stehen. Spektakuläre medizinische Erfolge, etwa im Bereich der Herzchirurgie[3], vermittelten der Öffentlichkeit den Eindruck, dass wissenschaftliche Fortschritte erheblich dazu beigetragen hatten. Gleichzeitig mehrte sich jedoch die Kritik an der Allopathie. Modernen „Schulmedizinern" wurde zunehmende Distanz zum Patienten oder zur Patientin, mangelnde Empathie, geradezu eine gewisse soziale Kälte nachgesagt. Noch härter war der Vorwurf, die medizinische Forschung hätte eigentlich nichts Wesentliches zum Rückgang der Sterblichkeit beigetragen. Vielmehr wäre dieser primär durch den wachsenden Wohlstand zu erklären. Zumindest für den Rückgang der Sterblichkeit an Infektionskrankheiten hat dieses Argument besonders der englische Mediziner Thomas McKeown populär gemacht. Die deutsche historisch-demographische Forschung ist ihm in diesem Punkt teilweise gefolgt.[4] Der Philosoph Ivan Illich ging sogar so weit, die moderne Medizin als Bedrohung der Gesellschaft zu sehen und ihr grosso modo eine unheilvolle Rolle zuzuschreiben. Nach Illich würde besonders die Fähigkeit des Einzelnen zur Selbsttherapie durch den (All-)Machtanspruch des modernen Gesundheitssystems unterdrückt, während tatsächlich allenfalls für minimale medizinische Intervention nur gelegentlich ein Bedarf bestünde.[5]

Nicht ganz zufällig gingen diese gesundheitspolitischen Diskurse, besonders die Kritik an der „heroischen" Geschichte der wissenschaftlichen, evidenzbasierten Medizin, schon damals mit einer Aufwertung und größeren Akzeptanz verschiedener Formen der Alternativmedizin einher, ja man gewinnt geradezu den Eindruck, dass sich diese „andere Medizin" in ihrer Differenziertheit nun erst vollständig zu entfalten begann. Spätestens ab den 1980er Jahren schienen sich zwei zunehmend entfremdete medikale Kulturen oder jedenfalls Gesundheitsdiskurse gegenüberzustehen.[6] In der Praxis fiel allerdings im Fall schwerer Erkrankungen der Bruch wohl wesentlich weniger ausgeprägt aus als von Vertretern verschiedener alternativmedizinischer Schulen gedacht. Vielmehr waren die Komplementaritäten nicht zu übersehen.

---

2 Vgl. dazu für den Zeitraum ca. 1870–2018 die Zeitreihen für Deutschland unter https://de.statista.com/ statistik/daten/studie/185394/umfrage/entwicklung-der-lebenserwartung-nach-geschlecht/ (letzter Zugriff: 18.2.2021) und für Österreich unter http://www.statistik.at/web_de/statistiken/menschen_und_ gesellschaft/bevoelkerung/sterbetafeln/index.html (letzter Zugriff: 18.2.2021).

3 Porter (2003), S. 621.

4 McKeown (1976), S. 128–142, 153 f.; Sokoll/Gehrmann (2003), S. 195–197.

5 Illich (1975), bes. S. 180; kritisch dazu McKeown (1982), S. 246–252.

6 Zur Begriffsgeschichte siehe Jütte (1996), S. 17–65.

Während die Begeisterung für Alternativmedizin in den 1970er Jahren einsetzte, sorgte die in den 1980er Jahren eingezogene Bremse beim Anstieg der öffentlichen Gesundheitsbudgets für eine marktförmige Ökonomisierung des Gesundheitswesens, in der der „Konsument" nun bei der Wahl zwischen Allopathie und Alternativmedizin auch vor ökonomischen Entscheidungen stand. Die Genesis und Etablierung einer „Gesundheitsgesellschaft" förderte zudem auch ein für die postindustrielle Gesellschaft charakteristischer Individualisierungsprozess. Letzterer stand in enger Verbindung mit Wandlungen des Arbeitsmarktes, gekennzeichnet durch eine Zurückdrängung öffentlicher und halböffentlicher Stellen bei gleichzeitiger geringerer Arbeitsplatzsicherheit in der Privatwirtschaft selbst im Segment von Beschäftigungen mit hoher Qualifikationserfordernis. Der spätere, nach der Jahrtausendwende einsetzende Aufstieg der „Ich-AG" verband sich dann auch nicht zufällig mit einer Ideologie der größeren Eigenverantwortlichkeit mit Bezug auf individuelles Gesundheitsverhalten, ein Übergang vom passiven zum aktiven Gesundheitsverständnis.[7] Das „präventive Selbst" war nun angesagt.

Im Gegensatz zu ihren „volksmedizinischen" und „naturheilkundlichen" Vorläufern zeigten die alternativmedizinischen Schulen und Bewegungen sowohl einen markanten Trend zur Verwissenschaftlichung als auch zur kommerziellen Popularisierung.[8] Damit ergaben sich geradezu ideale Wachstumschancen für alternativmedizinische Angebote. Diese vermittelten ihren Kundinnen und Kunden individuelle Entscheidungsmacht in Verbindung mit der „Arbeit an sich selbst", Eigenmedikation, „Mitmach- und Selbstführungs-Therapien". Schließlich war auch der „Wohlfühl-Faktor" nicht zu unterschätzen, denn individuell zugeschnittene Gesundheitsdienstleistungen versprachen besondere Effizienz und emotionale Befriedigung. Da aber „Schulmedizin" und Alternativmedizin gerade im Fall von degenerativen Erkrankungen um nahezu den gleichen Markt kämpften, rückten nun auch die Angebote beider medikaler Kulturen wieder näher aneinander. Die „Alternativmedizin" verlor zunehmend ihre Alleinstellungsmerkmale.[9]

Die rechtlichen Grundlagen alternativmedizinischer Tätigkeiten in der Bundesrepublik Deutschland, der DDR und Österreich

Mit Bezug auf die Verbreitung alternativmedizinischer Praktiken und Heilverfahren nimmt der sogenannte DACH-Raum, also die deutschsprachigen Länder Deutschland, Österreich und die (Deutsch-)Schweiz, einen besonderen Platz ein, weil von hier aus wichtige Impulse gesetzt wurden und der Verbreitungsgrad im europäischen

---

7 Wolff (2010), S. 180.
8 Lengwiler/Madarász (2010), S. 21–26.
9 Wolff (2010), S. 181 f.

Vergleich bis in die Gegenwart mit Abstand am höchsten ist.[10] Die rechtlichen Grundlagen für die Ausübung alternativmedizinischer Praktiken und Heilverfahren waren in Bundesrepublik, DDR und Österreich – auf die Schweiz mit ihrer sehr eigenständigen diesbezüglichen Geschichte soll hier nicht näher eingegangen werden – allerdings im betrachteten Zeitraum sehr verschieden.

In Nachkriegs-Deutschland bzw. der BRD blieb der Beruf des Heilpraktikers anerkannt. Die „Neue Deutsche Heilkunde" existierte unter dem Label „Ganzheitsmedizin" weiter.[11] Im Jahr 1957 ermöglichte eine Novelle des Heilpraktikergesetzes von 1939 die Ausbildung neuer Heilpraktiker und Heilpraktikerinnen.[12] Im Arzneimittelgesetz von 1976 wurden Homöopathie, Naturheilkunde und anthroposophische Medizin und damit auch deren Therapien in der Bundesrepublik ausdrücklich anerkannt, nicht zuletzt auch als Zusatzqualifikation für Allgemeinmediziner oder aber auch Fachärzte.[13]

In der Sowjetischen Besatzungszone, dann in der DDR gestaltete sich die Situation wesentlich schwieriger. Wie am Beispiel der Homöopathie, die vor Kriegsende in Leipzig eines ihrer Zentren hatte, gezeigt wurde, lag die Ausbildung nach dem Wegfall homöopathischer Polikliniken, Dozenturen und einschlägiger Ärztevereine in der Hand engagierter Einzelkämpfer. Sie prüften interessierte „Schulmediziner" in Homöopathie und angewandter Toxikologie, was diesen den Befähigungsnachweis zum Führen einer homöopathischen Praxis eröffnete. Doch schon zu Beginn der 1950er Jahre endete diese Möglichkeit mangels zugelassener universitärer Lehrer. Außeruniversitäre Fortbildungsveranstaltungen fanden noch bis Mitte der 1960er Jahre statt. Internationale Kontakte rissen nach dem „Mauerbau" jedoch ab.[14] Nach einer Stagnationsphase stellte sich zwar in den 1980er Jahren neues Interesse an „traditionellen Heilmethoden" und der „Paramedizin" ein[15], doch war mittlerweile die Zahl der praktizierenden Heilpraktikerinnen und Heilpraktiker auf ein Minimum gesunken. Unmittelbar nach der „Wende" gab es deren nur noch zwölf und diese waren hochbetagt.[16]

In Österreich hatten nichtakademische Heilpersonen seit Etablierung einer staatlich approbierten Ärzteschaft traditionell einen schweren Stand. Nach dem „Anschluss" an NS-Deutschland eröffnete zwar das Heilpraktikergesetz von 1939 theoretisch neue Möglichkeiten, doch sorgte der hinhaltende Widerstand der regionalen Ärztekammern dafür, dass Heilpraktikern und Heilpraktikerinnen in der Praxis viele Steine in den Weg gelegt wurden.[17] Nach der Annullierung des NS-Gesetzes am 4. Juli 1947 waren die Nachkriegsjahrzehnte zunächst durch den weiterhin anhaltenden Widerstand

---

10 Kemppainen u. a. (2018), S. 451.
11 Jütte (1996), S. 55–65.
12 Dilger/Schnepf (2020), S. 9.
13 Frank/Stollberg (2002), S. 225.
14 Nierade (2012), S. 25–40.
15 Nierade (2012), S. 80–88.
16 Heyl (2006), S. 271.
17 Mildenberger (2020), S. 135–137.

der Ärztekammer gegen die Zulassung von promovierten Alternativmedizinern, ganz zu schweigen von Laienpraktikern, geprägt.[18] Anzeigen wegen „Kurpfuscherei" gegen solche Personen blieben eher selten und in der Praxis war eine sehr überschaubare Zahl von Naturheilern alternativmedizinisch tätig, ohne dafür belangt zu werden. Es existierten auch weiterhin zahlreiche Vereine, die Methoden der Naturheilkunde und der Homöopathie propagierten. Da sie ihre Tätigkeit unter dem Deckmantel der Vermittlung von Grundlagen der Sozialhygiene ausübten, blieben sie relativ unbehelligt, auch wenn Ärztevertreter gegen sie da und dort polemisierten. So konnte sich nach dem Zweiten Weltkrieg 1948 der „Verein für Homöopathie in Österreich" konstituieren. Im Jahr 1953 erfolgte die Gründung der „Vereinigung homöopathisch interessierter Ärzte". Ein Volksbegehren zur Zulassung von Naturheilärzten aus dem Jahr 1947 mit 110.000 Unterstützern änderte an der Rechtslage jedoch nichts.[19] Da sie zunächst von der überwiegenden Mehrheit der akademischen Ärzteschaft abgelehnt wurden, vermittelte in Österreich in erster Linie der private Markt an „persönlichen Dienstleistungen" alternativmedizinische Angebote. Dazu kam auch noch bis zu einem gewissen Grad das Apothekenwesen.

Alternativmedizin und Demoskopie

Mit der Vergrößerung dieses Marktes in der Bundesrepublik Deutschland und Österreich in den Wirtschaftswunderjahren und danach wurde er nun allmählich auch für die Demoskopie interessant. Diese hatte vor Kriegsende 1945 im deutschsprachigen Raum keine eigentlichen Vorläufer. Lediglich im Rahmen der Markt- und Konsumforschung hatte sich schon in den Jahren vor Ausbruch des Ersten Weltkriegs und dann vor allem in der Zwischenkriegszeit die Durchführung repräsentativer Stichprobenerhebungen zum Konsumverhalten etabliert, die primär sozialpolitisch motiviert waren und deren Technik von Pionieren der Sozialwissenschaft wie Paul F. Lazarsfeld eine wissenschaftliche Fundierung erhielt.[20]

Es waren aber schließlich die von der US-Besatzungsmacht schon bald nach Kriegsende in den jeweiligen Besatzungszonen in Deutschland und Österreich durchgeführten Befragungen, die zum Aufschwung der in den USA bereits länger etablierten Demoskopie entscheidend beitrugen.[21] Ab 1947 kam es zur Gründung erster Meinungsforschungsinstitute in den westlichen Besatzungszonen Deutschlands, dem 1952 das erste österreichische Institut folgte. Bis Mitte der 1950er Jahre war zumindest in der Bundesrepublik die Etablierungsphase der Demoskopie abgeschlossen.[22] In den

---

18 Mildenberger (2018), S. 129–146.
19 Arias (2003), S. 155 f.
20 Kruke (2012), S. 34; Langenbucher (2008).
21 Merritt/Merritt (1970); Adlbrecht (2007), S. 7–10.
22 Kruke (2012), S. 53; Bretschneider (2007), S. 13–16.

1960er Jahren kann bereits von einem echten Meinungsforschungsmarkt gesprochen werden, an dem eine Vielzahl von Anbietern teilhatte. Eine entsprechende inhaltliche Breite war dadurch gegeben.

Wohl nicht zufällig entdeckte ab Beginn der 1970er Jahre die Meinungsforschung in der BRD, repräsentiert durch das von Elisabeth Noelle-Neumann und Erich Peter Neumann 1947 gegründete Allensbacher Institut, das Thema „Alternativmedizin". Das Institut hatte sich ursprünglich besonders mit Marktforschung, aber auch mit Zeitungs- und Hörerforschung befasst.[23] Nicht weiter überraschend spiegelt diese Auftragsforschung entsprechende Wünsche der Auftraggeber wider. Die Verbreitung wichtiger Ergebnisse über Printmedien und Fernsehen lässt allerdings darauf schließen, dass auch ein öffentlicher Informationsauftrag mit manchen Befragungen verbunden war. Die seit 1970 in regelmäßigen Abständen durchgeführten Erhebungen zum Thema „Alternativmedizin" zählten wohl zu dieser Kategorie und sind damit nicht zuletzt aus gesellschaftspolitischen Gründen eher der allgemeinen Sozial- denn der Konsumforschung zuzurechnen. Die Etablierung von Wohlfahrtsstaaten hatte für eine entsprechende Steigerung der staatlichen Sozialausgaben geführt.[24] Dies förderte indirekt über Renten, Familien- und Sozialbeihilfen und direkt über das staatliche Gesundheitswesen einen entsprechenden „Markt" für Gesundheitsdienstleistungen. Dazu zählten öffentlich subventionierte, aber durchaus auch schon rein privatwirtschaftliche Anbieter.

Ein gleichzeitiges Interesse der Demoskopie an der Alternativmedizin in Österreich lässt sich nicht feststellen. Neben der erwähnten Tatsache, dass Heilpraktiker nach 1947 nicht als Beruf anerkannt waren[25], spielte dafür wohl auch eine kritische Distanz und Berührungsängste der universitär verankerten empirischen Sozialforschung zur Demoskopie eine gewisse Rolle[26]. Selbst die soziologische Forschung zum Thema beschäftigte sich in Österreich eher mit esoterischen Randphänomenen („Geisterheiler") als mit der Bedeutung der Alternativmedizin als gesellschaftliches Phänomen und dessen Implikationen.[27]

Im Zeitraum von ca. 1970 bis 2000 gewann die Alternativmedizin offensichtlich zunehmend an ökonomischer Bedeutung. Dafür spricht, dass schon vor der Jahrtausendwende Arzneimittelproduzenten regelmäßige Erhebungen zum Thema „Alternative Heilkunst" beauftragten. Für das deutsche Gesundheitsmagazin *Apotheken Umschau* ermittelte das Marktforschungsinstitut „GfK-Nürnberg Gesellschaft für Konsumforschung" die Verbreitung von alternativen Heilmethoden. Das besondere Interesse der Auftraggeber galt natürlich den über Apotheken vertriebenen „alternativen" Pharma-

23 Kruke (2012), S. 45.
24 Kaelble (2007), S. 341 f.
25 Mildenberger (2020), S. 137 f.
26 Feistritzer/Kofler (2007).
27 Vgl. etwa Belschan (2000).

ka.[28] Auch das GfK-Tochterinstitut in Österreich, „Fessel-GfK", später GfK Austria, widmete sich seit 1997 dem Thema mit Schwerpunkt „Homöopathie". Der Auftraggeber, die Dr. Peithner KG, vertrat Schwabe Austria.[29] Bei der Schwabe GmbH handelt es sich bekanntlich um einen Hersteller homöopathischer Mittel. Die Erhebungen wurden bis 2018 durch die GfK Austria durchgeführt. Die Ergebnisse dieser Marktforschung waren und sind jedoch nicht für die Veröffentlichung bestimmt.[30] Grobe Trends können allerdings auf Basis der jeweiligen Pressemitteilungen verfolgt werden.[31]

Im Fokus der demoskopischen Forschung in der Bundesrepublik zum Thema Naturheilkunde und Alternativmedizin, das machen bereits frühe Befragungen aus den 1970er Jahren deutlich, standen „Laien", unter diesen insbesondere „Patienten", also Menschen, „die mit einer Situation konfrontiert sind, die von ihnen selbst oder anderen als Frage von Krankheit oder Gesunderhaltung angesehen wird und die sie selbst oder andere, nicht einmal nur nahe stehende Personen betrifft".[32] Was sie als Befragungssubjekte zunehmend interessant machte, war das imaginierte Wunschbild des mündigen Patienten, aber auch des „eigensinnigen" und kommunizierenden Patienten[33], denn diese verband man mit eigenständigen Vorstellungen und Konsumentscheidungen am Therapiemarkt.

Den Auftakt im Sinn einer intensiveren Befassung mit dem Thema „Naturheilmittel" in der Bundesrepublik machte eine Befragung des Allensbacher Institutes im Jahr 1970, dem eine weitere 1975/76 folgte. Die zweite Erhebung hatte einen konkreten Anlass. Im Jahr 1976 stand eine Neufassung des Arzneimittelgesetzes in der Bundesrepublik zur Diskussion, welche einen verbindlichen Wirkungsnachweis vorsah. Dies erhöhte den Legitimierungsdruck auf alternativmedizinische Anbieter. Nach der repräsentativen Befragung von rund 2.100 Bundesbürgerinnen und Bundesbürgern im Alter von 16 und mehr Jahren hatten 1970 30, 1975/76 jedoch bereits 35 Prozent der Befragten Naturheilmittel im Fall einer Erkrankung zu Hilfe genommen. 55 Prozent gaben an, Erfahrungen mit Naturheilmitteln generell zu besitzen.[34] Es sprach also vieles für eine breite Akzeptanz der Naturheilkunde.

Anwendung fanden Naturheilmittel Mitte der 1970er Jahre nach den demoskopischen Befragungen vor allem bei Erkältungen, daneben bei Erkrankungen des Verdauungstraktes, Kreislaufstörungen, Schlaflosigkeit, Nervosität und Erschöpfungs-

---

28 Baschin (2019), S. 2, Anm. 4; zur GfK: https://www.bezahlte-umfragen.net/gfk_verbraucherpanel. php (letzter Zugriff: 18.2.2021).
29 Positive Homöopathie. Umfrage: Einstellung der ÖsterreicherInnen verbessert sich zusehends. In: *Der Standard* vom 28.12.2000.
30 Freundliche Mitteilung von Herrn Savvas Papageorgiou, GfK Austria (5.8.2020).
31 Schwabe Austria: Homöopathie beliebt wie nie!: https://www.schwabe.at/a/homoeopathie-beliebt-wie-nie/ (letzter Zugriff: 18.2.2021).
32 Wolff (2008), S. 29.
33 Wolff (2008), S. 33, 35.
34 Institut für Demoskopie Allensbach (1976), S. 1–3.

zuständen. Bei gastro-intestinalen Beschwerden, Kreislaufstörungen, Schlaflosigkeit, Nervosität und Erschöpfungszuständen zeigten sich klare Anstiege im Vergleich zur Praxis im Jahr 1970. Über die Frage „Angenommen, Sie müßten ins Krankenhaus und hätten zwei zur Auswahl: Im einen bekommen die Patienten hauptsächlich Naturheilmittel oder homöopathische Mittel, im anderen wird ganz überwiegend mit chemisch-pharmazeutischen Medikamenten behandelt. Welches Krankenhaus würden Sie vorziehen?" ermittelte das Allensbacher Institut 1975/76 einen „harten Kern" von Anhängern der alternativen Medizin von 25 Prozent.[35]

Es spricht einiges dafür, dass die in der ersten Hälfte der 1970er Jahre erfassten Anwender von alternativmedizinischen Mitteln sich noch weitestgehend mit Anhängern eines bis in das 19. Jahrhundert, ja sogar noch historisch weiter zurückreichenden und nach 1945 wiederbelebten Verständnisses von Naturheilkunde[36] deckten. Bekanntlich hielten Naturheilvereine und homöopathische Laienvereine jenseits aller gesellschaftspolitischen Brüche im 20. Jahrhundert alternativmedizinisches Wissen hoch und sorgten für eine gewisse Kontinuität.[37] Für ein längere Zeit bestehendes traditionelles Element unter den Anhängern der Naturheilkunde spricht etwa ihr demoskopisch damals nachgewiesener überproportionaler Anteil unter Landwirten. Einen solchen gab es nach einer Erhebung des Allensbacher Institutes noch im Jahr 1982. Auch das geringe Interesse der Befragten an Wirksamkeitstests von Naturheilmitteln deutet auf ein älteres Verständnis von Alternativmedizin hin. Der einschlägige Bericht des Allensbacher Instituts erklärte das Vertrauen in die Heilkraft und Wirksamkeit der Naturheilmittel daher auch in erster Linie aus tradiertem Wissen der vorwissenschaftlichen Medizin und aus positiven Erfahrungen im sozialen Umfeld und bei sich selbst.[38] Für die Annahme spricht aber noch ein weiteres Ergebnis der demoskopischen Untersuchungen. Bei der Erhebung von 1975/76 identifizierten von jenen Befragten, die eine Vorstellung von „Naturheilmitteln" hatten, nur 2,4 Prozent homöopathische Mittel damit. Immerhin hatten aber bereits 1970 24 Prozent der erwachsenen Bundesbürgerinnen und -bürger homöopathische Arzneimittel eingenommen, allerdings konnte ein Drittel mit dem Begriff noch gar nichts anfangen.[39] Nun ist es zweifellos inhaltlich völlig korrekt, Homöopathie nicht als Teil der Naturheilkunde zu betrachten. Die demoskopischen Fragebögen der 1970er und 1980er Jahre setzten aber „Naturheilmittel" und „Alternativmedizin" praktisch gleich – dies im Übrigen ein Hinweis auf ein auch beim Allensbacher Institut noch bestehendes älteres Verständnis von Alternativmedizin. Dieses Verständnis inkludierte bis zu einem gewissen Grad auch das Vertrauen

---

35 Institut für Demoskopie Allensbach (1976), S. 8.
36 Jütte (1996), S. 63.
37 Vgl. dazu Regin (1995); Walther (2017).
38 Institut für Demoskopie Allensbach (1982), S. 3, 5.
39 Institut für Demoskopie Allensbach (1976), S. 5, eigene Berechnungen; Institut für Demoskopie Allensbach (2009), S. 2.

in „erfahrene" Allgemeinmediziner, während der wissenschaftlichen Prüfung der Wirkungsweise von Naturheilmitteln, wie bereits erwähnt, von den Befragten keine große Bedeutung zugemessen wurde. Eine solche „lockere" Haltung vertraten eher Personen mit höheren Schulabschlüssen als jene mit Pflichtschulabschluss, eine Tendenz, die bereits 1970 bestand, sich jedoch bis Mitte der 1970er Jahre verstärkte.[40]

Wie bereits ausgeführt, bestanden in Österreich ganz andere gesetzliche Voraussetzungen für die Verbreitung von Alternativmedizin. Entsprechende Mittel konnten in Apotheken bezogen werden, doch existierte der gesetzlich anerkannte Beruf „Heilpraktiker/Heilpraktikerin" nicht. Allerdings gab die Österreichische Ärztekammer ihren Widerstand gegen Allgemeinmediziner, die alternativmedizinische Mittel oder aber Heilverfahren an Patienten vermittelten, nach und nach mehr oder minder auf. Möglicherweise war es darauf zurückzuführen, dass frühe Befunde zur Anwendung von Alternativmedizin in Österreich nicht aus demoskopischen Untersuchungen im engeren Sinn stammen, sondern am Institut für soziale Medizin an der Universität Wien vom Sozialmediziner Michael Kunze initiiert wurden. Nach einer von Medizinstudentinnen und -studenten durchgeführten Erhebung aus dem Jahr 1984, die 1.614 Personen umfasste, und einer Befragung von 184 Ärzten war 31 Prozent der Teilnehmer Homöopathie bekannt und sie wussten ungefähr, was darunter zu verstehen ist. 26 Prozent der Ärzte hatten sich zu diesem Zeitpunkt schon mit Homöopathie beschäftigt. Sie hatten nach eigenen Angaben kein Problem damit, alternative Konzepte in der Behandlung der Patienten umzusetzen, betonten aber, dass nur sie und keine „Kurpfuscher" diese verschreiben durften. Als Anwendungsgebiete der Alternativmedizin in Österreich wurden Mitte der 1980er Jahre vor allem psychosomatische Leiden angeführt.[41]

Alternativmedizin in der Erweiterung

Aus der österreichischen Erhebung von 1984 deuten sich Trends einer größeren allgemeinen Akzeptanz und inhaltlichen Verbreiterung der Alternativmedizin an, die sich in Form einer Zeitreihe am Beispiel der Bundesrepublik („alte Bundesländer") besonders gut demoskopisch nachvollziehen lassen. Wie aus Abb. 1 erkennbar, kam es gerade in den 1980er Jahren zu einem massiv stärkeren Absatz alternativmedizinischer Mittel, der sich in der Folge fortsetzte. Dieser blieb auch von der Pharmaindustrie natürlich nicht unbemerkt. Im Jahr 1997 war der Bundesfachverband der Arzneimittelhersteller (BAH) in Bonn Auftraggeber einer Aktualisierung der einschlägigen demoskopischen Untersuchungen des Allensbacher Institutes.[42] Neben demoskopischen Umfragedaten lagen mittlerweile nun auch bereits entsprechende Daten der Krankenkassen und öf-

---

40 Institut für Demoskopie Allensbach (1976), S. 10.
41 Haidinger (1985), S. 5 f., 144 f.
42 Institut für Demoskopie Allensbach (1997), S. 1.

fentlichen Verbände aus Patientenkarteien und ähnlichen Quellen vor, die die Ergebnisse der demoskopischen Untersuchungen durch handfeste Verkaufszahlen untermauerten und bestätigten.[43]

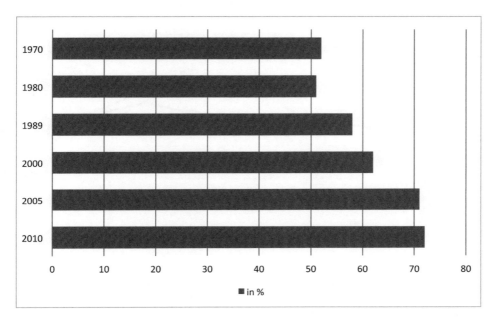

Abb. 1 Einnahme von Naturheilmitteln in der BRD 1970–2010 (in Prozent der Bevölkerung ab 16 Jahren)

Quelle: Institut für Demoskopie Allensbach (2010), S. 2

Nach der vom Bundesfachverband beauftragen Erhebung interessierte sich 1997 rund die Hälfte der Befragten für Naturheilmittel und ein Drittel hatte sie in den letzten drei Monaten eingenommen.[44]

Auch in den neuen Bundesländern hatte die starke Zunahme des Vertrauens in die alternative Medizin ihren Höhepunkt in den 1990er Jahren. Dort war das diesbezügliche Vertrauen nach der „Wende" sogar noch deutlich ausgeprägter als im Westen, was wohl mit einer bewussten Abkehr von der staatlichen DDR-Medizin in Verbindung stand. Das nach der Jahrtausendwende feststellbare Absinken des Vertrauens in Naturheilmittel fiel dann freilich in Ostdeutschland gravierender aus als im Westen. Auch innerhalb der „alten" BRD bestanden aber nicht unerhebliche regionale Unterschiede. 1970 bewegten sich die entsprechenden Werte zwischen 47 Prozent in Nordrhein-Westfalen

---

43 Marstedt/Moebus (2002); Dinges (2012), S. 138–140.
44 Baschin (2012), S. 38, Anm. 164.

und 57 Prozent in Bayern, 1997 zwischen 57 Prozent in Norddeutschland mit West-Berlin und 72 Prozent im Rhein-Main-Gebiet bzw. im Südwesten.[45] Doch die Tendenz zur Angleichung dieser Werte in ganz Deutschland ab etwa 2000 verweist darauf, dass sich die entsprechenden Einstellungen zur Alternativmedizin vereinheitlicht hatten.

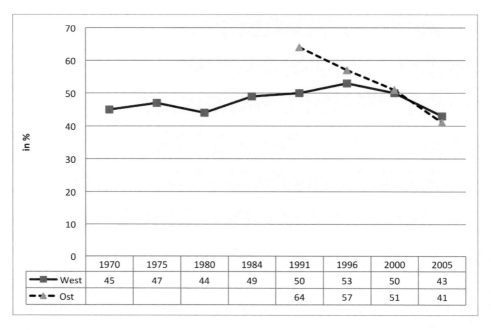

	1970	1975	1980	1984	1991	1996	2000	2005
■ West	45	47	44	49	50	53	50	43
▲ Ost					64	57	51	41

Abb. 2 Vertrauen in Wirksamkeit von Naturheilmitteln in West- und Ostdeutschland 1970–2005 (in Prozent)

Quelle: Köcher (2009), S. 735

Etwa ab den 1980er Jahren erhielt der Trend zur Alternativmedizin durch die „New Age"-Bewegung eine größere, in jüngere Altersgruppen reichende Verbreitung. In dem Maß, in dem „New Age" von einer kleinen intellektuellen Minderheit in die gebildeten Mittelschichten vordrang, entstand eine breite holistische Bewegung, die nicht nur die Psychotherapie, sondern auch die Wellness- und Fitnessbewegung im Bereich des Gesundheitswesens wechselseitig beeinflusste. Sie wurde damit Bestandteil des Mainstreams der Erlebnisgesellschaft.[46] Im holistischen Milieu verband sich ein weit in die Geschichte zurückreichender Wunsch nach authentischer Lebensführung mit dem Streben nach einer „Ganzheitlichkeit" über rationalisierte Prinzipien hinaus.[47]

---

45 Institut für Demoskopie Allensbach (1997), S. 2.
46 Höllinger/Tripold (2012), S. 84 f.
47 Taylor (1995); Berger/Berger/Kellner (1987).

Wie aus den Befragungen hervorgeht, stuften Frauen mit höherem Bildungsstand und sozioökonomischem Status die Wirksamkeit von Naturheilmitteln durchgängig höher ein als der Rest der Bevölkerung. Nicht nur im deutschsprachigen Raum, sondern in ganz Europa sind sie die wichtigste Konsumentengruppe von alternativmedizinischen Gütern und Dienstleistungen.[48] Im Januar 1997 betrugen die entsprechenden Werte 72 gegenüber 55 Prozent. Frauen nahmen diese Mittel auch signifikant in höherem Maß ein als Männer (75 gegenüber 57 Prozent). Die größte Akzeptanz fanden sie 1997 bei allen Altersgruppen ab 30, 2005 in derjenigen der 45- bis unter 60-Jährigen. Doch auch bei den jüngeren Altersgruppen nahm die Popularität der Alternativmedizin beträchtlich zu. Bei den unter 30-Jährigen stieg der Anteil jener, die auf solche Mittel zurückgegriffen hatten, von 36 auf 54 Prozent, bei den 30- bis 44-Jährigen von 48 auf 68 Prozent.[49] Die tatsächlich konstatierte Wirksamkeit der Naturheilmittel lag allerdings durchgängig deutlich unter der des Konsums, wobei die Diskrepanz im Zeitablauf immer größer wurde. 1970 nahmen in der BRD 52 Prozent der Befragten Naturheilmittel ein und 36 Prozent spürten eine heilende Wirkung, 2002 waren es in der „alten" BRD schon 73 Prozent, und nur 39 Prozent konstatierten einen positiven Effekt. In Ostdeutschland betrugen die entsprechenden Werte 1997 61 und 40 Prozent, 2002 64 und 36 Prozent.[50]

Der in den entwickelten postfordistischen Industriegesellschaften fortschreitende Individualisierungsprozess, der mit einer wachsenden Kritik an etablierten Autoritäten einherging, blieb gerade auch für die Verwendung von alternativmedizinischen Mitteln nicht ohne Folgen. Selbstmedikation fand steigende Akzeptanz, wobei diesbezüglich um die Jahrtausendwende ein Plateau von rund 60 Prozent erreicht wurde. 1978 hatten noch lediglich 44 Prozent der Befragten die Meinung vertreten, ein vorangegangener Besuch beim Arzt wäre für die Besorgung von Medikamenten in der Apotheke nicht unbedingt erforderlich, während etwa gleich viele Personen der entgegengesetzten Meinung waren. Im Jahr 2001 waren hingegen die Befürworter der Selbstmedikation mit 62 gegenüber 26 Prozent strikter Gegner einer solchen Praxis klar in der Mehrheit.[51]

An den Anwendungsgebieten der alternativmedizinischen Mittel änderte sich im Zeitablauf allerdings kaum etwas. Nach einer Erhebung aus dem Februar 2005 erklärten 80 Prozent der Befragten in Deutschland, „Naturheilmittel" bei Erkältung zu verwenden. Schon ziemlich abgeschlagen folgten Grippe, Verdauungsbeschwerden, Schlaflosigkeit und Kopfschmerzen mit jeweils rund 30 Prozent.[52] Eine wichtige Veränderung betraf freilich die von Allopathie und Alternativmedizin vor dem Hintergrund der Zunahme von „Zivilisationskrankheiten" wie Diabetes besonders beförderte

---

48 Härtel/Volger (2004), S. 331; Kemppainen u. a. (2018), S. 451; Dinges (2012), S. 140 f.; ECHAMP (2011).

49 Institut für Demoskopie Allensbach (1997), S. 1 f.; Köcher (2009), S. 735.

50 Noelle-Neumann/Köcher (2002), S. 251.

51 Köcher (2002), S. 245.

52 Köcher (2009), S. 734.

eigenverantwortliche Prophylaxe und Prävention. Im Jahr 1989 nahmen 24 Prozent der Bevölkerung laut Befragungen Naturheilmittel zur Krankheitsprävention, 1997 bereits 31 Prozent.[53] Dennoch spielten präventive Maßnahmen im Sinn der Gesundheitserhaltung für die alternativmedizinischen Konsumenten keine vorrangige Rolle.[54] Auch im Jahr 2009 standen mit Abstand Erkältung bzw. grippaler Effekt an erster Stelle der Anwendungsgebiete, gefolgt von gastro-intestinalen Störungen, Kopfschmerzen und Schlaflosigkeit. Nur 14 Prozent der Befragten nahmen homöopathische Mittel auch zur Stärkung nach Krankheiten und zwölf Prozent nach Sportverletzungen.[55] Die Motivation, Naturheilmittel einzunehmen, entsprang in größerem Maß der Furcht vor Nebenwirkungen von chemischen Arzneimitteln oder deren erfolgloser Anwendung.[56] Im Fall nicht allzu gravierender Beschwerden wurde nun zunehmend nicht mehr der Allgemeinmediziner oder die Allgemeinmedizinerin aufgesucht, sondern zu Naturheilmitteln gegriffen. Der Aussage, man brauche nicht wegen jeder Kleinigkeit zum Arzt zu gehen, stimmten 1978 44 Prozent der Bundesbürger, 1997 bereits 58 Prozent zu.[57]

Postmoderne Beliebigkeiten?

Bereits 1997 kündigte sich eine gewisse Trendwende in der Beurteilung der Naturheilmittel an, denn nur 37 Prozent der Männer und 46 Prozent der Frauen in Deutschland gingen davon aus, dass in der ferneren Zukunft, um die Mitte des 21. Jahrhunderts, noch mehr Naturheilmittel verwendet werden würden als in der Gegenwart.[58] Die Akzeptanz war da, aber die Euphorie ein wenig abgeebbt. Zum Rückgang trug allerdings auch ein ab 2006 wirksamer Finanzierungsstopp für Naturheilmittel in Deutschland bei.[59]

Einen anderen Verlauf zeigte die Verwendung homöopathischer Mittel. Deren Einnahme stieg von 1970 bis 2009 von 24 auf 57 Prozent, hat sich also mehr als verdoppelt. Verglichen wurde dabei das jeweilige Gebiet der BRD. Berücksichtigt man die geringeren Ausgangswerte in den neuen Bundesländern, verlief der Anstieg also noch prononcierter. Gleichzeitig fiel die Zahl jener Personen, die von homöopathischen Arzneimitteln noch nichts gehört hatten, auf sechs Prozent.[60] Diese steigende Akzeptanz beruhte vor allem auf folgenden Faktoren:

---

53 Institut für Demoskopie Allensbach (1997), S. 3 f.

54 Härtel/Volger (2004), S. 330 f.

55 Institut für Demoskopie Allensbach (2009), S. 4.

56 Marstedt/Moebus (2002), S. 22 f.

57 Institut für Demoskopie Allensbach (1997), S. 2 f.

58 Die konkrete Frage lautete: „Wie wird es Ihrer Meinung nach in fünfzig Jahren sein, werden da in Deutschland mehr Naturheilmittel verwendet als heute oder weniger oder in etwa gleich viel?" Noelle-Neumann/Köcher (1997), S. 326.

59 Linde u. a. (2013), S. 130 f.

60 Institut für Demoskopie Allensbach (2009), S. 3.

Tab. 1 Image von homöopathischen Arzneimitteln in Deutschland 2009

Vorteile	in Prozent
kaum Nebenwirkungen	65
gut verträglich	52
für Kinder geeignet	41
einfach zu verabreichen	34

Quelle: Institut für Demoskopie Allensbach (2009), S. 3

Allgemein schätzten die Befragten die Gefahr von Nebenwirkungen bei homöopathischen Mitteln sehr gering ein, ganz im Gegensatz zu chemischen Arzneimitteln. Im Jahr 1997 gingen 39 Prozent von einer ziemlich großen Gefahr von Nebenwirkungen bei der Einnahme chemisch produzierter Pharmaka aus, hingegen nur zwei Prozent bei Naturheilmitteln.[61] Als einander ausschließend wurden die beiden Arten von Mitteln jedoch nicht gesehen. Im Jahr 2009 betrachteten nur zehn Prozent der Befragten es als ein Problem, „Naturheilmittel" mit anderen Arzneimitteln gemeinsam einzunehmen. Dass das so gar nicht im Sinn des ursprünglichen Konzeptes des Begründers der Homöopathie, Samuel Hahnemann, ist, verweist im Übrigen auf den veränderten Konsumstatus dieser Produkte. Sie wandern von einem Nischensegment des Pharma-Marktes zu einem Produkt des Massenkonsums. Hahnemann hatte hingegen postuliert, dass „eine Krankheit blos von einer Arznei vernichtet und geheilet werden kann, welche eine gleichartige und ähnliche Krankheit zu erzeugen geneigt ist".[62] „In keinem Falle von Heilung ist es nöthig, mehr als eine einzige, einfache Arzneisubstanz auf einmahl anzuwenden."[63] Tatsächlich eingenommen hatten homöopathische Mittel 42 Prozent der befragten Männer, aber 64 Prozent der Frauen. Auch mit Bezug auf den Wohnort bestanden diesbezüglich beträchtliche Unterschiede, denn nur ein Drittel der Ostdeutschen hatte 2009 homöopathische Mittel bereits genommen.[64] Dabei könnte die aus der DDR geerbte „Unterversorgung" mit homöopathischen Ärzten und Heilpraktikern[65] ebenso eine Rolle spielen wie die durchschnittlich geringere Kaufkraft der Bevölkerung. Die durchgängige, ja nicht nur in Deutschland zu beobachtende höhere Akzeptanz der Homöopathie bei Frauen hat mit regionalen Besonderheiten jedoch nichts zu tun.

---

61 Noelle-Neumann/Köcher (1997), S. 325.
62 Zit. n. Jütte (2005), S. 91.
63 Zit. n. Jütte (2005), S. 94.
64 Köcher (2009), S. 737.
65 Nierade (2012), S. 87 f.

Der zunehmenden Vielfalt holistischer Praktiken trug auch die Demoskopie vermehrt Rechnung. Eine Allensbacher Erhebung aus dem Jahr 2000 listete bereits rund 20 Therapien, davon zum überwiegenden Teil alternativmedizinische, auf, deren Verbreitung und Akzeptanz untersucht wurde.[66] Im Jahr 2005 fragte man auch nach der Verbreitung von Akupunktur oder anderen Verfahren der Traditionellen Chinesischen Medizin. Nach den Ergebnissen der Erhebung wurden immerhin 26 Prozent bereits mit Akupunktur behandelt, neun Prozent mit einem anderen Verfahren dieser Art. Auch bei der Traditionellen Chinesischen Medizin bestand ein erheblicher ‚Gender Gap' zugunsten der Frauen.[67]

Auch aus der rezenten Konsumforschung ergibt sich ein ähnliches Bild. Nach einer Befragung der GfK Nürnberg aus dem Jahr 2016 waren Homöopathie, Akupunktur oder Schüßler-Salze beim weiblichen Geschlecht beliebter als bei Männern. Nach den Ergebnissen der repräsentativen Erhebung hatten 66,5 Prozent der Frauen in Deutschland, aber nur 46,8 Prozent der Männer schon einmal derartige Therapien in Anspruch genommen. Solche geschlechtsspezifischen Unterschiede bestanden bei allen verbreiteten Therapien wie etwa Homöopathie, Akupunktur, autogenes Training oder Yoga.[68]

Bei den um die Jahrtausendwende durchgeführten Erhebungen zeigte sich, dass zwar mit herkömmlichen Antibiotika am häufigsten Erfahrungen gemacht wurden – 75 Prozent der Befragten –, aber „Naturheilkunde" mit 54 Prozent und Homöopathie mit 43 Prozent an zweiter und dritter Stelle im Ranking lagen. Was die Sympathiewerte anbelangt, erzielten Naturheilmittel sogar die mit Abstand größte Akzeptanz, gefolgt von der Homöopathie und Akupunktur. Immerhin etwa der Hälfte der Befragten war jedoch auch die Einnahme von Antibiotika „sympathisch".[69]

In Österreich fehlt es an einer vergleichbaren Dichte an demoskopischen Daten zur Alternativmedizin. Nach einer repräsentativen Erhebung des Instituts für empirische Sozialforschung (IFES) im Auftrag der Universität Graz von 2008 hatten 36 Prozent der Befragten in Österreich mit Alternativmedizin oder Massagen Erfahrungen. 35 Prozent hielten von Alternativmedizin „viel", 27 Prozent waren skeptisch, der Rest hatte keine ausgeprägte Meinung zum Thema. Die Skeptiker hatten mit einer Quote von drei Prozent allerdings auch kaum Erfahrungen mit diesen Methoden. Die Zustimmung war 2008 in Österreich ebenso wie in Deutschland durch einen Bildungsgradienten gekennzeichnet. Von den Personen mit höherem Schulabschluss (Matura/Abitur) hielten 45 Prozent viel von Alternativmedizin und nur 19 Prozent wenig. Unter den Übrigen bestand nahezu Gleichstand zwischen Zustimmung, Ablehnung und In-

---

66 Noelle-Neumann/Köcher (2002), S. 247.
67 Köcher (2009), S. 738.
68 Wort & Bild Verlag, Presseportal – Gesundheitsmeldungen: https://www.presseportal.de/pm/52678/3556049 (letzter Zugriff: 18.2.2021).
69 Noelle-Neumann/Köcher (2002), S. 247.

differenz.[70] Wie eine Wiener Befragung aus dem Jahr 2000/01 verdeutlicht, entsprach das unterschiedliche Maß an Zustimmung der jeweiligen Bildungsgruppen auch der Inanspruchnahme komplementärmedizinischer Behandlungen.[71]

Die gesamtösterreichische Befragung aus dem Jahr 2008 wurde im Zusammenhang mit der Erforschung holistischer Aktivitäten und Milieus durchgeführt. Wie bereits aus der erwähnten Erhebung von 1984 hervorgeht, konnte dieses Milieu bereits bis zu einem gewissen Grad als etabliert gelten. Hypnose und Yoga waren den Patienten in Österreich abseits der Homöopathie am besten bekannt, auch Akupunktur. Am erfolgreichsten schätzten die Patienten Mitte der 1980er Jahre Moxibustion, Chiropraktik und Diathermie ein. Ärzte hingegen setzten auf Neuraltherapie, Chiropraktik und Akupressur.[72] Im Jahr 2008 besaß im Rahmen holistischer Praktiken die Einnahme homöopathischer Mittel, mit denen 28 Prozent bereits Erfahrungen gemacht hatten, die mit Abstand größte Bedeutung. Relativ verbreitet waren auch noch Akupunktur mit 13 Prozent und Yoga mit zwölf Prozent. Die österreichische Befragung von 2008 trennte zwischen Personen, die dem „holistischen Milieu" zuzuordnen sind, und der Gesamtbevölkerung. Unter der Teilpopulation lagen die Erfahrungswerte bei Alternativmedizin mit 94 Prozent erwartungsgemäß sehr hoch. Interessanterweise überflügelte unter den holistisch bewegten Personen Akupunktur mit 67 Prozent sogar die Homöopathie mit 63 Prozent und Yoga mit 56 Prozent. Im Gegensatz zur Gesamtbevölkerung spielten im holistischen Milieu auch Reiki, Kinesiologie, Traditionelle Chinesische Medizin und Shiatsu mit 32 bis 47 Prozent eine merkbar größere Rolle.[73]

Geht man nach den Ergebnissen der Auftragskonsumforschung, die mit der Befragung von 2008 allerdings nicht voll vergleichbar sind, dürfte zumindest im Fall der Einnahme homöopathischer Mittel in den 2010er Jahren in Österreich eine Steigerung eingetreten sein. Die von der Peithner KG beauftragten Erhebungen weisen zuvor 50, 2017 aber 62 Prozent einer repräsentativen Stichprobe der Österreicherinnen und Österreicher aus, die homöopathische Arzneimittel in diesem Jahr verwendet hatten.[74]

Alternativmedizin als Komplementärmedizin

Dass alternative Medizin vielfach komplementär zur „Schulmedizin" gesehen wurde und wird, belegen die vom Allensbacher Institut durchgeführten Befragungen zum Berufsprestige. Das höchste Berufsprestige hatten seit den 1960er Jahren trotz aller

---

70 Höllinger/Tripold (2012), S. 117.
71 Stadt Wien (2003), S. 196.
72 Haidinger (1985), S. 143.
73 Höllinger/Tripold (2012), S. 115.
74 Schwabe Austria: Homöopathie beliebt wie nie!: https://www.schwabe.at/a/homoeopathie-beliebt-wie-nie/ (letzter Zugriff: 18.2.2021).

Kritik an der „Schulmedizin" durchgängig und mit Abstand akademisch approbierte Ärztinnen und Ärzte. Von möglichen fünf Berufen, die die Befragten am meisten schätzten, wählten diesen im Jahr 2005 71 Prozent. In Westdeutschland waren es 70, in Ostdeutschland 77 Prozent.[75] Dem stand ein ziemlich negatives Image von Heilpersonen, die alternative Therapien anbieten, gegenüber. So meinten 54 Prozent der Befragten im Jahr 2000, auf dem Gebiet der Naturheilkunde, Akupunktur, Massagen und ähnlicher Therapieangebote gebe es viele Pfuscher und Scharlatane.[76] 1997 und 2000 wurden auch explizit allopathische und alternative Heilverfahren in einer Erhebung gegenübergestellt. Dabei fanden im Jahr 2000 81 Prozent der Befragten, diese könnten sich ergänzen, 14 Prozent hatten dazu keine ausgeprägte Meinung und nur fünf Prozent empfanden einen echten Gegensatz. Selbst erlebt hatten lediglich rund zehn Prozent, dass die klassische Medizin an ihre Grenzen gestoßen war, alternative Heilmethoden jedoch Wirkung zeigten. In der engeren Familie waren es ca. 15 Prozent, im Bekanntenkreis immerhin etwa 25 Prozent. Allerdings sagten auch rund 50 Prozent der Befragten aus, dass sie derartige Beobachtungen nie gemacht hatten.[77] Im Jahr 1997 sahen 72 Prozent die verwendeten Naturheilmittel als Mittel „unter anderen", also supplementär.[78]

Der Zusammenhang der Beliebtheit von Alternativmedizin mit dem Altern der Bevölkerung und der damit verbundenen Zunahme degenerativer Erkrankungen wird aus einer Befragung des Jahres 1984 deutlich. Demzufolge griffen überdurchschnittlich viele Personen mit schlechtem Gesundheitszustand und chronischen Erkrankungen zu Naturheilmitteln. Für einen nicht unbeträchtlichen Teil waren diese Mittel sogar der „letzte Ausweg" nach erfolglosen Therapien mit anderen Medikamenten.[79] Der epidemiologische Übergang erweist sich so als besondere Triebkraft des Trends zur Alternativmedizin. Demgemäß stieg mit der Lebenserwartung auch eine positive Grundhaltung zu Naturheilmitteln. Im Vergleich der Jahre 1975 und 1984 nahm der Anteil jener, die die Zulassung von Naturheilmitteln für sehr wichtig oder jedenfalls wichtig hielten, von 47 auf 64 Prozent zu.[80]

Conclusio

Der Beitrag untersuchte die demoskopische Erfassung alternativmedizinischer Praxis im deutschsprachigen Raum, vorrangig der Bundesrepublik, im Rahmen der Sozial-

---

75 Institut für Demoskopie Allensbach (2005), S. 1 f., 4.
76 Noelle-Neumann/Köcher (2002), S. 249.
77 Noelle-Neumann/Köcher (2002), S. 247 f.
78 Institut für Demoskopie Allensbach (1997), S. 4.
79 Institut für Demoskopie Allensbach (1985), S. 2–4.
80 Institut für Demoskopie Allensbach (1985), S. 5.

forschung am Beispiel der Befragungen des Allensbacher Institutes. Der Fokus auf dieses Institut ergab sich zum einen aus der Tatsache, dass vor 1970 keine vergleichbaren Reihendaten zur Verfügung stehen[81] und auch danach vor allem das genannte Institut vergleichbare Reihendaten zum Thema erhob. Zum anderen stehen demoskopische Institute wie jenes aus Allensbach oder aber auch das Wiener IFES-Institut für eine inhaltliche Breite, die über reine Auftragskonsumforschung, deren Ergebnisse zudem für eine nähere wissenschaftliche Analyse zumeist im Detail nicht zur Verfügung stehen, hinausgeht. Es bleibt allerdings zu betonen, dass mittlerweile weit über die demoskopische Forschung im engeren Sinn hinaus eine Fülle von Daten zum Thema aus unterschiedlichen Erhebungen und Kontexten erhoben wurden. Die erwähnten Umfragen der GfK-Institute in Deutschland und Österreich stehen dafür als Beispiel.[82]

Wie gezeigt erhob im „Mekka der Ganzheitsmedizin", der Bundesrepublik Deutschland, das Allensbacher Institut seit Beginn der 1970er Jahre in regelmäßigen Abständen alternativmedizinische Nutzung und Praktiken der Bevölkerung in Repräsentativumfragen. Diese wurden nach der Wiedervereinigung auch auf Ostdeutschland ausgedehnt. Ergänzend fanden zum Teil vertiefende Erhebungen Eingang in die (soziologische) Gesundheitsforschung. In Österreich hingegen setzte das Forschungsinteresse trotz ähnlicher Verbreitung erst verspätet ein, blieb auf vereinzelte Umfragen beschränkt und primär im universitären Bereich verankert. Erst 2008 wurde eine Repräsentativerhebung von der Universität Graz bei einem privaten Meinungsforschungsinstitut beauftragt. Vorangegangene Umfragen standen nicht im Zusammenhang mit Meinungsforschung.[83] Für diesen Unterschied war einerseits die bis in die Gegenwart nicht vorhandene gesetzliche Verankerung von Heilpraktikern und -praktiken verantwortlich, andererseits eine wenig ausgeprägte Kooperation zwischen Universitäten und Meinungsforschungsinstituten, obwohl diese ähnlich wie in der BRD bereits seit den 1960er Jahren als etabliert gelten konnten.

Die empirischen Ergebnisse der Demoskopie und aus anderen Erhebungen (Befragungen von Ärzten, Krankenkassenstatistiken, Auftragsforschung von Pharmafirmen) decken sich in Grundaussagen weitestgehend und liefern ein recht differenziertes Bild von der Verbreitung der Alternativmedizin, die in einer ersten Phase sich stärker auf naturheilkundliche Traditionen, seit den 1990er Jahren zunehmend auf holistische Milieus stützte. Wie schon in der Zeit vor 1970, ja bis in das 19. Jahrhundert zurück, lässt sich eine grundlegende Ablehnung der Allopathie aus den demoskopischen Erhebungen nicht ableiten. Vielmehr steht die Einnahme von Naturheilmitteln in einer Tradition der Selbsthilfe, schlechter Erfahrungen mit der Einnahme von Produkten der Pharmaindustrie, aber auch des Sparens. Im Fall ernsterer Erkrankungen schloss

---

81 Baschin (2012), S. 39.
82 Vgl. dazu für Deutschland Stange (2010).
83 Der Wiener Gesundheitssurvey 2000/01 wurde unter der Leitung des außeruniversitären „Instituts für Höhere Studien" durchgeführt. Vgl. Stadt Wien (2003), S. 273.

dies bei der überwiegenden Mehrheit keinesfalls die „allopathische Methode" aus.[84] Eine grundsätzliche Gegnerschaft zur Allopathie bestand und besteht offensichtlich nur bei einer kleinen Minderheit, die sich durch Repräsentativerhebungen nicht adäquat, allenfalls in Form einer Klumpenstichprobe, erfassen ließe.

Die aus den demoskopischen Befragungen abzuleitenden Erkenntnisse können freilich nur ein allgemeines Bild von verbreiteten Ansichten zur Alternativmedizin vermitteln. Eine besondere Qualität liegt jedoch, zumindest im Fall der Erhebungen des Allensbacher Instituts, in ihrer Vergleichbarkeit über längere Zeiträume hinweg. So bestätigen sie die Bedeutung von Bildung und Gender, was den unterschiedlichen Zugang zu Alternativmedizin anbelangt, wie sie etwa im Fall der Homöopathie auch schon auf globaler Ebene betont wurde.[85] Anhand der diskutierten demoskopischen Langzeitreihen kann festgestellt werden, dass die steigende Zustimmung zur Alternativmedizin offensichtlich zum einen auf einem Bildungseffekt beruht – bekanntlich nahm der Anteil von Personen mit höherer Schulbildung in den letzten Jahrzehnten in der gesamten westlichen Welt zu. Zum anderen öffnete sich der ‚Gender Gap', was das Ausmaß der Zustimmung anbelangt, beträchtlich. Im Jahr 1970 betrug er mit Bezug auf Anwendung von „Naturheilmitteln" in der BRD lediglich sechs Prozentpunkte, 1997 bereits 17 bis 18 Prozent.[86] Man wird daraus unschwer, wie ja auch aus der zitierten österreichischen und zahlreichen anderen Fallstudien ersichtlich ist, einen Zusammenhang mit der Verbreitung holistischer Milieus ableiten können, für die Frauen eine statistisch signifikant höhere Affinität zeigen.[87] Aber das ist sicher nur *ein* Erklärungsmodell für einen komplexen Wirkungszusammenhang. Es bleibt zu hoffen, dass, aufbauend auf den angeführten demoskopischen „Rahmen"-Ergebnissen, vertiefende sozialwissenschaftliche Einzelstudien etwa zum Gender-Bias oder zu regionalen Unterschieden in der Verbreitung und Akzeptanz von Alternativmedizin unsere Kenntnisse über das Thema in Zukunft erweitern werden.

Bibliographie

Adlbrecht, Jo: Der „Dritte Mann" als „Interrogator" – 50 Jahre Feldforschung in Österreich. In: Verband der Marktforscher Österreichs (Hg.): Handbuch der Marktforschung. 2. Aufl. Wien 2007, S. 7–12.

Arias, Ingrid: Homöopathische Vereine und Naturheilvereine in Österreich. In: Horn, Sonia (Hg.): Homöopathische Spuren. Beiträge zur Geschichte der Homöopathie in Österreich. Wien 2003, S. 149–156.

---

84 Baschin (2012), S. 39.
85 Dinges (2012), S. 140 f.
86 Institut für Demoskopie Allensbach (1997), S. 2.
87 Höllinger/Tripold (2012), S. 128.

Baschin, Marion: Die Geschichte der Selbstmedikation in der Homöopathie. (=Quellen und Studien zur Homöopathiegeschichte 16) Essen 2012.

Baschin, Marion: Wilhelm Schüßler und seine biochemischen Arzneimittel. (=Quellen und Studien zur Homöopathiegeschichte 25) Essen 2019.

Belschan, Alexander: Glück und individuelle Zufriedenheit trotz Krankheit – Ergebnisse einer schriftlichen Klientenbefragung. In: Obrecht, Andreas (Hg.): Die Klienten der Geisterheiler. Vom anderen Umgang mit Krankheit, Krise, Schmerz und Tod. Wien; Köln; Weimar 2000, S. 209–232.

Berger, Peter L.; Berger, Brigitte; Kellner, Hansfried: Das Unbehagen in der Modernität. Frankfurt/Main 1987.

Bretschneider, Rudolf: Entwicklung der quantitativen Forschung. In: Verband der Marktforscher Österreichs (Hg.): Handbuch der Marktforschung. 2. Aufl. Wien 2007, S. 13–17.

Dilger, Hansjörg; Schnepf, Max: Alternative Gesundheitsvorstellungen und -praktiken in der deutschen Therapielandschaft. Bericht zur Literaturrecherche „Vielfalt im Gesundheitswesen" im Auftrag der Robert Bosch Stiftung GmbH. Berlin 2020.

Dinges, Martin: Entwicklungen der Homöopathie seit 30 Jahren. In: Zeitschrift für Homöopathie 56 (2012), S. 137–148.

ECHAMP: Homeopathy and anthroposophic medicine in the EU – Facts and Figures. 3. Aufl. Bruxelles 2011.

Feistritzer, Gert; Kofler, Angelika: Marktforschung versus Sozialforschung? In: Verband der Marktforscher Österreichs (Hg.): Handbuch der Marktforschung. 2. Aufl. Wien 2007, S. 69–73.

Frank, Robert; Stollberg, Gunnar: Ayurvedic patients in Germany. In: Anthropology & Medicine 9 (2002), H. 3, S. 223–244.

Härtel, Ursula; Volger, Eberhard: Inanspruchnahme und Akzeptanz klassischer Naturheilverfahren und alternativer Heilmethoden in Deutschland: Ergebnisse einer repräsentativen Bevölkerungsstudie. In: Forschende Komplementärmedizin und Klassische Naturheilkunde 11 (2004), H. 6, S. 327–334.

Haidinger, Gerald: Die Anwendung alternativer Heilmethoden in Österreich unter besonderer Berücksichtigung der Homöopathie. [Ungedr. med. Diss.] Wien 1985.

Heyl, Uwe: Wasser, Fasten, Luft und Licht: Die Geschichte der Naturheilkunde in Deutschland. Frankfurt/Main 2006.

Höllinger, Franz; Tripold, Thomas: Ganzheitliches Leben. Das holistische Milieu zwischen neuer Spiritualität und postmoderner Wellness-Kultur. Bielefeld 2012.

Horn, Sonia (Hg.): Homöopathische Spuren. Beiträge zur Geschichte der Homöopathie in Österreich. Wien 2003.

Illich, Ivan: Die Enteignung der Gesundheit. „Medical Nemesis". Reinbek b. Hamburg 1975.

Institut für Demoskopie Allensbach: Anwendung von Naturheilmitteln weit verbreitet. (=allensbacher berichte 1976, Nr. 8) Allensbach am Bodensee 1976.

Institut für Demoskopie Allensbach: Gesundheit lieber auf natürlichem Weg. (=allensbacher berichte 1982, Nr. 23) Allensbach am Bodensee 1982.

Institut für Demoskopie Allensbach: Gegen viele Krankheiten ist auch ein Kraut gewachsen. (=allensbacher berichte 1985, Nr. 27) Allensbach am Bodensee 1985.

Institut für Demoskopie Allensbach: Naturheilmittel 1997. (=allensbacher berichte 1997, Nr. 3) Allensbach am Bodensee 1997.

Institut für Demoskopie Allensbach: Gesundheitsorientierung. Befragung im Auftrag der Identity-Foundation. (=IfD-Umfrage 6094) Düsseldorf 2001.

Institut für Demoskopie Allensbach: Ärzte vorn. Allensbacher Berufsprestige-Skala 2005. (=allensbacher berichte 2005, Nr. 12) Allensbach am Bodensee 2005.

Institut für Demoskopie Allensbach: Homöopathische Arzneimittel in Deutschland: verbreitet genutzt und geschätzt. (=allensbacher berichte 2009, Nr. 14) Allensbach am Bodensee 2009.

Institut für Demoskopie Allensbach: Naturheilmittel – Helfer vor allem bei Erkältungen. Ergebnisse einer repräsentativen Bevölkerungsumfrage. (=allensbacher berichte September 2010) Allensbach am Bodensee 2010.

Jütte, Robert: Geschichte der Alternativen Medizin. Von der Volksmedizin zu den unkonventionellen Therapien von heute. München 1996.

Jütte, Robert: Samuel Hahnemann. Begründer der Homöopathie. München 2005.

Kaelble, Hartmut: Sozialgeschichte Europas 1945 bis zur Gegenwart. München 2007.

Kemppainen, Laura M. u. a.: Use of complementary and alternative medicine in Europe: Health-related and sociodemographic determinants. In: Scandinavian Journal of Public Health 46 (2018), H. 4, S. 448–455.

Köcher, Renate (Hg.): Allensbacher Jahrbuch der Demoskopie. Bd. 11: 1998–2002. München; Allensbach am Bodensee 2002.

Köcher, Renate (Hg.): Allensbacher Jahrbuch der Demoskopie. Bd. 12: 2003–2009. Berlin u. a. 2009.

Kruke, Anja: Demoskopie in der Bundesrepublik Deutschland. Meinungsforschung, Parteien und Medien 1949–1990. (=Beiträge zur Geschichte des Parlamentarismus und der politischen Parteien 149) 2. Aufl. Düsseldorf 2012.

Langenbucher, Wolfgang (Hg.): Paul Felix Lazarsfeld – Leben und Werk. Anstatt einer Biografie. Wien 2008.

Lengwiler, Martin; Madarász, Jeanette: Präventionsgeschichte als Kulturgeschichte der Gesundheitspolitik. In: Lengwiler, Martin; Madarász, Jeanette (Hg.): Das präventive Selbst. Eine Kulturgeschichte moderner Gesundheitspolitik. Bielefeld 2010, S. 11–28.

Linde, Klaus u. a.: Naturheilverfahren, komplementäre und alternative Therapien. In: Böcken, Jan; Braun, Bernhard; Reipschläger, Uwe (Hg.): Gesundheitsmonitor 2012: Bürgerorientierung im Gesundheitswesen. Gütersloh 2013, S. 118–135.

Marstedt, Gerd: Die steigende Popularität alternativer Medizin. Eine Suche nach medizinischen Gurus und Wunderheilern? (2002), URL: http://www.forum-gesundheitspolitik.de/dossier/PDF/Alternative-Medizin.pdf (letzter Zugriff: 18.2.2021).

Marstedt, Gerd; Moebus, Susanne: Inanspruchnahme alternativer Methoden in der Medizin. (=Gesundheitsberichterstattung des Bundes 9) Berlin 2002.

McKeown, Thomas: The Modern Rise of Population. London 1976.

McKeown, Thomas: Die Bedeutung der Medizin: Traum, Trugbild oder Nemesis? Frankfurt/Main 1982.

Merritt, Anna; Merritt, Richard L.: Public Opinion in Occupied Germany. The OMGUS Surveys 1945–1949. Urbana, IL u. a. 1970.

Mildenberger, Florian: Laienheilwesen und Heilpraktikertum in Cisleithanien, Posen, Elsass-Lothringen und Luxemburg (ca. 1850-ca. 2000). (=Medizin, Gesellschaft und Geschichte, Beiheft 69) Stuttgart 2018.

Mildenberger, Florian G.: Laientherapeutische Naturheilkunde in Wien (1860 bis 1960). In: Wiener Geschichtsblätter 75 (2020), S. 123–140.

Nierade, Anne: Homöopathie in der DDR: die Geschichte der Homöopathie in der Sowjetischen Besatzungszone und der DDR 1945 bis 1989. (=Quellen und Studien zur Homöopathiegeschichte 16) Essen 2012.

Noelle-Neumann, Elisabeth; Köcher, Renate: Allensbacher Jahrbuch der Demoskopie. Bd. 9: 1984–1992. München u. a. 1993.

Noelle-Neumann, Elisabeth; Köcher, Renate: Allensbacher Jahrbuch der Demoskopie. Bd. 10: 1993–1997. München; Allensbach am Bodensee 1997.

Noelle-Neumann, Elisabeth; Köcher, Renate: Allensbacher Jahrbuch der Demoskopie. Bd. 11: 1998–2002. München; Allensbach am Bodensee 2002.

Noelle-Neumann, Elisabeth; Piel, Edgar: Allensbacher Jahrbuch der Demoskopie. Bd. 8: 1978–1983. München u. a. 1983.

Porter, Roy: Die Kunst des Heilens. Eine medizinische Geschichte der Menschheit von der Antike bis heute. Heidelberg; Berlin 2003.

Regin, Cornelia: Selbsthilfe und Gesundheitspolitik. Die Naturheilbewegung im Kaiserreich (1889 bis 1914). (=Medizin, Gesellschaft und Geschichte, Beiheft 4) Stuttgart 1995.

Sokoll, Thomas; Gehrmann, Rolf: Historische Demographie und quantitative Methoden. In: Aufriß der Historischen Wissenschaften. Bd. 7: Neue Themen und Methoden der Geschichtswissenschaft. Stuttgart 2003, S. 152–229.

Stadt Wien (Hg.): Lebensstile in Wien. Wien 2003.

Stange, Rainer: Naturheilkunde und komplementäre Medizin in der heutigen Gesellschaft. Eine Bestandsaufnahme zu Relevanz und Akzeptanz. In: Becker, Raymond u. a.: „Neue" Wege in der Medizin. Alternativmedizin – Fluch oder Segen? (=Akademiekonferenzen 10) Heidelberg 2010, S. 35–49.

Taylor, Charles: Das Unbehagen an der Moderne. Frankfurt/Main 1995.

Verband der Marktforscher Österreichs (Hg.): Handbuch der Marktforschung. 2. Aufl. Wien 2007.

Walther, Daniel: Medikale Kultur der homöopathischen Laienbewegung (1870 bis 2013). Vom kurativen zum präventiven Selbst? (=Medizin, Gesellschaft und Geschichte, Beiheft 67) Stuttgart 2017.

Wolff, Eberhard: Patientenbilder. Zur neueren kulturwissenschaftlichen Gesundheitsforschung. In: bricolage. Innsbrucker Zeitschrift für Europäische Ethnologie 5 (2008), S. 24–38.

Wolff, Eberhard: Alternativmedizin und Gesundheitsgesellschaft – kulturelle Hintergründe einer anhaltenden Popularität. In: Becker, Raymond u. a.: „Neue" Wege in der Medizin. Alternativmedizin – Fluch oder Segen? (=Akademiekonferenzen 10) Heidelberg 2010, S. 177–185.

Andreas Weigl, Univ. Doz. Dr.

Universität Wien

Institut für Wirtschafts- und Sozialgeschichte

Universitätsring 1

A-1010 Wien

andreas.weigl@wien.gv.at

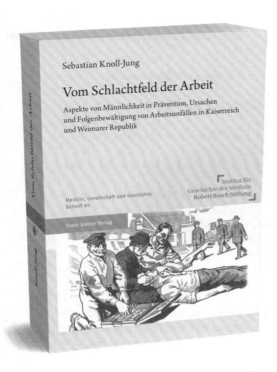

Sebastian Knoll-Jung

Vom Schlachtfeld der Arbeit

Aspekte von Männlichkeit in Prävention, Ursachen und Folgenbewältigung von Arbeitsunfällen in Kaiserreich und Weimarer Republik

MEDIZIN, GESELLSCHAFT UND GESCHICHTE – BEIHEFT 80
2021. 597 Seiten mit 16 s/w-Abbildungen, 4 s/w-Grafiken und 8 Tabellen
978-3-515-12972-5 KARTONIERT
978-3-515-12976-3 E-BOOK

Sebastian Knoll-Jung analysiert Arbeitsunfälle im Kaiserreich und der Weimarer Republik aus zwei Perspektiven: Aus sozialgeschichtlicher Sicht befasst er sich mit Wirkung und Akzeptanz der 1884 eingeführten Unfallversicherung. Aus geschlechtergeschichtlicher Perspektive liegt der Fokus in der männlich-dominierten Arbeitswelt der Untersuchungszeit primär auf Arbeitsunfällen von Männern. Knoll-Jung untersucht die gesamte Bandbreite der Arbeitsunfallthematik – vom Gefahrenbewusstsein, der Unfallverhütung, der Ursachenebene bis zur Folgenbewältigung in gesundheitlicher, finanzieller wie gesellschaftlicher Hinsicht. Die Analysekategorie Männlichkeit zeigt sich im Spannungsfeld mit ökonomischen Einflussfaktoren. Rollenerwartungen, Schmerzunterdrückung und Ablehnung von Heilbehandlungen erwiesen sich als gesundheitsgefährdend. Männlich konnotierte Unfallursachen waren Leichtsinn, Spielerei, Mutproben, Alkoholkonsum und Gewalt. Als protektive Faktoren stellten sich hingegen die Rolle des Familienernährers und der Unterstützungsnetzwerke im Kollegenkreis heraus. Als Quellenbasis wird auf Selbstzeugnisse, Arbeiterpresse, Unfallakten und -gutachten rekurriert.

DER AUTOR
Sebastian Knoll-Jung studierte Wirtschafts- und Sozialgeschichte an der Universität Mannheim. Sein dort angesiedeltes Promotionsprojekt wurde gefördert durch ein Stipendium des Instituts für Geschichte der Medizin der Robert Bosch Stiftung in Stuttgart. Zurzeit arbeitet er an einem Projekt zur Humanisierung der Arbeitswelt an der Professur für Wirtschafts- und Sozialgeschichte der Universität Heidelberg.

AUS DEM INHALT
Vorwort | Einleitung | Einführung | Gefahrenbewusstsein und Gefahrenverhalten der Arbeiter | Prävention von Arbeitsunfällen | Unfallerfahrung und Unfallereignis | Formen der Folgenbewältigung | Zusammenfassende Schlussbetrachtung | Literaturverzeichnis

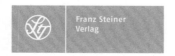

Franz Steiner Verlag

Hier bestellen:
service@steiner-verlag.de

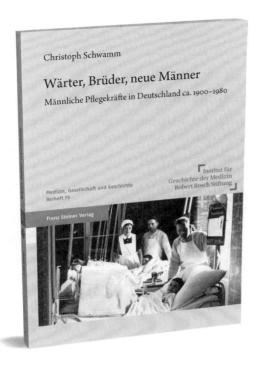

Christoph Schwamm

Wärter, Brüder, neue Männer

Männliche Pflegekräfte in Deutschland
ca. 1900–1980

MEDIZIN, GESELLSCHAFT UND GESCHICHTE –
BEIHEFT 79
2021. 160 Seiten mit 5 s/w-Abbildungen und 2 Tabellen
978-3-515-12790-5 KARTONIERT
978-3-515-12792-9 E-BOOK

Die Krankenpflege ist heute kein reiner Frauenberuf mehr. Aber ist sie je ein solcher gewesen? Zwar waren Männer ab dem späteren 19. Jahrhundert eine Minderheit in der Pflege, aber niemals eine Ausnahmeerscheinung. Wie also kam es dazu, dass pflegende Männer als Normabweichung wahrgenommen wurden? Dieser Frage geht Christoph Schwamm nach.

Lange Zeit dominierten in Deutschland Schwesternschaften und Mutterhäuser die Kliniken, eine rigide Geschlechtertrennung zwischen männlichen und weiblichen Pflegekräften war das Ergebnis. Dies änderte sich in Westdeutschland mit den großen strukturellen Reformen um 1970, in der DDR hatte dieser Prozess bereits 20 Jahre zuvor begonnen. Ab diesem Zeitpunkt wurden Männer in der Pflege gemeinsam mit den Frauen ausgebildet, sie engagierten sich in den gleichen Berufsorganisationen, absolvierten die gleichen Fort- und Weiterbildungen und hatten grundsätzlich die gleichen Karrierechancen. Das Ziel war es, aus dem „Liebesdienst" einen modernen und geschlechtsneutralen Angestelltenberuf zu machen. Stattdessen wurden weibliche Pflegekräfte zunehmend sexualisiert, während sich die pflegenden Männer von einer Selbstverständlichkeit zur gesellschaftlichen Anomalie wandelten.

DER AUTOR

Christoph Schwamm ist wissenschaftlicher Mitarbeiter am Institut für Geschichte der Medizin der Robert Bosch Stiftung. Seine Forschungsschwerpunkte sind die Patientengeschichte der Psychiatrie, die Geschlechtergeschichte, die Geschichte der Pflege und die Geschichte der ärztlichen Standesorganisationen.

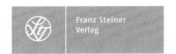

Hier bestellen:
service@steiner-verlag.de

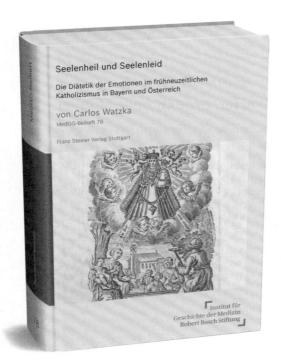

Carlos Watzka

Seelenheil und Seelenleid

Die Diätetik der Emotionen im frühneuzeitlichen
Katholizismus in Bayern und Österreich

MEDIZIN, GESELLSCHAFT UND GESCHICHTE –
BEIHEFT 78
2021. 800 Seiten mit 13 Farb- und 54 s/w-Abbildungen
sowie 7 Tabellen
978-3-515-12806-3 GEBUNDEN
978-3-515-12807-0 E-BOOK

Das Christentum wird meist als eine Religion der ‚Lebensbejahung' präsentiert. In ihrer formativen Frühphase war die christliche Theologie jedoch massiv von manichäisch-weltablehnenden Ideen beeinflusst, die in deutlichem Kontrast zum in der mosaischen Tradition durchaus vorhandenen ‚Schöpfungslob' standen. Dieser Widerspruch prägte das Menschenbild der katholischen Kirche, auch deren Umgang mit Emotionalität und Gesundheit. Als Reaktion auf die Herausforderung der Reformation kam es im Katholizismus zu einer ‚inneren Mission' zur Propagierung von Askese und Disziplin aller ‚Gläubigen'. Die ‚katholische Reform' betrieb dabei die Ausweitung der im Mönchtum schon lange elaborierten Postulate einer rigorosen Seelenführung – als engmaschige ‚pastorale' Lenkung durch Obere einerseits, als permanente Selbstkontrolle des ‚Frommen' andererseits. Die Forderung nach strikter Affektregulation nahm einen zentralen Stellenwert ein. Dies hatte weitreichende Folgen auch für die vom Klerus propagierten Vorstellungen von seelischer und leiblicher Gesundheit. Carlos Watzka erörtert die Ausgestaltung eines solchen geistlichen Diskurses der Diätetik der Affekte für den bayrisch-österreichischen Raum vom frühen 16. bis zum späten 18. Jahrhundert.

DER AUTOR
Carlos Watzka hat Soziologie und Geschichte studiert und ist als assoziierter Professor am Department für Psychotherapiewissenschaft der Sigmund Freud Privatuniversität Linz tätig. Forschungsschwerpunkte: Gesundheitssoziologie, Mentalitätsgeschichte, Geschichte des Umgangs mit psychischer Devianz bzw. psychischer Erkrankung, Versorgungsforschung, Suizidforschung, Professionssoziologie.

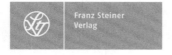

Franz Steiner
Verlag

Hier bestellen:
service@steiner-verlag.de